现代临床护理技术应用

主 编 栾文革 包慧颖 胡秀金 等

图书在版编目（CIP）数据

现代临床护理技术应用 / 栾文革等主编. -- 长春：
吉林科学技术出版社，2024. 6. -- ISBN 978-7-5744
-1538-6

Ⅰ. R47
中国国家版本馆CIP数据核字第2024Z7T121号

现代临床护理技术应用

主　　编	栾文革	包慧颖	胡秀金	高世丽	秦　沽	郑文燕
副 主 编	何中情	郑雪彤	张赢心	王一鸣	孙锐航	
	郑　月	吴丽娟	韩　玲	张　芳	张俊红	

出 版 人　宛　霞
责任编辑　赵　兵
助理编辑　张　卓
装帧设计　品雅传媒
开　　本　787mm x 1092mm 1/16
字　　数　735千字
印　　张　29
版　　次　2024年6月第1版
印　　次　2024年12月第1次印刷

出　　版　吉林科学技术出版社
发　　行　吉林科学技术出版社
地　　址　长春市福址大路5788号
邮　　编　130000
编辑部电话　0431-81629508
网　　址　www.jlstp.cn
印　　刷　三河市嵩川印刷有限公司

书　　号　ISBN 978-7-5744-1538-6
定　　价　98.00元

编 委 会

主 编 栾文革　包慧颖　胡秀金　高世丽　秦　洁　郑文燕

副主编 何中情　郑雪彤　张赢心　王一鸣　孙锐航
　　　　　郑　月　吴丽娟　韩　玲　张　芳　张俊红

编 委 (按姓氏笔画排序)

王　泽　中国人民解放军北部战区总医院

王　赛　哈尔滨医科大学附属第六医院

王一鸣　中国人民解放军北部战区总医院

包慧颖　枣庄市妇幼保健院

孙锐航　中国人民解放军北部战区总医院

吴丽娟　中国人民解放军联勤保障部队第九七〇医院

何　雨　中国人民解放军北部战区总医院

何中情　中国人民解放军陆军特色医学中心

沈　丹　中国人民解放军北部战区总医院

张　芳　东部战区总医院

张俊红　东部战区总医院

张赢心　中国人民解放军北部战区总医院

郑　月　中国人民解放军北部战区总医院

郑文燕　菏泽市牡丹人民医院

郑雪彤　中国人民解放军北部战区总医院

胡秀金　广州医科大学附属清远医院（清远市人民医院）

秦　洁　中国人民解放军北部战区总医院

栾文革　青岛市城阳区人民医院

高世丽　内蒙古包钢医院

韩　玲　江苏省人民医院（南京医科大学第一附属医院）

前　言

　　护理工作是为保持和促进人们健康服务的职业，对患者的生命健康负有重大责任，护理工作必须体现以健康为中心的服务思想，对人民大众的健康负责，护理工作人员要不断提高技术水平和服务质量。近年来随着国民经济不断发展，护理业务范围也不断扩大和深入，护理分工越来越细，这就对护理人员的业务水平提出更高的要求。临床护理人员既要有扎实的理论知识，同时也要具备过硬的实践能力，本书正是在此背景下编写的。

　　本书首先详细介绍了临床护理技术，其次介绍了临床常见疾病的护理等内容。本书的作者，从事本专业多年，具有丰富的临床经验和深厚的理论功底。希望本书能为护理工作者处理相关问题提供参考，本书也可作为医学院校学生和基层医生、护士学习之用。

　　本书系多人执笔，写作风格迥异，在格式与内容方面难免有不统一之处，敬请谅解。由于编写经验和组织能力所限，加之时间仓促，书中难免有不妥之处，欢迎广大读者批评指正。同时也建议读者在临床使用过程中，参考本书时应根据临床实际情况判断，以避免产生疏漏。

编　者

2024 年 2 月

目 录

第一章

临床护理技术操作

第一节　口服给药法

药物经口服后，经胃肠道吸收后，可发挥局部或全身治疗的作用。

一、摆药

（一）药物准备类型

1. 中心药房摆药　目前国内不少医院均设有中心药站，一般设在医院内距离各病区适中的地方，负责全院各病区患者的日间用药。

病区护士每日上午在医生查房后把药盘、长期医嘱单送至中心药站，由药站专人处理医嘱，并进行摆药、核对。口服药每日 3 次量，注射药物按一日总量备齐。然后由病区护士当面核对无误后，取回病区，按规定时间发药。发药前须经另一人核对。

各病区另设一药柜，备有少量常用药、贵重药、针剂等，作为临时应急用。所备的药物须有固定基数，用后及时补充，交接班时按数点清。

2. 病区摆药　由病区护士在病区负责准备自己病区患者的所需药品。

（二）用物

药柜（内有各种药品）、药盘（发药车）、小药卡、药杯、量杯（10～20ml）、滴管、药匙、纱布或小毛巾、小水壶（内盛温开水）、服药单。

（三）操作方法

1. 准备　洗净双手，戴口罩，备齐用物，依床号顺序将小药卡（床号、姓名）插于药盘上，并放好药杯。

2. 按服药单摆药　一个患者的药摆好后，再摆第 2 个患者的药，先摆固体药再摆水剂药。

（1）固体药（片、丸、胶囊）：左手持药瓶（标签在外），右手掌心及小指夹住瓶盖，拇指、示指和中指持药匙取药，不可用手取药。

（2）水剂：先将药水摇匀，左手持量杯，拇指指在所需刻度，使其与视线处于同一水平，右手持药瓶，标签向上，然后缓缓倒出所需药液。应以药液低面的刻度为准。同时有几种水剂时，应分别倒入不同药杯内。更换药液时，应用温开水冲洗量杯。倒毕，瓶口用湿纱布或小毛巾擦净，然后放回原处。

3. 其他

（1）药液不足 1ml 须用滴管吸取计量，1ml＝15 滴。为使药量准确，应滴入已盛好少许冷开水的药杯内，或直接滴于面包上或饼干上服用。

（2）患者的个人专用药，应注明床号、姓名、药名、剂量、时间，以防差错。专用药不可借给他人用。

（3）摆完药后，应根据服药单查对 1 次，再由第 2 人核对无误后，方可发药。如需磨碎的药，可用乳钵研碎。用清洁巾盖好药盘待发。清洗滴管、乳钵等，清理药柜。

二、发药

（一）用物

温开水、服药单、发药车。

（二）操作方法

1. 准备　发药前先了解患者情况，暂不能服药者，应作交班。

2. 发药查对，督促服药　按规定时间，携服药单送药到患者处，核对服药单及床头牌的床号、姓名，并询问患者姓名，回答与服药本一致后再发药，待患者服下后方可离开。

3. 根据不同药物的特性正确给药

（1）抗生素、磺胺类药物应准时给药，以保持药物在血液中的有效浓度。

（2）健胃、助消化药物宜在饭前或饭间服。对胃黏膜有刺激的药宜在饭后服。

（3）对呼吸道黏膜有安抚作用的保护性镇咳药，服后不宜立即饮水，以免稀释药液降低药效。

（4）某些由肾排出的药物，如磺胺类，尿少时可析出结晶，引起肾小管堵塞，故应鼓励多饮水。

（5）对牙齿有腐蚀作用和使牙齿染色的药物，如铁剂，可用饮水管吸取，服后漱口。

（6）服用强心苷类药物应先测脉率、心率及节律，若脉率低于 60 次/分或节律不齐时不可服用。

（7）有配伍禁忌的药物，不宜在短时间内先后服用，如呋喃妥因与碳酸氢钠溶液等碱性药液。

（8）催眠药应就寝前服用。

发药完毕，再次与服药单核对一遍，看有无遗漏或差错。药杯集中处理。清洁药盘放回原处。需要时做好记录。

（三）注意事项

1. 严格遵守三查七对制度（操作前、中、后查，核对床号、姓名、药名、浓度、剂量、方法、时间），防止发生差错。

2. 老、弱、小儿及危重患者应协助服药，鼻饲者应先注入少量温开水，后将药物研碎、溶解后由胃管注入，再注入少量温开水冲洗胃管。更换或停止药物，应及时告诉患者。若患者提出疑问，应重新核对清楚后再给患者服下。

3. 发药后，要密切观察服药后效果及有无不良反应，若有反应，应及时与医生联系，给予必要的处理。

（栾文革）

第二节 注射给药法

注射给药是将无菌药液或生物制品用无菌注射器注入体内，达到预防、诊断、治疗目的的方法。

一、药液吸取法

1. 从安瓿内吸取药液 将药液集中到安瓿体部，用消毒液消毒安瓿颈部及砂轮，在安瓿颈部划一踞痕，重新消毒安瓿颈部，拭去碎屑，掰断安瓿。将针尖斜面向下放入安瓿内的液面下，手持活塞柄抽动活塞吸取所需药量。抽吸完毕将针头套上空安瓿或针帽备用。

2. 从密封瓶内吸取药液 除去铝盖的中央部分并消毒密封瓶的瓶塞，待干。往瓶内注入与所需药液等量空气（以增加瓶内压力，避免瓶内负压，无法吸取），倒转密封瓶及注射器，使针尖斜面在液面下，轻拉活塞柄吸取药液至所需量，再以示指固定针栓，拔出针头，套上针帽备用。

若密闭瓶或安瓿内系粉剂或结晶时，应先注入所需量的溶剂，使药物溶化，然后吸取药液。黏稠药液如油剂可先加温（遇热变质的药物除外），或将药瓶用双手搓后再抽吸，混悬液应摇匀后再抽吸。

3. 注射器内空气驱出术 一手指固定于针栓上，拇指、中指扶持注射器，针头垂直向上，一手抽动活塞柄吸入少量空气，然后摆动针筒，并使气泡聚集于针头口，稍推动活塞将气泡驱出。若针头偏于一侧，则驱气时应使针头朝上倾斜，使气泡集中于针头根部，如上法驱出气泡。

二、皮内注射法

皮内注射法是将少量药液注入表皮与真皮之间的方法。

（一）目的

1. 各种药物过敏试验。
2. 预防接种。
3. 局部麻醉。

（二）用物

1. 注射盘或治疗盘内盛 2% 碘酊、75% 乙醇、无菌镊、砂轮、无菌棉签、开瓶器、弯盘。

2. 1ml 注射器、4½号针头，药液按医嘱。药物过敏试验还需备急救药盒。

（三）注射部位

1. 药物过敏试验在前臂掌侧中、下段。
2. 预防接种常选三角肌下缘。

（四）操作方法

1. 评估　了解患者的病情、合作程度、对皮内注射的认识水平和心理反应，过敏试验还需了解患者的"三史"（过敏史、用药史、家族史）；介绍皮内注射的目的、过程，取得患者配合；评估注射部位组织状态（皮肤颜色、有无皮疹、感染及皮肤划痕阳性）。

2. 准备用物　并按医嘱查对后抽好药液，放入铺有无菌巾的治疗盘内，携物品至患者处，再次核对。

3. 助患者取坐位或卧位，选择注射部位，以 75% 乙醇消毒皮肤、待干。乙醇过敏者用生理盐水清洁皮肤。

4. 排尽注射器内空气，示指和拇指绷紧注射部位皮肤，右手持注射器，针尖斜面向上，与皮肤呈 5° 刺入皮内，放平注射器，平行将针尖斜面全部进入皮内，左手拇指固定针栓，右手快速推注药液 0.1ml。也可右手持注射器左手推注药液，使局部可见半球形隆起的皮丘，皮肤变白，毛孔变大。

5. 注射毕，快速拔出针头，核对后交代患者注意事项。

6. 清理用物，按时观察结果并正确记录。

（五）注意事项

1. 忌用碘酊消毒皮肤，并避免用力反复涂擦。

2. 注射后不可用力按揉，以免影响结果观察。

三、皮下注射法

皮下注射法是将少量药液注入皮下组织的方法。

（一）目的

1. 需迅速达到药效和不能或不宜口服时采用。

2. 局部供药，如局部麻醉用药。

3. 预防接种，如各种疫苗的预防接种。

（二）用物

注射盘，1~2ml 注射器，5~6 号针头，药液按医嘱准备。

（三）注射部位

上臂三角肌下缘、上臂外侧、股外侧、腹部、后背、前臂内侧中段。

（四）操作方法

1. 评估患者的病情、合作程度、对皮下注射的认识水平和心理反应；介绍皮下注射的目的、过程，取得患者配合；评估注射部位组织状态。

2. 准备用物，并按医嘱查对后抽好药液，放入铺有无菌巾的治疗盘内，携物品至患者处，再次核对。

3. 助患者取坐位或卧位，选择注射部位，皮肤做常规消毒（2% 碘酊以注射点为中心，呈螺旋形向外涂擦，直径在 5cm 以上，待干，然后用 75% 乙醇以同法脱碘 2 次，待干）或安尔碘消毒。

4. 持注射器排尽空气。

5. 左手示指与拇指绷紧皮肤,右手持注射器、示指固定针栓,针尖斜面向上,与皮肤呈30°~40°,过瘦者可捏起注射部位皮肤,快速刺入针头2/3,左手抽动活塞观察无回血后缓缓推注药液。

6. 推完药液,用干棉签放于针刺处,快速拔出针后,轻轻按压。

7. 核对后助患者取舒适卧位,整理床单位,清理用物,必要时记录。

(五) 注意事项

1. 持针时,右手示指固定针栓,切勿触及针梗,以免污染。

2. 针头刺入角度不宜超过45°,以免刺入肌层。

3. 对皮肤有刺激作用的药物,一般不作皮下注射。

4. 少于1ml药液时,必须用1ml注射器,以保证注入药量准确无误。

5. 需经常做皮下注射者,应建立轮流交替注射部位的计划,以达到在有限的注射部位吸收最大药量的效果。

四、肌内注射法

肌内注射法是将少量药液注入肌肉组织的方法。

(一) 目的

1. 给予需在一定时间内产生药效,而不能或不宜口服的药物。

2. 药物不宜或不能静脉注射,要求比皮下注射更迅速发生疗效时采用。

3. 注射刺激性较强或药量较大的药物。

(二) 用物

注射盘,2~5ml注射器,6~7号针头,药液按医嘱准备。

(三) 注射部位

一般选择肌肉较丰厚、离大神经和血管较远的部位,其中以臀大肌、臀中肌、臀小肌最为常用,其次为股外侧肌及上臂三角肌。

1. 臀大肌注射区定位法

(1) 十字法:从臀裂顶点向左或向右侧画一水平线,然后从该侧髂嵴最高点做一垂直线,将臀部分为4个象限,选其外上象限并避开内角(内角定位:髂后上棘至大转子连线)即为注射区。

(2) 连线法:取髂前上棘和尾骨连线的外上1/3处为注射部位。

2. 臀中肌、臀小肌注射区定位法

(1) 构角法:以示指尖与中指尖分别置于髂前上棘和髂嵴下缘处,由髂嵴、示指、中指所构成的三角区内为注射部位。

(2) 三指法:髂前上棘外侧三横指处(以患者的手指宽度为标准)。

(3) 股外侧肌内注射射区定位法:在大腿中段外侧,膝上10cm,髋关节下10cm处,宽约7.5cm。此处大血管、神经干很少通过,范围较大,适用于多次注射或2岁以下婴幼儿注射。

(4) 上臂三角肌注射区定位法:上臂外侧、肩峰下2~3横指处。此处肌肉不如臀部丰厚,只能做小剂量注射。

（四）患者体位

为使患者的注射部位肌肉松弛，应尽量使患者体位舒适。

1. 侧卧位下腿稍屈膝，上腿伸直。

2. 俯卧位足尖相对，足跟分开。

3. 仰卧位适用于病情危重不能翻身的患者。

4. 坐位座位稍高，便于操作。非注射侧臀部坐于座位上，注射侧腿伸直。一般多为门诊患者所取。

（五）操作方法

1. 评估患者的病情、合作程度、对肌内注射的认识水平和心理反应；介绍肌内注射的目的、过程，取得患者配合；评估注射部位组织状态。

2. 准备用物，并按医嘱查对后抽好药液，放入铺有无菌巾的治疗盘内，携物品至患者处，再次核对。

3. 协助患者取合适卧位，选择注射部位，常规消毒或安尔碘消毒注射部位皮肤。

4. 排气，左手拇指、示指分开并绷紧皮肤，右手执笔式持注射器，中指固定针栓，用前臂带动腕部的力量，将针头迅速垂直刺入肌内，一般刺入 2.5~3cm，过瘦者或小儿酌减，固定针头。

5. 松左手，抽动活塞，观察无回血后，缓慢推药液。如有回血，酌情处理，可拔出或进针少许再试抽，无回血方可推药。推药同时注意观察患者的表情及反应。

6. 注射毕，用干棉签放于针刺处，快速拔针并按压。

7. 核对后协助患者穿好衣裤，安置舒适卧位，整理床单位。清理用物，必要时做记录。

（六）Z 径路注射法和留置气泡技术

1. Z 径路注射法　注射前以左手示指、中指和环指使待注射部位皮肤及皮下组织朝同一方向侧移（皮肤侧移 1~2cm），绷紧固定局部皮肤，维持到拔针后，迅速松开左手，此时位移的皮肤和皮下组织位置复原，原先垂直的针刺通道随即变成 Z 形，该方法可将药液封闭在肌肉组织内而不易回渗，利于吸收，减少硬结的发生，尤其适用于老年人等特殊人群，以及刺激性大、难吸收药物的肌内注射。

2. 留置气泡技术　方法为用注射器抽吸适量药液后，再吸入 0.2~0.3ml 的空气。注射时，气泡在上，当全部药液注入后，再注入空气。其方法优点：将药物全部注入肌肉组织而不留在注射器无效腔中（每种注射器的无效腔量不一，范围从 0.07~0.3ml），以保证药量的准确；同时可防止拔针时，药液渗入皮下组织引起刺激，产生疼痛，并可将药液限制在注射肌肉局部而利于组织的吸收。

（七）注意事项

1. 切勿将针梗全部刺入，以防从根部衔接处折断。万一折断，应保持局部与肢体不动，速用止血钳夹住断端取出。若全部埋入肌肉内，即请外科医生诊治。

2. 臀部注射，部位要选择正确，偏内下方易伤及神经、血管，偏外上方易刺及髋骨，引起剧痛及断针。

3. 推药液时必须固定针栓，推速要慢，同时注意患者的表情及反应。如系油剂药液更应持牢针栓，以防用力过大针栓与乳头脱开，药液外溢；若为混悬剂，进针前要摇匀药液，进针后持牢针栓，快速推药，以免药液沉淀造成堵塞或因用力过猛使药液外溢。

4. 需长期注射者，应经常更换注射部位，并用细长针头，以避免或减少硬结的发生。若一旦发生硬结，可采用理疗、热敷或外敷活血化瘀的中药，如蒲公英、金黄散等。

5. 2 岁以下婴幼儿不宜在臀大肌处注射，因幼儿尚未能独立行走，其臀部肌肉一般发育不好，有可能伤及坐骨神经，应选臀中肌、臀小肌或股外侧肌内注射。

6. 两种药液同时注射又无配伍禁忌时，常采用分层注射法。当第一针药液注射完，随即拧下针筒，接上第二副注射器，并将针头拔出少许后向另一方向刺入，试抽无回血后，即可缓慢推药。

五、静脉注射法

（一）目的

1. 药物不宜口服、皮下或肌内注射时，需要迅速发生疗效者。

2. 做诊断性检查，由静脉注入药物，如肝、肾、胆囊等检查需注射造影剂或染料等。

（二）用物

注射盘、注射器（根据药量准备）、7~9 号针头或头皮针头、止血带、胶布，药液按医嘱准备。

（三）注射部位

1. 四肢浅静脉　肘部的贵要静脉、正中静脉、头静脉；腕部、手背及踝部或足背浅静脉等。

2. 小儿头皮静脉　额静脉、颞静脉等。

3. 股静脉　位于股三角区股鞘内，股神经和股动脉内侧。

（四）操作方法

1. 四肢浅表静脉注射术

（1）评估患者的病情、合作程度、对静脉注射的认识水平和心理反应；介绍静脉注射的目的、过程，取得患者配合；评估注射部位组织状态。

（2）准备用物，并按医嘱查对后抽好药液，放入铺有无菌巾的治疗盘内，携物品至患者处，再次核对。

（3）选静脉，在注射部位上方 6cm 处扎止血带，止血带末端向上。皮肤常规消毒或安尔碘消毒，同时嘱患者握拳，使静脉显露。备胶布 2~3 条。

（4）注射器接上头皮针头，排尽空气，在注射部位下方，绷紧静脉下端皮肤并使其固定。右手持针头使其针尖斜面向上，与皮肤呈 15°~30°，由静脉上方或侧方刺入皮下，再沿静脉走向刺入静脉，见回血后将针头与静脉的角度调整好，顺静脉走向推进 0.5~1cm 后固定。

（5）松止血带，嘱患者松拳，用胶布固定针头。若采血标本者，则止血带不放松，直接抽取血标本所需量，也不必胶布固定。

（6）推完药液，以干棉签放于穿刺点上方，快速拔出针头后按压片刻，无出血为止。

（7）核对后安置舒适卧位，整理床单位。清理用物，必要时做记录。

2. 股静脉注射术　常用于急救时加压输液、输血或采集血标本。

（1）评估、查对、备药同四肢静脉注射。

（2）患者仰卧，下肢伸直略外展（小儿应有人协助固定），局部常规消毒或安尔碘消毒皮肤，同时消毒术者左手示指和中指。

（3）于股三角区扪股动脉搏动最明显处，予以固定。

（4）右手持注射器，排尽空气，在腹股沟韧带下一横指、股动脉搏动内侧 0.5cm 垂直或呈 45° 刺入，抽动活塞见暗红色回血，提示已进入股静脉，固定针头，根据需要推注药液或采集血标本。

（5）注射或采血毕，拔出针头，用无菌纱布加压止血 3~5 分钟，以防出血或形成血肿。

（6）核对后安置舒适卧位，整理床单位。清理用物，必要时做记录，血标本则及时送检。

（五）注意事项

1. 严格执行无菌操作原则，防止感染。

2. 穿刺时务必沉着，切勿乱刺。一旦出现血肿，应立即拔出，按压局部，另选它处注射。

3. 注射时应选粗直、弹性好、不易滑动而易固定的静脉，并避开关节及静脉瓣。

4. 需长期静脉给药者，为保护静脉，应有计划地由小到大，由远心端到近心端选血管进行注射。

5. 对组织有强烈刺激的药物，最好用一副等渗生理盐水注射器先行试穿，证实针头确在血管内后，再换注射器推药。在推注过程中，应试抽有无回血，检查针梗是否仍在血管内，经常听取患者的主诉，观察局部体征，如局部疼痛、肿胀或无回血时，表示针梗脱出静脉，应立即拔出，更换部位重新注射，以免药液外溢而致组织坏死。

6. 药液推注的速度，根据患者的年龄、病情及药物的性质而定，并随时听取患者的主诉和观察病情变化，以便调节。

7. 股静脉穿刺时，若抽出鲜红色血，提示穿入股动脉，应立即拔出针头，压迫穿刺点 5~10 分钟，直至无出血为止。一旦穿刺失败，切勿再穿刺，以免引起血肿，有出血倾向的患者，忌用此法。

（六）特殊患者静脉穿刺法

1. 肥胖患者　静脉较深，不明显，但较固定不滑动，可摸准后再行穿刺。

2. 消瘦患者　皮下脂肪少，静脉较滑动，穿刺时须固定静脉上下端。

3. 水肿患者　可按静脉走向的解剖位置，用手指压迫局部，以暂时驱散皮下水分，显露静脉后再穿刺。

4. 脱水患者　静脉塌陷，可局部热敷、按摩，待血管扩张显露后再穿刺。

六、动脉注射法

（一）目的

1. 采集动脉血标本。

2. 施行某些特殊检查，注入造影剂如脑血管检查。

3. 施行某些治疗，如注射抗癌药物作区域性化疗。

4. 抢救重度休克，经动脉加压输液，以迅速增加有效血容量。

（二）用物

1. 注射盘、注射器（按需准备）7~9 号针头、无菌纱布、无菌手套、药液按医嘱准备。

2. 若采集血标本需另备标本容器、无菌软塞，必要时还需备酒精灯和火柴。一些检查或造影根据需要准备用物和药液。

（三）注射部位

选择动脉搏动最明显处穿刺。采集血标本常用桡动脉、股动脉。区域性化疗时，应根据患者治疗需要选择，一般头面部疾病选用颈总动脉，上肢疾病选用锁骨下动脉或肱动脉，下肢疾病选用股动脉。

（四）操作方法

1. 评估患者的病情、合作程度、对动脉注射的认识水平和心理反应；介绍动脉注射的目的、过程，取得患者配合；评估注射部位组织状态。

2. 准备用物，并按医嘱查对后抽好药液，放入铺有无菌巾的治疗盘内，携物品至患者处，再次核对。

3. 选择注射部位，协助患者取适当卧位，消毒局部皮肤，待干。

4. 戴手套或消毒左手示指和中指，在已消毒范围内摸到欲穿刺动脉的搏动最明显处，固定于两指之间。

5. 右手持注射器，在两指间垂直或与动脉走向呈 40° 刺入动脉，见有鲜红色回血，右手固定穿刺针的方向及深度，左手以最快的速度注入药液或采血。

6. 操作完毕，迅速拔出针头，局部加压止血 5~10 分钟。

7. 核对后安置患者舒适卧位，整理床单位。清理用物，必要时做记录，如有血标本则及时送检。

（五）注意事项

1. 采血标本时，需先用 1 ∶ 500 的肝素稀释液湿润注射器管腔。

2. 采血进行血气分析时，针头拔出后立即刺入软塞以隔绝空气，并用手搓动注射器使血液与抗凝剂混匀，避免凝血。

（栾文革）

第三节 外周静脉通路的建立与维护

一、外周留置针的置入

1. 经双人核对医嘱，对患者进行评估，告知患者用药的要求，征得同意后，开始评估血管，血管选择应首选粗直弹性好的前臂静脉，注意避开关节。

2. 按六步法洗手、戴口罩。按静脉输液，进行物品准备，包括利器盒、6cm×7cm 透明贴膜、无菌贴膜、清洁手套，22~24G 留置针，要注意观察准备用物的质量有效期。

3. 将用物推至床边，经医患双向核对、协助患者取舒适体位。再次选择前臂显露好，容易固定的静脉。

4. 核对液体后，开始排气排液，连接头皮针时，要将头皮针针尖插入留置针肝素帽前端，进行垂直排气，待肝素帽液体注满后再将头皮针全部刺入，回挂于输液架，准备无菌透明敷料。

5. 用含碘消毒剂，以穿刺点为中心进行螺旋式、由内向外皮肤消毒 3 次，消毒范围应大于固定敷料尺寸。

6. 将止血带扎于穿刺点上方 10cm 处。戴清洁手套。再次排气，双向核对，调松套管及针芯。

7. 穿刺时，将针头斜面向上，一手的拇指、示指夹住两翼，以血管上方 15°～30°进针，见到回血后，压低穿刺角度，再往前进 0.2cm，注意进针速度要慢，一手将软管全部送入，拔出针芯，要注意勿将已抽出的针芯，再次插入套管内。

8. 穿刺后要及时松止血带、松拳、松调节器。

9. 以穿刺点为中心，无张力方法粘贴透明敷料，要保证穿刺点在敷料中央。脱手套，在粘条上注明穿刺的时间和姓名，然后覆盖于白色隔离塞，脱去手套，用输液贴以 U 形方法固定延长管。

10. 调节滴速，填写输液卡。核对并告知患者注意事项。

二、外周静脉留置针封管

1. 按六步法洗手、戴口罩。

2. 准备治疗盘 无菌盘内备有 3～4ml 肝素稀释液、无菌透明敷料（贴膜）、棉签、含碘消毒液、弯盘。

3. 显露穿刺部位，关闭调节器。

4. 分离头皮针与输液导管后，用肝素稀释液以脉冲式方法冲管，当剩至 1ml 时，快速注入，夹闭留置针，拔出针头。用输液贴以 U 形方法固定延长管。

5. 整理床单位，取下输液软袋及导管按要求进行处理。

三、外周静脉留置针置管后再次输液

1. 经双人核对医嘱后，按照六步法洗手、戴口罩。准备用物，包括浓度 75% 的乙醇、小纱布、输液贴、头皮针、输入液体、弯盘。

2. 查对床号姓名，对患者说明操作目的、观察穿刺局部，查对液体与治疗单，排气排液。

3. 揭开无菌透明敷料、反垫于肝素帽下，用 75% 乙醇棉球（棉片）摩擦消毒接口持续 10 秒（来回摩擦 10 遍）。

4. 再次排气排液后，将头皮针插入肝素帽内，打开留置针及输液调节器，无菌透明敷料固定肝素帽，头皮针导管。

5. 调节滴速，填写输液卡。整理好患者衣被，整理用物并做好观察记录。

四、外周静脉留置针拔管

1. 按六步法洗手后，准备治疗盘，内装：棉签、无菌透明敷料、含碘消毒液、弯盘。

2. 显露穿刺部位，去除固定肝素帽的无菌透明敷料，轻轻地将透明敷料边缘搓起，以零角度揭开敷料，用含碘消毒液消毒穿刺点 2 遍。

3. 用干棉签按压局部，拔出留置针，无渗血后用输液贴覆盖穿刺点。

4. 整理床单位并做好拔管记录。

（栾文革）

第四节　中心静脉通路的建立与维护

一、中心静脉穿刺置管术

中心静脉置管术是监测中心静脉压（CVP）及建立有效输液给药途径的方法，主要是经颈内静脉或锁骨下静脉穿刺，将静脉导管插到上腔静脉，用于危重患者抢救、休克患者、大手术患者、静脉内营养、周围静脉穿刺困难、需要长期输液及使需经静脉输入高渗溶液或强酸强碱类药物者。局部皮肤破损、感染，有出血倾向者是其禁忌证。

（一）锁骨下静脉穿刺

锁骨下静脉是腋静脉的延续，起于第一肋骨的外侧缘，成年人长 3~4cm。

1. 选择穿刺点　锁骨上路、锁骨下路。后者临床常用。

2. 穿刺部位　为锁骨下方胸壁，该处较为平坦，可进行满意的消毒准备，穿刺导管易于固定，敷料不易跨越关节，易于清洁和更换；不影响患者颈部和上肢的活动，利于置管后护理。

3. 置管操作步骤　以右侧锁骨下路穿刺点为例。

（1）穿刺点为锁骨与第一肋骨相交处，即锁骨中 1/3 段与外 1/3 交界处，锁骨下缘 1~2cm 处，也可由锁骨中点附近进行穿刺。

（2）体位：平卧位，去枕、头后仰，头转向穿刺对侧，必要时肩后垫高，头低位 15°~30°，以提高静脉压使静脉充盈。

（3）严格遵循无菌操作原则，局部皮肤常规消毒后铺无菌巾。

（4）局部麻醉后用注射器细针做试探性穿刺，使针头与皮肤呈 30°~45°向内向上穿刺，针头保持朝向胸骨上窝的方向，紧靠锁骨内下缘徐徐推进，可避免穿破胸膜及肺组织，边进针边抽动针筒使管内形成负压，一般进针 4cm 可抽到回血。若进针 4~5cm 仍见不到回血，不要再向前推进以免误伤锁骨下动脉，应慢慢向后退针，并边退边抽回血，若在撤针过程中仍无回血，可将针尖撤至皮下后改变进针方向，使针尖指向甲状软骨，以同样的方法徐徐进针。

（5）试穿确定锁骨下静脉的位置后，即可换用导针穿刺置管，导针穿刺方向与试探性穿刺相同，一旦进入锁骨下静脉位置，即可抽得大量回血，此时再轻轻推进 0.1~0.2cm，使导针的整个斜面在静脉腔内，并保持斜面向下，以利导管或导丝推进。

（6）让患者吸气后屏气，取下注射器，以一只手固定导针并以手指轻抵针尾插孔，以免发生气栓或失血，将导管或导丝自导针尾部插孔缓缓送入，使管腔达上腔静脉，退出导针。如用导丝，则将导管引入中心静脉后再退出导丝。

（7）抽吸与导管相连接的注射器，如回血通畅说明管端位于静脉内。

（8）取下输液器，将导管与输液器连接，先滴入少量等渗液体。

（9）妥善固定导管，无菌透明敷料覆盖穿刺部位。

（10）导管放置后需常规行 X 线检查，以确定导管的位置。插管深度，左侧不宜超过15cm，右侧不宜超过 12cm，已能进入上腔静脉为宜。

（二）颈内静脉穿刺

颈内静脉起源于颅底，上部位于胸锁乳突肌的前缘内侧；中部位于胸锁乳突肌锁骨头前缘的下面和颈总动脉的后外侧；下行至胸锁关节处与锁骨下静脉汇合成无名静脉，继续下行与对侧的无名静脉汇合成上腔静脉进入右心房。

1. 选择穿刺点部位　颈内静脉穿刺的进针点和方向，根据颈内静脉与胸锁乳突肌的关系，分为前路、中路、后路 3 种。

2. 置管操作步骤

（1）以右侧颈内中路穿刺点为例，确定穿刺点位，锁骨与胸锁乳突肌的锁骨头和胸骨头所形成的三角区的顶点，颈内静脉正好位于此三角区的中心位置，该点距锁骨上缘3～5cm。

（2）体位：患者平卧，去枕，头后仰，头转向穿刺对侧，必要时肩后垫一薄枕，头低位 15°～30°使颈部充分外展。

（3）严格遵循无菌操作原则，局部皮肤常规消毒后铺无菌巾。

（4）局部麻醉后用注射器细针做试探性穿刺，使针头与皮肤呈 30°，与中线平行直接指向足端。进针深度一般为 3.5～4.5cm，以进针深度不超过锁骨为宜。边进针边抽回血，抽到静脉血即表示针尖位于颈内静脉。如穿入较深，针已对穿颈静脉，则可慢慢退出，边退针边回抽，抽到静脉血后，减少穿刺针与额平面的角度（约 30°）。

（5）确定颈内静脉的位置后，即可换用导针穿刺置管，导针穿刺方向与试探性穿刺相同。当导针针尖到达颈静脉时旋转取下注射器，从穿刺针内插入引导钢丝，插入时不能遇到阻力。有阻力时应调整穿刺位置，包括角度、斜面方向和深浅等。插入导丝后退出穿刺针，压迫穿刺点同时擦净钢丝上的血迹。需要静脉扩张器的导管，可插入静脉扩张器扩张皮下或静脉。将导管套在引导钢丝外面，导管尖端接近穿刺点，引导钢丝必须伸出导管尾端，用手抓住，右手将导管与钢丝一起部分插入，待导管进入颈静脉后，边退钢丝、边插导管。一般成年人从穿刺点到上腔静脉右心房开口处约 10cm，退出钢丝。

（6）抽吸与导管相连接的注射器，如回血通畅说明管端位于静脉内。

（7）用生理盐水冲洗导管后即可接上输液器或 CVP 测压装置进行输液或测压。

（8）妥善固定导管，用无菌透明敷料（贴膜）覆盖穿刺部位。

二、外周静脉置入中心静脉导管

外周静脉置入中心静脉导管，是指经外周静脉穿刺置入的中心静脉导管，其导管尖端的最佳位置在上腔静脉的下 1/3 处，临床上常用于 7 天以上的中期和长期静脉输液治疗，或需要静脉输注高渗性、有刺激性药物的患者，导管留置时间可长达 1 年。

（一）置管操作步骤

1. 操作前，要先经双人核对医嘱。再对患者进行穿刺前的解释工作，得到患者的理解配合。

2. 对患者的穿刺部位静脉和全身情况进行评估。血管选择的标准：在患者肘关节处，取粗而直，静脉瓣少的贵要静脉、正中静脉或头静脉，要注意避开穿刺周围有皮肤红肿、硬结、皮疹和感染的情况。当血管选择好以后，要再次向患者告知穿刺时可能发生的情况，以及穿刺配合事项，经同意，签署知情同意书。

3. 操作前，要按照六步法进行洗手、戴口罩。准备用物，具体包括：治疗盘内装有75%乙醇、含碘消毒液、生理盐水100ml、利多卡因1支。治疗盘外装有三向瓣膜PICC穿刺导管套件1个、PICC穿刺包（穿刺包内装有测量尺、无菌衣、无粉手套2副、棉球6个、镊子2~3把、止血带、大单1条、治疗巾2块、洞巾1块、20ml空针2副、5ml空针1副、1ml空针1副、大纱布3块、小纱布2块。剪刀、10cm×12cm无菌透明敷料1张）、免洗手消毒液。

4. 查对患者床号与姓名，嘱患者身体移向对侧床边，打开PICC穿刺包，手臂外展与身体呈90°，拉开患者袖管，测量置管的长度与臂围，具体测量方法是：从穿刺点沿静脉走行，到右胸锁关节，再向下至第3肋间，为置入导管的长度。接着，在肘横纹上10cm处，绕上臂一圈，测出臂围值，做好测量的记录。

5. 戴无菌手套，取出无菌巾垫于穿刺手臂下方，助手协助倒消毒液。消毒皮肤要求是先用乙醇棉球，以穿刺点为中心，进行螺旋式摩擦消毒，范围为直径≥10cm，当去除皮肤油脂后，再用碘剂以同样的方法，顺时针方向与逆时针方向分别交叉，重复两次进行消毒。建立无菌屏障。铺治疗巾，将止血带放于手臂下方，为扩大无菌区域，还应铺垫大单，铺洞巾。

6. 穿无菌衣、更换无粉手套，先抽取20ml生理盐水2次，再用2ml，最后用1ml注射器抽取利多卡因0.5ml。打开PICC穿刺导管套件。用生理盐水预冲导管，用拇指和示指轻轻揉搓瓣膜，以确定导管的完整性。再分别预冲连接器、减压套筒、肝素帽和导管外部，最后，将导管浸入生理盐水中充分润滑导管，以减少对血管的刺激。打开穿刺针，去除活塞，将穿刺针连接5ml注射器。

7. 扎止血带，并嘱患者握拳，在穿刺点下方，皮下注射利多卡因呈皮球状，进行局部麻醉。静脉穿刺时，一手固定皮肤，另一手持针以进针角度呈15°~30°的方向进行穿刺。见到回血后，保持穿刺针与血管的平行，继续向前推进1~2mm，然后，保持针芯位置，将插管鞘单独向前推进，要注意避免推进钢针，造成血管壁的穿透。

8. 松开止血带，嘱患者松拳，以左手拇指与示指固定插管鞘，中指压住插管鞘末端处血管，防止出血，接着，从插管鞘内撤出穿刺针。一手固定插管鞘，另一手将导管自插管鞘内缓慢、匀速地2cm长度推进。当插入20cm左右时，嘱患者头侧向穿刺方，转头并低头，以确保穿刺导管的通畅。在送管过程中，左手的中指要轻压血管鞘末端，以防出血。当导管置入预定的长度时，在插管鞘远端，用纱布加压止血并固定导管。将插管鞘从血管内撤出，连接注射器抽回血，冲洗导管。双手分离导管与导丝衔接处，一手按压穿刺点并固定导管，另一手将导丝以每次3~5cm均匀的速度轻轻抽出，然后撤出插管鞘。当确认预定的置入长度后，在体外预留5~6cm，以便于安装连接器。

9. 修剪导管长度，注意勿剪除毛茬，安装连接器。先将减压套筒套到导管上，将导管连接到连接器翼形部分的金属柄上，使导管完全平整的套住金属柄，再将翼形部分的倒钩和减压套筒上的沟槽对齐锁定，最后，轻轻牵拉导管以确保连接器和导管完全锁定。用生理盐水，以脉冲式方法进行冲管，当推至所剩1ml液体时，迅速推入生理盐水，连接肝素帽。

10. 导管的固定，是将距离穿刺点0.5~1cm处的导管安装在固定翼的槽沟内。在穿刺点上方，放置一块小纱布吸收渗血，使导管呈弧形，用胶带固定接头，撤出洞巾，再用无菌透明敷料固定导管，要注意无菌透明敷料下缘与胶带下缘平齐。用第2条胶带，以蝶形交叉固定于贴膜上，用第3条胶带，压在第2条胶带上，将签有穿刺时间与患者姓名胶带固定于第3条胶带上。用小纱布或输液贴，包裹导管末端，固定在皮肤上。为保护导管以防渗血，用弹力管状绷带加压包扎穿刺处。

11. 向患者交代注意事项。整理用物并洗手。摄胸部X线片，以确定导管末端的位置，应在上腔静脉下1/3处。

12. 最后在病历上填写置管情况并签名。

（二）PICC置管后输液

1. 输液前，要先进行双人核对医嘱和治疗单，按照六步洗手法进行洗手、戴口罩。准备治疗盘，盘内装有：乙醇棉片、无菌贴膜、已经连有头皮针的含20ml生理盐水的注射器、预输入的液体、弯盘、治疗单，以及免洗手消毒液。

2. 进入病房先查对床号姓名，并与患者说明操作的目的，观察穿刺部位，必要时测量臂围。

3. 查对液体与治疗单，常规排气、排液。揭开输液无菌透明敷料反垫于肝素帽下。用75%乙醇棉球，擦拭消毒接口约10秒钟。再接入头皮针，抽回血，确定导管在血管腔内后，以脉冲式方法冲洗导管，当推至所剩液体为1ml时，快速推入。

4. 分离注射器，连接输液导管，松调节器。最后，用无菌透明敷料固定肝素帽和头皮针，在固定头皮针时，固定完毕后，整理患者衣被，调节滴数，交代注意事项并做好记录。

（三）PICC冲洗与正压封管

为了预防导管堵塞，保持长期使用，给药前、后，使用血液制品，静脉采血后应冲管。休疗期应每周冲洗1次并正压封管。

1. 用六步法洗手、戴口罩。

2. 准备治疗盘，内装贴膜、含10~20ml生理盐水注射器1副、弯盘。

3. 经查对床号姓名，观察穿刺部位，关闭输液调节器。

4. 揭开输液无菌透明敷料反垫于肝素帽下分离输液导管与头皮针，接10~20ml生理盐水注射器，以脉冲式方法冲洗导管。推至最后1ml时，进行正压封管。具体方法是：将头皮针尖斜面退至肝素帽末端，待生理盐水全部推入后，拔出头皮针，用无菌透明敷料固定肝素帽。

5. 整理患者衣被，做好观察记录。

（四）PICC维护操作

为保证外周中心静脉导管的正常使用，应保证每天对患者进行消毒维护。

1. 要按六步洗手法进行洗手、戴口罩。

2. 准备用物　治疗盘内装有石油烷、免洗手消毒液、棉签、皮尺、胶布、肝素帽、头皮针连接预冲注射器、弯盘、PICC维护包（包内装有无菌手套2副、75%乙醇、碘附棉棒各 3 根、乙醇棉片 3 块、小纱布 1 块、10cm×12cm 高潮气通透贴膜 1 张、胶带 4 条)。

3. 查对床号和姓名,与患者说明导管维护的目的。观察穿刺部位情况,必要时测量臂围。

4. 揭敷料时,要注意由下往上揭,以防带出导管,同时,还要避免直接接触导管。消毒双手,用石油烷擦除胶布痕迹。

5. 戴无菌手套 用消毒棉片消毒固定翼 10 秒钟。用 75% 的乙醇棉棒,去除穿刺点直径约 1cm 以外的胶胺,再用碘附棉棒,以穿刺点为中心进行皮肤消毒 3 次,消毒范围应大于无菌透明敷料范围,包括消毒导管。预冲肝素帽,去除原有肝素帽,用 75% 乙醇棉片,擦拭导管末端。

6. 将注满生理盐水的肝素帽连接导管,用生理盐水,以脉冲式方法进行冲管,当冲至剩 1ml 液体时,将头皮针拔出,使针尖位于肝素帽内,快速推入,然后拔出头皮针。

7. 更换无菌手套,安装固定翼,随后,将导管呈弧形进行胶带固定接头。用透明敷料固定导管,固定时,要保证贴膜下缘与胶带下缘平齐,第 2 条胶带以蝶形交叉固定于无菌透明敷料上,第 3 条胶带压在第 2 条胶带上,第 4 条签上姓名与时间后固定于第 3 条胶带上。用无菌小纱布包裹导管末端,用胶带固定于皮肤,做好维护记录。

三、植入式输液港建立与维护

(一) 操作前准备

1. 置管部位的选择 置管部位的选择要综合比较其他发生机械性并发症、导管相关性血流感染的可能性。置管部位会影响发生继发导管相关性血流感染和静脉炎的危险度。置管部位皮肤菌群的密度是造成 CRBSI 的一个主要危险因素。由经过培训的医生依不同的治疗方式和患者体型来选输液港植入的途径:大静脉植入、大动脉植入、腹腔内植入,输液座放于皮下。输液港导管常用的植入部位主要为颈内静脉与锁骨下静脉。非随机实验证实了颈内静脉置管发生相关性感染的危险率高。研究分析显示,床旁超声定位的锁骨下静脉置管与其他部位相比,可以显著降低机械性并发症。对于成年患者,锁骨下静脉对控制感染来说是首选部位。当然,在选择部位时其他的一些因素也应该考虑。目前临床应用较多的是锁骨下静脉,实际植入的位置要根据患者的个体差异决定。植入位置解剖结构应该能保证注射座稳定,不会受到患者活动的影响,不会产生局部压力升高或受穿衣服的影响,注射座隔膜上方的皮下组织厚度在 0.5~2cm 为适宜厚度。

2. 经皮穿刺导管植入点选择 自锁骨中外 1/3 处进入锁骨下静脉,然后进入胸腔内血管。

(二) 输液港的选择

由医生依不同的治疗方式和患者体型做出选择。标准型及急救凹形输液港适用于不同体型的成年人及儿童患者。双腔输液港适用于同时输入不兼容的药物。术中连接式导管可于植入时根据需要决定静脉导管长度。

输液港种类有多种选择:①单腔末端开口式导管输液港或单腔三向瓣膜式导管输液港。②小型单腔末端开口式导管输液港或小型单腔式三向瓣膜式导管输液港。③双腔末端开口式导管输液港或双腔三向瓣膜式导管输液港。

输液港附件——无损伤针的选择：①蝶翼针输液套件适用于连续静脉输注。②直形及弯形无损伤针适用于一次性静脉输注。

（三）穿刺输液操作步骤

1. 向患者说明操作过程并做好解释工作。

2. 观察穿刺点和局部皮肤有无红、肿、热、痛等炎性反应，若有应随时更换敷料或暂停使用。

3. 消毒剂及消毒方法　先用乙醇棉球清洁脱脂，向外用螺旋的方式涂擦，其半径 10～12cm。以输液港为圆心，再用碘附棉球消毒 3 遍。

4. 穿刺输液港　触诊定位穿刺隔，一手找到输液港注射座的位置，拇指与示指、中指呈三角形，将输液港拱起；另一手持无损伤针自三指中心处垂直刺入穿刺隔、直达储液槽基座底部。穿刺时动作要轻柔，感觉有阻力时不可强行进针，以免针尖与注射座底部推磨，形成倒钩。

5. 穿刺成功后，应妥善固定穿刺针，不可任意摆动，防止穿刺针从穿刺隔中脱落。回抽血液判断针头位置无误后即可开始输液。

6. 固定要点　用无菌纱布垫在无损伤针针尾下方，可根据实际情况确定纱布垫的厚度，用无菌透明敷料固定无损伤针，防止发生脱落。注明更换无菌透明敷料的日期和时间。

7. 输液过程中如发现药物外渗，应立即停止输液，并即刻给予相应的医疗处理。

8. 退针　为防止少量血液反流回导管尖端而发生导管堵塞，撤针应轻柔，当注射液剩下最后 0.5ml 时，为维持系统内的正压，以两指固定泵体，边推注边撤出无损伤针，做到正压封管。

9. 采血标本时，用 10ml 以上注射器以无菌生理盐水冲洗，初始至少抽 5ml 血液并弃置，儿童减半，在更换注射器抽出所需的血液量，诸如备好的血标本采集试管中。

10. 连接输液泵设定压力超过 25psi（磅/平方英寸）时自动关闭。

11. 以低于插针水平位置换肝素帽。

12. 封管，以加压的形式从圆形注射港的各角度边推注药液边拔针的方法拔出直角弯针针头暂停输注，每月用肝素盐水封管 1 次即可。

（四）维护时间及注意事项

1. 时间

（1）连续性输液，每 8 小时冲洗 1 次。

（2）治疗间歇期，正常情况下每 4 周维护 1 次。

（3）动脉植入、腹腔植入时，每周维护 1 次。

2. 维护注意事项

（1）冲、封导管和静脉注射给药时必须使用 10ml 以上的注射器，防止小注射器的压强过大，损伤导管、瓣膜或导管与注射座连接处。

（2）给药后必须以脉冲方式冲管，防止药液残留注射座。

（3）必须正压封管，防止血液反流进入注射座。

（4）不能用于高压注射泵推注造影剂。

（栾文革）

第二章

手术室基础技术操作的治疗管理

手术室护理是一项高技术、高风险、高责任的工作，随着手术技术的迅猛发展，对手术室护士的护理配合技术要求也愈加严格，每一例手术的成功离不开手术室护士的协作和参与，而手术室护士对基础技术操作规范的掌握程度决定着手术配合质量。因此，规范手术室护理技术操作是提高护理质量和保障护理安全的重要举措，手术室护理人员应严格执行各项标准操作规程，把护理技术操作规范贯穿于护理操作的始终，通过规范行业行为，提升医院手术护理质量，进而为患者提供优质的围手术期护理服务，成为手术室护理管理的重要内容之一。

第一节　手术无菌技术操作管理

无菌技术是外科治疗的基本原则，是预防和控制交叉感染及传播的一项重要基本操作。手术室护士及所有手术人员应遵循无菌原则和无菌技术规范管理要求，始终坚持无菌操作理念，保持整个手术过程中的无菌程度，减少和杜绝感染，保证手术的安全运行，保证患者健康权益。

一、手术人员的管理

手术人员术前进行无菌准备是避免手术切口感染，确保手术成功的必要条件之一。

（一）一般准备

手术人员一般准备应符合以下要求，方可进入手术间。

1. 更换鞋　手术人员应在手术室入口处区域分隔标志外脱去外穿鞋，在标志内更换手术室专用清洁鞋，方可进入更衣室更衣。注意内外鞋不能混淆。

2. 更换洗手衣裤　手术人员进入更衣室后去除身上所有饰物，脱掉外衣，穿好手术专用的洗手衣裤，不得套穿个人长内衣裤，衣领衣袖禁止外露，将上衣扎入裤内；非刷手人员穿手术室长袖外套时需系好钮扣和腰带，防止因衣着宽大影响无菌技术的执行。

3. 戴手术专用帽子和外科口罩　帽子应将头发全部遮盖，口罩盖住口鼻，鼻夹与鼻梁贴服，鼻孔不得外露，骨科等无菌手术需选用全遮盖式帽子。可重复使用的帽子应在每日使用后清洗干净。

4. 修剪指甲　手术人员不可涂指甲油和戴人工指甲，指甲长度以水平观察指腹不露指甲为宜，除去甲缘下污垢。

5. 明确手术室区域划分管理规范　手术人员注意区分手术室洁净区和非洁净区，手术室专用衣裤及更鞋不得穿着于手术室以外区域，外出时必须外罩一件手术室专用外出衣或白大衣裤，手术结束将洗手衣裤脱下放在指定位置，不可穿出手术室外。

（二）外科手消毒

1. 概念　外科手消毒是指外科手术前医务人员用皂液和流动水洗手，再用手消毒剂清除或者杀灭手部暂居菌和减少常居菌的过程。使用的手消毒剂具有持续抗菌活性。

2. 目的　外科手消毒目的是清洁或杀灭手臂表面暂居菌，减少常居菌，抑制手术过程中手表面微生物的生长，减少手部皮肤细菌的释放，防止病原微生物在手术人员和患者之间的传播，有效预防手术部位感染的发生。

3. 外科洗手消毒的设施

（1）洗手水池应建在靠近手术间的区域，水池高度、体积适中，建议每 2~4 个术间配置 1 个水池，要求为水池管道不应裸露于外，安装标准防喷溅设施，池壁光滑无死角，便于每日清洁和消毒。

（2）水龙头：数量与术间数量相匹配，水龙头开关采用非手触式。

（3）洗手用水：水质应符合生活饮用水卫生标准要求，不宜使用储水箱。

（4）外科洗手清洁剂：可选用皂液，盛装皂液的容器应为一次性，如需重复使用应每次用完后清洁消毒。发现皂液有浑浊、变色时，应及时更换、清洁消毒容器。

（5）干手物品：常用无菌巾，一人一用。

（6）外科手消毒剂：应符合国家管理要求，在有效期内使用，开启后应标明日期时间，易挥发的醇类产品开瓶后使用期不超过 30 天。宜采用非接触式出液器，建议使用一次性包装，需重复使用的出液器应每周清洁与消毒。

（7）修剪指甲工具：应设在指定容器存放，便于每日清洁和消毒。

（8）手刷：应柔软完好，重复使用时一人一用一灭菌或采用一次性手刷使用。

（9）计时装置：方便医务人员观察洗手与手消毒时间。

（10）洗手流程及说明图示：洗手池上方应张贴外科洗手流程图方便医务人员规范手消毒流程（图 2-1）。

4. 外科手消毒方法

（1）洗手方法：取适量皂液清洗双手、前臂和上臂下 1/3，认真揉搓，清洁双手时，注意清洁指甲下的污垢和手部皮肤皱褶处。流动水冲洗双手、前臂和上臂下 1/3。

（2）手消毒方法（免刷手消毒方法和刷手消毒方法）：免刷手消毒方法，取适量的手清洁剂采用六步洗手法揉搓至双手的每个部位、前臂和上臂下 1/3，并认真揉搓 2~6 分钟，用流动水从手指到肘部沿一个方向冲洗手和前臂，双手应保持在高位，注意不要在水中来回移动手臂。用无菌巾从手至肘上依次擦干，注意拿无菌巾的手不要触碰已擦过皮肤的巾面，同时还要注意无菌巾不要擦拭未经刷过的皮肤。同法擦干另一手臂。取适量手消毒剂涂抹至双手的每个部位、前臂和上臂下 1/3，并认真揉搓至消毒剂干燥。手消毒剂取液量、揉搓时间及使用方法遵照产品的使用说明。

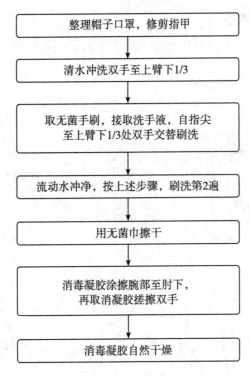

整理帽子口罩，修剪指甲

清水冲洗双手至上臂下1/3

取无菌手刷，接取洗手液，自指尖
至上臂下1/3处双手交替刷洗

流动水冲净，按上述步骤，刷洗第2遍

用无菌巾擦干

消毒凝胶涂擦腕部至肘下，
再取消凝胶搓擦双手

消毒凝胶自然干燥

图 2-1　外科手消毒流程

刷手消毒方法：取无菌手刷，取适量手清洁剂，刷洗双手、前臂至上臂下 1/3，时间约 3 分钟。刷手时稍用力，先刷甲缘、甲沟、指蹼，再由拇指桡侧开始，渐次到指背、尺侧、掌侧，依次刷完双手手指，再分阶段交替刷左右手掌、手背、前臂和肘上。刷手时要注意勿漏刷指间、腕部尺侧和肘窝部。用流动水从手指到肘部沿一个方向冲洗手和前臂，不要在水中来回移动手臂，注意防止肘部水反流到手部。用无菌巾从手至肘上依次擦干，注意拿无菌巾的手不要触碰已擦过皮肤的巾面，同时还要注意无菌巾不要擦拭未经刷过的皮肤。同法擦干另一手臂。取适量手消毒剂涂抹至双手的每个部位、前臂和上臂下 1/3，并认真揉搓至消毒剂干燥。手消毒剂取液量、揉搓时间及使用方法遵照产品的使用说明。

5. 外科手消毒注意事项

（1）外科手消毒之前正确佩戴口罩帽子，摘除手部饰物，修剪好指甲，长度不超过指尖。

（2）应先清洁后消毒，在清洁双手时，注意清洁指甲下的污垢和手臂皱褶处的皮肤。

（3）外科手消毒过程中始终保持手臂位于胸前，低于肩，高于腰，使水由手部流向肘部。

（4）外科手消毒过程中，注意手不可触及其他物品，否则需重新洗手。

（5）不同手术患者之间、手套破损、手被污染时应重新进行外科手消毒。

（6）冲洗双手时避免溅湿衣裤。

（7）戴无菌手套前，避免污染双手；摘除外科手套后应清洁洗手。

（8）外科手消毒剂开启后应标明开启日期、时间，易挥发的醇类产品开瓶后的使用期不超过 30 天，不易挥发的产品开瓶后不得超过 60 天。

（三）穿脱无菌手术衣

1. 目的　避免和预防手术过程中手术人员衣物上的细菌污染手术切口，同时保障手术人员安全，预防职业暴露。

2. 穿无菌手术衣方法（图2-2）

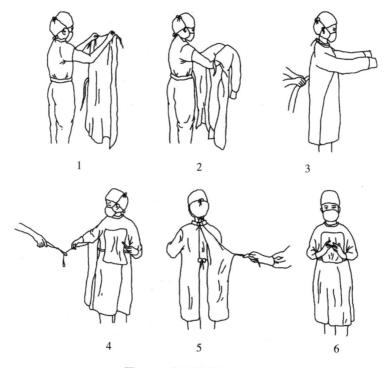

1　　　　　　　2　　　　　　　3

4　　　　　　　5　　　　　　　6

图2-2　穿无菌手术衣方法

（1）拿取无菌手术衣，评估周围环境，站于宽阔处，面向无菌台，手提衣领打开，使无菌手术衣的另一端下垂。

（2）两手提住衣领两角，衣袖向前将手术衣展开，使手术衣的内侧面面向自己，举至与肩同齐水平，顺势将双手和前臂伸入衣袖内，并向前平行伸展。

（3）巡回护士在穿衣者背后抓住衣领内面，协助将袖口后拉，并系好领口系带及手术衣内侧一对系带。

（4）穿衣者无接触式戴无菌手套后，解开腰间活结，将右叶腰带递给台上其他手术人员或交由巡回护士用无菌持物钳夹取，旋转后与左手腰带系于胸前，使手术衣右叶遮盖左叶。

3. 协助穿无菌手术衣方法

（1）洗手护士持无菌手术衣，选择无菌区域较宽敞的地方协助医生穿衣。

（2）双手持手术衣领，内侧面向医生打开，护士的双手套入手术衣肩部的外面并举至与肩同齐水平。

（3）医生面向护士跨前一步，将双手同时伸入袖管至上臂中部，巡回护士协助系衣领和腰部腰带。

（4）洗手护士协助医生戴手套并将腰带协助打开拽住，医生旋转后自行系带。

4. 脱无菌手术衣方法　脱无菌手术衣原则是由巡回护士协助解开衣领系带，先脱手术衣，再脱手套，确保不污染刷手衣裤。

5. 穿无菌手术衣注意事项

（1）穿无菌手术衣应在手术间内进行，周围环境宽敞，穿衣人员需面向无菌区，穿衣时，手术衣不可触及任何非无菌物品，若不慎或可疑触及，应立即更换。穿全遮盖式手术衣时，穿衣人员需戴好手套后再接触腰带，未戴手套的手不可拉衣袖及其他部位。

（2）穿衣人员需巡回护士协助，要求衣领、衣袖后拉时，双手不可触及手术衣的外面。

（3）无菌手术衣的无菌区范围为肩以下，腰以上及两侧腋前线之间。

（4）穿好手术衣，戴好手套等待手术开始前，手术人员避免倚靠非无菌区，双手应始终放置在胸前手术衣夹层或双臂互抱置于胸前，不可高举过肩、下垂于腰下或双手交叉放于腋下。

（5）破损手术衣或可疑污染时应立即更换。

（四）无接触式戴无菌手套

1. 概念　无接触式戴无菌手套是指手术人员在穿无菌手术衣时手不露出袖口独自完成或由他人协助完成戴手套的方法。

2. 目的　避免和预防手术过程中医护人员手皮肤深部的细菌随汗液带到手的表面而污染手术切口，同时保障手术人员安全，预防职业暴露。

3. 自戴无菌手套方法　双手放于手术衣袖口内，隔衣袖取手套置于同侧的掌侧面，指端朝向前臂，拇指相对，反折边与袖口平齐，隔衣袖抓住手套边缘并将其翻转包裹手及袖口（图2-3）。

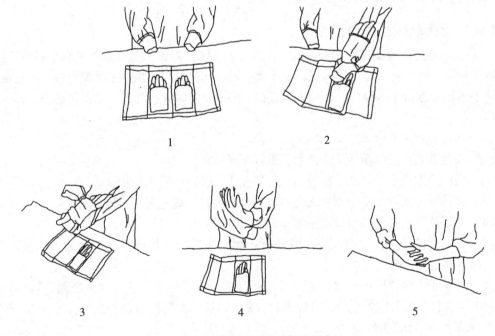

图 2-3　无接触式自戴无菌手套方法

4. 协助戴无菌手套方法　协助者将手套口撑开，戴手套者直接插入手套中（图2-4）。

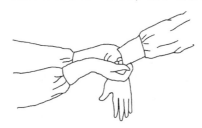

图2-4　协助戴无菌手套方法

5. 摘除手套方法

（1）戴手套的手抓取另一手的手套外面翻转摘除。

（2）用已摘除手套的手伸入另一手套的内侧面翻转摘除，注意清洁手不被手套外侧面所污染。

6. 无接触式戴无菌手套注意事项

（1）戴手套时手稍向前伸，不要紧贴手术衣。

（2）在向近心端后拉衣袖时用力不可过猛，袖口拉到拇指关节处即可。

（3）戴手套时双手始终不能露于衣袖外，所有操作双手均在衣袖内。

（4）戴好手套后，应将手套的翻折处翻转包住袖口，避免腕部裸露。

（5）协助手术者戴手套时，洗手护士戴好手套的手避免触及手术者皮肤。

（6）感染、骨科等手术，手术人员应戴双层手套，有条件者内层可用彩色手套。

二、手术室护士无菌管理

（一）无菌器械台规范管理

1. 目的　使用无菌单建立无菌区域，设置无菌屏障，防止无菌手术器械和敷料被污染，最大限度地减少微生物由非无菌区域转至无菌区域，同时可以加强手术器械管理，迅速准确地配合手术医生进行手术操作，加快手术进程，缩短麻醉时间，降低手术部位感染，预防职业暴露。

2. 无菌器械台铺置前

（1）规范着装，按六步洗手法洗手，戴好帽子口罩。

（2）根据手术性质及范围，选择适宜的器械车，备齐所需无菌物品。

（3）在洁净宽敞的环境中开启无菌器械包和敷料包，铺置无菌器械台。

（4）无菌器械包和敷料包应在手术体位安置完成后打开。

（5）铺置无菌器械台的时间应尽量靠近手术开始时间，特殊情况下不能立即使用时，须用无菌巾覆盖，有效期为4小时。

（6）洗手护士和巡回护士双人共同进行开包前检查，包括包外化学灭菌指示物变色效果、有效期、包装是否完整干燥，有无破损，是否为手术所需的敷料和器械。

3. 无菌器械台铺置时

（1）直接用无菌敷料包或器械包的包布打开后铺置于器械台上，建立无菌器械台。

（2）巡回护士徒手打开无菌包外层，注意手和未灭菌物品不能触及外层包布的内面，包布内层可由巡回护士应用无菌持物钳打开，也可由洗手护士在完成外科手消毒、穿好无菌手术衣并戴无菌手套后再打开。

（3）无菌器械台台面敷料铺置至少达到4层，台面要求平整，四周边缘下垂不少于30厘米，手术台上的器械物品不能超出台缘。

（4）铺置好的器械台原则上不应进行覆盖。

4. 无菌器械台使用

（1）洗手护士应在穿手术衣、戴手套后再进行器械台整理。未穿手术衣及未戴无菌手套者，手不得跨越无菌区以及不得接触无菌台上的一切物品。

（2）器械台无菌区仅限于器械台面，平面以下视为有菌区，不可将器械物品置于器械台外侧缘，手术人员不可触及台面以下布单，垂落于台面以下物品不可再用。

（3）保持无菌器械台整洁、干燥，湿敷料纱布应放在无菌盘内，无菌布单如被水或血液浸湿，应更换或加铺两层以上无菌单。

（4）移动无菌器械台时，洗手护士不能接触台面以下区域，巡回护士不可触及下垂的手术布单。

（二）手术中无菌管理规范

1. 穿戴好无菌手术衣、手套的手术人员，在无菌区域及无菌单的无菌范围应保持不被污染。手术台面以下视为污染，手术人员的手、器械不得放到该平面以下。

2. 术者操作应面向无菌区，若更换位置时，如两人邻近，一人双手放于胸前，与交换者采用背对背方式交换；如非邻近，则由双方先面向手术台退出，然后交换。

3. 手术开始后手术台上一切物品不得相互使用，已取出的无菌物品虽未被污染也不能放回无菌容器内，需重新进行消毒灭菌。留置体内的物品，不得用手直接拿取，尽量采用无接触式拿取技术。

4. 巡回护士为台上提供一次性无菌物品，包装打开后用无菌持物钳夹取放于无菌器械台上或由洗手护士用镊子夹取，不应将物品倾倒或翻扣在无菌器械台上。如一次性无菌物品包装是不能完整打开的材料，应先将包装打开处进行消毒后剪开夹取，以保持一次性无菌物品无菌状态。临时打开无菌包拿取物品时，应使用无菌持物钳夹持。

5. 术中传递器械不应妨碍术者视线，应在无菌区域内进行，禁止从术者背后或头部传递，术者不可随意伸臂横过手术区取器械，必要时可从术者上臂下传递，但不得低于手术台边缘。暂时不用的器械应按顺序摆放在无菌器械台上，用无菌单覆盖备用。托盘上的缝针应针尖向上，以避免针尖扎透无菌敷料单。

6. 术者在手术中，手不能接触切口周围皮肤，切开皮肤前应用手术贴膜覆盖于手术区皮肤上，再做切口。如需延长或缝合时，应再次消毒。接触皮肤的刀片和器械不能再用。术中暂停手术如进行X线摄片时，切口及手术区应以热盐水纱布垫或无菌单覆盖，防止污染。

7. 洗手护士术中要保持无菌单干燥，台上湿纱布敷料放在治疗盘内，如果敷料单被浸湿应立即更换或加铺两层以上无菌单。

8. 巡回护士应始终保持手术间房门关闭，手术中尽量减少开关门次数，限制非手术人员进入手术间，减少人员走动，参观者不能站太高，距离手术人员30cm以上，不得随意在室内走动及互串手术间等。负压手术间应经常观察负压维持情况。

9. 手术中应保持肃静，禁止手术人员在无菌区域内谈笑，咳嗽、打喷嚏应将头转离无菌区,避免飞沫污染。为防手术人员滴汗,可于额头部加一汗带,术中请他人擦汗时,头应转向一侧,用湿毛巾擦拭,避免使毛絮纤维落入无菌区。

10. 需调节无影灯时,尽量使用无菌灯柄,由手术医生或洗手护士调节,以防巡回护士调节灯光时跨越无菌区。使用无菌灯柄时,应防止无菌手套和灯柄被污染。手术结束后应立即取下连同手术器械一起清洁消毒。

11. 手术室护士在手术中应加强无菌技术监督,坚持无菌原则,任何人发现或被指出违反无菌技术时必须立即纠正。

12. 手术次序安排应先做无菌手术后做污染手术。

三、手术室环境管理

1. 手术间内应为清洁、宽敞、明亮的环境,无菌操作前 30 分钟停止一切卫生清洁工作,减少人员走动,避免浮尘飞扬,影响手术间净化效果。

2. 在手术间内各项操作应动作轻柔,尽量避免在手术间内抖动敷料巾,整理工作宜在术后进行。

(包慧颖)

第二节　手术区皮肤管理

一、手术患者皮肤清洁

手术患者皮肤清洁的目的是清除手术患者皮肤污垢,避免手术后切口感染,有利于伤口愈合。活动自如的手术患者可采用含抑菌成分的沐浴露进行洗浴,应彻底清洗手术区域皮肤及皱褶内的污渍。

二、手术患者术前备皮

手术患者术前备皮应尽量使用电动毛发去除器,此方法安全可靠不易损伤皮肤,避免使用剃毛刀,防止手术区毛囊受损继发感染,对毛发稀疏的患者不主张备皮,但必须做皮肤清洁。备皮时间应在手术当日,越接近手术时间越好。

三、手术患者皮肤消毒

1. 目的　手术区皮肤消毒是预防手术部位感染的重要环节,通过消除手术患者皮肤的暂居菌,最大限度地抑制或减少常居菌移动,从而避免手术切口感染,有利于切口愈合。

2. 消毒方式

(1) 环形或螺旋形消毒用于小手术野的皮肤消毒。

(2) 平行形或叠瓦形消毒用于大手术野的皮肤消毒

(3) 离心形消毒切口皮肤消毒以手术切口为中心向周围涂擦。

(4) 向心形消毒适用于污染手术、感染伤口或肛门、会阴部手术皮肤消毒,从手术区外围清洁部向污染伤口或肛门、会阴部涂擦。

3. 消毒原则

（1）充分暴露消毒区域，充分显露消毒范围，以免影响消毒效果。

（2）消毒范围：由清洁区向相对不清洁区稍用力消毒，如清洁手术一般以拟定的手术切口区为中心向周围涂擦，消毒范围应超过手术切口周围 15cm 的区域。关节手术消毒范围应超过上或下一个关节。如为污染手术或肛门会阴部手术，则涂擦顺序相反，由手术区周围向切口中心涂擦。

（3）消毒顺序：无论消毒顺序由中心向四周或由四周向中心，已接触污染部位的消毒纱球，不得再返擦清洁处，应以切口为中心，由内至外、从上至下涂擦。若为感染伤口或会阴、肛门区消毒，则应由外至内涂擦。

（4）每一次消毒均不超过前一次范围，应至少使用 2 把消毒钳。术中需延长切口时应对局部皮肤再次消毒。

4. 消毒步骤 手术体位安置后，巡回护士检查备皮清洁情况；洗手护士将盛有消毒纱球的消毒碗和敷料钳递交医生；医生夹取纱球按皮肤消毒原则进行消毒，待消毒剂干燥后进行手术区铺单。

5. 常用皮肤黏膜消毒剂 一般皮肤消毒：临床上多选用 0.5% 碘附进行皮肤消毒。骨科手术无菌程度要求高，多采用 2%~3% 碘酊消毒，75% 乙醇脱碘的分步消毒方法进行。植皮供皮区选用 75% 乙醇擦拭 2~3 次。颜面部皮肤消毒选用 1% 碘酊、75% 乙醇或 3% 碘附（表 2-1）。

表 2-1 常用皮肤黏膜消毒剂的用途与特点

名称	主要用途	特点
2%~3% 碘酊 （碘类消毒剂）	皮肤消毒（需乙醇脱碘）	杀菌谱广，作用力强，能杀灭部分芽孢 常温下可挥发，应密闭保存 消毒部位由脓血降低消毒效果 对伤口黏膜有刺激性
0.5%~1% 碘附 （碘类消毒剂）	皮肤黏膜消毒	杀菌力较碘酊弱，不能杀灭芽孢，无须脱碘
75% 乙醇 （醇类消毒剂）	颜面部、取皮区消毒，碘酊后脱碘	杀灭细菌、病毒、真菌，对芽孢无效，对乙肝病毒等部分亲水病毒无效
0.1%~0.5% 氯己定 （胍类）	皮肤消毒	效力和碘酊相当，但无皮肤刺激性，杀灭细菌，对结核分枝杆菌、芽孢有抑制作用
3% 过氧化氢溶液 （过氧化氢类）	伤口消毒	杀灭肠道致病菌，化脓性球菌

6. 注意事项

（1）消毒前应检查消毒区皮肤是否清洁，有破口或疖肿者，立即告知医生。

（2）检查消毒剂名称、有效期、质量及开启时间。

（3）消毒皮肤时应注意稍加用力，范围应符合手术部位要求，涂擦均匀无遗漏。

（4）消毒液使用量适度，以不滴为宜，消毒时避免消毒液流入患者身下、血压袖带下或电极板下，防止发生化学性烧伤或诱发压疮。消毒过程中一旦弄湿床单，应立即给予处置，避免因手术患者皮肤长时间接触消毒液浸湿的床单，造成皮肤损伤。

（5）实施头面部、颈后路手术时，应在皮肤消毒前做好眼睛保护，防止消毒液流入眼内，损伤角膜。

（6）结肠造瘘口的患者皮肤消毒时，皮肤消毒前应先将造瘘部位用无菌纱布覆盖，使之与手术切口及周围皮肤隔离，再进行常规消毒。烧伤或皮肤损伤的患者，应用0.9%生理盐水进行术前冲洗，再选用无刺激性消毒剂进行消毒，消毒者消毒时应动作轻柔。

（7）皮肤消毒后，应使消毒剂自然干燥，与皮肤充分时间接触后再铺置无菌巾，以使消毒剂发挥最大消毒作用。

（8）消毒过程中，消毒者双手不得碰触手术区和其他物品。

（9）用于皮肤消毒的海绵钳使用后不能再放回无菌器械台。

（10）注意观察消毒后的皮肤有无不良反应。

7. 手术区皮肤消毒范围

（1）头部手术皮肤消毒范围：头及前额（图2-5）。

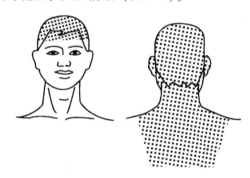

图2-5 头部手术皮肤消毒范围

（2）耳部手术皮肤消毒范围术侧头、面颊及颈部（图2-6）。

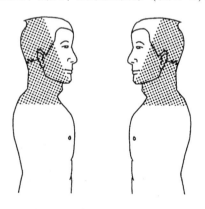

图2-6 耳部手术皮肤消毒范围

（3）口颊面部手术皮肤消毒范围：面、唇及颈部（图2-7）。

（4）颈前部手术皮肤消毒范围：上至下唇，下至乳头，两侧至斜方肌前缘（图2-8）。

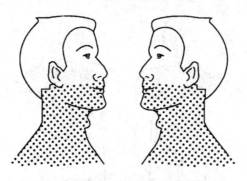

图 2-7　口颊面部手术皮肤消毒范围

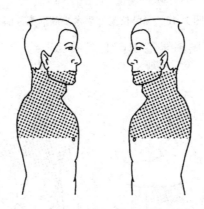

图 2-8　颈前部手术皮肤消毒范围

（5）锁骨部手术皮肤消毒范围：上至颈部上缘，下至乳头及上臂上 1/3，两侧过腋中线（图 2-9）。

（6）侧卧位胸部手术皮肤消毒范围：前后胸壁过中线 5cm 以上，上至肩及上臂上 1/3，下过肋缘，包括同侧腋窝（图 2-10）。

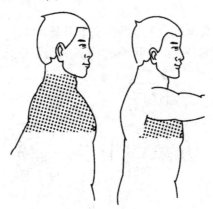

图 2-9　锁骨部手术皮肤消毒范围

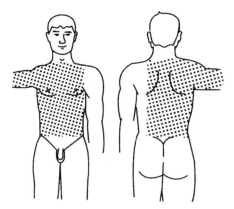

图 2-10　侧卧位胸部手术皮肤消毒范围

（7）仰卧位胸部手术皮肤消毒范围：上至颈部上缘，下至脐水平，两侧过腋中线（图2-11）。

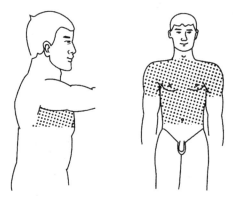

图 2-11　仰卧位胸部手术皮肤消毒范围

（8）乳癌根治手术皮肤消毒范围：上至肩部及上臂，下至脐水平，患侧至腋后线，健侧过锁骨中线（图2-12）。

（9）上腹部手术皮肤消毒范围：上至乳头，下至耻骨联合，两侧至腋中线（图2-13）。

（10）下腹部手术皮肤消毒范围：上至剑突，下至大腿上1/3，两侧至腋中线（图2-14）。

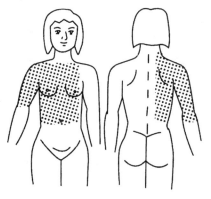

图 2-12　乳癌根治手术皮肤消毒范围

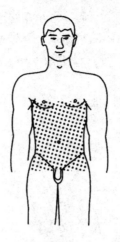

图 2-13 上腹部手术皮肤消毒范围

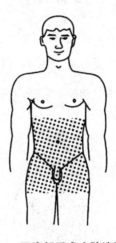

图 2-14 下腹部手术皮肤消毒范围

（11）腹股沟阴囊手术皮肤消毒范围：上至脐水平，下至大腿上 1/3，两侧至腋中线（图 2-15）。

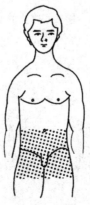

图 2-15 腹股沟阴囊手术皮肤消毒范围

（12）胸椎手术皮肤消毒范围：上至肩，下至髂脊连线，两侧至腋中线（图2-16）。

（13）腰椎皮肤消毒范围：上至两腋窝连线，下过臀部，两侧至腋中线（图2-17）。

（14）肾脏手术皮肤消毒范围：前后过中线5cm以上，上至腋窝，下至耻骨联合水平（图2-18）。

（15）会阴部手术皮肤消毒范围：耻骨联合、肛门周围、臀及大腿上1/3内侧（图2-19）。

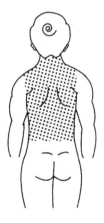

图 2-16　胸椎手术皮肤消毒范围

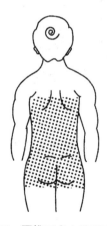

图 2-17　腰椎手术皮肤消毒范围

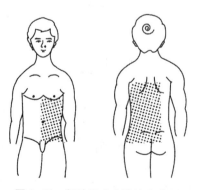

图 2-18　肾脏手术皮肤消毒范围

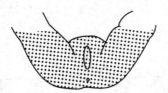

图 2-19　会阴部手术皮肤消毒范围

（16）髋部手术皮肤消毒范围：前后过正中线，上至剑突水平，下过膝关节，包括会阴（图 2-20）。

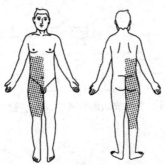

图 2-20　髋部手术皮肤消毒范围

（17）四肢手术皮肤消毒范围：上下各超过一个关节（图 2-21、图 2-22）。

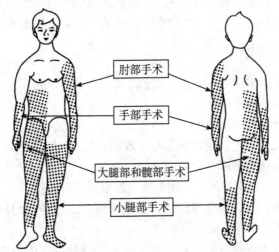

肘部手术

手部手术

大腿部和髋部手术

小腿部手术

图 2-21　四肢手术皮肤消毒范围（肘、手、髋、腿部）

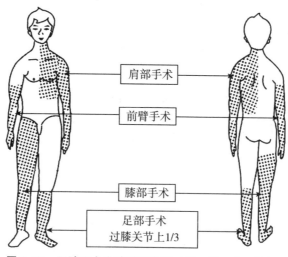

图 2-22　四肢手术皮肤消毒范围（肩、臂、膝、足部）

（包慧颖）

第三节　手术区无菌巾的铺置

手术区铺巾的目的是建立无菌安全区域，显露手术切口所必需的最小皮肤区，以避免和减少手术中污染。由洗手护士和手术医生在皮肤消毒完毕后共同完成无菌敷料巾的铺置。

一、铺无菌巾的原则

1. 铺巾前，洗手护士应穿好手术衣，戴好手套，协助手术者完成铺无菌巾。

2. 手术者铺巾操作分两步

（1）刷手后未穿手术衣，未戴手套，铺置第一层无菌巾。

（2）双手臂重新消毒一次，穿好手术衣，戴好手套，再铺其后的无菌巾。

3. 铺无菌巾顺序和方法根据手术切口确定，原则上以手术切口为中心，遵循先下后上、先远后近的原则，或遵循先相对污染后相对清洁的原则进行遮盖。

4. 无菌巾一旦铺下，不能再移动位置，必须移动时，遵循由切口区内向切口区外移动的原则，否则需要更换无菌巾并重新铺置。

5. 铺巾时，应手持边角向内翻转遮住手背，手只接触手术巾的边角部，应尽量避免接触手术切口周围的无菌手术巾部分。

6. 传递中单、大单时要手握单角向内翻转遮住手臂，以防手臂触碰非无菌物品而被污染。

7. 铺无菌巾时距离手术切口 2~3cm 处落下，悬垂至床缘 30cm 以下，距地面 20cm，保证切口周围至少 6 层，术野周边台面上无菌巾保证 4 层。

二、手术铺巾方法

（一）开颅手术铺单方法

1. 中单　对折中单铺于患者头下。

2. 切口 治疗巾依次传递四块切口治疗巾：第 1 块切口治疗巾铺于手术切口远侧。第 2、3 块切口治疗巾依次铺于手术切口两侧；第 4 块切口治疗巾铺于手术切口近侧。

3. 固定 手术膜固定铺巾，保护切口。

4. 中单 对折中单铺于切口下方和双器械托盘。

5. 开颅 单洗手护士与手术医生共同将开颅单开孔处对准手术切口展开铺置。

6. 双层治疗巾 双器械托盘铺置双层治疗巾。

（二）耳鼻喉眼部手术铺单方法

1. 铺置中单 两块中单对折四层铺置于患者头枕部下面，将上层中单边角提起于下颌部交叉，包裹住头部用巾钳固定。

2. 堵塞颈部两侧空隙 2 块小治疗巾卷成团状，分别塞于颈部两侧空隙，起隔离和固定作用。

3. 铺置切口治疗巾 依次传递 4 块切口治疗巾：第 1 块治疗巾铺于手术切口远侧，第 2、3 块治疗巾分别铺于手术切口两侧，第 4 块治疗巾铺于切口近侧。

4. 固定 巾钳固定。

5. 铺置大单 对折大单于平切口处向体侧展开遮盖胸部及器械托盘，另一块对折大单向下展开遮盖器械托盘及下身。

6. 铺置五官科孔单 将五官科孔单开孔对准切口，短端向头侧，长端向下肢，覆盖器械托盘及全身。

7. 铺置双层治疗巾 器械托盘上加铺双层治疗巾。

（三）甲状腺手术铺单方法

1. 铺置中单 两块中单对折四层铺置于患者头枕部下面，将上层中单边角提起于下颌部交叉，包裹住头部用巾钳固定。

2. 堵塞颈部两侧空隙 2 块小治疗巾卷成团状，分别塞于颈部两侧空隙，起隔离和固定作用。

3. 铺置切口治疗巾 依次传递 4 块切口治疗巾：第 1 块治疗巾铺于手术切口远侧，第 2、3 块治疗巾分别铺于手术切口两侧，第 4 块治疗巾铺于切口近侧。

4. 固定 巾钳固定。

5. 铺置大单 对折大单于平切口处向上展开遮盖头及麻醉架，另一块对折大单向下展开遮盖下身及器械托盘。

6. 铺置甲状腺孔单 将甲状腺孔单开孔对准切口，短端向头侧，长端向下肢，覆盖器械托盘及全身。

7. 铺置双层治疗巾 器械托盘上加铺双层治疗巾。

（四）乳癌根治手术铺单方法

1. 铺置中单 中单对折纵铺于患侧胸外侧及肩下；对折治疗巾铺于患侧颈部及肩上；两块对折中单铺置于患侧上肢托手板上。

2. 包裹手臂 治疗巾对折将肘关节以下部位包裹，用无菌绷带缠绕。

3. 铺置切口治疗巾 依次传递 4 块切口治疗巾：第 1 块治疗巾铺于手术切口远侧，第 2、3 块治疗巾分别铺于手术切口两侧，第 4 块治疗巾铺于切口近侧。

4. 固定　巾钳固定或无菌塑料薄膜粘贴固定铺巾，保护切口。

5. 铺置大单　对折大单于平切口处向上展开遮盖头及麻醉架，另一块对折大单向下展开遮盖下身及器械托盘。

6. 铺置乳腺专用孔单　将乳腺专用孔单的开孔对准切口，短端向头部，长端向下肢，覆盖器械托盘及全身。

7. 铺置双层治疗巾　器械托盘上加铺双层治疗巾。

（五）腹部手术铺单方法

常见腹部手术铺单方法如下。

1. 遮盖会阴　治疗巾对折遮盖会阴。

2. 铺置切口治疗巾　依次传递4块切口治疗巾：第1块治疗巾铺于手术切口远侧，第2、3块治疗巾分别铺于手术切口两侧，第4块治疗巾铺于切口近侧。

3. 固定　巾钳固定或无菌塑料薄膜粘贴固定铺巾，保护切口。

4. 铺置大单　对折大单于平切口处向上展开遮盖头及麻醉架，另一块对折大单向下展开遮盖下身及器械托盘。

5. 铺置剖腹孔单　将剖腹孔单的开孔对准切口，短端向头部，长端向下肢，覆盖器械托盘及全身。

6. 铺置双层治疗巾　器械托盘上加铺双层治疗巾。若肝、脾、胰、髂窝，肾移植手术时，宜在术侧身体下方铺对折双层中单1块。具体铺巾方法见胸腰部手术铺单方法。

（六）上肢手术铺单方法

1. 铺置大单　自腋窝向下铺置对折大单于上肢手术操作台上。

2. 包裹上肢根部　对折治疗巾环绕包裹，巾钳固定。

3. 铺置治疗巾　两块对折治疗巾于患肢根部先上后下铺置，再次包裹患肢，巾钳固定。

4. 铺置大单　再次自腋窝向下铺置对折大单于上肢手术操作台上。

5. 包裹患肢　对折治疗巾包裹上肢切口以下部位，用无菌绷带缠绕。

6. 铺置大单　对折双层大单覆盖切口上方及头架。

7. 套无菌袜套及铺置剖腹孔单　套无菌袜套，同时将患肢从剖腹孔单开孔穿出，展开覆盖胸腹部、麻醉架和手术操作台。

（七）下肢手术铺单方法

1. 铺置桌布（或两块中单）　将桌布或两块中单铺于患侧肢体下方。

2. 铺置治疗巾包裹气压止血带　对折治疗巾包裹气压止血带，巾钳固定。

3. 铺置治疗巾再次包裹气压止血带　将两块对折的治疗巾先上后下铺置，再次包裹气压止血带，巾钳固定。

4. 铺置桌布（或两块中单）　将桌布或两块中单再次铺于患侧肢体下方。

5. 包裹患侧足部　将三角巾（或治疗巾折成三角形）包裹患侧足部，用无菌绷带缠绕。

6. 铺置桌布（或两块中单）　铺于切口上方。

7. 套无菌袜套及铺置开腹单　套无菌袜套，同时将开腹单的开口套入患肢展开铺置。

8. 铺置双层治疗巾　器械台与床尾对接处铺置双层治疗巾。

（八）髋关节手术铺单方法

1. 铺置中单　在髋关节前后分别铺置一块对折中单。
2. 铺置大单　自臀部向下横铺对折大单遮盖手术床及健侧下肢。
3. 遮盖会阴　治疗巾对折遮盖会阴。
4. 铺置切口治疗巾　依次传递4块切口治疗巾：第1块治疗巾铺于手术切口远侧，第2、3块治疗巾分别铺于手术切口两侧，第4块治疗巾铺于切口近侧。
5. 固定　巾钳固定或无菌塑料薄膜粘贴固定铺巾，保护切口。
6. 包裹患肢　对折治疗巾包裹下肢切口以下部位，用无菌绷带缠绕。
7. 铺置大单　一块对折大单再次自臀部向下遮盖手术床及健侧下肢；另一块对折大单铺于切口上方及头架。
8. 套无菌袜套及铺置剖腹孔单　套无菌袜套，同时将患肢从剖腹孔单开孔穿出，展开覆盖全身。

（九）胸腰部（俯、侧卧位）手术铺单方法

1. 铺置中单　分别将两块对折中单铺于躯干两侧。
2. 铺置切口治疗巾　切口治疗巾分别铺于切口周围，第1、2、3块切口治疗巾折边向医生传递，依次铺于切口的下方、对侧和上方，第4块切口治疗巾折边向洗手护士传递，铺于切口的近侧。
3. 固定　手术膜（巾钳）固定铺巾。
4. 铺置上方中单　对折中单铺于切口上方。
5. 铺置下方中单　对折中单铺于切口下方和器械托盘。
6. 铺置孔单　洗手护士与手术医生共同将孔单开口处对准手术切口展开铺置。
7. 铺置双层治疗巾　器械托盘铺置双层治疗巾。

（十）腹会阴部联合手术铺单方法

1. 铺置中单　将对折的中单铺于患者臀下。
2. 铺置腹部切口治疗巾　第1、2、3块切口治疗巾折边向医生传递，依次铺置于对侧、上方、近侧，第4块切口治疗巾四折铺置于下方，手术膜（巾钳）固定。
3. 铺置上方中单　对折中单铺于切口上方。
4. 铺置会阴部切口治疗巾　3块切口治疗巾依次铺于会阴周围（左侧、右侧、下侧），4把巾钳固定。
5. 套三角袜套　洗手护士与手术医生共同套三角袜套。
6. 铺置"人字型"开腹单　洗手护士与手术医生共同将"人字形"开腹单开孔处对准腹部手术切口且两腿处"人"字型展开铺置，暴露会阴部。
7. 铺置器械托盘盘套　巡回护士调整器械托盘高度，与洗手护士配合铺置器械托盘盘套。
8. 铺置中单　将中单对折覆盖器械托盘和患者下肢。
9. 铺置双层治疗巾　器械托盘铺置双层治疗巾。
10. 铺置治疗巾　会阴部铺置治疗巾，用两把巾钳固定。

（包慧颖）

第四节　手术隔离技术的实施

手术隔离技术在手术室应用广泛，除应用于肿瘤手术之外，还常被用于产科等各类手术。在各类手术中熟练应用隔离技术除了熟悉相关知识与操作内容外更应树立正确的手术隔离观念，将手术隔离观念与无菌观念放到同样的位置，但又不能相互混淆。随着临床医学与外科手术的发展，手术隔离技术将更加趋于完善，因此手术医师与洗手护士都应严格执行手术隔离技术，并互相监督、提醒，从而更好地确保手术安全，减少术后并发症的发生。

一、手术隔离技术的概念

手术隔离技术的概念指在无菌操作原则的基础上，外科手术过程中采取的一系列隔离措施，将肿瘤细胞、种植细胞、污染源、感染源等与正常组织隔离，以防止或减少肿瘤细胞、种植细胞、污染源、感染源的脱落、种植和播散的技术。

二、适用手术范围

1. 消化系统（口腔、食管、胃、肠道）、呼吸系统（鼻腔、咽喉、气管、肺）、泌尿生殖系统（膀胱、尿道、子宫、阴道）等空腔脏器的手术。

2. 恶性肿瘤手术。

三、手术隔离技术实施原则

（一）遵循无菌技术操作原则

1. 明确无菌概念，建立无菌区域　明确无菌区、相对无菌区和污染区的概念，无菌区内的物品必须是灭菌合格的无菌物品，无菌操作台边缘平面以上属无菌区，无菌操作台边缘平面以下、穿无菌手术衣的手术者的腰部以下、肩部以上和背部视为相对无菌区，无菌物品不可触及上述部位，无菌包破损、潮湿或可疑污染时均视为污染。

2. 手术过程中保持无菌物品的无菌状态　手术中若手套破损或接触污染物品，应立即更换；无菌区的铺单若被浸湿，应加盖无菌巾或更换辅单；严禁跨越无菌区；若疑似污染应按污染处理。

3. 保护切口及周围皮肤　皮肤消毒后贴皮肤保护膜，保护切口不被污染，切开皮肤和皮下脂肪层后，边缘应以盐水纱布垫遮盖并固定或在条件允许下建议使用切口保护套，显露手术切口。凡与皮肤接触的刀片和器械不应再用，延长切口或缝合前再次消毒皮肤，手术中途因故暂停时，切口应使用无菌巾覆盖。

4. 正确传递器械和调换位置。

5. 减少空气污染，保持洁净效果　手术间门随时保持关闭状态，控制人员数量，减少人员流动，保持术间安静，手术床位于术间中央区域，回风口无遮挡。

（二）手术隔离技术操作原则

1. 建立隔离区域　在无菌区域内建立隔离区域；隔离器械、敷料放置在隔离区域内在隔离操作过程中使用，不得与隔离前后操作器械、敷料混淆。

2. 隔离前操作准备 在切口至器械台之间加铺无菌巾，以保护切口周围及器械台面，隔离结束后撤除。

3. 隔离操作

（1）明确隔离开始时机：即进行肿瘤组织切开时，胃肠道、呼吸道、子宫腔、阴道、食管、肝胆胰、泌尿道等手术穿透空腔脏器时，组织修复、器官移植手术开始时即为隔离开始。

（2）被污染的器械、敷料应放在隔离区域内：注意避免污染其他物品，禁止再使用于正常组织。切除部位断端应用纱布垫保护，避免污染周围组织。

（3）保持术中吸引装置畅通：随时吸除外流内容物，吸引器头不能污染其他部位，根据需要及时更换。

（4）积极采取预防切口种植和污染措施：防止标本和切口接触，取下的标本置于专用容器。

（5）洗手护士的手不能直接接触隔离区域内污染物品。

4. 隔离后操作 立即撤除隔离区域内物品；彻底清洗手术野；更换器械敷料，手术人员更换手套；切口周围加盖无菌巾，重新建立无菌区。

四、常见隔离手术及操作要点

（一）恶性肿瘤手术（可疑恶性肿瘤手术）

1. 目的 防治肿瘤细胞沿血道、淋巴道扩散；防止肿瘤细胞创面种植。

2. 肿瘤切除原则（肿瘤手术中的隔离技术）

（1）不切割原则：手术中不直接暴露、接触切割癌肿本身，一切操作均在远离癌肿的正常组织中进行。

（2）整块切除原则：肿瘤切除手术必须将原发癌与所属区域淋巴结进行整块切除，不能将其分割切除或剔除。

（3）保护切口避免癌细胞污染：用无菌手术薄膜将切口及周围皮肤严密覆盖，防止术中血液、渗液污染，减少手术切口局部种植。

（4）避免挤压瘤体：术中尽量避免对瘤体的压迫，挤压瘤体易导致肿瘤细胞转移，应尽量减少探查的次数。

（5）高频电刀分离：尽量使用电刀进行分离、切割组织，减少出血，一方面可减少对瘤体的挤压，另一方面也可利用电刀的高温杀灭癌细胞。

3. 操作要点

（1）皮肤和皮下组织保护：皮肤粘贴贴膜或者采用干纱布垫保护，并用巾钳固定。切开皮肤后皮下组织使用盐水纱布保护后用牵开器固定暴露术野，确保手术切口安全，或根据手术切口大小选择合适的一次性切口保护器进行切口保护。

（2）体腔探查：如发现肿瘤破溃，注意保护肿瘤区域，探查结束后，操作者应更换手套后再进行手术。

（3）手术器械和敷料的管理

①建立肿瘤隔离区域，以便分清有瘤区和无瘤区，用于放置被污染和未被污染器械敷料。

②准备隔离盘，用于放置肿瘤标本和直接接触肿瘤的手术器械。

③接触肿瘤的器械和敷料放在隔离区域使用，不得放置到非隔离区域，禁止使用于正常组织，接触肿瘤的敷料用器械夹取。

（4）肿瘤切除过程中的管理

①隔离肿瘤：破溃肿瘤设法用纱布、手套、取瘤袋等方法进行隔离或应用肿瘤表面封闭技术进行生物制剂隔离。

②整块切除：将肿瘤整块切除和取出，禁止将肿瘤分割切除。

③操作轻柔：手术人员应尽量避免挤压肿瘤，尽量使用电刀锐性分离切割肿瘤组织，减少出血机会，切断肿瘤细胞沿血管、淋巴管转移。

④取出肿瘤：取出肿瘤标本应使用取物袋，避免肿瘤直接接触切口。取出后的标本放在指定的容器内，手术人员的手不能直接接触。

（5）冲洗液的使用：应使用未被污染的容器盛装冲洗液冲洗术野，冲洗后建议用吸引管洗净冲洗液，不建议用纱布垫擦拭，以免肿瘤细胞种植。

（二）妇产科手术

1. 目的　防止子宫内膜残留到切口，造成医源性种植；防止宫腔及阴道内容物污染体腔及切口。

2. 隔离原则　术中严格按照手术隔离技术进行，减少不必要的宫腔操作，防止蜕膜组织和子宫内膜间质成分散落手术区域。

3. 操作要点

（1）保护切口：涉及暴露宫腔的手术时，切开腹壁后用切口保护套或纱布垫保护切口创面；剖宫产手术子宫切口周围应用纱垫保护，尽量避免宫腔内血液或羊水污染切口。

（2）手术器械和敷料的管理：术中接触宫腔的敷料必须一次性使用后丢弃，不能再用于其他部位。接触子宫内膜、胎膜或胎盘的器械应放在固定位置，避免污染其他器械和手术用物。缝合子宫的缝线不应再用于缝合腹壁各层组织。

（3）冲洗液的使用：关闭腹腔及缝合腹壁切口前需用冲洗液冲洗，切口周围加铺无菌巾，防止腹壁切口子宫内膜异位症。

（三）空腔脏器手术

1. 手术切口周围应用纱布垫或切口保护器保护，避免内容物污染切口。

2. 切开空腔脏器前用纱布垫保护周围组织，备好蘸有消毒液的纱布或棉球、吸引器，以免脏器内容物流出污染切口。

3. 若为肠梗阻，肠管内可能积存易燃性气体，在切开肠管时，不能使用电外科设备，避免造成意外伤害。

4. 切除空腔脏器。

（四）创伤手术

1. 开放性创伤手术，应先进行清洁去污，再进行伤口探查清理。

2. 准备两份器械，一份用于清洗去污，另一份用于清洁后伤口探查手术。

3. 探查手术过程中，怀疑被污染的器械敷料禁止再使用。

4. 清洗去污用的器械、敷料及从伤口上清理下来的敷料等，应在治疗手术开始前移除手术间，避免污染。

5. 探查时，合理使用纱布垫或切口保护器，避免感染扩散污染周围组织。

（五）同期手术

1. 分清一类切口与非一类切口，严格区分清洁手术和污染手术。

2. 一类切口手术合并非一类切口手术应遵循无菌技术原则，避免交叉感染。原则是一类切口手术在前，非一类切口手术在后。

3. 特殊手术需要先做非一类切口手术，再做一类切口手术时应重新更换器械及敷料。

4. 手术器械台的管理严格执行手术隔离技术操作规程，分别铺置 2 个无菌器械台，便于手术器械单独放置区别使用。

5. 物品不得交叉使用，凡接触污染手术的物品均视为污染，不能再用于清洁切口的手术操作，避免交叉感染，手术人员应更换手套，加铺无菌单。

6. 凡接触有腔脏器的器械均视为污染，禁止再用于无菌部位的手术操作。

7. 肿瘤合并非肿瘤同期手术（遵照恶性肿瘤手术相关内容）。

（六）移植手术

1. 严格执行无菌操作　感染是移植手术中常见、致命的并发症，所以移植组人员应将物品准备齐全，术中默契配合，尽量缩短供体器官的缺血时间及手术时间，减少感染机会；术中操作应严格执行无菌操作，器械物品严格灭菌、移植手术选择在百级手术间进行，严格控制术间人员数量和流动。若受体为肿瘤患者应遵循恶性肿瘤手术隔离技术操作原则。

2. 供体器官保护　供体器官经 0~4℃ 低温灌注后，放入低温保温箱转运，在修剪、移植过程中严格保持冰屑低温保护器官，严防污染、掉落，冰屑制作过程中严格执行无菌操作，防止污染。

3. 皮肤保护　因移植手术中需保持低温，大量使用冰屑和冰盐水，复温时使用热盐水，敷料单容易潮湿造成污染，浸湿皮肤导致皮肤损伤。做好患者术前评估，合理使用体位垫做好对受压部位的保护，保持患者皮肤干燥，保持手术区域干燥整洁，防止感染发生。

4. 体温综合性保护技术　术中低体温能降低巨噬细胞氧化杀伤力，血管收缩导致组织氧含量减少，易导致术后切口感染，因此术中应采取综合保温措施来预防患者低体温的发生。

（1）室温设置为 22~25℃，通过调节水温毯或充气式加温仪措施维持患者体温在 36℃ 以上。

（2）术中大量使用冰屑导致体温下降，通过调高加温设备温度到 40~41℃。

（3）术中输注加温液体和血制品。

（4）术中持续监测患者体温。

（七）内镜下肿瘤手术

1. 吸引器管道畅通，及时吸出渗液和渗血，减少脱落肿瘤细胞污染的机会。

2. 先放气再拔穿刺套管，避免烟囱效应造成穿刺管道肿瘤种植转移。

3. 预防切口种植固定穿刺套管，防止意外脱出，引起烟囱效应导致的污染；小切口手术使用切口保护套，隔离瘤体污染切口；取出标本用标本取出袋，防止瘤体与切口接触。

4. 尽可能缩短 CO_2 气腹持续时间，术中调节气腹压力至 14mmHg，流量 5L/min。建议采用有气体加温功能的气腹机，降低肿瘤细胞的雾化状态，减少肿瘤种植。

（包慧颖）

第三章

临床常见急危重症护理

第一节　现场急救中的护理

院前救援中护理工作主要的职责是配合其他救援人员对伤病员的病情进行迅速准确的评估，做出初步诊断，处理致命病因与症状，并将伤病员迅速安全地转运。

一、现场护理体检

当救援人员到达抢救现场后，护理人员首先应迅速地配合处理直接威胁伤员生命的伤情或症状。同时迅速对伤员进行护理体检，判明损伤部位和伤情程度，检伤分类，从而为现场救援的初步处置及安全转运提供资料。

（一）生命体征

1. 呼吸　首先检查呼吸道是否通畅，注意观察呼吸频率、节律、深浅度，有无叹息样呼吸、呼吸暂停、被动呼吸体位及呼吸困难，有无三凹征及发绀。

2. 脉搏　测量脉率、脉律以及脉搏强弱。常规触摸桡动脉，桡动脉不能扪及者触摸颈动脉或股动脉。脉搏微弱或触摸困难常提示病员血容量不足和心功能不良。

3. 血压　血压是反映机体生命活动的重要指标。常测量肱动脉压，若双侧上肢损伤无法测肱动脉压时，应测量腘动脉压。其压力值比上肢动脉压高 2.6~4kPa（20~30mmHg）。血压过高时需立即控制，血压过低或脉压缩小提示有大量出血或休克存在。

4. 体温　首先用手触及病员肢体。拭其有无皮肤湿冷、发凉，并观察有无皮肤花纹出现，若肢端冰凉、发绀，且有皮肤花纹出现提示休克存在。必要时或伤情许可，可用体温计直接测腋下温度。

（二）意识

根据病员对刺激（语言或疼痛）所产生的觉醒反应的程度，觉醒水平及维持觉醒时间来判断意识状态。意识状态的改变是脑功能损害的基本表现，其程度一般与脑功能障碍的程度相应，故早期认识意识障碍并发现其原因，进行及时抢救，是挽救伤员生命的关键。

（三）瞳孔

对伤员的瞳孔观察应注意其瞳孔大小和对光反射。颅脑损伤者常发生颅内压增高而导致脑疝，观察瞳孔变化可及时发现脑疝，为救援处理提供信息。

（四）头部体征

1. 头颅骨 头部皮肤及颅骨是否完整，有无血肿或凹陷。

2. 面部 面色是否苍白、发绀或潮红，有无大汗。

3. 口 口唇色泽是否正常，有无发绀现象（注意区别口部化妆着色存在的假象），口腔内有无呕吐物、血液，唇、舌、牙龈等有无损伤，有无脱落的牙齿，如发现牙齿松脱或戴有活动性假牙要及时清除，并注意有无舌根后坠，若舌后坠影响呼吸应立即放置口咽通气管。

4. 鼻 鼻的完整性，鼻腔是否通畅，有无呼吸气流，有无血性液或脑脊液自鼻孔流出。

5. 眼 观察眼球表面及晶状体有无出血、充血，视力如何，眼缘是否完整。

6. 耳 耳道中有无异物，听力如何，有无血性液或脑脊液自耳道流出，耳郭是否完整。

（五）颈部

仔细检查颈前部有无损伤、出血、血肿，气管位置是否居中，有无偏移。

（六）脊柱

对创伤伤病员在未确定是否存在脊髓损伤的情况下切不可盲目搬动伤员。令伤病员活动手指和足趾，如活动消失，保持伤病员平卧位，用指腹自颈后沿后正中线从上到下按压，询问是否有疼痛；触摸、检查有无肿胀或形状异常，四肢有无麻木和运动障碍。如疑有颈椎骨折，侧翻伤病员时应保持脊柱轴线位，以免加重损伤。

（七）胸部

胸部叩诊可初步判断胸腔有无积液、积气。查锁骨有无异常隆起或变形，在其上稍施压力，观察有无压痛，以确定有无骨折并定位；检查胸部在吸气时两侧胸廓是否扩张对称、胸部有无创伤、出血或可见畸形；双手平开轻轻在胸部两侧稍加压力，检查有无肋骨骨折。

（八）腹部

观察腹壁有无伤口、内脏脱出、出血或畸形；腹壁有无压痛或肌紧张；若腹部为开放性损伤，流出粪水样液体为外伤性肠穿孔；流出黄色或红色血液为十二指肠或胆道损伤；流出鲜红色血液为腹腔内实质器官损伤。

（九）骨盆

两手分别放在病员髋部两侧，轻轻施加压力检查有无疼痛或骨折存在。观察外生殖器有无明显损伤，男性有无前尿道损伤的体征。

（十）四肢

1. 上肢 检查上臂、前臂及手部有无异常形态、肿胀或压痛，桡动脉搏动是否存在，病员手指能否自主活动，有无感觉障碍，以判断有无骨折、关节脱位、血管神经损伤。若病员神志清楚可以配合，可让其活动手指及前臂，检查推力、握力及皮肤感觉。

2. 下肢 用双手在伤员双下肢同时进行检查；两侧相互对照观察有无变形或肿胀；但切不可抬起伤员下肢检查足背动脉搏动及肢端、甲床血循环情况。

现场体检要求迅速、轻巧，不同的致伤因素对伤员检查的侧重点不同、在检查中要随时处理直接危及伤员生命的症状和体征。

二、检伤分类

通过现场护理体检，依据伤情应及时将伤员分为以下三种情况，以便现场救援处置及时、准确、有序进行。

1. 轻症伤员　伤员清醒，对检查能够配合并反应灵敏。
2. 中重度伤员　对检查有反应但不灵敏，有轻度意识障碍进入浅昏迷状态。
3. 重度伤员　对检查完全无反应，意识丧失，中度或深度昏迷状态，随时有生命危险。

遇到重大灾害性事故或成批伤员时应依据伤情分类，最好边检查边配发伤情识别卡，并同时发给转运标志，转运标志可用别针别于伤员胸前。伤情识别卡有红、黄、绿、黑四种。红卡表示危重伤员；黄卡表示重伤员；绿卡表示轻症伤员；黑卡表示死亡或濒死伤员。同时把同类伤病员集中到同一种标志的救护区。伤情识别卡的目的是：减少对伤员的不必要重复检查，节省时间，减少抢救的盲目性，减轻伤员痛苦，给后续治疗的医务人员提供伤员情况，以便在后续抢救中分清救援顺序。

三、现场救援护理措施

（一）脱离险境，解除致伤因素

救援人员赶到现场抢救伤员的第一步是尽快将伤员救出。当车辆发生燃烧时避免使伤员继续受到烧伤或吸入有害气体。对溺水者首先立即清除其口鼻内淤泥、杂草、呕吐物等，如有活动性假牙应取出以免坠入气管；若伤员呼吸心跳停止，应紧急实施口对口人工呼吸并同时配合胸外心脏按压。在火灾现场救人的原则是先挽救生命，如火焰烧伤，应使其速离火源，避免烟熏和继续吸入有害气体；脱去或剪去已着火的衣服，特别应注意着火的棉服，有时明火已熄，暗火仍燃。若系电击伤，当务之急是采取当时最快的方式脱离电源，同时注意救援人员自身的安全，这是抢救成功的关键。若系地震灾害，救援护理人员应根据倒塌的建筑物中的呼救声，组织人力、物力搜寻伤员，进行挖掘救援、在接近伤员时应防止工具的误伤，尽量用手刨，保证伤员不再受到损伤。发现伤员后应尽快判断伤情轻重，如伤员口鼻内泥沙或呕吐物、血凝块堵塞，应迅速清除保持呼吸道通畅；若重物挤压时间过久，掀起重物后应密切注意挤压综合征的发生；在发现和怀疑有脊柱骨折时，小心搬动，防止脊柱弯曲和扭转加重损伤。若肢体被绞进机器应立即停止机器转动，并倒转机器轮子缓慢退出伤肢，切忌强行向外拖拉伤肢。若系化学药品烧伤应立即用清水冲洗灼伤部位。

（二）保持气道通畅防止窒息

若发现伤员呼吸困难、唇趾发绀、应立即解开伤员衣领和腰带，将伤员平卧，以仰头举颌法打开气道使头向后仰；若怀疑有头颈部受伤则采用托颌法，托起下颌迅速清除气道分泌物、呕吐物、血凝块或异物。舌后坠者，应用舌钳将舌牵于口外或放置口咽通气管，并同时吸氧。必要时行气管插管以保持气道通畅。

（三）创伤出血的现场处理

创伤出血是导致休克、引起死亡的主要原因之一。故救援人员应采取紧急止血措施，防止休克的发生。动脉出血呈鲜红色喷射状或随心脏舒缩一股一股地冒出，流速快，量多；静脉出血呈暗红色涌流状或徐徐外流，速度稍缓慢，量中等；毛细血管出血，血液像水珠样流出或渗出，血液由鲜红色变为暗红色且量少，判断出血的性质对抢救止血具有指导意义。

现场止血的护理操作要点如下所示。

1. 尽可能佩戴个人防护用品，戴上医用手套，若无，可用敷料、塑料袋、干净毛巾等做为隔离层防护。如必须用裸露的手处理伤口，在处理完毕后，清洗双手。

2. 脱去或剪开衣服，暴露伤口，检查出血部位。

3. 根据出血的部位及出血量的多少，采用不同的止血方法。

4. 不要对嵌有异物或骨折断端外露的伤口直接压迫止血。

5. 不要去除血液浸透的敷料，而应在其另加敷料并保持压力。

6. 肢体出血应尽可能将受伤区域抬高到超过心脏的高度。

7. 四肢的动、静脉出血，如使用其他的止血方法能止血的，就不用止血带止血。

止血方法有包扎止血、加压包扎止血、指压止血、加垫屈肢止血、填塞止血、止血带止血。

1. 包扎止血法　用敷料包扎或就地取材，如干净毛巾、布料等包扎止血。用于表浅伤口出血损伤小血管和毛细血管，出血量小的伤口。

2. 加压包扎止血法　在出血伤口上置厚敷料或清洁的毛巾，用绷带加压包扎，压力以能止住出血而又不影响伤肢的血循环为度。该方法多用于全身各部位小动脉、小静脉、毛细血管止血。

3. 指压止血法　在出血伤口近心端，根据动脉行走的部位，用手指、手掌或拳头将动脉压在骨骼上，达到止血或减少出血的目的。这种止血法只是临时紧急措施，多用于动脉出血且血量较多的伤口。在压迫止血的同时，应立即实施其他有效的止血方法。

4. 加垫屈肢止血法　对于肢体外伤出血量较大，且无骨折者，用上肢加垫屈肢止血法或下肢加垫屈肢止血法。用此法需注意肢体远端的血液循环，每隔40~50分钟缓慢松开3~5分钟，防止肢体坏死。

5. 填塞止血法　对于四肢较深大的伤口或非贯通伤、穿通伤，出血多，组织损伤严重的应现场紧急救治。用消毒纱布、敷料（如无，用干净的布料代替）填塞在伤口内，再用加压包扎法包扎。

6. 止血带止血法　四肢大血管损伤，或伤口大、出血量多时，采用以上止血方法仍不能止血，方可选用止血带止血的方法。该方法简单易行且行之有效，但如果使用不当则可造成组织缺血、坏死，甚至使伤员失去肢体。无论使用哪种止血带都要在上止血带部位垫好衬垫（绷带、毛巾、平整的衣物等），注意定时放松（每40~50分钟放松一次，每次3~5分钟），放松止血带要缓慢，防止血压波动或再出血。在转运时应明确标记，写明止血带的时间，做好交接工作。

（四）合理放置伤员体位

对于轻症或中重度伤员，在不影响急救处理的情况下，救援护士应协助伤员取舒适安全的体位，平卧位头偏向一侧（疑有颈椎骨折者，应使其头、颈、躯干保持平直卧位），或取屈膝侧卧位。使伤员以最大限度地放松，保持气道通畅，防止误吸发生，保证其重要器官的血流灌注。对于胸背部直接受撞击引起胸腔压力突然增高，压迫心脏，以致心脏力量减弱，造成胸部血液回流困难而引起损伤性窒息的病员，原则上宜取半卧位，以减少回心血量，减轻心脏负荷，增加心肌收缩力。

（五）建立良好的静脉通道

凡需建立静脉通道的伤员，均应选择使用静脉留置针。因静脉留置针穿刺方便、易于固定，可将软管留置在血管内。能保证快速而通畅的液体流速。对抢救创伤出血、休克等危重伤员，在短时间内扩充血容量极为有利。而且在病员躁动、体位改变和转运中留置针不易脱出或穿破血管壁。若发生创伤性休克，应迅速建立双静脉通道，保证有效循环血量，使尿量维持在 60~80ml/h，避免肾功能的进一步损伤。

（六）松解伤员衣物技巧

在救援现场为便于抢救、观察及治疗，需适当地脱去或剪开病员的某些衣物，尤其对创伤、烧伤者，衣服不仅掩盖了真实的创口或出血、粘连在创口，且有直接的污染作用。去除衣物需掌握一定的技巧，以免操作不当加重伤情。

1. 脱除头盔法　如伤员有头部创伤，且因头盔而妨碍呼吸时应立即脱除头盔。疑有颈椎创伤时应十分慎重，必须与医生合作处理。如伤员无颅外伤、呼吸良好，且去除头盔较为困难时，不主张强行脱除。脱除头盔法是用力将头盔的边向外侧扳开，解除夹在头部的压力，再将头盔向后上方托起即可脱除。整个过程应稳妥，忌粗暴，以免加重伤情。

2. 脱上衣法　脱衣顺序是先脱健侧，再脱患侧。卧位病员脱衣应先解开衣扣，将衣服尽量向肩部方向推，背部衣服向上平拉，提起健侧手臂，使其屈曲，将肘关节和前臂及手从衣袖中拉出；将脱下的一侧衣袖打成圈状（衣扣包在里面），衣服从颈后平推至对侧，然后徐徐退下患侧衣袖。如伤员生命垂危、情况紧急、伤员衣服与创伤处的血凝块粘贴较紧或伤员穿有套头式衣服较难脱去时，可直接用剪刀剪开衣袖，为救援争取时间和减少意外创伤。

3. 脱长裤法　伤员呈平卧位，解开腰带及扣，从腰部将长裤退至髋下，保持双下肢平直，将长裤平拉脱出，不可随意抬高或屈曲双下肢。

4. 脱鞋袜法　托起并固定踝部，以减少震动，解开鞋带，向下再向前顺脚型方向脱下鞋袜。

上述救援护理准备为后续抢救和治疗提供了方便。现场救援护理的主要目的在于：维持伤员生命，减少出血及防止休克，保护伤口，避免加重骨折损伤，防止并发症及伤势恶化。一旦病情允许，迅速将伤病员安全地转运到就近医院或专科医院继续治疗。

四、安全转运

经现场初步救援处置后，将伤员快速、安全地转至医院，使伤员尽早地接受专科治疗，对减少伤残至关重要。决定伤员转运的基本条件是在搬动及转运途中伤员不会因此而危及生命或，使伤情急剧恶化。

（一）搬动伤员至安全区

救援现场停留的救护车，都配有功能良好的担架 1~2 副。一般而言，应尽可能在不改变伤员体位的情况下将伤员移上担架。在狭窄地带、山区、塌方或火灾现场，要依靠救援护理人员协助伤员移出危险区，并搬运至安全地带或救护车上。尽管这个过程短暂，但也应十分谨慎小心，处理恰当，否则会前功尽弃。如将脊柱损伤者随便抱扶至担架，可加重其骨折或损伤脊髓。

（二）搬运方法

1. **常用担架** 担架的种类很多，除特制质量较好的担架外，简易的担架有以下几项。

（1）帆布担架：帆布担架构造简单，由一幅帆布、两根木棒、两根横铁或横木、两根负带和两根扣带组成。该方法适用于内科系列伤员，脊柱损伤者禁用。

（2）绳索担架：多为临时制成。用木棒或竹竿两根扎成长方形之担架状，然后缠以坚实的绳索即成。

（3）被服担架：取两件衣服或长衫、大衣翻袖向内成两管，插入两根木棒，再将纽扣扣好即成。

2. **上担架法** 在尽可能不改变伤员体位的情况下，将伤员平抬上担架。如3人搬运，每人将双手平放在伤员的头、胸背、臀部、下肢下面，使伤员的头、躯干、四肢保持在同一水平，听统一号令，将伤员一同抬起，平移放在担架上。如搬运者是两人，可用一床单或毯子轻轻平塞入伤员身下拉平展开，搬运者站在伤员头、脚部，拉起床单的四角，共同用力平兜起伤员移置担架上。注意床单要结实完好，两人用力一致以免摔伤伤员。如果使用的是可以拆装的帆布担架，则可拆下担架上的帆布，将其平铺在伤员身下面，再将两根长杆插入帆布的侧筒中，即可将伤员移至担架上。

3. **徒手搬运法** 当现场找不到担架、转运路程较近，而且伤情又允许时，可采用此法。但徒手搬运无论对搬运者或伤员都比较劳累；对病情较重的伤员，如骨折、胸部创伤者不宜使用此法。

（1）单人搬运法：①搀扶法，适用于神志清楚、行动困难但不能自行脱离危险区的伤员，救护人员站在伤者一侧，拉起近侧手臂，使伤者手臂搭在救护者的颈部，然后救护者用外侧的手牵着伤者手腕。另一只手环绕住伤者腰部，并抓牢伤者衣服，使其依靠救护者的身体协助行动。②拖运法，使伤者平躺，两臂弯曲并搭放在胸前，救护者蹲在伤者头前方，双手置于伤病员腋下，抓紧腋下衣服使伤者头依附在救护者的前臂上。然后，向后用力使伤员在地上平移，直至拖行出危险区。③背负法，救护者站在伤者前面呈同一方向，微弯背部将伤者背起。但对胸部、脊柱创伤者不宜采用此法。如伤者卧于地上不能站立，则救护人员可躺于伤者一侧，一手紧握伤者肩，另一只手抱其腿，用力翻身，使伤者负于救护者背上，而后慢慢起来。

（2）双人搬运法：①椅托式，又称座位搬运法。甲乙两救护者在伤者两侧对立，甲以右膝而乙以左膝跪地，各以一手置于伤者大腿之下而相互握紧，另一只手彼此交替而搭于肩上，支持伤者背部以免跌下。②拉车式，由两个救护者实施。一个站在伤者头部两手置于伤者腋下将其抱入怀内；另一个站在伤者足部跨在伤者的两腿中间用手托起其大腿，两人步调一致慢慢抬起卧式前行。

4. **上、下救护车法** 救护车上多安置有轨道滑行装置，上车时要注意伤者头部在前，将担架放在轨道上滑入车内。如无此装置，救护人员应合力将担架抬起，保持头部稍高位抬入救护车内。将担架抬下救护车时，救护人员要注意保护伤者，如从轨道上滑行，要控制好滑行速度，尽可能保持担架平稳。

（**胡秀金**）

第二节　伤员转送途中的护理

一、伤病员转送途中护理的必要性

灾难发生时，绝大多数情况下系在较短的时间内突然造成大批的伤病员。由于现场环境恶劣、条件限制、场地狭小，人员拥挤，不允许就地抢救大量伤员，必须将伤病员转送出去，方能实施有效救治。因此，做好转送途中的护理处置工作，对确保转送途中伤病员的安全，减轻伤病员的痛苦，预防和最大限度地减少并发症，降低伤残率和死亡率都有十分重要的意义。

二、伤病员转送前的要求

1. 根据不同灾害和伤情，转运前必须将伤员进行大致分类，一般分轻、中、重、危四类，并对受伤部位做出鲜明的标志，以利途中观察与处置。

2. 注意发现危及生命的症状及体征，如出血、内脏穿孔、发热抽搐、呼吸道阻塞、骨折等，都应在转送前做紧急处理，以防转送途中伤情恶化导致死亡。

3. 对失血过多的伤病员除止血包扎外，应给予静脉补液或输注血浆代用品，纠正和预防失血性休克，以保证安全转运到达目的地。

4. 对接触的每个伤员应做必要的检查，发现伤处注意保护。

三、不同转运工具转送的特点与途中护理要求

转运伤病员所用的工具，归纳起来有：担架（木板）、平板车、马车、汽车、火车、轮船、飞机等。下面根据不同转运工具的注意事项和护理要求做一阐述。

（一）担架（木板）转运伤员途中的护理

木板、担架是转运伤病员最常用的工具，因其结构简单、轻便耐用，无论是短距离转运还是较长路段的转送，不管是农村山区，还是海岛丛林、码头车站，都是一种极为常用的转送工具。

1. 担架转送伤病员的特点　担架转送伤员较为舒适平稳，转运途中对伤病员的影响小，适用于各类伤病员。它简单灵便，不受地形、道路等条件限制，担架不足时还可利用木板、树枝、竹竿等就地取材，临时制作以供使用。缺点是非机械化，速度慢，占用人力多（一般需4人抬1人），担架员搬运途中消耗体力大。当遇寒冷、强风、雨雪恶劣气候情况下影响使用，需加用保温、防雨等措施，否则会使伤员冻伤、感染、病情变化。

2. 伤员在担架上的体位　一般伤员在担架上取平卧位。有恶心呕吐的伤病员，应取侧卧位防止呕吐物吸入气管或造成窒息。对有颅脑损伤、昏迷等病员，应将头转向一侧以防舌根后缩或分泌物阻塞咽喉与气道。必要时将舌牵出用别针别在衣服上。胸、肺部损伤伤员常有呼吸困难，可用一支架或被褥将背部垫起或半卧位，这样可使症状减轻。担架在行进中，伤员头部在后，下肢在前，以便随时观察病情变化。如伤病员面色、表情，呼吸是否平稳，有无缺氧等。

3. 使用止血带的伤员　应每隔40~50分钟松解一次，每次3~5分钟，松解止血带时要

用力按压住出血的伤口，以防发生大出血造成休克。

4. 对颅脑损伤者应注意观察双侧瞳孔是否等大等圆，对光反射是否灵敏，如出现头痛、呕吐、颈部抵抗、心率变慢等，说明有出血或脑水肿、颅压增高征象，应及时采取止血、脱水、降颅压等措施。

5. 担架在行进途中，担架员的步调力求协调一致、平稳，防止前后左右摆动，上下颠簸而增加伤员痛苦。另外，最好在担架上捆 2 条约束带将伤病员胸部和下肢与担架固定在一起以防其摔下。

6. 为防止压伤和压疮发生，每隔 3~4 小时应翻身或调整体位一次，在骨隆突处适当地加以拍打按摩以促进血液循环，并在该处加垫海绵、纱布等软物加以保护。

7. 为防止伤员和担架员疲劳，途中应定时休息，并利用休息时间查看伤员的体温、脉搏、呼吸、血压及进行必要的护理。如更换绷带、纱布，给注射、服药，并协助伤员排大小便、进食、饮水、调整体位等。

8. 护送中带有输液管、气管插管及其他引流管道的伤员，必须注意保持管道通畅，防止滑脱、移位、扭曲、受压和阻塞等，必要时可指定专人观察和保护。

9. 注意防雨、防暑、防寒，担架上应有备用雨布、棉被、斗篷、热水袋等，以便在冬季保暖防冻、夏季防晒、防雨。

10. 妊娠晚期孕妇转运　在担架上要倾斜 30°，以减轻对膈肌的压迫。

（二）汽车转运伤员时的护理

1. 汽车转运伤员的特点　汽车转运伤员，因具有快速、机动、受气候条件影响小等特点，为转运伤员重要工具之一。常用的有救护车、客车、卡车等，其中以装有各种急救器材的救护车最为理想。但是，汽车在不平的山路、土路上行驶时颠簸较严重，难以在行驶中施行抢救。另外，部分伤员易发生晕车、恶心呕吐，消耗体力，加重病情，给生活护理增加难度。

2. 汽车转运伤员的护理要求

（1）合理安排车辆：伤员乘坐的车辆，应由医护人员统一安排。原则上危重病员及路途上需要输液、吸氧、抢救的伤员应使用救护车或带有急救设备的客车运送、轻伤员或途中一般不需要实施治疗的伤员可用大客车或卡车运送。

（2）对于转送途中有生命危险的伤员，如大出血，骨折固定不确定，休克，体温、脉搏、血压等生命体征尚不稳定者，应暂缓用汽车长途转送。

（3）体位的放置要合理：一般重伤员均可取仰卧位。胸部伤呼吸困难者，取半卧位并给吸氧。颅脑损伤和呕吐病员头应偏向一侧以防止发生窒息。长骨骨折病员应将伤肢放在合适位置，背部及两侧用棉垫或被褥垫好并固定牢靠，防止行进中的颠簸摩擦撞击产生疼痛及再次损伤血管神经。

（4）严密观察伤情：转运途中护理人员应加强责任心、勤问勤查、监护伤员。注意伤员面色、表情、呼吸深浅、均匀度。观察呕吐物、分泌物及引流液颜色，伤员伤口敷料浸染程度等情况。发现异常情况及时处理。

（三）列车转送途中的护理要求

列车上的护理，当大批伤员转送时，每节车厢伤员的病情轻重应加以调配，转运人员对重伤员必须重点加以护理。应做到如下几点。

1. 对特殊或重伤员做明显标志　由于伤员多又分上中下三层，给转运途中的观察治疗护理带来困难。因此，对出血、瘫痪、昏迷、截瘫等危重伤病员，必须在其身旁挂有醒目标记，以便对其重点实施观察护理。

2. 要做到四勤　即勤巡回、勤查体、勤询问、勤处理。只有这样才能及时发现病情变化，及时给予处置。如本车厢处理抢救困难，应立即报告请求他组援助，以保证伤员安全顺利到达目的地。

3. 全面观察、重点监护　列车在行进中伤员的伤情会随时发生变化，危重者可因及时救治转危为安，轻伤员也可因护理不周而使伤情恶化。因此，对列车上的所有伤病员无论伤情轻重，医护人员都有责任认真检查，细心照顾。注意生命体征的观测，采取一看、二摸、三听的办法以便及时发现伤情变化。①看，就是看病员的脸色、表情、姿势、呼吸的深浅及均匀程度，有无烦躁不安等。如伤员面色苍白表情淡漠，出冷汗，可能系出血性休克。表情痛苦可能由于伤口恶化、创伤骨折疼痛等所致。如口唇四肢末梢发绀，系缺血、缺氧所致。若面色潮红、惊厥，可能有高热，伤口感染的存在。内腔引流物或呕吐物出现咖啡色时说明该处有可能为内出血，若变成鲜红色说明有活动性出血，均应立即采取措施。另外要注意观察伤病员瞳孔大小，对光反应灵敏度等。如双侧瞳孔不等大或眼球转动失灵，可能为脑出血、脑水肿或已形成脑疝。应考虑静脉给予止血、脱水、利尿，降颅压等药物。②摸，用手触摸伤员的皮肤、温度、湿度、脉搏的频率和强弱。如失血过多进入休克前期，伤员可出现皮肤湿冷、脉搏细弱；另外包扎伤口的绷带纱布松紧程度，腹部肌肉有无紧张及压痛、反跳痛，有无腹腔积液及尿潴留等均靠医护人员细心用手触摸。③听，听伤员有无呻吟、声音嘶哑、哮喘、咳嗽、气短，肺部有无干湿啰音、喘鸣、心律不齐、肠蠕动异常等不正常的声音。这些声音的存在和强弱变化可提示病变部位病情变化。如病员由原来的呻吟不止逐渐变成安静时，要高度警惕，可能病情恶化。

4. 注意各种导管保持良好功能　伤员中由于病情需要可能带有输液管、气管插管、胃肠减压管、导尿管、胸腔及腹腔引流管等。各种导管必须按要求加以保护，尤其当伤员躁动或列车晃动时管道极易脱出、坠入、移位、扭曲、阻塞等。为确保管道通畅应做到：①加强固定，在搬运前用胶布、缝线、绷带纱布等牢牢加以固定。②各种引流管要留有一定的长度以方便站立和左右翻身。③定时抽吸防止引流物形成凝块阻塞。④注意保持管道清洁，加强无菌操作，导管外口要覆盖无菌纱布或罩单。脱出的导管不经消毒处理或更换，禁止随意再次连接，防止带入细菌导致感染。

5. 保持伤员合适体位　合适的体位不但能减少伤员痛苦，而且也是一种有效的治疗措施。如下肢损伤或手术的病员转运途中应适当抬高 15°~20°，以减少伤口的出血、水肿造成的胀痛不适。颅脑伤员则应垫高头部，并用沙袋固定头部以减少震动和损伤。对气胸和腹部损伤的伤员可用被褥或大衣垫成半卧位。伤员足部可朝向车厢通道，身子靠在车厢壁上。这样既利于伤员呼吸又利于观察伤员面部表情。对于高位截瘫的伤员，除取平卧位还应注意保持头颈部的稳定。

6. 做好危重伤员的生活护理　对车厢中昏迷、瘫痪和其他重伤员除积极治疗外还应做好生活护理。定时给予翻身拍背、刷牙漱口以防压疮和感染的发生。对烦躁不安、神志不清伤员的衣食住行，根据气候温度随时增减被褥和衣服，注意饮食卫生。不能自行进食的伤病员，工作人员应喂水喂饭，并协助其大小便。对剩饭剩菜、果皮垃圾以及大小便随时清理，以保持车厢内清洁卫生，减少传染病的发生。

（四）飞机转运伤员的护理

1. 飞机运送伤员的特点　利用飞机运送伤员已日益普及，飞机运送伤员具有速度快、效率高、平稳舒适等优点，且不受道路、地形的影响。但是，飞机运送伤员也有不足之处，例如，随着飞行高度的上升，空气中氧含量减少，氧分压下降。一般每升高 1 000 米，氧分压则下降 2.4~2.7kPa（18~20mmHg），含氧量低对心肺功能不全患者会加重病情。另外，飞机上升及下降时，气压的升降变化会使开放性气胸的伤员纵隔摆动而加重呼吸困难。腹部手术的伤员则可引起或加重腹部胀气、疼痛、伤口裂开。飞机的噪音、震动、颠簸亦可引起伤员晕机、烦躁、恶心、呕吐等。

2. 空中转运时的护理要求

（1）伤员在机中摆放的位置：大型运输机，伤员可横放二排，中间为过道，便于医护人员巡视治疗。休克伤员因血容量少、血压低，头部应朝向机尾以免飞行中引起脑缺血。若系直升机，伤员应从上到下逐层安置担架。危重伤员最好放在下层以利抢救。

（2）高空中温度、湿度较低：气管切开插管患者应配用雾化器、加湿器等，使之保持空气湿润防止气管内分泌物黏稠结痂而阻塞气道，或定时在气管内滴 1~2ml 生理盐水和抗生素，反复滴入吸出以保持清洁湿润。对闭式气管插管的气囊在空运中要避免气压降低引起的膨胀，压迫气管黏膜造成缺血性坏死，气囊内空气注入量应适当减少，待飞机着陆后再适当补充。

（3）外伤导致的脑脊液漏患者，因空中气压低会增加漏出量。要用多层无菌纱布加以保护，严谨堵漏，预防逆行感染。

（4）头面部外伤波及中耳及鼻旁窦时，空气可能由此进入颅腔，引起颅内压增高。可在鼻道内滴入麻黄素、肾上腺素等血管收缩药，以保持中耳鼓室、鼻旁窦与外界畅通。

（5）昏迷患者因眼球易外露致角膜干燥，要定时滴氯霉素眼液、眼膏及眼球上覆盖无菌湿纱布加以保护。

（6）注意伤员身上各种导管的保护。

（7）做好机舱内检疫消毒工作：发现有传染病患者应立即登记标明。在到达转运终点后进行隔离治疗。伤员搬运完毕应彻底清理仓内污物、垃圾，并进行机舱消毒。

（五）轮船转运伤员的护理

轮船是水路运送伤员的理想工具。但由于风浪大时颠簸厉害，极易引起晕船，转运中应注意如下事项：

1. 上船前应详细了解凡晕船者，无论工作人员还是伤员，对晕船者一律服用茶苯海明予以预防。

2. 有昏迷、晕船呕吐者，将其头转向一侧，防止呕吐物吸入气管引起窒息。

3. 随时清除呕吐物、果皮、垃圾，保持船舱清洁，防止传染病的发生。

4. 病情观察与途中急救护理措施同陆路转运。

（胡秀金）

第三节　昏迷病员的护理

昏迷是最严重的意识障碍，即意识完全丧失，病员仅存脑干和脊髓反射，主要特征为意识障碍、随意运动丧失、对外界刺激失去正常反应，但生命体征如呼吸、脉搏、血压和体温尚存。其涉及疾病原因很多。只有及时明确病因、积极治疗，才能挽救昏迷病员的生命，而精心细致的护理是成功救治的重要保证。

一、病情观察

（一）意识状况

昏迷病员在护理过程中应随时观察病员意识变化，可用疼痛刺激。如压迫眶上神经、压迫胸大肌或针刺等来判断昏迷的程度。也可根据睁眼、语言及运动等反应按 Glasgow 计分法对意识进行分级。具体方法如下所示。

1. 睁眼反应　自发性睁眼 4 分、语言刺激可引起睁眼 3 分、疼痛刺激可引起睁眼 2 分、不能睁眼 1 分。

2. 语言反应　问题回答正确 5 分、语言错乱 4 分、词句不确切 3 分、语音难理解 2 分、不能语言 1 分。

3. 运动反应　能按吩咐动作 6 分、有定位性动作 5 分、有回缩反应 4 分、异常屈曲反应 3 分、伸直反应 2 分、不动 1 分。

以上三项合计最高 15 分，低于 9 分属于浅昏迷，7 分以下则为深昏迷。病员昏迷加深常表示病情加重，此时应立即报告医生并协助进行急救处理。

（二）瞳孔变化

观察瞳孔变化对判断病情和及时发现险情非常重要，正常瞳孔两侧对等直径 2~5mm。脑部病情变者如遇一侧瞳孔散大、对光反射消失、意识障碍加深，常提示有小脑幕切迹疝形成；双侧瞳孔散大、对光反射消失、伴病理性呼吸暂停或去大脑强直常为枕骨大孔疝所致。以上情况说明病情极其危重，应立即通知医生进行脱水等处理，必要时应实施手术减压。

（三）生命体征

包括血压、脉搏、呼吸和体温，它们是反映患者病情变化的指征。如患者表现为"两慢一高"即呼吸脉搏减慢，血压升高，常为颅内压增高所致。呼吸节律紊乱常是脑干衰竭的早期表现，如脉快、血压下降，呼吸急促而不规则，应考虑有血容量不足或酸中毒等情况，体温升高可能为伤口或肺部、泌尿道等感染所致，均应及时报告医生，采取有效治疗措施。

二、呼吸道护理

昏迷病员各种反射包括咳嗽与吞咽反射均受限或消失，极易窒息或导致呼吸道感染，故加强呼吸道护理十分重要。

（一）保持呼吸道通畅

昏迷病员痰量多而黏稠，加之病员咳嗽反射减弱痰不能咳出，易致肺部感染。此时即使大量使用抗生素，也难以控制。故应勤吸痰，并于每次翻身前后叩背和吸痰以利于两侧支气管内痰液排出。吸痰管插入长度以相当于口腔鼻腔至咽后壁的深度为宜，每次吸痰，吸痰管均应插入适当深度后再开启吸引器，边吸边退出吸痰管，直至吸痰管全部退出。

（二）吸氧

昏迷病员无论病因如何，脑组织均处于缺氧状态而出现脑水肿。因此对病员进行间断或持续低流量吸氧，以改善供氧，减轻脑水肿。应经常检查吸氧管的通畅情况，以免被痰痂阻塞影响有效吸氧。

（三）人工辅助呼吸

应用人工辅助呼吸的指征如下。

1. PaO_2<6.67kPa（50mmHg），$PaCO_2$>6.67kPa（50mmHg）。

2. 无自动呼吸或呼吸过速（>40 次/分钟）、过缓（<10 次/分钟），节律不规则。

3. 弥漫性脑挫伤颅内压>5.33kPa（544mmH$_2$O）呈去大脑或去皮层强直的严重脑干伤患者。

（四）呼吸机管理

使用呼吸机应注意通气压力的变化。压力增高常提示气道阻塞或肺部顺应性减低，压力减低则可能由于进气量不足或气囊破裂，管内有液体所致，均需及时处理。定压定时型呼吸机对潮气量不能定量显示，临床上可根据胸廓的起伏，进气时限长短及呼吸音强弱，并结合血气分析加以判断和调整。

（五）气管切开

对昏迷较深、呼吸功能一般 72 小时不能改善者，应考虑作气管切开。术后应注意：

1. 保持环境清洁、安静 保持环境空气清新，室温控制在 22℃，相对湿度控制在 60% 左右。

2. 勤吸痰 注意清除套管内及口腔和鼻腔内的分泌物，防止咯出的痰液返入气管。对管道内痰痂应给予清除。

3. 如分泌物过稠可按时向套管内滴入定量化痰液体（以生理盐水 100ml，庆大霉素 8 万单位和糜蛋白酶 5mg 配成液体），也可对呼吸道行雾化吸入每天多次。

4. 气管套管每 4 小时要清洗消毒一次，气管气囊每 4 小时放气一次，时间为 30 分钟。套管口应盖双层温盐水纱布，防止灰尘及异物吸入，并改善吸入空气的湿度。

5. 病员体位不宜变动过多 头颈及上身保持在同一水平，翻身或改变体位时应同时移动头部和躯体以避免套管移动而刺激气管脱出。

三、消化道护理

颅脑损伤或烧伤、休克、败血症、尿毒症、大手术后均可因丘脑受损或神经体液调节紊乱而导致应激性胃溃疡并发上消化道出血，应予警惕。如病员呕吐咖啡样液体或排出黑便提示消化道出血。此时应立即报告医生及时使用受体阻断剂如雷尼替丁、西咪替丁或奥美拉唑等药物予以控制。酌情进行胃肠减压，做好各项抢救准备工作。

四、营养护理

昏迷病员都有不同程度缺氧,机体水电解质、酸碱失衡,营养不良等,机体抵抗力差,容易并发各种疾病。因此,加强营养非常重要。

1. 静脉输液　应保持静脉通道畅通,持续输液,给予维生素及各种能量合剂和脑细胞活化剂,促使脑细胞功能恢复。

2. 鼻饲　昏迷持续 2 天以上、肠鸣音存在者可进行鼻饲进食,以增强营养摄入。内容以含有多种营养成分的混合牛奶为主,也可喂以菜汤等。注意计算摄入热量以每天 1 500cal(6 240J) 为宜,饮食温度以 37℃ 左右为宜。每天 6 次,每次 300ml。每次灌注鼻饲营养液后,即注入 50~100ml 温开水,增加体内水分,防止胃管内堵塞,预防感染。

五、中枢性高热护理

昏迷病员因脑部受损或并发感染等均可出现高热。而高热本身又可加重脑缺氧,对昏迷十分不利。故凡遇高热病员,除积极寻求病因加以治疗外,应采取适当措施予以降温。具体方法如下。

1. 冰袋、冰帽降温。

2. 30%~35% 酒精擦浴。

3. 药物降温　可应用适量退热剂,如复方氨基比林,柴胡注射液等。

4. 对体温持续不退者酌情选用冬眠合剂（氯丙嗪 25mg+异丙嗪 25mg）每 6 小时肌内注射 1 次,同时辅以物理降温。

六、泌尿系统护理

昏迷病员常有尿潴留或尿失禁,应予处理。对尿失禁者可实施假性导尿或直接用塑料袋接尿;对尿潴留者先用针刺、按摩等促使排尿,无效者予以留置导尿。留置导尿应注意以下几点:

1. 严格执行无菌操作技术。

2. 妥善固定气囊导尿管,按要求更换无菌引流袋及导尿管。

3. 保持导尿管通畅,必要时行膀胱冲洗。

4. 每日做会阴及尿道口护理 1~2 次。

5. 观察尿液性状、颜色、量,并记录;定期检验尿常规和尿培养,如有尿路感染,应及时选用有效抗生素治疗。

七、观察记录出入量

昏迷病员由于缺氧、抽搐、高热、呕吐等原因或由于治疗中使用激素、脱水、利尿、限制水盐摄入量等因素,常伴有水、电解质紊乱和酸碱失衡。严格观察记录出入量并根据病情调整治疗方案。对不能进食超过 3 天的病员,应计算每天液体出入量,定期检测血、尿、电解质浓度。发现异常及时通知医生加以处理。输液次序随病情不同而异,如对有失血休克倾向的病员宜先输血,而对有严重脑水肿者宜先行脱水疗法而后酌情输液。一般状况下,切忌输液速度过快,以免加重脑水肿或肺水肿而导致病情恶化。出入量记录必须及时准确。

八、加强肢体功能锻炼

昏迷病员肢体多无自主运动，久之则可出现关节僵直及肌肉挛缩，故应尽早对病员进行肢体被动功能锻炼。按摩病员肢体，并作被动伸屈运动，每天 2 次，同时辅以理疗和针灸治疗。

九、口腔和眼部护理

（一）口腔

昏迷病员由于吞咽反射减弱或消失，口腔及呼吸道分泌物的残留，容易使细菌繁殖而发生口腔炎，黏膜溃疡及化脓性腮腺炎等并发症。故应及时清除口腔内分泌物，用生理盐水或 3% 过氧化氢清洗口腔，每天 2 次。口唇涂以液状石蜡油以防干燥裂口，口唇裂口者可涂抗生素软膏。

（二）角膜

昏迷病员由于眼睑闭合不全，角膜外露引起角膜干燥坏死或继发感染等导致视力障碍，一般应用眼罩、使用涂凡士林纱布覆盖保护或用胶布牵拉上下眼睑使之闭合。并定时滴以抗生素溶液或涂以抗生素油膏。一旦发现角膜光泽消失或浅层混浊，更应加强角膜的护理，必要时缝合眼睑。

十、皮肤护理

做好皮肤护理是预防压疮的关键。

1. 勤翻身并保持皮肤的清洁和干燥，避免长期受压，定时翻身（不可在床褥上拖拉以免擦伤皮肤）。

2. 对于易发生压疮部位，如骶尾、踝部、足跟部、肩胛部、髂后上棘、头皮等处，应避免长时间受压。可用减压敷料贴、海绵垫、轮流充气气垫床等缓解压力，并且保持床单平整干燥，湿污后随时更换。

3. 局部皮肤发红是压疮发生的前驱征象，须及时去除原因、解除压力与刺激，一般短期内即可消退。

4. 皮肤擦伤或有水泡形成时，应按外科常规处理创面，并在无菌条件下抽出液体，局部敷以无菌纱布或水胶敷料贴，不久即可愈合。

5. 对压疮已形成者，可根据皮肤损伤程度，选择不同的专用于压疮的系列护理敷料或外科换药等方法治疗。

（胡秀金）

第四节　遇难者的心理护理

灾难降临时，往往带给人们突如其来的伤害。如坠跌伤、打击伤、烧伤等。由于这种伤害的发生具有意外性、突然性，一般没有前驱期，患者缺乏心理准备。更何况在遇难前，患者往往身体健康没有对疾病的体会。因此这种急剧的变化势必使患者的心理状况受到极大的冲击，导致一系列的心理问题，影响受伤者的抢救乃至康复。这就要求护理人员了解遇难者此时的心理状况，并给予有的放矢的心理帮助。

一、遇难者常见的心理反应

（一）遇难初期的"类休克状态"

受到特大的灾难侵袭后，很多遇难者首先表现出意外的镇静，给人的假象是他们已适应了这种意外的打击。具体表现为既不呻吟、也不表述，表情淡漠、麻木、呆板、不知所措。当人们与之交谈时，反应很冷淡，这就是急性心理创伤后的"类休克状态"。这种"休克"状态是一种心理防御反应。此时，各种心理反应的阈值升高，反应速度明显迟钝，它防止了急性焦虑、惊恐等反应的发生。但必须意识到这种休克是一种沉重的心理创伤的表现，绝不能误认为病员心理已经适应了这种变化。所以，此时应用镇定的动作和语言稳定病员的情绪。

（二）中期焦虑

当初期的"类休克状态"过去后，一般遇难者开始意识到自己的健康受到了极大的摧残，面临着毁容、伤残的危险，此时易产生极度的焦虑。焦虑是指人们对环境中一些即将来临、可能会造成危险和灾祸的情况进行适应时，主观上引起紧张和一种不愉快的期待情绪，焦虑的种类较多。几乎所有的遇难者都有期待性焦虑，他们渴望了解自己的伤情诊断，关心是否有死亡危险，是否会留下残疾，以及经治医生的水平。他们异常迫切地希望马上得到适当的诊治，马上恢复健康。这时求生的欲望占据了主导地位。另外，灾难的受害者都被迫离开自己的亲人、家园或熟悉的人而住入医院。许多自然灾害的受害者在担忧亲人的生命安全的同时，一种和亲人分离所产生的深深的孤独和失落等情绪，使其寝食不安、落落寡欢。综上所述，焦虑所造成的心理痛苦和能力下降将干扰疾病的诊断与治疗。在进行心理护理的同时，必要时可合用一些抗焦虑药，以助病员的情绪安宁。

（三）康复期的忧郁

当急性阶段的治疗过后生命不再有危险时，自我价值降低、角色冲突引起的矛盾显得格外突出。伤员们由原来社会和家庭的主人变成了社会和家庭的累赘，深感前途渺茫生活无望，从而诱发忧郁心理。忧郁的特征性症状即心境悲观、缺乏活力、自我感觉差。忧郁的严重程度常与伤残程度、心理和社会环境、病前性格及素质有关。一般来说，四肢功能的残缺、面容烧毁将严重导致社交和工作能力康复的困难。这对病员尤其是年轻人的心理打击最大。他们感到生活的甜蜜才刚开始就夭折了，表现为悲伤、忧郁、自卑、绝望、孤独乃至产生轻生的念头。万念俱灰的烧伤病员往往不愿暴露自己布满疤痕的脸庞。他们有的日夜戴口罩不见任何人，不与外人接触。总之，这类病员的自卑心理最重，他们把自己看成一个残疾人，用这种非常痛苦的自我意识折磨着自己。所以，此时的他们特别需要心理上的安慰与支持。另一方面，家属对疾病的态度、经济来源有无保障也与病员的情绪息息相关。如老年人受了伤要拖累儿女来照顾，而儿女本身也肩负家庭、工作的重担。所以，他们往往觉得歉疚、自责自罪，表现为食欲不振、沉默寡言、睡眠障碍。另外，性格急躁者往往求愈心切，操之过急，过多地进行活动和功能锻炼，其效果往往适得其反，反而挫伤了信心。而有依赖性格者往往一切依靠他人的指导与帮助。何况，遇难以来一切衣食住行都由护理人员无微不至的照顾，强化了这种病员的依赖心理，自己不做任何主动努力使功能恢复，再得不到周围人的心理支持时显得忧郁、灰心和沮丧。而康复期的病员最突出的心理问题是对未来的事业、家庭生活和经济等的困扰。

另外，有些工伤、车祸、打击伤的患者，他们往往涉及经济利益或司法纠纷，也有些患者平时夫妻间并不亲密，但因受伤得到对方更多的照顾，或长期工作颇感疲惫，而生病正好使其得到长期休息，这些患者都因生病获得一定的利益。这种"罹病利益"在心理上的强化往往使疾病过程强化，病员的症状迟迟不消失。尽管病员的动机是"无意识的"，但是这种情况使病情更为迁延，少数病员甚至成为终生的社会性残疾人。所以，护理人员如何妥善地处理这些问题也至关重要。

二、对症心理护理

（一）给予信赖感和安全感

当遇难者到达医院时伤情是严重的，心理往往处于"休克"状态，急救室里高声喧哗，操作慌张都会加深对伤员的心理刺激。护理人员应主动热情地接待病员，使遇难者感到受医护人员的重视，医护人员的态度要热情持重，动作熟练、迅速、有条不紊，对可能致残者，交代病情要委婉。这样能对遇难者及其家属的情绪起安定作用，使其产生信赖感和安全感。

（二）精心护理、耐心倾听

从急救室的洗净污垢，更换衣物到治疗期中的喂饭，协助大小便，精心的护理将融洽护患之间的关系，使遇难者愿意把心里话讲给护士听，而护理人员用心的倾听、适当的安慰将使病员的焦虑心理得到疏泄，大大减轻患者的心理负担，有利于身心健康的恢复。

（三）创造良好的环境

环境直接影响到病员的心境，阳光充足、温度适宜、空气新鲜无噪音，将会使患者的心境基本稳定，促使患者心情舒畅，早日康复。因此，病室应安静、整洁、淡雅。相反，嘈杂的声音、混乱的设施，都会引起患者情绪上的不安与烦躁。尤其医护人员的高声谈笑更使患者产生反感和消极的心境。因此，医护人员应特别注意自己的言行，做到说话轻、走路轻、关门轻、放物轻。

（四）给予必要的信息

因患者都有期待性焦虑，故对患者的病情、预后、诊疗过程、康复过程以及主治医生的技术水平都可以给予必要的解说。多谈宏观、积极的一面，用同种伤情已痊愈的患者现身说法，稳定其情绪减少焦虑。

（五）树立自信心

患者因突然遭受这样的打击而万念俱灰，护理人员与其交谈中可讨论人生价值、生存的意义、理想、信仰等。用一些模范人物的行动感召病员，让他们鼓起战胜疾病、重新生活的勇气。通过努力使遇难者们自我意识到："家庭离不开我""社会离不开我""工作岗位离不开我"。对一些四肢伤残或面部毁容的病员，由于他们的自卑心理特别重，这需要护理人员面对伤残、畸形不流露惊讶或恐惧的表情，而以坦然的态度处之。在交谈中鼓励病员"身残心不残"，让他们知道外表美是肤浅的，只有心灵美是人类永远追求和仰慕的，一个人能否得到人们的尊重，主要看他的品格和对社会的贡献。这样，病员的自信心就会慢慢地恢复，消除自卑感的思想包袱，变得更加自尊、自强。

（六）满足遇难者爱与友谊的需要

灾害的遇难者虽然遭受不幸，身处病房，可他们仍有爱和友谊的渴求。护理人员应首先帮助他们与同室病员建立良好的人际关系，宣扬尊老爱幼、相互尊重、相互帮助的精神文明思想，杜绝人际关系恶化的因素和苗子。使他们感到病室温暖如家，这将使病员的心理得到安慰，消除孤独和不安。年轻的伤残患者常沉入到珍惜爱而又不敢爱的矛盾心理中。护理人员应协助做好患者恋人的思想工作，以纯洁而坚贞的情操来追求真诚的感情，往往恋人的决心和深情将大大鼓舞受伤者，使他们增加战胜疾病的勇气。

（七）给受难者精神的置换与升华

如果患者天天躺在床上，独自面对自己伤残的身体，难免会产生自哀自怜、寂寞悲凉的情绪。护理人员可以动员其看一些有趣的杂志、有益的小说，听广播音乐，出病室板报，帮助同室病友做简单的护理。这些事情既可活跃病室的气氛、充实其精神生活，也可转移病员的注意力唤起他们的情趣，精神从中得到了置换和升华，逐渐地减少病员的自卑心理、改变孤独寂寞为充实、愉快。

（八）促进心理的健全，加速康复

1. 对于因家属和护理人员过多照顾而产生依赖心理的病员，应适当减少病员的照顾，调动其能动性，鼓励他作适当的活动，为日后恢复工作和社会生活做准备。

2. 在康复过程中，应让病员了解康复过程中可能遇到的种种情况，使病员在心理上有所准备。同时，又要对康复治疗进行指导使病员有信心，且能知道如何去进行活动、锻炼和治疗。在护士指导下由病员自发组织的康复团体有助于社会适应能力的恢复，也有助于病员交流康复经验，这对减少不良心理反应和康复确有好处。

3. 对于有"罹病利益"的病员不能简单斥责病员的症状是虚假的。虽然其中涉及的经济赔偿和司法纠纷不是护理人员所能解决的，但应将此类情况如实告知病员家属和单位，请他们协助尽早解决这些问题，这将对病员的康复大有好处。

（胡秀金）

第五节　遇难者的生活护理

受灾伤员的预后好坏主要取决于从受伤到开始救护的时间、初救的质量以及在现场和运送途中对重伤员的急救和复苏情况。而生活护理在救护中虽不如急救复苏那么重要，但也是保持身体健康的重要条件之一。良好的生活护理可以防止疾病、增进健康。遇难者的生活护理包括身体各部分的清洁卫生，个人用物及被服的清洁卫生。

一、皮肤护理

在自然灾害和人为灾害中，遇难者的皮肤完整性会遭到不同程度破坏，伤口受到一定的污染。受洪涝、海啸影响的灾民，由于洪水长期浸泡，双下肢发胀发白，如不及时给予皮肤护理，皮肤上脱落的皮屑、排出的汗液和皮脂，加上细菌、尘土血迹等结成污垢黏附在表皮上，堵塞毛孔，刺激皮肤，可引起瘙痒不适。沐浴是进行皮肤护理的重要手段，可清除表面污垢、促进血液循环、使关节和肌肉松弛，并可预防皮肤病、压疮、肌萎缩和关节强直。沐浴时还可观察皮肤症状和瘀斑、充血、水肿、结节、皮疹以及有无身体畸形和活动障碍，为诊断和治疗提供线索。沐浴可分淋浴及擦浴，应视病情而定。对于病情较重、年老体弱、创伤伤员，宜在床上给予擦浴以节省体力消耗；对于大出血、休克等重病员应暂免沐浴，轻轻擦去体表的污垢即可；病情较轻能下地活动的可淋浴。床上擦浴应注意保暖，并重视会阴部的清洗。否则可造成尿道口的感染、阴囊部湿疹、糜烂等。烧伤烫伤的皮肤护理按专科要求护理。

二、口腔护理

健康人抵抗力强，完整的口腔黏膜机械屏障以及胃酸的作用，不致引起疾病。而遇难者机体天然免疫机制相应下降，唾液的量和 pH 值可能发生改变，口腔内微生物就可乘机迅速繁殖，引起各种口齿疾病和口周各器官的并发症。由于病员饮水、进食减少，滞留在齿缝间的食物残渣更易腐败发酵，引起口臭。病员感觉口内不适，影响食欲和消化功能，破坏情绪并影响社会交往。口腔疾病和口周各器官的并发症有牙周疾病、溃疡性口腔炎、化脓性腮腺炎、黏膜和牙龈出血、鹅口疮。对昏迷及危重病员、禁食及手术前后的病员、下颌骨折引起牙关紧闭的伤员，要加倍重视口腔护理。

具体方法如下。

1. 对生活可自理的轻病员要督促他们餐后漱口，并指导他们以正确的方法刷牙，每天早、晚各一次。也可使用爽口液。

2. 不能起床的病员可备齐用物协助他们在床上刷牙、漱口。护士协助伤员刷牙时动作需轻稳以免损伤齿龈及口腔黏膜。

3. 对不能自理的卧床病员进行口腔护理时，棉球蘸含漱溶液不可过多，每次用血管钳夹紧一个棉球擦洗。严防病员将溶液吸入呼吸道或遗留棉球于口腔内。高热、昏迷、危重等不能自理的伤员，每天两次口腔护理。

4. 含漱液可根据情况分别选用复方硼砂溶液、1.5%过氧化氢、生理盐水、4%碳酸氢钠溶液或 2%~4%硼酸溶液等。

凡有口腔溃物或口腔糜烂的病员，食物宜软，忌食辛、辣、酸苦等刺激性食物，饮料以温热为宜，避免过热过冷引起疼痛。

三、头发护理

梳理头发保持清洁不但可以促进病员的舒适感，还可使其焕发精神。应及时洗头理发以清除污垢，加强头部血液循环。生活不能自理或重危病员每天应为其梳头，长发可在头顶或两侧编成辫子以使躺卧舒适。新入院者应检查有无头虱。长期卧床病员可在床上洗发。

四、晨晚间护理

晨间护理多在早餐前进行。应协助病员刷牙、洗脸、洗手、擦背、梳头、整理床铺，使病员度过长夜后感到神清体爽，身心舒畅。指甲长的要修剪，床单不清洁的要更换，个人用物保持整洁。晚间护理多在晚餐后入睡前进行。内容与晨间护理大致相同，晚上要用热水给伤员洗脚、冲洗外阴，使病员舒适入睡。注意气温的变化，及时增减病员衣被。入睡前要保持病房的光线幽暗与安静以利于病员休息。

五、饮食护理

饮食护理是根据病情给予不同饮食，以保证营养、增强抵抗力、促使早日恢复健康。要了解伤员的饮食习惯和爱好以及病情对饮食的要求，有无对食物的过敏等。进餐前停止治疗和检查，清除影响食欲和消化不良的因素。给卧床病员洗手，帮助采取舒适的进食位置。发热和口臭病员要给水漱口，消化不良者根据医嘱给予开胃助消化药物。协助不能自理者进食，要让病员看见食物以增进食欲。喂时不可匆忙，病员咽下后再喂第二口。瘫痪者进食时应卧于健侧以免食物残留在口内。呛咳下咽反射迟钝者，喂食时要缓慢。同时密切观察，防止食物进入气管。食后应漱口以保持口腔卫生。

六、睡眠护理

遇难者由于受病痛的折磨，对治疗的疑虑以及对家人的思念等导致体力和脑力消耗很大。如能使病员在夜间安静入睡则对体力的增强、精神的松弛以及组织的修复都会起到良好的作用。协助病员有良好的睡眠，应做到以下几方面。

1. 创造良好的睡眠环境　病室应安静及避光。室温适宜，有空调设备夏季可调至 18~20℃，冬季 26~28℃。通风良好，但应避免过堂风。冬季宜在睡前通风 10~15 分钟。

2. 适宜的卧具　所用被褥、枕头尽可能符合本人习惯，床铺的软硬要适度，以病员感觉舒适为准。衣裤要宽大，不宜过紧。

3. 睡眠前注意饮食卫生　夜餐忌食过饱、睡前禁用浓茶等刺激物，并减少饮水。

七、各种引流管护理

术后各种引流管要妥善固定，并充分发挥引流作用。记录引流液的量、色、性质。

八、石膏固定牵引皮肤护理

牵引的伤员要观察局部皮肤有无破溃、牵引穿刺处有无红肿，以防炎症发生。石膏固定的伤员要注意远端肢体末梢皮温、颜色，禁止伤员用尖锐物体在石膏内搔痒而误伤皮肤。

九、体位护理

根据病情需要予合适的卧位。慢性支气管炎呼吸困难者予半卧位，创伤休克给予平卧抬高下肢位，以增加回心血量。

十、现场遇难者护理

对于被自然灾所谓围困的灾民，尤其洪涝灾难中的灾民，应帮助他们做好皮肤护理。已患有皮肤病患者应外用适当的药膏、药水。指导灾民饮用净水，教会澄清净水的方法，保证食物质量，控制肠道病暴发，防止各种流行病的传播。

（胡秀金）

第六节　呼吸困难

呼吸困难是指患者主观上感觉"空气不足"或"呼吸费力"，客观上表现为呼吸运动费力，严重时可出现张口呼吸、鼻翼扇动、端坐呼吸甚至发绀、辅助呼吸肌参与呼吸运动，并且可伴有呼吸频率、深度、节律的改变。呼吸困难是急诊科的常见急症之一，常见于呼吸系统和循环系统疾病，如肺栓塞、哮喘、气胸、急性呼吸窘迫综合征、慢性阻塞性肺疾病急性发作、心力衰竭等，其他系统疾病亦可累及呼吸功能而引起呼吸困难。

一、病因与发病机制

不同原因引起呼吸困难的发病机制各异，但均可导致肺的通气和（或）换气功能障碍，引起呼吸困难。

1. 急性肺栓塞（APE）　是各种栓子阻塞肺动脉系统引起的以肺循环和呼吸功能障碍为主要表现的一组疾病或临床综合征的总称，包括肺血栓栓塞（PTE）、脂肪栓塞、羊水栓塞、空气栓塞。临床上以 PTE 最为常见，通常有时所指的 APE 即指 PTE。其发病机制为肺血管栓塞后，由于血栓机械性堵塞肺动脉，引发神经、体液因素参与的肺血管痉挛和气道阻力增加，从而引起通气/血流比例失调、肺不张和肺梗死，导致呼吸功能改变。

2. 支气管哮喘　简称哮喘，是由多种细胞和细胞组分参与的气道慢性炎症性疾病。哮喘的发病机制非常复杂，气道炎症、气道反应性增高和神经调节等因素及其相互作用被认为与哮喘的发病密切相关。其中，气道炎症是哮喘发病的本质，而气道高反应是哮喘的重要特征。常因接触变应原、刺激物或呼吸道感染诱发。

3. 急性呼吸窘迫综合征（ARDS）　是由各种肺内、肺外因素导致的急性弥漫性肺损伤和进而发展的急性呼吸衰竭。发病机制主要为肺毛细血管内皮细胞和肺泡上皮细胞损伤，造成肺毛细血管通透性增高、肺水肿及透明膜形成，引起肺容积减少、肺顺应性降低、严重的通气/血流比例失调，导致呼吸功能障碍。

4. 慢性阻塞性肺疾病（COPD）　是一组以气流受限为特征的肺部疾病，气流受限呈进行性发展，与气道和肺组织对有害气体或有害颗粒的异常慢性炎症反应有关，与慢性支气管炎和肺气肿密切相关。发病机制主要为各级支气管壁均有炎性细胞浸润，基底部肉芽组织和机化纤维组织增生导致管腔狭窄。

5. 气胸　胸膜腔是不含有空气的密闭潜在性腔隙，一旦胸膜腔内有气体聚集，即称为气胸。气胸可分为自发性气胸和创伤性气胸。自发性气胸常指无创伤及医源性损伤而自行发生的气胸。根据脏胸膜破裂口的情况可将气胸分为闭合性气胸、开放性气胸、张力性气胸。气胸发生后，胸膜腔内压力增高，肺失去膨胀能力，通气功能严重受损，引起严重呼吸困难。

二、病情评估与判断

（一）健康史

1. 询问健康史　询问既往咳、痰、喘等类似发作史与既往疾病，如咳、痰、喘症状与季节有关，可能为肺源性呼吸困难。既往有心脏病史，呼吸困难发作与活动有关，可能是心源性呼吸困难。

2. 起病缓急和时间 ①突然发作的呼吸困难多见于自发性气胸、肺水肿、支气管哮喘、急性心肌梗死和肺栓塞等。②夜间阵发性呼吸困难以急性左心衰所致心源性肺水肿为最常见，COPD患者夜间可因痰液聚积而引起咳喘，被迫端坐体位。③ARDS患者多在原发病起病后7日内，约半数者在24小时内出现呼吸加快，随后呼吸困难呈进行性加重或窘迫。

3. 诱发因素 ①有过敏原（如鱼、虾、花粉、乳胶、霉菌、动物皮屑等）、运动、冷刺激（吸入冷空气和食用冰激凌）、吸烟、上呼吸道感染等诱因而出现的呼吸困难常提示哮喘或COPD急性发作。②有深静脉血栓的高危因素，如骨折、创伤、长期卧床、外科手术、恶性肿瘤等，排除其他原因的呼吸困难可考虑肺栓塞。③在严重感染、创伤、休克和误吸等直接或间接肺损伤后12~48小时内出现呼吸困难可考虑ARDS。④有过度用力或屏气用力史而突然出现的呼吸困难可考虑自发性气胸。

（二）临床表现

1. 呼吸型态的改变

（1）呼吸频率：呼吸频率增快常见于呼吸系统疾病、心血管疾病、贫血、发热等；呼吸频率减慢多见于急性镇静催眠药中毒、CO中毒等。

（2）呼吸深度：呼吸加深见于糖尿病及尿毒症酸中毒，呼吸中枢受刺激，出现深而慢的呼吸，称为酸中毒深大呼吸或库斯莫尔（Kussmaul）呼吸。呼吸变浅见于肺气肿、呼吸肌麻痹及镇静剂过量等。呼吸浅快，常见于癔症发作。

（3）呼吸节律：常见的呼吸节律异常可表现为Cheyne-Stokes呼吸（潮式呼吸）或Biot呼吸（间停呼吸），是呼吸中枢兴奋性降低的表现，反映病情严重。Cheyne-Stokes呼吸见于中枢神经系统疾病和脑部血液循环障碍，如脑动脉硬化、心力衰竭、颅内压增高以及糖尿病昏迷和尿毒症等。Biot呼吸偶见于脑膜炎、中暑、颅脑外伤等。

2. 主要症状与伴随症状 引起呼吸困难的原发病不同，其主要症状与伴随症状也各异。当患者有不能解释的呼吸困难、胸痛、咳嗽，同时存在深静脉血栓的高危因素，应高度怀疑急性肺栓塞的可能。既往曾诊断哮喘或有类似症状反复发作，突然出现喘息、胸闷、伴有哮鸣的呼气性呼吸困难可考虑支气管哮喘急性发作。急性起病，呼吸困难和（或）呼吸窘迫，顽固性低氧血症，常规给氧方法不能缓解，出现非心源性肺水肿可考虑为ARDS。呼吸困难伴有突发一侧胸痛（每次呼吸时都会伴随疼痛），呈针刺样或刀割样疼痛，有时向患侧肩部放射常提示气胸。

3. 体征 可通过观察患者的胸廓外形及呼吸肌活动情况、有无"三凹征"和颈静脉充盈，叩诊胸廓和听诊呼吸音等评估呼吸困难患者的体征。肺栓塞患者可有颈静脉充盈，肺部可闻及局部湿性啰音及哮鸣音，肺动脉瓣区第二心音亢进或分裂，严重时血压下降甚至休克。支气管哮喘急性发作时胸部呈过度充气状态，吸气性三凹征，双肺可闻及广泛的呼气相哮鸣音，但非常严重的哮喘发作可无哮鸣音（静寂胸）。呼吸浅快、桶状胸、叩诊呈过清音，辅助呼吸肌参与呼吸运动甚至出现胸腹矛盾运动常见于COPD。患侧胸廓饱满、叩诊呈鼓音、听诊呼吸音减弱或消失应考虑气胸。

（三）辅助检查

1. 血氧饱和度监测 了解患者缺氧情况。

2. 动脉血气分析　呼吸困难最常用的检查，了解氧分压、二氧化碳分压的高低以及 pH 值等，从而判断是否存在呼吸衰竭、呼吸衰竭的类型以及是否有酸中毒、酸中毒的类型等情况。

3. 胸部 X 线或 CT 检查　了解肺部病变程度和范围，明确是否存在感染、占位性病变、气胸等情况。

4. 心电图　初步了解心脏情况，除心肌梗死和心律失常外，对诊断肺栓塞有参考意义。

5. 血常规　了解是否存在感染、贫血以及严重程度。

6. 特殊检查　如病情允许可做下列检查。①肺动脉造影，确诊或排除肺血栓栓塞症。②肺功能检查，可进一步明确呼吸困难类型。

（四）病情严重程度评估与判断

可以通过评估患者的心率、血压、血氧饱和度、意识以及患者的呼吸型态、异常呼吸音、体位、讲话方式、皮肤颜色等，初步判断患者呼吸困难的严重程度。

1. 讲话方式　患者一口气不间断地说出话语的长度是反映呼吸困难严重程度的一个指标。能说完整的语句表示轻度或无呼吸困难，说短语为中度呼吸困难，仅能说单词常为重度呼吸困难。

2. 体位　体位也可以提示呼吸困难的程度。可平卧为没有或轻度呼吸困难，可平卧但愿取端坐位常为中度呼吸困难，无法平卧可能为严重呼吸困难。

3. 气胸威胁生命的征象　气胸的患者如出现下列中任何一项，即为威胁生命的征象：张力性气胸、急剧的呼吸困难、低血压、心动过速、气管移位。

4. 急性肺血栓栓塞症病情危险程度　①低危 PTE（非大面积），血流动力学稳定，无右心室功能不全和心肌损伤，临床病死率<1%。②中危 PTE（次大面积），血流动力学稳定，但出现右心室功能不全及（或）心肌损伤，临床病死率 3%～5%。③高危 PTE（大面积），以休克和低血压为主要表现，即体循环动脉收缩压<90mmHg，或较基础值下降幅度 ≥40mmHg，持续 15 分钟以上，临床病死率>15%。

5. 哮喘急性发作时病情严重程度的分级　见表 3-1。

表 3-1　哮喘急性发作时病情严重程度的分级

临床特点	轻度	中度	重度	危重
气短	步行、上楼时	稍事活动	休息时	
体位	可平卧	喜坐位	端坐呼吸	
讲话方式	连续成句	常有中断	单字	不能讲话
精神状态	可有焦虑/尚安静	时有焦虑或烦躁	常有焦虑、烦躁	嗜睡、意识模糊
出汗	无	有	大汗淋漓	
呼吸频率	轻度增加	增加	常>30 次/分	
辅助呼吸肌活动及三凹征	常无	可有	常有	胸腹矛盾运动
哮鸣音	散在，呼吸末期	响亮、弥漫	响亮、弥漫	减低乃至无
脉率	<100 次/分	100～120 次/分	>120 次/分	脉率变慢或不规则
奇脉（深吸气时收缩压下降）	无，<10mmHg	可有，10～25mmHg	常有，>25mmHg	无

临床特点	轻度	中度	重度	危重
使用 β₂ 激动剂后 PEF 占 预计值或个人最佳值	>80%	60%~80%	<60%或绝对值 <100L/min 或作用持续时间<2 小时	
PaO₂（吸空气）	正常	≥60mmHg	<60mmHg	<60mmHg
PaCO₂（吸空气）	<45mmHg	≤45mmHg	>45mmHg	>45mmHg
SaO₂	>95%	91%~95%	≤90%	≤90%
pH 值			可降低	降低

6. ARDS 的诊断标准　根据 ARDS 柏林定义，满足以下 4 项条件方可诊断 ARDS。①明确诱因下 1 周内出现的急性或进展性呼吸困难。②胸部 X 线/CT 显示双肺浸润影，不能完全用胸腔积液、肺叶不张和/肺不张/结节解释。③呼吸衰竭不能完全用心衰或液体超负荷来解释；如无危险因素，需用超声心动图等客观检查来评价心源性肺水肿。④低氧血症：根据 PaO_2/FiO_2 确立 ARDS 诊断，并将其分为轻度、中度、重度。轻度：$200<PaO_2/FiO_2 \leqslant 300$，且 PEEP 或 CPAP $\geqslant 0.49$kPa；中度：$100<PaO_2/FiO_2 \leqslant 200$，且 PEEP 或 CPAP $\geqslant 0.49$kPa；重度：$PaO_2/FiO_2 \leqslant 100$，且 PEEP $\geqslant 0.49$kPa。需要注意的是如果所在地海拔>1 000m，PaO_2/FiO_2 值需用公式校正，校正后 $PaO_2/FiO_2 = PaO_2/FiO_2 \times$（当地大气压值/760）。

7. 心源性肺水肿与 ARDS 的鉴别要点　见表 3-2。

表 3-2　心源性肺水肿与 ARDS 的鉴别要点

	急性心源性肺水肿	ARDS
健康史	年龄一般>60 岁 心血管疾病史	年龄一般<60 岁 感染、创伤等病史
体征	颈静脉充盈、怒张	颈静脉塌陷
	左心增大，心尖抬举	脉搏洪大
	可闻及第三、四心音	心率增快
	下肢水肿	无水肿
	双下肺湿啰音多，实变体征不明显不能平卧	湿啰音，不固定，后期实变体征较明显能平卧
心电图	动态 ST-T 变化，心律失常，左室肥厚	窦性心动过速，非特异性 ST-T 改变
胸部 X 线	心脏增大	心脏大小正常
	向心性分布阴影、肺门增大	外周分布浸润阴影
	支气管周围血管充血间隔线，胸腔积液	支气管充气征常见
治疗反应	对强心、利尿和扩血管等治疗反应明显	对强心、利尿和扩血管等治疗反应差
肺毛细血管楔压	>18mmHg	≤18mmHg

三、救治与护理

（一）救治原则

呼吸困难的救治原则是保持呼吸道通畅，纠正缺氧和（或）二氧化碳潴留，纠正酸碱平衡失调，为基础疾病及诱发因素的治疗争取时间，最终改善呼吸困难取决于病因治疗。

（二）护理措施

1. **即刻护理措施** 任何原因引起的呼吸困难均应以抢救生命为首要原则。①保持呼吸道通畅。②氧疗，鼻导管、面罩或鼻罩给氧，COPD 伴有 CO_2 潴留和肺栓塞合并通气功能障碍时应先低流量给氧。哮喘急性发作时，可先经鼻导管给氧，如果缺氧严重，应经面罩或鼻罩给氧。ARDS 患者一般高浓度给氧，尽快提高氧分压。③建立静脉通路，保证及时给药。④心电监护，监测心率、心律、血压、呼吸和血氧饱和度。⑤准确留取血标本，采血查动脉血气、D-二聚体、血常规等。⑥取舒适体位，嘱患者安静，取半坐卧位或端坐卧位，昏迷或休克患者取平卧位，头偏向一侧。⑦备好急救物品，如患者呼吸困难严重，随时做好气管插管或气管切开、机械通气的准备与配合工作，备好吸引器等抢救物品和抢救药品。⑧做好隔离措施，对可疑呼吸道传染性疾病，应注意做好隔离与防护，防止交叉感染。

2. **用药护理** 遵医嘱及时准确给予各种药物。

（1）控制感染：呼吸困难伴有呼吸道和肺部感染时，遵医嘱应用抗生素，注意观察有无药物过敏反应。

（2）解痉、平喘：①β_2 受体激动药（如沙丁胺醇、特布他林和非诺特罗），β_2 受体激动药可舒张支气管平滑肌，是控制哮喘急性发作的首选药物。哮喘急性发作时因气道阻塞影响口服吸入法治疗的效果，可经皮下或静脉途径紧急给药。应用时注意观察患者有无头痛、头晕、心悸、手指颤抖等不良反应。②茶碱类，具有舒张支气管平滑肌作用，及强心、利尿、扩张冠状动脉、兴奋呼吸中枢和呼吸肌作用。静脉滴注时浓度不宜过高，注射速度不宜超过 0.25mg/（kg·min），以免引起心动过速、心律失常、血压下降，甚至突然死亡等中毒反应。③糖皮质激素，糖皮质激素是控制哮喘发作最有效的药物，可分为吸入、口服和静脉用药，重度或严重哮喘发作时应及早遵医嘱应用激素。④肾上腺素，支气管哮喘发作紧急状态下时，可遵医嘱给予 0.1% 肾上腺素 0.3~0.5ml 皮下注射，以迅速解除支气管痉挛。

（3）维持呼吸：呼吸兴奋剂可应用于 CO_2 潴留并有呼吸中枢抑制的患者，如不能改善缺氧状态，应做好人工机械通气的准备。应用呼吸兴奋剂时，应保持呼吸道通畅，适当提高吸氧浓度，静脉滴注时速度不宜过快，注意观察呼吸频率、节律、神志变化，监测动脉血气。

（4）维持血压：肺栓塞、气胸的患者，往往会有血流动力学的改变，出现心率加快、血压下降甚至休克，应遵医嘱及时给予多巴胺或多巴酚丁胺等血管活性药物治疗心力衰竭、休克，维持体循环和肺循环稳定。

（5）止痛：剧烈胸痛影响呼吸功能时，遵医嘱应用止痛药物。

（6）纠正酸中毒：严重缺氧可引起代谢性酸中毒，遵医嘱静脉滴注 5% 碳酸氢钠。

3. **病情观察**

（1）监测生命体征和呼吸功能：注意监测心率、心律、血压的变化，有无血流动力学障碍。观察呼吸频率、深度和节律改变，注意监测血氧饱和度和动脉血气情况。

（2）观察氧疗效果：氧疗过程中，应注意观察氧疗效果。如吸氧后呼吸困难缓解、发绀减轻、心率减慢，表示氧疗有效；如意识障碍加深或呼吸过度表浅、缓慢，可能为 CO_2 潴留加重。应定期按医嘱复查动脉血气，根据动脉血气分析结果和患者的临床表现，及时遵医嘱调整氧流量或呼吸机参数设置，保证氧疗效果。

4. **肺栓塞的护理** 如果呼吸困难是由于肺栓塞引起，除上述护理外，还应给予如下护理。

（1）镇静：绝对卧床休息，保持安静，防止活动致使其他静脉血栓脱落。

（2）胸痛护理：观察胸痛的部位、诱发因素、疼痛严重程度，必要时遵医嘱给予止痛药物。

（3）溶栓治疗的护理：①保证静脉通路畅通。②用药护理，溶栓和抗凝治疗的主要药物不良反应为出血。应密切观察患者有无出血倾向，如牙龈、皮肤黏膜、穿刺部位等。观察患者有无头痛、呕吐、神志改变等脑出血症状。动、静脉穿刺时，要尽量选用小号针头，穿刺后要充分压迫止血，放松压迫后要观察是否继续出现皮下渗血。③溶栓后护理，按医嘱抽血查凝血时间、动脉血气、描记心电图，以判断溶栓效果及病情变化。

（4）其他处理：做好外科手术和介入治疗的准备。

5. 支气管哮喘急性发作的护理　如果呼吸困难是由于哮喘急性发作所引起，应尽快配合采取措施缓解气道阻塞，纠正低氧血症，恢复肺功能，预防哮喘进一步恶化或再次发作，防治并发症。遵医嘱给予 β_2 受体激动药、氨茶碱、抗胆碱药、糖皮质激素等，解除支气管痉挛。维持水、电解质与酸碱平衡，注意补充液体，纠正因哮喘持续发作时张口呼吸、出汗、进食少等原因引起的脱水，避免痰液黏稠导致气道堵塞。部分患者可因反复应用 β_2 受体激动药和大量出汗而出现低钾、低钠等电解质紊乱，应及时按医嘱予以纠正。并发呼吸衰竭者，遵医嘱给予鼻（面）罩等无创伤性辅助通气。若无效，做好有创机械通气治疗的准备与配合，对黏液痰栓阻塞气道的患者必要时可行支气管肺泡灌洗术。

6. ARDS 的护理

（1）氧疗护理：确定给氧浓度的原则是在保证 PaO_2 迅速提高到 60mmHg 或 SpO_2 达 90%以上的前提下，尽量降低给氧浓度。ARDS 患者轻者可用面罩给氧，多数患者需使用机械通气。

保护性机械通气是治疗 ARDS 的主要方法，其中最重要的是应用 PEEP 和小潮气量治疗。采用小潮气量，旨在控制吸气平台压，防止肺泡过度扩张。应用 PEEP 时应注意。①对血容量不足的患者，应补充足够的血容量以代偿回心血量的不足，但又不能过量，以免加重肺水肿。②PEEP 一般从低水平开始应用，逐渐增加至合适水平，使 PaO_2 维持在>60mmHg 而 $FiO_2<0.6$。③使用 PEEP 时，应注意观察避免气压伤的发生。④有条件者采用密闭式吸痰方法，尽量避免中断 PEEP。

（2）控制液体量：注意控制 ARDS 患者液体摄入量，出入量宜维持负平衡（-500ml 左右）。

（3）积极配合治疗原发病：如按医嘱控制感染、固定骨折、纠正休克等。

（4）营养支持：由于 ARDS 时机体常处于高代谢状态，应按医嘱补充足够的营养，应提倡全胃肠营养。

（5）防治并发症：注意观察感染等并发症，如发热、咳嗽、咯黄绿色痰液等，应根据医嘱留取各种痰液标本。

7. 慢性阻塞性肺疾病急性发作的护理　在控制性氧疗、抗感染、祛痰、止咳、松弛支气管平滑肌等治疗措施的基础之上，协助患者咳嗽、咳痰，必要时给予吸痰，保持呼吸道通畅。

8. 气胸的护理　积极配合给予排除胸腔气体，闭合漏口，促进患肺复张，减轻呼吸困难，改善缺氧症状等急救措施。

（1）胸腔穿刺抽气：张力性气胸患者如病情危重，应做好配合紧急穿刺排气的准备。在患侧锁骨中线第2或第3肋间用16~18号粗针头刺入排气，每次抽气不宜超过1 000ml。

（2）胸腔闭式引流：目的是排出气体，促使肺膨胀。患者在胸腔闭式引流时，护理上应注意。①连接好胸腔闭式引流装置。②搬动患者时，应夹闭引流管，并妥善固定。③更换引流装置时需夹闭引流管，注意无菌操作。④引流过程中注意观察引流是否通畅，穿刺口有无渗血。渗血多时，及时报告医生，随时给予更换敷料等处理。⑤鼓励患者咳嗽、深呼吸，促进胸腔内气体的排出。

（3）手术准备：若胸腔引流管内持续不断逸出大量气体，呼吸困难未改善，提示可能有肺和支气管的严重损伤，应做好手术探查修补裂口的准备。

（4）并发症的护理：①复张后肺水肿处理，复张后肺水肿多发生于抽气过多或过快时，表现为胸闷、咳嗽、呼吸困难无缓解，严重者可有大量白色泡沫痰或泡沫血痰。处理包括停止抽气，患者取半卧位、吸氧、应用利尿药等。②皮下气肿和纵隔气肿，皮下气肿一般不需要特殊处理往往能自行吸收，但需注意预防感染。吸入高浓度氧可促进皮下气肿的吸收消散。纵隔气肿张力过高，必要时需做锁骨上窝切开或穿刺排气处理。

9. 心理护理 呼吸困难患者因为突然发病，几乎都存在恐惧心理，应关注患者的神情变化，给予恰当的病情告知、安慰与心理支持，使其尽可能消除恐惧，保持情绪平稳，有良好的遵医行为。

10. 转运护理 急诊处理后需手术或住院的患者，应做好转运的准备工作。根据病情，准备氧气、监护仪、简易呼吸器、除颤仪等必要的转运抢救设施，安排相应的工作人员护送至手术室或病房，保证转运途中安全。

（高世丽）

第七节 窒息

窒息是指气流进入肺脏受阻或吸入气体缺氧导致的衰竭或呼吸停止状态。一旦发生窒息，可迅速危及生命，应立即采取相应措施，查明原因，积极进行抢救。本部分主要讨论气道阻塞引起的窒息。

一、病因与发病机制

引起窒息的原因各异，但其发病机制都是由于机体的通气受限或吸入气体缺氧导致肺的通气与换气功能障碍，引起全身组织与器官缺氧、二氧化碳潴留进而导致组织细胞代谢障碍、酸碱失衡、功能紊乱甚至衰竭而死亡。根据病因可分为①气道阻塞性窒息，分泌物或异物部分或完全堵塞气道致通气障碍所引起的窒息。②中毒性窒息，如CO中毒，大量的CO经呼吸道进入血液，与血红蛋白结合形成碳氧血红蛋白，阻碍氧与血红蛋白的结合及解离，引起组织缺氧造成的窒息。③病理性窒息，包括肺炎与淹溺等所致的呼吸面积的丧失，以及脑循环障碍引起的中枢性呼吸停止，主要表现为CO_2和其他酸性代谢产物蓄积引起的刺激症状与缺氧导致的中枢神经麻痹症状交织在一起。

二、病情评估与判断

1. 气道阻塞的原因判断　通过健康史、血气分析、胸部平片、纤维支气管镜检查，可分别判断不同原因引起的窒息。

2. 临床表现　气道阻塞的患者常呈吸气性呼吸困难，出现"四凹征"（胸骨上窝、锁骨上窝、肋间隙及剑突下软组织）。根据气道是否被完全阻塞可分为。

（1）气道不完全阻塞：患者张口瞪目，咳嗽、喘气或咳嗽微弱无力，呼吸困难，烦躁不安。皮肤、甲床和口腔黏膜、面色青紫。

（2）气道完全阻塞：患者面色灰暗青紫，不能说话及呼吸，很快意识丧失，呼吸停止。如不紧急解除窒息，将迅速导致死亡。

3. 气道阻塞引起窒息的严重程度分级

Ⅰ度：安静时无呼吸困难，当活动时出现轻度的呼吸困难，可有轻度的吸气性喉喘鸣及胸廓周围软组织凹陷。

Ⅱ度：安静时有轻度呼吸困难，吸气性喉喘鸣及胸廓周围软组织凹陷，活动时加重，但不影响睡眠和进食，无烦躁不安等缺氧症状，脉搏尚正常。

Ⅲ度：呼吸困难明显，喉喘鸣声较响亮，吸气性胸廓周围软组织凹陷显著，并出现缺氧症状，如烦躁不安、不易入睡、不愿进食、脉搏加快等。

Ⅳ度：呼吸极度困难。患者坐立不安、手足乱动、出冷汗、面色苍白或发绀、心律不齐、脉搏细速、昏迷、大小便失禁等。若不及时抢救，则可因窒息导致呼吸心跳停止而死亡。

三、救治与护理

（一）救治原则

当窒息发生时，保持呼吸道通畅是关键，其次是采取病因治疗。对于气道不完全阻塞的患者，应查明原因，采取病因治疗和对症治疗，尽早解除气道阻塞。对于气道完全阻塞的患者，应立即解除窒息，或做好气管插管、气管切开或紧急情况下环甲膜穿刺的准备。

（二）护理措施

1. 即刻护理措施　①迅速解除窒息因素，保持呼吸道通畅。②给予高流量吸氧，使血氧饱和度恢复94%以上，必要时建立或重新建立人工气道，给予人工呼吸支持或机械通气。③建立静脉通路，遵医嘱给予药物治疗。④监测生命体征，给予心电、血压、呼吸、血氧饱和度监护，遵医嘱采动脉血做血气分析。⑤备好急救物品，如吸引器、呼吸机、气管插管、喉镜等开放气道用物。

2. 根据窒息的严重程度，配合给予相应的救治与护理

（1）Ⅰ度：查明病因并进行针对性治疗，如由炎症引起，按医嘱应用抗生素及糖皮质激素控制炎症。若由分泌物或异物所致，尽快清除分泌物或取出异物。

（2）Ⅱ度：针对病因治疗，多可解除喉阻塞。

（3）Ⅲ度：严密观察呼吸变化，按医嘱同时进行对症治疗及病因治疗。经保守治疗未见好转、窒息时间较长、全身情况较差者，应及早做好配合气管插管或气管切开的准备。

（4）Ⅳ度：需立即行气管插管、气管切开或环甲膜穿刺术，应及时做好吸痰、吸氧及其相关准备与配合工作。

应注意的是：气管阻塞或气道异物引起的窒息，如条件允许，即使Ⅲ度、Ⅳ度呼吸困难，也可把握好时机，有效清理呼吸道或将异物取出后即可缓解呼吸困难，而不必首先行气管插管或气管切开术。

3. 气道异物的护理　气道异物有危及生命的可能，应尽早配合取出异物，以保持呼吸道通畅，防止窒息及其他并发症的发生。可使用 Heimlich 手法排除异物，或经内镜（直接喉镜、支气管镜、纤维支气管镜）取出异物。如确实难以取出的异物，应做好开胸手术、气管切开的准备。对有明显气道阻塞的患者，紧急情况下可用粗针或剪刀行环甲膜穿刺或切开术，以开放气道。

4. 喉阻塞的护理　喉阻塞患者的护理重点是保持呼吸道通畅。对舌后坠及喉阻塞者，可使用口咽通气管开放气道。如为气管狭窄、下呼吸道梗阻所致的窒息，应立即做好施行气管插管或气管切开术的准备，必要时准备配合给予机械辅助通气。

5. 大咯血窒息时的紧急处理　如为肺部疾病所致大咯血，有窒息前兆症状时，应立即将患者取头低足高 45° 的俯卧位，头偏向一侧，轻拍背部以利引流；及时吸出口腔内的血块，畅通呼吸道；在解除气道阻塞后按医嘱给予吸氧等措施，改善缺氧。

6. 严密观察病情变化　随时注意患者呼吸、咳嗽及全身情况，如患者窒息后呼吸急促、口唇发绀、烦躁不安等症状仍不能改善或逐渐加重，应准备继续进行抢救。

7. 术前护理　必要时，做好经纤维支气管镜或喉镜取异物的术前准备工作。

8. 心理护理　嘱患者安静休息，避免剧烈活动，对精神紧张的患者，做好患者的解释和安慰工作。

（高世丽）

第八节　急性胸痛

胸痛是指胸前区的不适感，包括胸部闷痛、刺痛、烧灼、紧缩或压榨感等，有时可放射至面颊、下颌部、咽颈部、肩部、后背部、上肢或上腹部，表现为酸胀、麻木或沉重感等，常伴有精神紧张、焦虑、恐惧感，是急诊科常见的症状之一。胸痛的病因复杂各异，且危险性存在较大的差别。急性胸痛是一些致命性疾病的主要临床表现，如急性冠状动脉综合征、主动脉夹层、急性肺栓塞等。目前，"胸痛中心"是一种新型的医疗模式，通过院内多学科及院内外急救医疗服务体系的信息共享和流程优化，使急性胸痛患者得到了快速诊断和及时治疗，病死率降低，临床预后得到改善。

一、病因与发病机制

胸痛的病因涵盖各个系统，有多种分类方法，其中，从急诊处理和临床实用角度，可将胸痛分为致命性胸痛和非致命性胸痛两大类。致命性胸痛又可分为心源性胸痛和非心源性胸痛，其中急性冠脉综合征、主动脉夹层和急性肺栓塞属于致命性胸痛。

急性冠脉综合征（ACS）是以冠状动脉粥样硬化斑块破溃，继发完全或不完全闭塞性血栓形成病理基础的一组临床综合征，包括不稳定型心绞痛（UA）、非 ST 段抬高型心肌梗死

（NSTEMI）和 ST 段抬高型心肌梗死（STEMI）；前两者又称非 ST 段抬高型急性冠脉综合征（NSTE-ACS）。其中，斑块破溃若形成微栓子或不完全血栓，可诱发 UA 或 NSTEMI；若形成完全性血栓，可诱发 STEMI。这些综合征均可导致心搏骤停和死亡，因此早期识别和快速反应至关重要。

主动脉夹层（AD）是指主动脉内的血液经内膜撕裂口流入囊样变性的主动脉中层，形成夹层血肿，并随血流压力的驱动，沿主动脉壁纵轴延伸剥离导致的严重心血管急症。由于机械压迫、刺激和损伤导致突发撕裂样的胸部疼痛。约有半数主动脉夹层由高血压引起，其他病因包括遗传性血管病变如马方综合征、血管炎性疾病如 Takayasu 动脉炎、医源性因素如导管介入诊疗术、主动脉粥样硬化斑块内膜破溃以及健康女性妊娠晚期等。

急性肺栓塞引起的胸痛与低氧血症、冠状动脉灌注减少、肺动脉高压时的机械扩张和波及壁胸膜有关。

由于心、肺、大血管以及食管的传入神经进入同一个胸背神经节，通过这些内脏神经纤维，不同脏器疼痛会产生类似的胸痛表现。此外，内脏病变除产生局部疼痛外，尚可产生牵涉痛，其发生机制是由于内脏器官的痛觉纤维与由来自皮肤的感觉纤维在脊髓后角终止于同一神经元上，通过脊髓丘脑束传入大脑，大脑皮质把来自内脏的痛觉误感觉为相应体表的痛觉。

二、病情评估与判断

1. 评估与判断流程　急诊接诊急性胸痛患者时，首要任务是迅速评估患者生命体征，简要收集临床病史，判断是否有危及生命的表现，如生命体征异常、面色苍白、出汗、发绀、呼吸困难等，以决定是否需要立即对患者实施抢救；然后详细询问病史中疼痛及放射的部位、性质、持续时间、影响因素、伴发症状等，配合体格检查和辅助检查，进行综合分析与判断。需要强调的是，急诊护士面对每一例胸痛患者，均需优先排查致命性胸痛。

2. 临床表现

（1）起病：ACS 多在 10 分钟内胸痛发展到高峰，而主动脉夹层是突然起病，发病时疼痛最严重。

（2）部位及放射：心绞痛或心肌梗死的疼痛常位于胸骨后或心前区，向左肩和左臂内侧放射，也可向左颈或面颊部放射而被误诊为牙痛。主动脉夹层随夹层血肿的扩展，疼痛可随近心端向远心端蔓延，升主动脉夹层疼痛可向前胸、颈、喉放射，降主动脉夹层疼痛可向肩胛间、背、腹、腰或下肢放射。急性肺栓塞、气胸常呈剧烈的患侧胸痛。

（3）性质：疼痛的性质多种多样，程度可呈剧烈、轻微或隐痛。典型的心绞痛和心肌梗死呈压榨样痛并伴有压迫窒息感，而非典型疼痛表现为"胀痛"或"消化不良"等非特异性不适。主动脉夹层为骤然发生的前后移行性撕裂样剧痛。急性肺栓塞有胸膜炎性胸痛或心绞痛样疼痛。

（4）持续时间及影响因素：心绞痛一般持续 2~10 分钟，休息或含服硝酸甘油后 3~5 分钟内缓解，诱因包括劳累、运动、饱餐、寒冷、情绪激动等。不稳定型心绞痛还可在患者活动耐量下降，或静息状态下发作，胸痛持续时间延长，程度加重，发作频率增加。心肌梗死的胸痛持续时间常大于 30 分钟，硝酸甘油无法有效缓解。呼吸时加重的胸痛多见于肺、心包或肌肉骨骼疾患。与进食关系密切的胸痛多见于食管疾病。

（5）伴发症状：胸痛伴有血流动力学异常，如大汗、颈静脉怒张、血压下降或休克，多见于致命性胸痛。胸痛伴有严重呼吸困难、发绀、烦躁不安提示为呼吸系统疾病的可能性较大。恶心、呕吐可为心源性或消化系统疾病所致胸痛患者的伴发症状。

3. 体格检查　ACS 患者可无特异性临床体征，部分表现为面色苍白、皮肤湿冷、发绀、颈静脉怒张、低血压、心脏杂音、肺部啰音等。主动脉夹层累及主动脉根部，可闻及主动脉瓣杂音；夹层破入心包引起心脏压塞可出现贝氏三联征，即颈静脉怒张、脉压减小、心音低钝遥远；夹层压迫锁骨下动脉可造成脉搏短绌、双侧收缩压和（或）脉搏不对称。急性肺栓塞患者最常见体征是呼吸频率增快，可伴有口唇发绀；血压下降、休克提示大面积肺栓塞；单侧或双侧不对称性下肢肿胀、腓肠肌压痛提示患者合并深静脉血栓形成。

4. 辅助检查

（1）心电图：心电图是早期快速识别 ACS 的重要工具，标准 12 或 18 导联心电图有助于识别心肌缺血部位、范围和程度。①STEMI 患者典型心电图，至少两个相邻导联 J 点后新出现 ST 段弓背向上抬高，伴或不伴病理性 Q 波、R 波减低；新发的完全左束支传导阻滞；超急性期 T 波改变。②NSTE-ACS 患者典型心电图，同基线心电图比较，至少 2 个相邻导联 ST 段压低≥0.1mV 或者 T 波改变，并呈动态变化。少数 UA 患者可无心电图异常表现。上述心电图变化可随心绞痛缓解而完全或部分消失，如果其变化持续 12 小时以上，提示 NSTEMI。③急性肺栓塞患者典型心电图，$S_IQ_{III}T_{III}$ 征，即 I 导联 S 波加深，III 导联出现 Q 波及 T 波倒置。

（2）实验室检查：心肌肌钙蛋白 I/T（cTn I/T）是诊断心肌梗死的特异性高、敏感性好的生物性标志物，高敏肌钙蛋白（hs-cTn）是检测 cTn I/T 的高敏感方法。如不能检测 cTn，肌酸激酶同工酶（CK-MB）检测可作为替代。

多数急性肺栓塞患者血气分析 $PaO_2<80$mmHg 伴 $PaCO$ 下降。血浆 D-二聚体升高，因其敏感性高而特异性差，若其含量低于 500μg/L，有重要的排除价值。

（3）超声心动图：可定位主动脉夹层内膜裂口，显示真、假腔的状态及并发心包积液和主动脉瓣关闭不全的改变等。

（4）CT 血管成像：是主动脉夹层和急性肺栓塞的临床首选影像学检查。

（5）肺动脉造影术：是在 CT 检查难以确诊或排除急性肺栓塞诊断时，或者患者需要血流动力学监测时应用。

5. ACS 的危险分层　对于 ACS 患者的预后判断和治疗策略选择具有重要价值。

STEMI 高危特征包括：广泛 ST 段抬高、新发左束支传导阻滞、既往心肌梗死病史、Killip 分级>II级、下壁心肌梗死伴左室射血分数≤35% 或收缩压<100mmHg 或心率>100 次/分或前壁导联 ST 段下移≥0.2mV 或右室导联 V_4R ST 段抬高≥0.1mV、前壁心肌梗死且至少 2 个导联 ST 段抬高≥0.2mV。

三、救治与护理

（一）救治原则

急性胸痛的处理原则是首先迅速识别致命性胸痛，给予积极救治，然后针对病因进行治疗。

1. ACS 的救治原则

（1）院前急救：①首先识别并确认缺血性胸痛，获取 12 导联心电图，如果 ST 段抬高，将患者送往能进行心血管再灌注治疗的医院，有条件应提前与医院沟通。②监测生命体征和血氧饱和度，如果血氧饱和度<94%，给予吸氧。③如果发生心搏骤停，立即进行 CPR 和除颤。④对症治疗，如舌下含服或喷雾硝酸甘油，必要时给予吗啡止痛。⑤建立静脉通路。⑥如果考虑给予院前溶栓治疗，应排除禁忌证。

（2）急诊科救治：①救治目标，识别并分诊患者，缓解缺血性胸部不适；预防和治疗 ACS 的急性致命并发症（如室颤、无脉性室速、心源性休克、急性心力衰竭等）。②危险分层，根据评估结果，可将患者划分为 STEMI、高危 NSTE-ACS 以及中低危 NSTE-ACS，分别采取不同的救治措施，见本书相关内容。③早期再灌注治疗，如果 STEMI 患者症状出现时间<12 小时，应直接行经皮冠状动脉介入治疗（PCI），目标时间是从接诊到球囊扩张时间<90 分钟。如果采用静脉溶栓治疗，目标时间是从接诊到进针时间<30 分钟。

2. 急性主动脉夹层的救治原则　积极给予镇静与镇痛治疗，给予控制血压、负性心率与负性心肌收缩力的药物，必要时介入或外科手术治疗。

3. 急性肺栓塞的救治原则　在呼吸循环支持治疗的基础上，以抗凝治疗为主；对于伴有明显呼吸困难、胸痛、低氧血症的大面积肺栓塞病例，采取溶栓、外科手术取栓或介入导管碎栓治疗。

（二）护理措施

1. 即刻护理措施　急性胸痛在没有明确病因前应给予：①安静卧床休息。②连接心电、血压、呼吸和血氧饱和度监测仪，注意电极位置应避开除颤区域和心电图胸导联位置。③当有低氧血症时，给予鼻导管或面罩吸氧，使血氧饱和度≥94%。④描记 12 或 18 导联心电图，动态关注 ST 段变化。⑤建立静脉通路，保持给药途径畅通。⑥按所在部门救治流程采取动脉、静脉血标本，监测血常规、血气分析、心肌损伤标志物、电解质、凝血试验、肝肾功能、D-二聚体等。⑦对 ACS 的急性致命并发症，如室颤、无脉性室速等，准备好急救药物和抢救设备。⑧对于 NSTE-ACS 极高危缺血患者，做好紧急行冠状动脉造影（<2 小时）的准备。⑨如果病情允许，协助患者按医嘱接受 X 线胸片、CT、磁共振成像（MRI）等影像学检查。

2. 胸痛护理　观察胸痛的部位、性质、严重程度、有无放射、持续时间、伴随症状、缓解和加重因素。注意疼痛程度的变化，胸痛时表情有无面色苍白、大汗和血流动力学障碍。及时向医生报告患者疼痛变化。根据医嘱使用镇痛药，及时评估止痛的效果。

3. ACS 的护理　如胸痛的病因为 ACS，护理如下。

（1）按医嘱应用药物：明确用药剂量、途径、适应证、禁忌证以及简单药物原理。

①阿司匹林：对于疑似 STEMI 患者，若无阿司匹林过敏史和近期胃肠道出血，应遵医嘱立即让其嚼服阿司匹林 150~300mg，保证药物吸收效果。

②硝酸酯类药物：包括硝酸甘油和硝酸异山梨酯。对于阿司匹林无法缓解的胸痛患者，若血流动力学稳定（收缩压高于 90mmHg 或低于基线值 30mmHg 以内且心率为 50~100 次/分），每 3~5 分钟让其舌下含服 1 片硝酸甘油，含服时确保舌下黏膜湿润，尽可能取坐位，以免加重低血压反应。若胸痛仍未缓解，及时报告医生，准备给予静脉滴注硝酸甘油，注意定期调整滴注速度，监测血流动力学和临床反应，使血压正常患者平均动脉压下降 10%，

高血压患者平均动脉压下降 20%~30%。部分患者用药后可能出现面色潮红、头部胀痛、头晕、心动过速、心悸等不适，应告知患者是由于药物所产生的血管扩张作用所致，并注意密切观察。特别需要注意的是，对于心室前负荷不足的患者应慎用或不用硝酸甘油，这些情况包括：下壁心梗和右室心梗、低血压、心动过缓、心动过速、过去 24~48 小时服用过磷酸二酯酶抑制剂。

③吗啡：对于经硝酸酯类药物治疗胸痛未缓解的患者，应及时报告医生，准备给予吗啡治疗。吗啡有扩张血管作用，可能有前负荷依赖或 UA/NSTEMI，患者应慎用吗啡，因吗啡可能与其死亡率增高有关。

④β-受体阻滞药：排除低血压、心动过缓、心力衰竭的 ACS 患者按医嘱给予 β-受体阻滞药，降低过快心率和高血压，减轻心肌耗氧。

⑤氯吡格雷：具有血小板抑制剂作用，起效快、使用安全。高危 ACS 保守治疗患者或延迟性 PCI 患者在早期辅助治疗中按医嘱给予氯吡格雷可改善预后，尤其适合对阿司匹林过敏的 ACS 高危人群应用。

（2）再灌注心肌的治疗与护理：起病 3~6 小时最多在 12 小时内，做好使闭塞的冠状动脉再通的准备，使心肌得到再灌注，减小心肌坏死的范围。

①直接 PCI 治疗的适应证：STEMI 患者，包括发病 12 小时内或伴有新出现左束支传导阻滞，或伴严重急性心力衰竭或心源性休克（不受发病时间限制）。发病 12 至 24 小时具有临床或心电图进行性缺血证据。

②溶栓后 PCI 治疗的适应证：所有在院前溶栓的患者应及时转运到能进行 PCI 治疗的医院。溶栓成功后 3 至 24 小时，或溶栓后出现心源性休克或急性严重心力衰竭时，应行冠状动脉造影并对梗死相关血管行血运重建。溶栓治疗失败患者，溶栓成功后若出现再发缺血、血流动力学不稳定以及危及生命的室性心律失常或有再次闭塞证据的患者。

③PCI 术前护理：协助医生向患者及家属介绍 PCI 目的、方法。按医嘱抽取血常规、凝血试验、心肌损伤标志物、肝肾功能等化验，做好手术区域的备皮，备好便携式给氧设施及必要的抢救药品与物品，尽快护送患者到介入导管室。

④溶栓治疗的护理：如果因各种原因不能进行 PCI 而采用溶栓治疗，应评估溶栓治疗的适应证和禁忌证。按医嘱准确给药，如尿激酶（UK）、链激酶（SK）和重组组织型纤维蛋白溶酶原激活剂（rt-PA）。监测血压的改变。按医嘱随时做心电图，及时了解再灌注心律失常和 ST 段的改变。溶栓治疗最严重的并发症是颅内出血，应密切观察患者是否发生严重头痛、视觉障碍、意识障碍等。动、静脉穿刺后要注意延长按压局部时间至不出血为止。按医嘱及时抽取和送检血液标本，及时了解化验和特殊检查结果。注意观察有无药物不良反应，如寒战、发热等过敏反应。

（3）并发症的监测与处理

①心律失常的监测与处理：注意观察监护仪及心电图的心率（律），及时识别各种心律失常，并迅速配合医生给予及时处理。

②心源性休克的监测与处理：密切观察患者的呼吸、血压、心率及皮肤颜色、温度及潮湿度等表现。如果患者出现心率持续增快、血压有下降趋势（<90mmHg），血氧饱和度低于94%，皮肤颜色苍白或发绀，四肢湿冷，表情淡漠等症状，应高度警惕发生心源性休克的可能，应及时通知医生，配合给予必要的处理。

心源性休克的处理：①补充血容量，估计有血容量不足，按医嘱补充液体，注意按输液计划调节滴速，观察有无呼吸困难、颈静脉充盈、恶心、呕吐、心前区疼痛加重等表现。②及时按医嘱给予药物，如血压低于 90mmHg 及时给予血管活性药物（如多巴胺）等药物静脉滴注。用药时注意观察血压和输液部位的皮肤，根据医嘱和血压具体情况调节输液速度。需要时，按医嘱采取措施纠正酸中毒及电解质紊乱，保护肾功能。③密切观察病情变化，注意观察药物作用与不良反应，密切观察心率（律）、血压、血氧饱和度、尿量和患者状况，准确记录出入水量，及时向医生报告病情变化情况。

③急性左心衰竭的监测与处理：如患者出现不能平卧、呼吸困难、咳嗽、发绀、烦躁等心力衰竭症状时，立即准备按医嘱采取紧急措施。体位，将患者置于坐位或半坐位。保持呼吸道通畅，给予高流量面罩吸氧。遵医嘱给予各种抢救药物，如静脉注射吗啡，镇静，减轻恐惧感，同时亦可降低心率，减轻心脏负荷；应用氨茶碱，解除支气管痉挛，缓解呼吸困难；给予洋地黄制剂，增加心肌收缩力和心排出量；应用硝酸甘油、硝普钠等血管扩张剂静脉滴注，扩张周围血管，减少静脉回心血量；给予呋塞米静脉注射，利尿，减少循环血量。在给药过程中，注意按药物用法给药，血管活性药物一般应用微量泵注入控制输液速度，防止低血压。但对于肺和（或）体循环淤血者，注意严格控制静脉输液速度，监测液体出入量。密切观察病情变化，协助完善相关检查，进行心电、血压、血氧饱和度监测，密切观察药物作用及其病情变化。描记 12 导联心电图，留取动脉血气、脑钠肽、血常规、血糖、电解质和心肌损伤标志物等各种血标本；协助患者接受 X 线胸片、超声检查。

（4）心理护理：ACS 患者突然发病、症状重，加之处于医院的特殊环境，告知的手术风险及医疗费用等因素均会引起紧张、恐惧、焦虑、烦躁，甚至绝望等负性情绪。因此，应重视对患者的心理护理，注意关心体贴患者。抢救过程中适时安慰和鼓励患者，有针对性地告知相关抢救措施，减轻患者的恐惧感，取得患者及家属的配合，积极配合救治，增强对治疗的信心。

（5）健康指导：在救治 ACS 患者的同时，结合患者病情和不同特点对患者和家属实施健康教育和康复指导，强化预防意识，已有 ACS 病史应预防再次梗死和其他心血管不良事件称之为二级预防。

①改变生活方式：合理膳食，宜摄入低热量、低脂、低胆固醇、低盐饮食，多食蔬菜、水果和粗纤维食物如芹菜、糙米等，避免暴饮暴食。适当运动，保持适当的体力活动，以有氧运动为主，注意运动的强度和时间，以不致发生疼痛症状为度。控制体重，在饮食治疗的基础上，结合运动和行为治疗等控制体重。戒烟戒酒。

②避免诱发因素：调整日常生活与工作量，不可过于劳累，避免情绪激动，减轻精神压力，保证充足睡眠。

③正确应用药物：告知患者用药目的、作用及注意事项，指导患者正确应用抗血小板聚集、抗缺血、抗心律失常、降压降脂降糖等药物，积极治疗冠心病、高血压、高血脂、糖尿病等基础慢性疾病。

④病情自我监测：向患者讲解疾病的知识，包括 ACS 发生的简单过程、诱因、监护意义。教会自测脉率，以及早发现心律失常。告知患者及家属心绞痛发作时的缓解方法，如心绞痛发作比以往频繁、程度加重，疼痛时间延长，应警惕心肌梗死的发生，及时就医。

4. 主动脉夹层的护理　如胸痛的病因是主动脉夹层，护理如下。

（1）按医嘱给予药物治疗：①降压治疗，降压可以减轻或缓解患者胸痛，防止主动脉破裂，争取手术机会。一般静脉持续应用微量泵给药扩血管药物，如硝普钠，同时配合应用β受体阻滞药或钙离子拮抗剂，将收缩压控制在相应安全水平。用药过程中要密切监测血压变化，避免血压出现骤降或骤高，根据血压变化调节药物剂量，使血压维持在相对稳定和安全的水平。②镇痛治疗，如果患者胸痛剧烈，应及时报告医生，遵医嘱给予吗啡等治疗，观察并记录胸痛缓解情况，密切监测有无心动过缓、低血压和呼吸抑制等不良反应。

（2）密切观察病情变化：严密监测四肢血压和心率（律）的变化，观察胸痛缓解或加重情况；关注辅助检查结果，了解病情严重程度与发展趋势；出现任何异常情况，及时向医生报告。主动脉夹层极易发生夹层破裂而危及生命，应随时做好抢救的准备。

（3）做好介入治疗、手术或转运的准备：按医嘱为患者做好接受介入治疗或住院接受外科手术治疗的准备，按部门要求为转运过程中可能发生的病情变化做好充分的准备。

（高世丽）

第九节　急性腹痛

急性腹痛是指发生在 1 周之内，由各种原因引起的腹腔内外脏器急性病变而表现在腹部的疼痛，是临床上常见的急症之一，具有发病急、变化多、进展快的特点，若处理不及时，极易发生严重后果，甚至危及患者生命。护士细致的评估、严密的观察和及时的护理，对把握患者抢救时机和疾病的疗效与预后起到重要的作用。

一、病因与发病机制

（一）病因

可引起腹痛的病因很多，可分为器质性和功能失调性两类。器质性病变包括急性炎症、梗阻、扩张、扭转、破裂、损伤、出血、坏死等；功能失调性因素有麻痹、痉挛、神经功能紊乱、功能暂时性失调等。

1. 腹腔脏器病变引起的腹痛　①急性炎症，如急性胃炎、急性胃肠炎、急性肠系膜淋巴结炎、急性肾盂肾炎、急性回肠或结肠憩室炎、自发性腹膜炎等；急性胰腺炎、阑尾炎、胆囊炎、急性化脓性胆管炎、腹腔内各种脓肿、急性盆腔炎、急性附件炎、急性泌尿系感染以及急性细菌性或阿米巴性痢疾等。②急性梗阻或扭转，常见的有急性肠梗阻（包括肠套叠、肠扭转）、腹内/外疝、胆道、肾、尿路管结石嵌顿性绞痛、胆道蛔虫症、肠系膜或大网膜扭转、急性胃或脾扭转、胃黏膜脱垂症、卵巢囊肿蒂扭转等。③急性穿孔，消化性溃疡急性穿孔、胃肠道癌或肠炎症性疾病急性穿孔、胆囊穿孔、子宫穿孔、外伤性胃肠穿孔等。④急性内出血，如腹部外伤所致肝、脾、肾等实质脏器破裂，肝癌等破裂；异位妊娠、卵巢或黄体破裂等。⑤血管病变，见于腹主动脉瘤、肾梗死、肠系膜动脉急性栓塞或血栓形成、肠系膜静脉血栓形成、急性门静脉或肝静脉血栓形成、脾梗死、夹层动脉瘤等。⑥其他，如急性胃扩张、痛经、肠易激综合征、腹壁皮肤带状疱疹等。

2. 腹腔外脏器或全身性疾病引起腹痛　以胸部疾病所致的放射性腹痛和中毒、代谢疾病所致的痉挛性腹痛为多，常伴有腹外其他脏器病症，而无急性腹膜炎征象。①胸部疾病，如不典型心绞痛、急性心肌梗死、急性心包炎、主动脉夹层、肋间神经痛、下肺肺炎、肺脓肿、胸膜炎、气胸等。②代谢及中毒疾病，如铅、砷、汞、酒精中毒，尿毒症，糖尿病酮症酸中毒，低钙血症等。③变态反应性疾病，如腹型过敏性紫癜、腹型风湿热。④神经源性疾病，如脊柱结核、带状疱疹、末梢神经炎、腹型癫痫、胃肠功能紊乱、神经功能性腹痛等。

（二）腹痛发病机制

1. 体性痛　脏腹膜上虽然没有感觉受体，但近脏器的肠系膜、系膜根部、小网膜及膈肌等均有脊髓性感觉神经，当病变累及其感觉神经时产生冲动，并上传至丘脑，被大脑感知。体性痛较剧烈，定位较准确，与体位有关，变换体位常可使疼痛加重。

2. 内脏痛　多由消化道管壁平滑肌突然痉挛或强力收缩，管壁或脏器突然扩张，急性梗阻、缺血等刺激自主神经的痛觉纤维传导所致，常为脏器本身的疼痛。

3. 牵涉痛　也称放射痛或感应性痛，是由某种病理情况致身体某一局部疼痛，疼痛部位非病变所在部位，但与病变脏器的感觉常来自同一节段的神经纤维。

二、病情评估与判断

（一）病情评估

1. 快速评估全身情况　急诊护士接诊后应首先评估患者的总体情况，初步判断病情的轻、重、缓、急，以决定是否需要做急救处理。对危重患者，应重点评估（包括神志、回答问题能力、表情、血压、脉搏、体位、疼痛程度等），之后迅速分诊送入治疗区进行急救处理，待情况允许再做详细检查。表情痛苦、面色苍白、脉搏细速、呼吸急促、大汗淋漓、仰卧不动或蜷曲侧卧、明显脱水等提示病情较重。如脉搏细速伴低血压，提示低血容量。

2. 评估一般情况　①年龄，青壮年以急性胃穿孔、阑尾炎、肠梗阻、腹部外伤所致脏器破裂出血等多见。中老年以胃肠道癌肿及并发症、胆囊炎、胆石症及血管疾病等发病率高。②性别，如溃疡病穿孔、急性阑尾炎、肠梗阻、尿路结石男性多见，而胆囊炎、胰腺炎则女性多见。③既往史，了解既往有无引起急性腹痛的病史，如溃疡病、阑尾炎等，有无类似发作史，有无腹部外伤史、手术史，有无心肺等胸部疾病和糖尿病、高血压史等。女性应了解月经生产史，闭经且发生急性腹痛并伴休克者，应高度警惕异位妊娠破裂内出血。

3. 重点详细询问腹痛相关信息

（1）诱发因素：胆囊炎或胆石症常于进食油腻食物后发作；急性胰腺炎发作前常有酗酒、高脂饮食、暴饮暴食史；部分机械性肠梗阻与腹部手术有关；溃疡病穿孔在饱餐后多见；剧烈活动或突然改变体位后突发腹痛可能为肠扭转；腹部受暴力作用引起剧痛伴休克者，可能是肝、脾破裂所致。

（2）疼痛部位：最早发生腹痛及压痛最明显的部位常是发生病变的部位，可帮助推断可能的病因。

（3）疼痛的起病方式、性质和程度

①疼痛的起病方式、性质：炎症性急性腹痛，以腹痛、发热、压痛或腹肌紧张为主要特点。一般起病较缓慢，多由轻渐重，剧痛呈持续性并进行性加重，炎症波及脏器浆膜和壁腹膜时，呈典型局限性或弥漫性腹膜刺激征。常见于急性阑尾炎、胆囊炎、腹膜炎、胰腺炎、盆腔炎等。穿孔性急性腹痛，以突发持续腹痛、腹膜刺激征，可伴有肠鸣音消失或气腹为主

要特点。突然起病，呈剧烈的刀割样痛、烧灼样痛，后呈持续性，范围迅速扩大。常见于外伤、炎症或癌肿侵蚀导致的空腔脏器破裂，如溃疡穿孔、胃癌穿孔、胆囊穿孔、外伤性肠穿孔等。梗阻性急性腹痛，以阵发性腹痛、呕吐、腹胀、排泄功能障碍为主要特点。多突然发生，呈阵发性剧烈绞痛，当梗阻器官合并炎症或血运障碍时，常呈持续性腹痛，阵发性加重。常见于肾、输尿管结石、胆绞痛、胆道蛔虫病、肠梗阻、肠套叠、嵌顿性疝、卵巢囊肿蒂扭转等。出血性急性腹痛，以腹痛、失血性休克与急性贫血、隐性（内）出血或显性（外）出血（呕血、便血、尿血）为主要特点。起病较急骤，呈持续性，但不及炎症性或穿孔性腹痛剧烈，由于大量积血刺激导致急性腹膜炎，但腹膜刺激症状较轻，有急性失血症状。常见于消化性溃疡出血、肝脾破裂出血、胆道出血、肝癌破裂出血、腹主动脉瘤破裂出血、异位妊娠破裂出血等。损伤性急性腹痛，以外伤、腹痛、腹膜炎或内出血综合征为主要特点。因暴力着力点不同，可有腹壁伤、空腔脏器伤及实质脏器伤造成的腹痛，原发性休克恢复后，常呈急性持续性剧烈腹痛，伴恶心、呕吐。绞窄与扭转性急性腹痛，又称缺血性急性痛。疼痛呈持续性，因受阵发牵拉，可有阵发性类似绞痛加剧，常可触及压痛性包块，可有频繁干呕、消化道排空症状，早期无腹膜刺激征，随着坏死的发生而出现。功能性紊乱及全身性疾病所致急性腹痛，疼痛常无明显定位，呈间歇性、一过性或不规律性，腹痛虽然严重，但体征轻，腹软，无固定压痛和反跳痛，常有精神因素或全身性疾病史。如肠道易激综合征、胃肠神经症、肠系膜动脉硬化或缺血性肠病、腹型癫痫、过敏性紫癜等。

腹部绞痛多发病急、患者痛苦，应注意鉴别，尽早明确病因。

②疼痛程度：腹痛程度可反映腹内病变的轻重，但疼痛的个体敏感性和耐受程度差异较大，影响其评价。刀割样剧痛可能为化学刺激引起，如空腔脏器急性穿孔；梗阻性疾病为剧烈疼痛，如肠扭转、卵巢囊肿蒂扭转、肾绞痛等；脏器破裂出血性疾病引起的腹痛略次之，如宫外孕、脾破裂、肝破裂等；炎症性疾病引起的腹痛较轻，如阑尾炎、肠系膜淋巴结炎等。

（4）与发作时间、体位的关系：餐后痛可能由于胆、胰疾病，胃部肿瘤或消化不良所致；饥饿痛发作呈周期性、节律性者见于胃窦、十二指肠溃疡；子宫内膜异位者腹痛与月经周期有关；卵泡破裂者腹痛发作在月经间期。如果某些体位使腹痛加剧或减轻，有可能成为诊断的线索，如胃黏膜脱垂患者左侧卧位可使疼痛减轻；胰腺疾病患者前倾坐位或膝胸位时疼痛减轻；腹膜炎患者活动疼痛加剧，蜷缩侧卧疼痛减轻；反流性食管炎患者烧灼痛在躯体前屈时明显，而直立位时减轻。

（5）伴随症状

①消化道症状：恶心、呕吐，常发生于腹痛后，可由严重腹痛引起。急性胆囊炎、溃疡病穿孔均可伴有恶心、呕吐。急性胃肠炎、胰腺炎发病早期呕吐频繁，高位肠梗阻呕吐出现早而频繁，低位肠梗阻或结肠梗阻呕吐出现晚或不出现；呕吐物的性质及量与梗阻部位有关，如呕吐宿食不含胆汁则为幽门梗阻，呕吐粪水样物常为低位肠梗阻。排便情况，腹痛伴有呕吐，肛门停止排气、排便多见于肠梗阻；腹痛伴有腹泻，多见于急性肠炎、痢疾、炎症性肠病、肠结核等；伴有果酱样便是肠套叠的特征；伴有血便，多见绞窄性肠梗阻、肠套叠、溃疡性结肠炎、坏死性肠炎、缺血性疾病等。

②其他伴随症状：休克，腹痛同时伴有贫血者可能是腹腔脏器破裂（如肝、脾或异位妊娠破裂）；不伴贫血者见于急性胆管炎、胃肠穿孔、绞窄性肠梗阻、肠扭转、急性胰腺炎

等。黄疸，多见于急性胆管炎、胆总管结石、壶腹部癌或胰头癌。发热，外科疾病一般是先有腹痛后发热；而内科疾病多先有发热后有腹痛。如伴发热、寒战者，多见于胆道感染、腹腔或腹内脏器化脓性病变、下肺炎症或脓肿等。血尿、排尿困难，多见于泌尿系感染、结石等。盆腔炎症或积液、积血时可有排便次数增多、里急后重感。

4. 体格检查　重点在评估腹部情况。腹部体检时应嘱患者取仰卧位，双腿屈曲充分暴露全腹，然后对腹部进行视、触、叩、听四个方面的检查。①视诊，全腹膨胀是肠梗阻、腹膜炎晚期表现。不对称性腹胀可见于肠扭转、闭袢性肠梗阻。急性腹膜炎时腹式呼吸运动减弱或消失。注意有无胃肠蠕动波及胃肠型，腹股沟区有无肿块等。②触诊，最重要的腹部检查，着重检查腹膜刺激征，腹部肌紧张、压痛与反跳痛的部位、范围和程度。压痛最明显之处往往就是病变所在，是腹膜炎的客观体征。炎症早期或腹腔内出血表现为轻度腹肌紧张，较重的感染性病变如化脓性阑尾炎、肠穿孔表现为明显肌紧张。胃十二指肠、胆道穿孔时，腹壁可呈"板状腹"，但随着时间延长，腹腔内渗液增加而使腹膜刺激征反而减轻。注意年老体弱、肥胖、小儿或休克患者，腹膜刺激征常较实际为轻。③叩诊，先从无痛区开始，叩痛最明显处常是病变部位。肝浊音界消失提示胃肠道穿孔致膈下游离气体。移动性浊音表示腹腔积液或积血。④听诊：判断胃肠蠕动功能，一般选择脐周听诊。肠鸣音活跃、音调高、有气过水音提示机械性肠梗阻。肠鸣音消失或减弱多见于急性腹膜炎、血运性肠梗阻和肠麻痹。上腹部振水音可能提示幽门梗阻或胃扩张。

5. 辅助检查

（1）实验室检查：①血常规，白细胞总数和中性粒细胞计数增多提示感染性疾病；血红蛋白及红细胞进行性减少提示有活动性出血可能。②尿常规，尿中大量红细胞提示肾绞痛、泌尿系肿瘤和损伤，白细胞增多表示感染。糖尿病酮症酸中毒可见尿糖、尿酮体阳性。③大便常规，糊状或水样便，含少量红、白细胞可能为细菌性食物中毒引起的急性肠炎；黏液脓血提示痢疾可能；血便提示有消化道出血；大便隐血阳性提示消化道肿瘤。④血生化，血、尿或腹腔积液淀粉酶增高常是急性胰腺炎；血肌酐、尿素氮升高提示肾功能不全；人绒毛膜促性腺激素有助于异位妊娠诊断。

（2）X 线检查：胸部 X 线检查可显示肺、胸膜及心脏病变；腹部透视和摄片检查如发现膈下游离气体，提示胃肠穿孔；肠内有气液平面，肠腔内充气较多，提示肠梗阻；怀疑有尿路病变可摄腹部平片或作静脉肾盂造影。

（3）超声检查：对肝、胆、胰、脾、肾、输尿管、阑尾、子宫及附件、膀胱等形态、大小、占位病变、结石、异位妊娠、腹腔积液、腹腔内淋巴结及血管等病变等均有较高的诊断价值，是首选检查方法。在超声指引下进行脓肿、腹腔积液及积血等穿刺抽液。

（4）内镜检查：包括胃镜、十二指肠镜、胆道、小肠镜和结肠镜等，对急性腹痛的诊断具有极其重要的意义。在明确消化道出血的病因同时可行内镜下止血或病灶切除。

（5）CT 检查：对病变定位定性有很大价值。其优点是不受肠管内气体的干扰。CT 是评估急腹症的又一个安全、无创而快速有效的方法，特别是对判断肝胆胰等实质性脏器病变、十二指肠和主动脉病变方面较超声检查更具优势。PET-CT 检查对肿瘤的诊断更加敏感。

（6）直肠指检：盆位阑尾炎可有右侧直肠壁触痛，盆腔脓肿或积血可使直肠膀胱凹窝呈饱满感、触痛。

（7）其他检查：疑腹腔有积液或出血，可进行腹腔诊断性穿刺，吸取液体进行常规检查和细胞学检查，可以确定病变性质；阴道后穹隆穿刺主要用于判断异位妊娠破裂出血、盆腔脓肿或盆腔积液；40 岁以上患者，既往无慢性胃病史，突然发作上腹痛应常规做心电图，以识别有无心脏及心包病变。

（二）病情判断

急性腹痛的病情严重程度可分为三类。①危重，先救命后治病。患者出现呼吸困难、脉搏细弱、严重贫血貌，如腹主动脉瘤破裂、异位妊娠破裂合并重症休克，应立即实施抢救。②重，配合医生诊断与治疗。患者持续腹痛伴器官功能障碍，如消化道穿孔、绞窄性肠梗阻、卵巢囊肿蒂扭转等，应配合医生尽快完成各项相关检查，纠正患者一般情况，准备急诊手术和相关治疗。③普通，但可存在潜在危险性，通常患者体征平稳，可按常规程序接诊，细致观察，及时发现危及生命的潜在病因。如消化道溃疡、胃肠炎等，也可能有结石、恶性肿瘤的可能性。需要强调的是，面对每一例腹痛患者，均需重视并优先排查。

三、救治与护理

（一）救治原则

急性腹痛的病因虽然不同，但救治原则基本相似，即挽救生命、减轻痛苦、积极的对因治疗和预防并发症。

1. 手术治疗　手术是急腹症的重要治疗手段。如肠梗阻、内脏穿孔或出血、急性阑尾炎等病因明确，有手术指征者，应及时手术治疗。

2. 非手术治疗　主要适用于病因未明而腹膜炎症状不严重的患者，给予纠正水、电解质紊乱，抗感染，防治腹胀，防止休克等对症支持措施。对病因已明确而不需手术治疗、疼痛较剧烈的患者，应适当使用镇痛剂。

3. 不能确诊的急腹症患者　要遵循"四禁"原则，即禁食、禁灌肠、禁止痛、禁用泻药。经密切观察和积极治疗后，腹痛不缓解，腹部体征不减轻，全身状况无好转反而加重的患者可行剖腹探查，明确病因。

（二）护理措施

1. 即刻护理措施　应首先处理能威胁生命的情况，如腹痛伴有休克应及时配合抢救，迅速建立静脉通路，及时补液纠正休克。如有呕吐头应偏向一侧，以防误吸。对于病因明确者，遵医嘱积极做好术前准备。对于病因未明者，遵医嘱暂时实施非手术治疗措施。

2. 控制饮食及胃肠减压　对于病情较轻且无禁忌证者，可给予少量流质或半流质饮食。病因未明或病情严重者，必须禁食。疑有空腔脏器穿孔、破裂，腹胀明显或肠梗阻患者须行胃肠减压，应注意保持引流通畅，观察与记录引流液的量、色和性状，及时更换减压器。对于病情严重，预计较长时间不能进食者，按医嘱应尽早给予肠外营养。

3. 补液护理　遵医嘱给予输液，补充电解质和能量合剂，纠正体液失衡，并根据病情变化随时调整补液方案和速度。

4. 遵医嘱给予抗生素控制感染　急腹症多为腹腔内炎症和脏器穿孔引起，多有感染，是抗生素治疗的确定指征。一般首先予经验性用药，宜采用广谱抗生素，且主张联合用药。待细菌培养，明确病原菌及药敏后，尽早采用针对性用药。

5. **严密观察病情变化** 观察期间要注意病情演变，综合分析，特别是对病因未明的急性腹痛患者，严密观察是极为重要的护理措施。观察内容包括：①意识状态及生命体征。②腹痛部位、性质、程度、范围以及腹膜刺激征的变化和胃肠功能状态（饮食、呕吐、腹胀、排便、肠蠕动、肠鸣音等）。③全身情况及重要脏器功能变化。④腹腔异常，如腹腔积气、积液、肝浊音界变化和移动性浊音。⑤新的症状与体征出现等。

6. **对症处理** 如腹痛病因明确者，遵医嘱及时给予解痉镇痛药物。但使用止痛药物后应严密观察腹痛等病情变化，病因未明时禁用镇痛剂。高热者可给予物理降温或药物降温。

7. **卧床休息** 尽可能为患者提供舒适体位。一般状况良好或病情允许时宜取半卧位或斜坡卧位。注意经常更换体位，防止压疮等并发症。

8. **稳定患者情绪，做好心理护理** 急性腹痛往往给患者造成较大的恐惧。因此，应注意对患者及家属做好解释安慰工作，对患者的主诉采取同情性倾听，减轻焦虑，降低患者的不适感。

9. **术前准备** 对危重患者应在不影响诊疗前提下尽早做好必要的术前准备，一旦治疗过程中出现手术指征，立刻完善术前准备，送入手术室。

（高世丽）

第十节　高血糖症与低血糖症

糖尿病（DM）是一组由多病因引起的以慢性高血糖为特征的代谢性疾病，是由于胰岛素分泌（或）作用缺陷所引起。典型的症状为"三多一少"，即多尿、多饮、多食及体重减轻。长期代谢紊乱可引起多系统及器官的功能减退及衰竭，成为致死或致残的主要原因；病情严重或应激时可发生急性严重代谢紊乱，如糖尿病酮症酸中毒、高血糖高渗状态、低血糖症等。

一、高血糖症

（一）糖尿病酮症酸中毒

糖尿病酮症酸中毒（DKA）是由于体内胰岛素活性重度缺乏及升糖激素不适当增高，引起糖、脂肪和蛋白质代谢紊乱，以致水、电解质和酸碱平衡失调，出现高血糖、酮症、代谢性酸中毒和脱水为主要表现的临床综合征。是糖尿病的急性并发症，也是内科常见的危象之一。

1. **病因与发病机制** 1型糖尿病患者有自发DKA倾向，DKA也是1型糖尿病患者死亡的主要原因之一。2型糖尿病患者在一定诱因作用下也可发生DKA。最常见的诱因为感染，其他包括胰岛素突然治疗中断或不适当减量、饮食不当、创伤、手术、妊娠和分娩、脑卒中、心肌梗死、精神刺激等，但有时可无明显诱因。

胰岛素活性的重度或绝对缺乏和升糖激素过多（如胰高血糖素、儿茶酚胺类、皮质醇和生长激素）是DKA发病的主要原因。胰岛素缺乏和胰高血糖素升高是DKA发展的基本因素。糖、脂肪、蛋白质三大营养物质代谢紊乱，血糖升高，脂肪分解加速，大量脂肪酸在肝脏组织经β氧化产生大量乙酰乙酸、β-羟丁酸和丙酮，三者统称为酮体。当酮体超过机体的氧化能力时，血中酮体升高并从尿中排出，形成糖尿病酮症。乙酰乙酸、β-羟丁酸为较强有机酸，大量消耗体内储备碱，当代谢紊乱进一步加剧，超过机体酸碱平衡的调节能力时，即发生代谢性酸中毒。出现意识障碍时则为糖尿病酮症酸中毒昏迷。主要病理生理改变包括酸中毒、严重脱水、电解质平衡紊乱、周围循环衰竭、肾衰竭和中枢神经系统功能障碍。

2. 病情评估与判断

（1）病情评估

①病史及诱发因素：评估患者有无糖尿病病史或家族史，有时患者可能不清楚是否患有糖尿病。1 型糖尿病患者有自发 DKA 倾向，2 型糖尿病患者在某些诱因作用下也可发生DKA，如感染、降糖药物应用不规范、胰岛素抗药性、拮抗激素分泌过多、应激状态、饮食失调或胃肠疾患、妊娠和分娩、糖尿病未控制或病情加重等，但亦可无明显诱因。

②临床表现：早期糖尿病原有"三多一少"症状加重，酸中毒失代偿后，患者出现四肢乏力、口干、食欲不佳、恶心、呕吐，伴头痛、烦躁、嗜睡等症状，呼吸深快，呼气中有烂苹果味。随着病情的迅速发展，出现严重失水、皮肤干燥且弹性差、眼眶下陷、尿量减少、心率加快、脉搏细速、四肢发冷、血压下降。晚期各种反应迟钝，甚至消失，患者出现不同程度的意识障碍，最终导致昏迷。少数患者临床表现为腹痛，似急腹症。

③辅助检查：尿，尿糖、尿酮体均呈阳性或强阳性，可有蛋白尿及管型尿。血，血糖明显升高，多数为 16.7~33.3mmol/L，超过 33.3mmol/L 时常伴有高渗状态或肾功能障碍；血酮体定量检查多在 4.8mmol/L 以上；CO_2CP 降低；酸中毒失代偿后血动脉血 pH 值下降。

（2）病情判断：当尿酮体阳性，同时血糖增高，血 pH 值降低者，无论有无糖尿病史均高度怀疑 DKA。

根据酸中毒的程度，DKA 分为轻、中、重度。轻度是指仅有酮症而无酸中毒，即糖尿病酮症；中度指除酮症外，伴有轻度至中度的酸中毒，即 DKA；重度是指酸中毒伴随意识障碍，即 DI<A 昏迷，或无意识障碍，但二氧化碳结合力低于 10mmol/L。

3. 救治与护理

（1）救治原则：DKA 一旦明确诊断，应及时给予相应急救处理。①尽快补液以恢复血容量、纠正失水状态，是抢救 DKA 的首要措施。②给予胰岛素，降低血糖。③纠正电解质及酸碱平衡失调。④积极寻找和消除诱因，防治并发症，降低病死率：包括防治感染、脑水肿、心力衰竭、急性肾衰竭等。

（2）护理措施

①即刻护理措施：保持呼吸道通畅，防止误吸，必要时建立人工气道。如有低氧血症伴呼吸困难，给予吸氧 3~4L/min。立即查验血糖、留尿标本，建立静脉通路，立即开放 2 条以上静脉通道补液。采取动脉血标本行血气分析，及时送检血、尿等相关检查标本。

②补液：对抢救 DKA 患者十分关键，补液治疗不仅能纠正失水，快速恢复肾灌注，还利有于降低血糖、排出酮体。通常先补充生理盐水。补液量和速度的管理非常重要，DKA失水量可超过体重的 10%，可根据患者体重和失水程度来估算。如患者无心衰，开始时补液速度较快，在 2 小时内输入 0.9%氯化钠 1 000~2 000ml，以尽快补充血容量，改善周围循环和肾功能。以后根据血压、心率、每小时尿量、周围循环情况及有无发热、呕吐、腹泻等决定补液量和速度，老年患者及有心肾疾病患者，必要时监测中心静脉压，以便调节输液速度和量。第 2~6 小时输液 1 000~2 000ml。第一个 24 小时输液量总量一般为 4 000~

6 000ml，严重失水者可达 6 000~8 000ml。如治疗前已有低血压或休克，快速输液不能有效升高血压，应按医嘱输入胶体溶液并采取其他抗休克措施。补液途径以静脉为主，胃肠道补液为辅，鼓励清醒患者多饮水，昏迷患者可通过胃管补液，但不宜用于有呕吐、胃肠胀气或上消化道出血者。

③胰岛素治疗：目前均采用小剂量（短效）胰岛素治疗方案，即每小时给予每公斤体重 0.1U 胰岛素，以便血糖快速平稳下降而又不发生低血糖，同时抑制脂肪分解和酮体生成，通常将短效胰岛素加入生理盐水中持续静脉滴注。血糖下降速度一般以每小时约下降 3.9~6.1mmol/L（70~110mg/dl）为宜，每 1~2 小时复查血糖，若 2 小时后血糖下降不理想或反而升高，且脱水已基本纠正，提示患者对胰岛素敏感性较低，胰岛素剂量可加倍。当血糖降至 13.9mmol/L 时，可按医嘱开始输入 5% 葡萄糖溶液，按比例加入短效胰岛素，此时仍需每 4~6 小时复查血糖，调节输液中胰岛素比例。患者尿酮体消失后，可根据其血糖、进食情况等调节胰岛素剂量或改为每 4~6 小时皮下注射一次胰岛素，使血糖水平稳定在较安全的范围内。病情稳定后过渡到胰岛素常规皮下注射。

④纠正电解质及酸碱平衡失调：轻、中度 DKA 经输液和胰岛素治疗后，酮体水平下降，酸中毒随代谢紊乱的纠正而恢复，一般不必补碱。血 pH ≤7.1 的严重酸中毒影响心血管、呼吸和神经系统功能，应给予相应治疗，但补碱不宜过多、过快，以防诱发或加重脑水肿、血钾下降和反跳性碱中毒等。应采用小剂量等渗碳酸氢钠（1.25%~1.4%）溶液静脉输入，补碱的同时应监测动脉血气情况。

DKA 患者有不同程度失钾，治疗前的血钾水平不能真实反映体内缺钾程度，补钾的时间、速度和量应根据血钾水平和尿量来制定：①治疗前血钾低于正常，立即开始补钾。②血钾正常、尿量>40ml/h，也立即开始补钾。③血钾高于正常或无尿时，暂缓补钾。在治疗过程中需定时监测心电、血钾和尿量，调整补钾量及速度，病情恢复后仍需继续口服钾盐数天。对于治疗前血钾正常、偏低或因少尿而升高的患者，警惕治疗后可出现低血钾，严重者可发生心律失常；血钠、血氯可降低，血尿素氮和肌酐增高。

⑤严密观察病情：在抢救患者的过程中需注意治疗措施之间的协调，重视病情观察，防治并发症，尤其是脑水肿和肾衰竭等，以维持重要脏器功能。生命体征的观察，严重酸中毒可使外周血管扩张，导致低体温和低血压，并降低机体对胰岛素的敏感性，故应严密监测患者体温、血压的变化，及时采取措施。心律失常、心力衰竭的观察，血钾过低、过高均可引起严重心律失常，应密切观察患者心电监护情况，尽早发现，及时治疗。年老或合并冠状动脉病（尤其是心肌梗死）、补液过多可导致心力衰竭和肺水肿，应注意预防，一旦出现患者咳嗽、呼吸困难、烦躁不安、脉搏加快，特别是在昏迷好转时出现上述表现，提示输液过量的可能，应立即减慢输液速度，并立即报告医生，遵医嘱给予及时处理。脑水肿的观察，脑水肿是 DKA 最严重的并发症，病死率高，可能与补碱不当、长期脑缺氧和血糖下降过快、补液过多等因素有关，需密切观察患者意识状态、瞳孔大小以及对光反射。如 DKA 患者经治疗后血糖下降、酸中毒改善，但昏迷反而加重，或患者虽然一度清醒，但出现烦躁、心率快等，要警惕脑水肿的可能。尿量的观察，密切观察患者尿量的变化，准确记录 24 小时液体出入量。DKA 时失水、休克，或原来已有肾脏病变等，均可引起急性肾衰竭，肾衰竭是本症主要死亡原因之一，要注意预防。尿量是衡量患者失水状态和肾功能的简明指标，如尿量<30ml/h 时，应及时通知医生，给予积极处理。

⑥积极处理诱因，预防感染，遵医嘱应用抗生素。

⑦其他：及时采血、留取尿标本，监测尿糖、尿酮、电解质及血气分析等结果。加强基础护理，昏迷患者应勤翻身，做好口腔和会阴护理，防止压疮和继发性感染的发生。

（二）高血糖高渗状态

高血糖高渗状态（HHS），也被称为糖尿病高渗性非酮症昏迷，是糖尿病急性代谢紊乱的另一类型，临床以严重高血糖、无明显酮症酸中毒、血浆渗透压明显升高、不同程度的意识障碍和脱水为特点。多见于老年 2 型糖尿病患者，约 2/3 患者发病前无糖尿病病史或糖尿病症状较轻。

1. 病因与发病机制　最初表现常被忽视，诱因为引起血糖增高和脱水的因素：急性感染、外伤、手术、脑血管意外、水摄入不足或失水、透析治疗、静脉高营养疗法以及使用糖皮质激素、免疫抑制剂、利尿药、甘露醇等药物，有时在病程早期因未确诊糖尿病而输入大量葡萄糖液或因口渴而摄入大量含糖饮料可诱发本病。

HHS 的发病机制复杂，未完全阐明。各种诱因下，升糖激素分泌增加，进一步抑制胰岛素的分泌，加重胰岛素抵抗，糖代谢紊乱加重，血糖升高导致渗透性利尿，大量失水，失水多于失盐，血容量减少，血液浓缩，渗透压升高，导致细胞内脱水和电解质紊乱，脑细胞脱水和损害导致脑细胞功能减退，引起意识障碍甚至昏迷。

2. 病情评估与判断

（1）病情评估

①健康史：评估有无糖尿病病史及诱发 HHS 诱因，如应激、摄水不足、失水过多、高糖摄入、使用易诱发的药物等。

②临床表现：本病起病缓慢，可从数日到数周，主要表现为多尿、多饮，有食欲减退或不明显的多食。随着病程进展，出现严重的脱水和神经系统症状和体征。脱水表现为皮肤干燥和弹性减退，眼球凹陷、唇舌干裂、脉搏快而弱，卧位时颈静脉充盈不良，立位时血压下降。神经系统表现为反应迟钝、烦躁或淡漠、抽搐、嗜睡、渐陷入昏迷。患者晚期尿少甚至尿闭。

③辅助检查：血糖达到或超过 33.3mmol/L（一般 33.3～66.6mmol/L），尿糖强阳性，尿酮体阴性或弱阳性，血浆渗透压达到或超过 320mOsm/L，动脉血气分析示 pH≥7.30 或血 HCO_3^- 浓度≥15mmol/L。

（2）病情判断：对于昏迷的老年人，脱水伴有尿糖或高血糖，特别是有糖尿病史并使用过利尿药、糖皮质激素、苯妥英钠或普萘洛尔者，应高度警惕发生高血糖高渗状态的可能。一旦发生，即应视为危重症。

出现以下表现者提示预后不良：①昏迷持续 48 小时尚未恢复。②血浆高渗透状态于 48 小时内未能纠正。③昏迷伴癫痫样抽搐和病理反射征阳性。④血肌酐和尿素氮持续增高不降低。⑤合并革兰氏阴性菌感染。⑥出现横纹肌溶解或肌酸激酶升高。

3. 救治与护理

（1）救治原则：HHS 需给予紧急处理，有条件应尽快收住重症监护室。处理原则为：尽快补液以恢复血容量、纠正失水状态及高渗状态，降低血糖，同时积极寻找和消除诱因，防治并发症，降低病死率。

（2）护理措施

①即刻护理措施：立即给予吸氧，保持呼吸道通畅。建立 2～3 条静脉通路予以补液。遵医嘱采集血、尿标本进行急诊相关检查。

②补液：HHS 失水比 DKA 更严重，失水量多在发病前体液的 1/4 或体重的 1/8 以上，应积极谨慎补液以恢复血容量，纠正高渗和脱水状态。目前多主张先静脉输入等渗盐水（0.9%氯化钠），以便较快扩张微循环而补充血容量，迅速纠正低血压。若血容量恢复，血压上升而渗透压和血钠仍不下降时，应注意按医嘱改用低渗氯化钠溶液（0.45%氯化钠）。补液的速度宜先快后慢，最初 12 小时补液量为失液总量的 1/2，其余在 24～36 小时内补入，并加上当日的尿量。视病情可给予经胃肠道补液。

③胰岛素治疗与护理：宜应用小剂量短效胰岛素。大剂量胰岛素因使血糖降低过快而易产生低血糖、低血钾和促发脑水肿，故不宜使用。高血糖是维持血容量的重要因素，因此监测血糖尤为重要，当血糖降至 16.7mmol/L 时开始输入 5%葡萄糖液并在每 2～4g 糖加入 1U 胰岛素，当血糖降至 13.9mmol/L，血浆渗透压≤330mmol/L 时，应及时报告医生，按医嘱停用或减少胰岛素。

④严密观察病情：与糖尿病酮症酸中毒的病情观察基本相同，此外，仍需注意以下情况。补液量过多、过快时，可能发生肺水肿等并发症。补充大量低渗溶液，有发生溶血、脑水肿及低血容量休克的危险，应随时注意观察患者的呼吸、脉搏、血压、神志、尿量和尿色情况。一旦发现尿液呈粉红色，为发生溶血，立即停止输入低渗液体，报告医生，遵医嘱给予对症处理。

⑤基础护理：患者绝对卧床休息，注意保暖。昏迷者应保持气道通畅，保持皮肤清洁，预防压疮和继发性感染。

二、低血糖症

低血糖症是由多种原因引起的以静脉血浆葡萄糖（简称血糖）浓度低于正常值状态，临床上以交感神经兴奋和脑细胞缺糖为主要特点的综合征。一般以静脉血浆葡萄糖浓度低于 2.8mmol/L 作为低血糖症的标准。糖尿病患者在药物治疗过程中发生血糖过低现象，血糖水平≤3.9mmol/L 就属于低血糖范畴。当血糖降低时，出现交感神经兴奋的症状，持续严重的低血糖将导致患者昏迷，可造成永久性的脑损伤，甚至死亡。

1. 病因与发病机制　低血糖症是多种原因所致的临床综合征，按病因不同，可分为器质性及功能性；按照低血糖的发生与进食的关系分为空腹低血糖和餐后低血糖两种临床类型。空腹低血糖常见于使用胰岛素治疗、口服磺胺类药物、高胰岛素血症、胰岛素瘤、重症疾病（肝衰竭、心力衰竭、肾衰竭等）、升糖激素缺乏（皮质醇、生长激素、胰高糖素等）等；餐后低血糖常见于 2 型糖尿病患者初期餐后胰岛素分泌高峰延迟、碳水化合物代谢酶的先天性缺乏、倾倒综合征、肠外营养治疗等。

人体内血糖的正常维持有赖于消化道、肝脏、肾脏及内分泌腺体等多器官功能的协调一致。人体通过神经-体液调节机制来维持血糖的稳定。其主要的生理意义在于保证对脑细胞的供能，脑细胞所需的能量几乎完全直接来自葡萄糖，而且本身没有糖原储备。当血糖降到 2.8～3.0mmol/L 时，体内胰岛素分泌减少，而升糖激素如肾上腺素、胰升糖素、皮质醇分泌增加，肝糖原产生增加，糖利用减少，引起交感神经兴奋，大量儿茶酚胺释放。当血糖降到 2.5~2.8mmol/L 时，由于能量供应不足使大脑皮质功能抑制，皮质下功能异常。

2. 病情评估与判断

（1）病情评估

①健康史：评估有无糖尿病病史及诱发低血糖的病因，如进食和应用降糖药物等因素。

②临床表现：低血糖症常呈发作性，发作时间及频率随病因不同而有所差异。其临床表现可归纳为中枢神经低血糖症状和交感神经兴奋两组症状。

交感神经过度兴奋症状：表现为心悸、面色苍白、出汗、颤抖、饥饿、焦虑、紧张、软弱无力、流涎、四肢冰凉、震颤、血压轻度升高等。糖尿病患者由于血糖快速下降，即使血糖高于 2.8mmol/L，也可出现明显的交感神经兴奋症状，称为"低血糖反应"。

中枢神经系统症状：主要为脑功能障碍症状，是大脑缺乏足量葡萄糖供应时功能失调的一系列表现。表现为注意力不集中、思维和语言迟钝、头晕、视物不清等。大脑皮层下受抑制时可出现骚动不安，甚而强直性惊厥、锥体束征阳性。波及延髓时进入昏迷状态，各种反射消失。如果低血糖持续得不到纠正，常不易逆转甚至死亡。

部分患者虽然低血糖但无明显症状，往往不被觉察，极易进展成严重低血糖症，陷于昏迷或惊厥称为未察觉低血糖症。

低血糖时临床表现的严重程度取决于：①低血糖的程度。②低血糖发生的速度及持续时间。③机体对低血糖的反应性。④年龄等。

③辅助检查：血糖测定多低于 2.8mmol/L，但长期高血糖的糖尿病患者血糖突然下降时，虽然血糖高于此水平仍会出现低血糖反应的症状。

（2）病情判断：可依据 Whipple 三联征确定低血糖。①低血糖症状。②发作时血糖低于正常值（如 2.8mmol/L）。③供糖后低血糖症状迅速缓解。根据血糖水平，低血糖症可分为轻、中、重度，血糖<2.8mmol/L 为轻度低血糖，血糖<2.2mmol/L 为中度低血糖，血糖<1.11mmol/L 为重度低血糖。

3. 救治与护理

（1）救治原则：救治原则为及时识别低血糖症、迅速升高血糖、去除病因和预防再发生低血糖。

①紧急复苏：遇有昏迷、心率加快者立即采取相应复苏措施。立即测定血糖，遵医嘱进行其他相关检查。

②升高血糖：根据病情口服含糖溶液或静脉注射 50%葡萄糖，必要时遵医嘱采用抑制胰岛素分泌的药物治疗。

③去除病因：及早查明病因，积极治疗原发病。

（2）护理措施

①即刻护理措施：立即检测血糖水平。对意识模糊者，应注意开放气道，保持呼吸道通畅。必要时，给予氧气吸入。

②补充葡萄糖：意识清楚者，口服含 15~20g 糖的糖水、含糖饮料，或进食糖果、饼干、面包、馒头等即可缓解。15 分钟后监测若血糖仍≤3.9mmol/L，再给予 15g 葡萄糖口服。重者和疑似低血糖昏迷的患者，应及时测定毛细血管血糖，甚至无须血糖结果，及时给予 50%葡萄糖液 20ml 静脉注射，15 分钟后若血糖仍≤3.9mmol/L，继以 50%葡萄糖液 60ml 静脉注射，也可给予 5%或 10%的葡萄糖液静脉滴注，必要时可遵医嘱加用氢化可的松

和（或）胰高糖素肌内或静脉注射。神志不清者，切忌喂食以避免呼吸道窒息。昏迷患者清醒后，或血糖仍≥3.9mmol/L，但距离下次就餐时间在一个小时以上，给予含淀粉或蛋白质食物，以防再次昏迷。

③严密观察病情：严密观察生命体征、神志变化、心电图、尿量等。定时监测血糖。意识恢复后，继续监测血糖至少24~48小时，同时注意低血糖症诱发的心、脑血管意外事件，要注意观察是否有出汗、嗜睡、意识模糊等再度低血糖状态，以便及时处理。

④加强护理：意识模糊患者按昏迷常规护理。抽搐者除补充葡萄糖外，按医嘱可酌情使用适量镇静剂，注意保护患者，防止外伤。

⑤健康教育：低血糖症纠正后，对患者及时的实施糖尿病教育，指导糖尿病患者合理饮食、进餐和自我检测血糖方法，让患者知晓在胰岛素和口服降糖药治疗过程中可能会发生低血糖，指导患者携带糖尿病急救卡，对于儿童或老年患者的家属也要进行相关的培训，教会患者及其亲属识别低血糖早期表现和自救方法。

（高世丽）

第四章

呼吸内科疾病护理

第一节 急性呼吸道感染

一、急性上呼吸道感染

急性上呼吸道感染简称上感，为外鼻孔至环状软骨下缘包括鼻腔、咽或喉部急性炎症的概称。其特点是起病急、病情轻、病程短、可自愈，预后好，但发病率高，并具有一定的传染性。本病是呼吸道最常见的一种感染性疾病，发病不分年龄、性别、职业和地区，免疫功能低下者易感。全年皆可发病，以冬春季节多见，多为散发，但在气候突变时可小规模流行。

主要病原体是病毒，少数是细菌。人体对病毒感染后产生的免疫力较弱、短暂，病毒间也无交叉免疫，故可反复发病。

（一）病因与发病机制

1. 病因　常见病因为病毒，少数由细菌引起，可单纯发生或继发于病毒感染之后发生。病毒包括鼻病毒、冠状病毒、腺病毒、流感和副流感病毒以及呼吸道合胞病毒、埃可病毒和柯萨奇病毒等。细菌以口腔定植菌溶血性链球菌为多见，其次为流感嗜血杆菌、肺炎链球菌和葡萄球菌等，偶见革兰阴性杆菌。

2. 发病机制　正常情况下健康人的鼻咽部有病毒、细菌存在，一般不会发病。接触病原体后是否发病，取决于传播途径和人群易感性。淋雨、受凉、气候突变、过度劳累等可降低呼吸道局部防御功能，致使原存的病毒或细菌迅速繁殖引起发病。老幼体弱，免疫功能低下或有慢性呼吸道疾病如鼻窦炎、扁桃体炎者更易发病。病原体主要通过飞沫传播，也可由于接触患者污染的手和用具而传染。

（二）临床表现

1. 临床类型

（1）普通感冒：俗称"伤风"，又称急性鼻炎或上呼吸道卡他。以冠状病毒和鼻病毒为主要致病病毒。起病较急，主要表现为鼻部症状，如打喷嚏、鼻塞、流清水样鼻涕，早期有咽部干痒或烧灼感。2~3天后鼻涕变稠，可伴咽痛、流泪、味觉迟钝、呼吸不畅、声嘶、咳嗽等，有时由于咽鼓管炎致听力减退。严重者有发热、轻度畏寒和头痛等。体检可见鼻腔黏膜充血、水肿、有分泌物，咽部可轻度充血。若无并发症，一般经 5~7 天痊愈。

（2）急性病毒性咽炎和喉炎：急性病毒性咽炎常由鼻病毒、腺病毒、流感病毒、副流感病毒以及肠病毒、呼吸道合胞病毒等引起。临床表现为咽痒和灼热感，咽痛不明显，但合并链球菌感染时常有咽痛。体检可见咽部明显充血、水肿。急性喉炎多为流感病毒、副流感病毒及腺病毒等引起，临床表现为明显声嘶、讲话困难、可有发热、咽痛或咳嗽，咳嗽时咽喉疼痛加重。体检可见喉部充血、水肿，颌下淋巴结轻度肿大和触痛，有时可闻及喉部的喘息声。

（3）急性疱疹性咽峡炎：多由柯萨奇病毒 A 引起，表现为明显咽痛、发热，病程约为一周。查体可见咽部充血，软腭、腭垂、咽及扁桃体表面有灰白色疱疹及浅表溃疡，周围伴红晕。多发于夏季，儿童多见，成人偶见。

（4）急性咽结膜炎：主要由腺病毒、柯萨奇病毒等引起。表现为发热、咽痛、畏光、流泪、咽及结膜明显充血。病程 4~6 天，多发于夏季，由游泳传播，儿童多见。

（5）急性咽扁桃体炎：病原体多为溶血性链球菌，其次为流感嗜血杆菌、肺炎链球菌、葡萄球菌等。起病急，以咽、扁桃体炎症为主，咽痛明显、伴发热、畏寒，体温可达 39℃ 以上。查体可发现咽部明显充血，扁桃体肿大、充血，表面有黄色脓性分泌物。有时伴有颌下淋巴结肿大、压痛，而肺部查体无异常体征。

2. 并发症　一般预后良好，病程常在 1 周左右。少数患者可并发急性鼻窦炎、中耳炎、气管-支气管炎。以咽炎为表现的上呼吸道感染，部分患者可继发溶血性链球菌引起的风湿热、肾小球肾炎等，少数患者可并发病毒性心肌炎。

（三）辅助检查

1. 血液检查　病毒感染者，白细胞计数常正常或偏低，伴淋巴细胞比例升高。细菌感染者可有白细胞计数与中性粒细胞增多和核左移现象。

2. 病原学检查　因病毒类型繁多，一般无须进行此检查。需要时可用免疫荧光法、酶联免疫吸附法、血清学诊断或病毒分离鉴定等方法确定病毒的类型。细菌培养可判断细菌类型并做药物敏感试验以指导临床用药。

（四）诊断

根据鼻咽部的症状和体征，结合周围血象和阴性胸部 X 线检查可作出临床诊断。一般无须病因诊断，特殊情况下可进行细菌培养和病毒分离，或病毒血清学检查等确定病原体。但须与初期表现为感冒样症状的其他疾病鉴别，如过敏性鼻炎、流行性感冒、急性气管-支气管炎、急性传染病前驱症状等。

（五）治疗

治疗原则以对症处理为主，以减轻症状，缩短病程和预防并发症。

1. 对症治疗　病情较重或发热者或年老体弱者应卧床休息，忌烟，多饮水，室内保持空气流通。如有发热、头痛，可选用解热镇痛药如复方阿司匹林、索米痛片等口服。咽痛可用消炎喉片含服，局部雾化治疗。鼻塞、流鼻涕可用 1% 麻黄素滴鼻。

2. 抗菌药物治疗　一般不需用抗生素，除非有白细胞升高、咽部脓苔、咯黄痰和流鼻涕等细菌感染证据，可根据当地流行病学史和经验用药，可选口服青霉素、第一代头孢菌素、大环内酯类或喹诺酮类。

3. 抗病毒药物治疗 如无发热，免疫功能正常，发病超过 2 天一般无须应用。对于免疫缺陷患者，可早期常规使用广谱的抗病毒药，如利巴韦林和奥司他韦，可缩短病程。具有清热解毒和抗病毒作用的中药亦可选用，有助于改善症状，缩短病程。如板蓝根冲剂、银翘解毒片等。

（六）护理措施

1. 生活护理 症状轻者适当休息，避免过度疲劳；高热患者或年老体弱者应卧床休息。保持室内空气流通，温湿度适宜，定时空气消毒，进行呼吸道隔离，患者咳嗽或打喷嚏时应避免对着他人，防止交叉感染。饮食应给予高热量、高维生素的流质或半流质，鼓励患者多饮水及漱口，保持口腔湿润和舒适。患者使用的餐具、毛巾等可进行煮沸消毒。

2. 对症护理 高热者遵医嘱物理降温，如头部冷敷，冰袋置于大血管部位，温水或乙醇擦浴，4℃冷盐水灌肠等。注意 30 分钟后测量体温并记录。必要时遵医嘱药物降温。咽痛者可用淡盐水漱咽部或含服消炎喉片，声嘶者可行雾化疗法。

3. 病情观察 注意观察生命体征，尤其是体温变化及咽痛、咳嗽等症状的变化。警惕并发症，如中耳炎患者可有耳痛、耳鸣、听力减退、外耳道流脓；并发鼻窦炎者会出现发热、头痛加重、伴脓涕，鼻窦有压痛。

4. 用药护理 遵医嘱用药，注意观察药物不良反应。

5. 健康教育 积极体育锻炼，增强机体免疫力。生活饮食规律、改善营养。避免受凉、淋雨、过度疲劳等诱发因素，流行季节避免到公共场所。注意居住、工作环境的通风换气。年老体弱易感者应注意防护，上呼吸道感染流行时应戴口罩。

二、急性气管-支气管炎

急性气管-支气管炎是由生物、物理、化学刺激或过敏等因素引起的气管-支气管黏膜的急性炎症。临床症状主要为咳嗽和咳痰。常发生于寒冷季节或气候突变时，也可继发于上呼吸道感染，或为一些急性呼吸道传染病（麻疹、百日咳等）的一种临床表现。

（一）病因与发病机制

1. 感染 病毒或细菌是本病最常见的病因。常见的病毒有呼吸道合胞病毒、副流感病毒、腺病毒等。细菌以肺炎球菌、流感嗜血杆菌、链球菌和葡萄球菌较常见。

2. 理化因素 冷空气、粉尘、刺激性气体或烟雾对气管-支气管黏膜的急性刺激。

3. 过敏反应 花粉、有机粉尘、真菌孢子、动物毛皮及排泄物等的吸入，钩虫、蛔虫的幼虫在肺移行，或对细菌蛋白质的过敏均可引起本病。

感染是最主要的病因，过度劳累、受凉是常见诱因。

（二）临床表现

1. 症状 起病较急，通常全身症状较轻，可有发热，体温多于 3~5 天内恢复正常。大多先有上呼吸道感染症状，以咳嗽为主，初为干咳，以后有痰，黏液或黏液脓性痰，偶伴血痰。气管受累时在深呼吸和咳嗽时感胸骨后疼痛；伴支气管痉挛，可有气急和喘鸣。咳嗽、咳痰可延续 2~3 周才消失，如迁延不愈，可演变成慢性支气管炎。

2. 体征 体检肺部呼吸音粗，可闻及不固定的散在干、湿啰音，咳嗽后可减少或消失。

（三）辅助检查

病毒感染者白细胞正常或偏低，细菌感染者可有白细胞总数和中性粒细胞增高。胸部 X 线检查多无异常改变或仅有肺纹理增粗。痰涂片或培养可发现致病菌。

（四）诊断

1. 肺部可闻及散在干、湿性啰音，咳嗽后可减轻。

2. 胸部 X 线检查无异常改变或仅有肺纹理增粗。

3. 排除流行性感冒及某些传染病早期呼吸道症状，即可作出临床诊断。

4. 痰涂片或培养有助于病因诊断。

（五）治疗

1. 病因治疗　有细菌感染证据时应及时应用抗生素。可首选青霉素、大环内酯类，亦可选用头孢菌素类或喹诺酮类等药物或根据细菌培养和药敏实验结果选择药物。多数口服抗菌药物即可，症状较重者可肌内注射或静脉滴注给药。

2. 对症治疗　咳嗽剧烈而无痰或少痰可用右美沙芬、喷托维林镇咳。咳嗽痰黏而不易咳出，可口服祛痰剂如复方甘草合剂、盐酸氨溴索或溴己新等，也可行超声雾化吸入。支气管痉挛时可用平喘药，如茶碱类等。

（六）护理措施

1. 保持呼吸道通畅

（1）保持室内空气清新，温湿度适宜，减少对支气管黏膜的刺激，以利于排痰。

（2）注意休息，经常变换体位，叩击背部，指导并鼓励患者有效咳嗽，必要时行超声雾化吸入，以湿化呼吸道，利于排痰，促进炎症消散。

（3）遵医嘱使用抗生素、止咳祛痰剂、平喘剂，密切观察用药后的反应。

（4）哮喘性支气管炎的患者，注意观察有无缺氧症状，必要时给予吸氧。

2. 发热的护理

（1）密切观察体温变化，体温超过39℃时采取物理降温或遵医嘱给予药物降温。

（2）保证充足的水分及营养的供给：多饮水，给营养丰富、易于消化的饮食。保持口腔清洁。

3. 健康教育

（1）增强体质，避免劳累，防治感冒。

（2）改善生活卫生环境，防止有害气体污染，避免烟雾刺激。

（3）清除鼻、咽、喉等部位的病灶。

（秦　洁）

第二节　慢性阻塞性肺疾病

慢性阻塞性肺疾病（COPD）是一组以气流受限为特征的肺部疾病，气流受限不完全可逆，呈进行性发展。COPD 是一种慢性气道阻塞性疾病的统称，主要指具有不可逆性气道阻塞的慢性支气管炎和肺气肿两种疾病。患者在急性发作期过后，临床症状虽有所缓解，但其肺功能仍在继续恶化，并且由于自身防御和免疫功能的降低以及外界各种有害因素的影响，经常反复发作，而逐渐产生各种心肺并发症。

COPD 是呼吸系统疾病中的常见病和多发病，患病率和病死率均居高不下。因肺功能进行性减退，严重影响患者的劳动力和生活质量，给家庭和社会造成巨大的负担，根据世界银行/世界卫生组织发表的研究，至 2020 年 COPD 将成为世界疾病经济负担的第五位。

一、病因与发病机制

确切的病因不清楚，但认为与肺部对香烟烟雾等有害气体或有害颗粒的异常炎症反应有关。这些反应存在个体易感因素和环境因素的互相作用。

1. 吸烟　吸烟为重要的发病因素，吸烟者慢性支气管炎的患病率比不吸烟者高 2~8 倍，烟龄越长，吸烟量越大，COPD 患病率越高。烟草中含焦油、尼古丁和氢氰酸等化学物质，可损伤气道上皮细胞和纤毛运动，促使支气管黏液腺和杯状细胞增生肥大，黏液分泌增多，气道净化能力下降。还可使氧自由基产生增多，诱导中性粒细胞释放蛋白酶，破坏肺弹力纤维，诱发肺气肿形成。

2. 职业粉尘和化学物质　接触职业粉尘及化学物质，如烟雾、变应原、工业废气及室内空气污染等，浓度过高或时间过长时，均可能产生与吸烟类似的 COPD。

3. 空气污染　大气中的有害气体如二氧化硫、二氧化氮、氯气等可损伤气道黏膜上皮，使纤毛清除功能下降，黏液分泌增加，为细菌感染增加条件。

4. 感染因素　感染亦是 COPD 发生发展的重要因素之一。病毒感染以流感病毒、鼻病毒、腺病毒和呼吸道合胞病毒为常见。细菌感染常继发于病毒感染，常见病原体为肺炎链球菌、流感嗜血杆菌、卡他莫拉菌和葡萄球菌等。这些感染因素造成气管、支气管黏膜的损伤和慢性炎症。

5. 蛋白酶-抗蛋白酶失衡　蛋白水解酶对组织有损伤、破坏作用；抗蛋白酶对弹性蛋白酶等多种蛋白酶具有抑制功能，其中 α-抗胰蛋白酶是活性最强的一种。蛋白酶增多或抗蛋白酶不足均可导致组织结构破坏并产生肺气肿。吸入有害气体、有害物质可以导致蛋白酶产生增多或活性增强，而抗蛋白酶产生减少或灭活加快；同时氧化应激、吸烟等危险因素也可以降低抗蛋白酶的活性。先天性 α-抗胰蛋白酶缺乏，多见北欧血统的个体，我国尚未见正式报道。

6. 氧化应激　有许多研究表明 COPD 患者的氧化应激增加。氧化物主要有超氧阴离子（具有很强的氧化性和还原性，过量生成可致组织损伤，在体内主要通过超氧歧化酶清除）、羟根（OH^-）、次氯酸（HCL^-）和氧化血氮（NO）等。氧化物可直接作用并破坏许多生化大分子如蛋白质、脂质和核酸等，导致细胞功能障碍或细胞死亡，还可以破坏细胞外基质；引起蛋白酶-抗蛋白酶失衡；促进炎症反应，如激活转录因子，参与多种炎症因子的转录，如 IL-8、TNF-α、NO 诱导合成酶和环氧化物诱导酶等。

7. 炎症机制　气道、肺实质及肺血管的慢性炎症是 COPD 的特征性改变，中性粒细胞、巨噬细胞、T 淋巴细胞等炎症细胞均参与了 COPD 发病过程。中性粒细胞的活化和聚集是 COPD 炎症过程的一个重要环节，通过释放中性粒细胞弹性蛋白酶、中性粒细胞组织蛋白酶 G、中性粒细胞蛋白酶 3 和基质金属蛋白酶引起慢性黏液高分泌状态并破坏肺实质。

8. 其他　如自主神经功能失调、营养不良、气温变化等都有可能参与 COPD 的发生、发展。

二、临床表现

（一）症状

起病缓慢、病程较长。主要症状如下。

1. 慢性咳嗽　咳嗽时间持续在 3 周以上，随病程发展可终身不愈。常晨间咳嗽明显，夜间有阵咳或排痰。

2. 咳痰　一般为白色黏液或浆液性、泡沫性痰，偶可带血丝，清晨排痰较多。急性发作期痰量增多，可有脓性痰。

3. 气短或呼吸困难　早期在劳动时出现，后逐渐加重，以致在日常活动甚至休息时也感到气短，是 COPD 的标志性症状。

4. 喘息和胸闷　部分患者特别是重度患者或急性加重时支气管痉挛而出现喘息。

5. 其他　晚期患者有体重下降，食欲减退等。

（二）体征

早期体征可无异常，随疾病进展出现以下体征。

1. 视诊　胸廓前后径增大，肋间隙增宽，剑突下胸骨下角增宽，称为桶状胸。部分患者呼吸变浅，频率增快，严重者可有缩唇呼吸等。

2. 触诊　双侧语颤减弱。

3. 叩诊　肺部过清音，心浊音界缩小，肺下界和肝浊音界下降。

4. 听诊　两肺呼吸音减弱，呼气延长，部分患者可闻及湿性啰音和（或）干性啰音。

（三）并发症

1. 慢性呼吸衰竭　常在 COPD 急性加重时发生，其症状明显加重，发生低氧血症和（或）高碳酸血症，可具有缺氧和二氧化碳潴留的临床表现。

2. 自发性气胸　如有突然加重的呼吸困难，并伴有明显的发绀，患侧肺部叩诊为鼓音，听诊呼吸音减弱或消失，应考虑并发自发性气胸，通过 X 线检查可以确诊。

3. 慢性肺源性心脏病　由于 COPD 肺病变引起肺血管床减少及缺氧致肺动脉痉挛、血管重塑，导致肺动脉高压、右心室肥厚扩大，最终发生右心功能不全。

三、辅助检查

1. 肺功能检查　这是判断气流受限的主要客观指标，对 COPD 诊断、严重程度评价、疾病进展、预后及治疗反应等有重要意义。吸入支气管舒张药后第一秒用力呼气容积占用力肺活量百分比（FEV_1/FVC）<70% 及 FEV_1<80% 预计值者，可确定为不能完全可逆的气流受限。肺总量（TLC）、功能残气量（FRC）和残气量（RV）增高，肺活量（VC）减低，表明肺过度充气，有参考价值。由于 TLC 增加不及 RV 增高程度明显，故 RV/TLC 增高大于40% 有临床意义。

2. 胸部影像学检查　X 线胸片改变对 COPD 诊断特异性不高，早期可无变化，以后可出现肺纹理增粗、紊乱等非特异性改变，也可出现肺气肿改变。高分辨胸部 CT 检查对有疑问病例的鉴别诊断有一定意义。

3. 血气检查　对确定发生低氧血症、高碳酸血症、酸碱平衡失调以及判断呼吸衰竭的类型有重要价值。

4. 其他 COPD合并细菌感染时，外周血白细胞增高，核左移。痰培养可能查出病原菌，常见病原菌为肺炎链球菌、流感嗜血杆菌、卡他莫拉菌、肺炎克雷白杆菌等。

四、诊断

1. 诊断依据 主要根据吸烟等高危因素史、临床症状、体征及肺功能检查等综合分析确定诊断。不完全可逆的气流受限是COPD诊断的必备条件。

2. 临床分级 根据FEV_1/FVC、$FEV_1\%$预计值和症状可对COPD的严重程度做出分级（表4-1）。

表4-1 COPD的临床严重程度分级

分级	临床特征
Ⅰ级（轻度）	$FEV_1/FVC<70\%$
	$FEV_1 \geqslant 80\%$预计值
	伴或不伴有慢性症状（咳嗽，咳痰）
Ⅱ级（中度）	$FEV_1/FVC<70\%$
	$50\% \leqslant FEV_1<80\%$预计值
	常伴有慢性症状（咳嗽，咳痰，活动后呼吸困难）
Ⅲ级（重度）	$FEV_1/FVC<70\%$
	$30\% \leqslant FEV_1<50\%$预计值
	多伴有慢性症状（咳嗽，咳痰，呼吸困难），反复出现急性加重
Ⅳ级（极重度）	$FEV_1/FVC<70\%$
	$FEV_1<30\%$预计值或$FEV_1<50\%$预计值
	伴慢性呼吸衰竭，可合并肺心病及右心功能不全或衰竭

3. COPD病程分期 ①急性加重期，指在慢性阻塞性肺疾病过程中，短期内咳嗽、咳痰、气短和（或）喘息加重，痰量增多，呈脓性或黏液脓性，可伴发热等症状。②稳定期，指患者咳嗽、咳痰、气短等症状稳定或症状较轻。

五、治疗

（一）稳定期治疗

1. 祛除病因 教育和劝导患者戒烟；因职业或环境粉尘、刺激性气体所致者，应脱离污染环境。接种流感疫苗和肺炎疫苗可预防流感和呼吸道细菌感染，避免它们引发的急性加重。

2. 药物治疗 主要是支气管舒张药，如β_2肾上腺素受体激动剂、抗胆碱能药、茶碱类和祛痰药、糖皮质激素，以平喘、祛痰，改善呼吸困难症状，促进痰液排泄。某些中药具有调理机体状况的作用，可予辨证施治。

3. 非药物治疗

（1）长期家庭氧疗（LTOT）：长期氧疗对COPD合并慢性呼吸衰竭患者的血流动力学、呼吸生理、运动耐力和精神状态产生有益影响，可改善患者生活质量，提高生存率。

①氧疗指征（具有以下任何一项）。静息时，$PaO_2 \leq 55mmHg$ 或 $SaO_2 < 88\%$，有或无高碳酸血症。$56mmHg \leq PaO_2 < 60mmHg$，$SaO_2 < 89\%$ 伴下述之一：继发红细胞增多（血细胞比容 $>55\%$）；肺动脉高压（平均肺动脉压 $\geq 25mmHg$）；右心功能不全导致水肿。

②氧疗方法。一般采用鼻导管吸氧，氧流量为 $1.0 \sim 2.0L/min$，吸氧时间 >15 小时/天，使患者在静息状态下，达到 $PaO_2 \geq 60mmHg$ 和（或）使 SaO_2 升至 90% 以上。

（2）康复治疗：康复治疗适用于中度以上 COPD 患者。其中呼吸生理治疗包括正确咳嗽、排痰方法和缩唇呼吸等；肌肉训练包括全身性运动及呼吸肌锻炼，如步行、踏车、腹式呼吸锻炼等；科学的营养支持与加强健康教育亦为康复治疗的重要方面。

（二）急性加重期治疗

最多见的急性加重原因是细菌或病毒感染。根据病情严重程度决定门诊或住院治疗。治疗原则为抗感染、平喘、祛痰、低流量持续吸氧。

六、主要护理诊断/问题

1. 气体交换受损　与呼吸道阻塞、呼吸面积减少引起通气和换气功能受损有关。

2. 清理呼吸道无效　与呼吸道炎症、阻塞、痰液过多有关。

3. 营养失调：低于机体需要量　与长期咳痰、呼吸困难致食欲下降或感染机体代谢加快有关。

4. 焦虑　与日常活动时供氧不足、疲乏、经济支持不足有关。

5. 活动无耐力　与疲劳、呼吸困难有关。

七、护理措施

1. 气体交换受损　与呼吸道阻塞、呼吸面积减少引起通气和换气功能受损有关。

（1）休息与体位：保持病室内环境安静、舒适，温度 $20 \sim 22℃$，湿度 $50\% \sim 60\%$。卧床休息，协助患者生活需要减少患者氧耗。明显呼吸困难者摇高床头，协助身体前倾位，以利于辅助呼吸肌参与呼吸。

（2）病情观察：监测患者的血压、呼吸、脉搏、意识状态、血氧饱和度，观察患者咳嗽、咳痰情况，痰液的量、颜色及形状，呼吸困难有无进行性加重等。

（3）有效氧疗：COPD 氧疗一般主张低流量低浓度持续吸氧。对患者加强正确的氧疗指导，避免出现氧浓度过高或过低而影响氧疗效果。氧疗装置定期更换、清洁、消毒。急性加重期发生低氧血症者可鼻导管吸氧，或通过文丘里面罩吸氧。鼻导管给氧时，吸入的氧浓度与给氧流量有关，估算公式为吸入氧浓度（%）= $21 + 4 \times$ 氧流量（L/min）。一般吸入氧浓度为 $28\% \sim 30\%$，应避免吸入氧浓度过高引起二氧化碳潴留。

（4）呼吸功能锻炼：在病情允许的情况下指导患者进行，以加强胸、膈呼吸肌肌力和耐力，改善呼吸功能。

①缩唇呼吸：目的是增加气道阻力，防止细支气管由于失去放射牵引和胸内高压引起的塌陷，以利于肺泡通气。方法：患者取端坐位，双手扶膝，舌尖放在下颌牙齿内底部，舌体略弓起靠近上颌硬腭、软腭交界处，以增加呼气时气流阻力，口唇缩成"吹口哨"的嘴形。吸气时闭嘴用鼻吸气，呼气时缩唇，慢慢轻轻呼出气体，吸气与呼气之比为 1：2，慢慢呼气达到 1：4。吸气时默数 1、2，呼气时默数 1、2、3、4。缩唇口型大小以能使距嘴唇 15～

20cm 处蜡烛火焰随气流倾斜但不熄灭为度。呼气是腹式呼吸组成部分，应配合腹式呼吸锻炼。每天 3~4 次，每次 15~30 分钟。

②腹式呼吸：目的为锻炼膈肌，增加肺活量，提高呼吸耐力。方法：根据病情采取合适体位，初学者以半卧位为宜。

仰卧位的腹式呼吸。让患者髋关节、膝关节轻度屈曲，全身处于舒适的体位。患者一手放在腹部上，另一只手放在上胸部，此时治疗师的手与患者的手重叠放置，进行缩唇呼吸。精神集中，让患者在吸气和呼气时感觉手的变化，吸气时治疗师发出指令让患者放置于腹部的手轻轻上抬，治疗师在呼气的结束时，快速地徒手震动并对横膈膜进行伸张，以促进呼吸肌的收缩，此训练是呼吸系统物理治疗的基础，要对患者进行充分的指导，训练的时间每次 5~10 分钟，训练的效果随次数增加显现。训练时注意：a. 把握患者的呼吸节律。顺应患者的呼吸节律进行呼吸指导可避免加重患者呼吸困难程度。b. 开始时不要进行深呼吸。腹式呼吸不是腹式深呼吸，在开始时期指导患者进行集中精力的深呼吸，可加重患者的呼吸困难。腹式呼吸的指导应在肺活量 1/3~2/3 通气量的程度上进行练习。应理解腹式深呼吸是充分的腹式呼吸。c. 应了解横膈的活动。横膈在吸气时向下方运动，腹部上升，了解横膈的运动，易理解腹式呼吸。

坐位的腹式呼吸。坐位的腹式呼吸的基础是仰卧位的腹式呼吸。患者采用的体位是坐在床上或椅子上足跟着地，让患者的脊柱伸展并保持尽量前倾坐位。患者一手放在膝外侧支撑体重，另一手放在腹部。治疗师一手放在患者的颈部，触及斜角肌的收缩。另一手放在患者的腹部，感受横膈的收缩。这样能够发现患者突然出现的意外和不应出现的胸式呼吸。正确的腹式呼吸是吸气时横膈膜开始收缩，然后斜角肌等呼吸辅助肌使收缩扩大，呼气时吸气肌放松处于迟缓状态。

立位的腹式呼吸。手法：患者用单手扶床栏或扶手支撑体重。上半身取前倾位。治疗师按照坐位的腹式呼吸指导法指导患者训练。

（5）用药护理：按医嘱给予支气管舒张气雾剂、抗生素等药物，并注意用药后的反应。应用氨茶碱后，患者在 21 日出现心率增快的症状，停用氨茶碱加用美托洛尔减慢心率治疗后好转。

2. 清理呼吸道无效　与呼吸道炎症、阻塞、痰液过多有关。

（1）减少尘埃与烟雾刺激，避免诱因，注意保暖。

（2）补充水分：饮水（保持每天饮水 1.5~2L 以上）、雾化吸入（每日 2 次，每次 20 分钟）及静脉输液，有利于痰液的稀释便于咳出。

（3）遵医嘱用药，口服及静滴沐舒坦祛痰，静滴氨茶碱扩张支气管。

（4）注意无菌操作，加强口腔护理。

（5）定时巡视病房，加强翻身、叩背、吸痰。指导患者进行深呼吸和有效的咳嗽咳痰，定期（每 2 小时）进行数次随意的深呼吸（腹式呼吸），吸气末屏气片刻，然后进行咳嗽；嘱患者经常变换体位以利于痰液咳出，保证呼吸道的通畅，防止肺不张等并发症。

3. 焦虑　与日常活动时供氧不足、疲乏有关、经济支持不足有关。

（1）入院时给予热情接待，注意保持病室的整洁、安静，为患者创造一个舒适的周围环境。

（2）鼓励家属陪伴，给患者心理上带来慰藉和亲切感，消除患者的焦虑。

（3）随时了解患者的心理状况，多与其沟通，讲解本病有关知识及预后情况，使患者对疾病有一定的了解，说明不良情绪对病情有害无利，积极配合会取得良好的效果。

（4）加强巡视病房，在患者夜间无法入睡时适当给予镇静治疗。

4. 营养失调：营养低于机体需要量　与长期咳痰、呼吸困难致食欲下降或感染机体代谢加快有关。

（1）评估营养状况并了解营养失调原因，宣传饮食治疗的意义和原则。

（2）制定适宜的饮食计划，呼吸困难可使热量和蛋白质消耗增加，因此应制定高热量、高蛋白、高维生素的饮食计划，不能进食或输注过多的糖类，以免产生大量 CO_2，加重通气负担。改善患者进食环境，鼓励患者进食。少量多餐，进软食，细嚼慢咽，避免进食易产气食物。

（3）便秘者给予高纤维素食物和水果，有心衰或水肿者应限制水钠的摄入。

（4）必要时静脉补充营养。

5. 健康教育

（1）COPD 的预防主要是避免发病的高危因素、急性加重的诱发因素以及增强机体免疫力。戒烟是预防 COPD 的重要措施，也是最简单易行的措施，在疾病的任何阶段戒烟都有益于防止 COPD 的发生和发展。

（2）控制职业和环境污染，减少有害气体或有害颗粒的吸入，可减轻气道和肺的异常炎症反应。

（3）积极防治婴幼儿和儿童期的呼吸系统感染，可能有助于减少以后 COPD 的发生。流感疫苗、肺炎链球菌疫苗、细菌溶解物、卡介菌多糖核酸等对防止 COPD 患者反复感染可能有益。

（4）指导患者呼吸功能锻炼，防寒保暖，锻炼身体，增强体质，提高机体免疫力。

（5）对于有 COPD 高危因素的人群，应定期进行肺功能监测，以尽可能早期发现 COPD 并及时予以干预。

（秦　洁）

第三节　肺源性心脏病

慢性肺源性心脏病（简称肺心病）最常见者为慢性缺氧、缺血性肺源性心脏病，又称阻塞性肺气肿性心脏病，是指由肺部、胸廓或肺动脉的慢性病变引起的肺循环阻力增高，致肺动脉高压和右心室肥大，甚至发展为右心衰竭的心脏病。肺心病在我国是常见病，多发病。

一、护理评估

1. 一般评估　神志，生命体征，饮食、睡眠情况，大小便及皮肤等。

2. 专科评估　咳嗽、咳痰及呼吸困难，发绀情况，评估动脉血气分析结果以了解患者缺氧及二氧化碳潴留情况。

二、护理措施

1. 一般护理

（1）环境：病室环境应安静、舒适，保持空气流通、新鲜，温度 18～22℃，空气相对湿度 50%～60%，病室内避免放置鲜花，禁用蚊香、花露水等带有刺激性气味的物品。

（2）休息和体位：心功能代偿期可适当活动，失代偿期嘱患者卧床休息，如出现严重呼吸困难时宜采取半卧位或端坐位，必要时设置床边桌，以便患者伏桌休息，以利心肺功能的恢复。

（3）饮食护理：少食多餐，软食为主，减少用餐时的疲劳。多进食高膳食纤维的蔬菜和水果，如芹菜、菠菜、蘑菇、木耳、萝卜、香蕉、苹果、橘子等，避免含糖高的食物，如白糖、红糖、蜂蜜、甘蔗、大米、面粉、红薯、大枣、甜菜及含糖量高的水果等。如患者出现腹水或水肿、尿量少时，应限制钠水摄入。

（4）基础护理：加强皮肤护理及口腔护理，清醒患者每天用生理盐水漱口，若发生感染可用 2% 的碳酸氢钠漱口。昏迷患者按常规做口腔护理。

（5）氧疗护理：持续低流量、低浓度给氧，氧流量每分钟 1～2L，浓度 25%～29%。

肺心病患者给予低流量吸氧的原因：高碳酸血症的肺心病患者呼吸中枢化学感受器对二氧化碳改变的反应性差，其呼吸主要靠低氧血症对化学感受器的驱动作用，若吸入高浓度氧，氧分压迅速上升，减轻或消除缺氧对外周化学感受器的刺激，通气必然减少，二氧化碳潴留反而加重。

（6）有效祛痰，保持呼吸道通畅：对意识清醒的患者鼓励并指导患者有效咳嗽、咳痰，痰液黏稠者，亦可给予超声雾化吸入，雾化液中加入抗生素、祛痰药和解痉平喘药，每日 2～3 次；对意识不清或无力咳痰患者给予电动吸痰，必要时可给予拍背或振荡排痰仪，促进排痰。

2. 病情观察

（1）观察神志、体温、血压、心率，呼吸节律、频率、深浅，以及有无发绀、水肿、尿量等变化。

（2）观察患者的痰液的量、颜色、性状。

（3）定期监测血气分析的变化。

动脉血气分析的正常值：氧分压 80～100mmHg，二氧化碳分压 35～45mmHg。

3. 用药护理

（1）避免使用镇静药、麻醉药、催眠药，以免抑制呼吸功能和咳嗽反射。

（2）使用利尿药应以缓慢、小剂量间歇用药为原则。

（3）使用血管扩张药时，注意观察心率及血压情况。

（4）观察呼吸兴奋药不良反应，如皮肤潮红、出汗、血压升高、心悸等，应减慢滴速或停药并通知医生。

4. 加强锻炼 如呼吸肌锻炼、全身锻炼（进行呼吸操和有氧活动）、耐寒锻炼（用冷水洗脸、洗鼻）。

呼吸肌的锻炼包括缩唇呼吸和腹式呼吸。

（1）缩唇呼吸的训练方法：患者闭嘴经鼻吸气，缩口唇做吹口哨状缓慢呼气4~6秒，呼气时缩唇大小程度由患者自行选择调整，以能轻轻吹动面前30cm处的白纸为适度，缩唇呼吸可配合腹式呼吸一起应用。

（2）腹式呼吸的训练方法：患者取舒适体位，全身放松，闭嘴吸气至不能再吸，稍屏气或不屏气直接用口缓慢呼气。吸气时膈肌下降，腹部外凸，呼气时膈肌上升，腹部内凹。呼吸时可让患者两手置于肋弓下，要求呼气时须明显感觉肋弓下沉变小，吸气时则要感觉肋弓向外扩展。有时需要用双手按压肋下和腹部，促进膈肌收缩，使气呼尽。

5. 心理护理　由于疾病迁延不愈、反复发作，使患者产生恐惧、疑虑、烦恼、渴求等各种心理反应。护士应建立良好的护患关系，多进行心理沟通。与患者交谈，了解其心理状态，以优良的态度、娴熟的技术，赢得患者的信赖，使他们主动配合治疗和护理。

三、健康教育

1. 戒烟、戒酒。

2. 加强饮食营养，以保证机体康复的需要。指导患者进行耐寒锻炼，根据病情开展适当的体育锻炼，增强体质。

3. 冬季注意保暖，少到人多的公共场所，以防止发生上呼吸道感染。

4. 指导患者有效咳嗽的方法，当痰多时应尽量咳出，或采取体位引流等协助痰液排出。

5. 教导患者呼吸锻炼方法，如噘嘴呼吸、腹式呼吸。

（秦　洁）

第四节　呼吸衰竭

呼吸衰竭指各种原因引起的肺通气和（或）换气功能严重障碍，以致在静息状态下亦不能进行维持足够的气体交换，导致低氧血症（伴或不伴）高碳酸血症，进而引起一系列的病理生理改变和相应的临床表现的一种综合征。其临床表现缺乏特异性，明确诊断有赖于动脉血气分析：在海平面、静息状态、呼吸空气条件下，动脉血氧分压（$PaCO_2$）< 60mmHg，伴或不伴二氧化碳分压（$PaCO_2$）>50mmHg，并排除心内解剖分流和原发于心排血量降低等致低氧因素，可诊断为呼吸衰竭。

一、病因

呼吸系统疾病如严重呼吸系统感染、急性呼吸道阻塞性病变、重度或危重哮喘、各种原因引起的急性肺水肿、肺血管疾病、胸廓外伤或手术损伤、自发性气胸和急剧增加的胸腔积液，导致通气和（或）换气障碍；急性颅内感染、颅脑外伤、脑血管病变（脑出血、脑梗死）等直接或间接抑制呼吸中枢；脊髓灰质炎、重症肌无力、有机磷中毒及颈椎外伤等可损伤神经-肌肉传导系统，引起通气不足。上述各种原因均可造成急性呼吸衰竭。

二、分类

1. 按动脉血气分析分类

（1）Ⅰ型呼吸衰竭：缺氧性呼吸衰竭，血气分析特点是 $PaO_2<60mmHg$，$PaCO_2$ 降低或正常。主要见于肺换气功能障碍疾病。

（2）Ⅱ型呼吸衰竭：即高碳酸性呼吸衰竭，血气分析特点是 $PaO_2<60mmHg$ 同时伴有 $PaCO_2>50mmHg$。系肺泡通气功能障碍所致。

2. 按发病急缓分为急性呼吸衰竭和慢性呼吸衰竭

（1）急性呼吸衰竭是指呼吸功能原来正常，由于多种突发因素的发生或迅速发展，引起通气或换气功能严重损害，短时间内发生呼吸衰竭，因机体不能很快代偿，如不及时抢救，会危及患者生命。

（2）慢性呼吸衰竭多见于慢性呼吸系统疾病，其呼吸功能损害逐渐加重，虽有缺 O_2，或伴 CO_2 潴留，但通过机体代偿适应，仍能从事个人生活活动，称为代偿性慢性呼吸衰竭。一旦并发呼吸道感染，或因其他原因增加呼吸生理负担所致代偿失调，出现严重缺 O_2、CO_2 潴留和酸中毒的临床表现，称为失代偿性慢性呼吸衰竭。

3. 按病理生理分为泵衰竭和肺衰竭

（1）泵衰竭：由神经肌肉病变引起。

（2）肺衰竭：是由气道、肺或胸膜病变引起。

三、发病机制

各种病因通过引起肺通气不足、弥散障碍、通气/血流比例失调、肺内动-静脉解剖分流增加和氧耗增加 5 个机制，使通气和（或）换气过程发生障碍，导致呼吸衰竭。

1. 肺通气不足　肺泡通气量减少，肺泡氧分压下降，二氧化碳分压上升。气道阻力增加、呼吸驱动力弱、无效腔气量增加均可导致通气不足。

2. 弥散障碍　见于呼吸膜增厚（如肺水肿、肺间质病变）和面积减少（如肺不张、肺实变），或肺毛细血管血量不足（肺气肿）及血液氧合速率减慢（贫血）等。

3. 通气/血流比例失调

（1）通气/血流>正常：引起肺有效循环血量减少，造成无效通气。

（2）通气/血流<正常：形成无效血流或分流样血流。

4. 肺内动-静脉解剖分流增加　由于肺部病变如肺泡萎陷、肺不张、肺水肿、肺炎实变均可引起肺动脉样分流增加，使静脉血没有接触肺泡气进行气体交换，直接进入肺静脉。

5. 机体氧耗增加　氧耗量增加是加重缺 O_2 的原因之一，发热、寒战、呼吸困难和抽搐均将增加氧耗量。

四、护理评估

（一）致病因素

询问患者或家属是否有导致慢性呼吸系统疾病，如慢性阻塞性肺疾病、重症肺结核、肺间质纤维化等；是否有胸部的损伤；是否有神经或肌肉等病变。

（二）身体状况

1. 呼吸困难　是最早最突出的表现，表现为呼吸浅速，出现"三凹征"，并 CO_2 麻醉时，则出现浅慢呼吸或潮式呼吸。

2. 发绀　是缺氧的主要表现。当动脉血氧饱和度低于 90% 或氧分压 <50mmHg 时，可在口唇、指甲、舌等处出现发绀。

3. 精神、神经症状　注意力不集中、定向障碍、烦躁、精神错乱，后期表现躁动、抽搐、昏迷。慢性缺氧多表现为智力和定向障碍。有 CO_2 潴留时常表现出兴奋状态，CO_2 潴留严重者可发生肺性脑病。

4. 血液循环系统　早期血压升高，心率加快，晚期血压下降，心率减慢、失常甚至心脏停搏。

5. 其他　严重呼衰对肝肾功能和消化系统都有影响，可有消化道出血，尿少，尿素氮升高，肌酐清除率下降，肾衰竭。

（三）辅助检查

1. 动脉血气分析　呼吸衰竭的诊断标准是在海平面、标准大气压、静息状态、呼吸空气条件下，动脉血氧分压（PaO_2）< 60mmHg，伴或不伴有二氧化碳分压（$PaCO_2$）> 50mmHg。单纯的 PaO_2 <60mmHg 为 Ⅰ 型呼吸衰竭；若伴 $PaCO_2$ >50mmHg，则为 Ⅱ 型呼吸衰竭。

2. 肺功能检测　肺功能有助于判断原发疾病的种类和严重程度。

3. 肺部影像学检查　包括肺部 X 胸片、肺部 CT 等有助于分析呼吸衰竭的原因。

（四）心理-社会状况

呼吸衰竭的患者常因呼吸困难产生焦虑或恐惧反应。由于治疗的需要，患者可能需要接受气管插管或气管切开，进行机械通气，患者因此加重焦虑情绪，他们可能害怕会永远依赖呼吸机。各种监测及治疗仪器也会加重患者的心理负担。

（五）治疗

1. 保持气道通畅　气道通畅是纠正缺 O_2 和 CO_2 潴留的先决条件。

（1）清除呼吸道分泌物。

（2）缓解支气管痉挛：用支气管解痉药，必要时给予糖皮质激素以缓解支气管痉挛。

（3）建立人工气道：对于病情危重者，可采用经鼻或经口气管插管，或气管切开，建立人工气道，以方便吸痰和机械通气治疗。

2. 氧疗　急性呼吸衰竭患者应使 PaO_2 维持在接近正常范围；慢性缺氧患者吸入的氧浓度应使 PaO_2 在 60mmHg 以上或 SaO_2 在 90% 以上；一般状态较差的患者应尽量使 PaO_2 在 80mmHg 以上。常用的给氧法为鼻导管、鼻塞、面罩、气管内机械给氧。对缺 O_2 不伴 CO_2 潴留的患者，应给予高浓度吸氧（>35%），宜将吸入氧浓度控制在 50% 以内。缺 O_2 伴明显 CO_2 潴留的氧疗原则为低浓度（<35%）持续给氧。

3. 机械通气　呼吸衰竭时应用机械通气的目的是改善通气、改善换气和减少呼吸功耗，同时要尽量避免和减少发生呼吸机相关肺损伤。

4. 病因治疗　对病因不明确者，应积极寻找。病因一旦明确，即应开始针对性治疗。

对于病因无特效治疗方法者，可针对发病的各个环节合理采取措施。

5. 一般处理　应积极预防和治疗感染、纠正酸碱失衡和电解质紊乱、加强液体管理，保持血细胞比容在一定水平、营养支持及合理预防并发症的发生。

五、主要护理诊断/问题

1. 气体交换受损　与肺换气功能障碍有关。
2. 清理呼吸道无效　与呼吸道分泌物黏稠、积聚有关。
3. 有感染加重的危险　与长期使用呼吸机有关。
4. 有皮肤完整性受损的危险　与长期卧床有关。
5. 语言沟通障碍　与人工气道建立影响患者说话有关。
6. 营养失调：低于机体需要量　与摄入不足有关。
7. 恐惧情绪　与病情危重有关。

六、护理目标

1. 患者的缺氧和二氧化碳潴留症状得以改善，呼吸形态得以纠正。
2. 患者在住院期间呼吸道通畅，没有因痰液阻塞而发生窒息。
3. 患者住院期间感染未加重。
4. 卧床期间皮肤完整，无压疮。
5. 患者能认识到增加营养的重要性并能接受医务人员的合理饮食建议。
6. 护士和患者能够应用图片、文字、手势等多种方式建立有效交流。
7. 可以和患者进行沟通，使患者焦虑、恐惧心理减轻。

七、护理措施

（一）生活护理

1. 提供安静、整洁、舒适的环境。
2. 给予高蛋白、高热量、丰富的维生素、易消化的饮食，少量多餐。
3. 控制探视人员，防止交叉感染。
4. 急性发作时，护理人员应保持镇静，减轻患者焦虑。缓解期患者进行活动，协助他们适应生活，根据身体情况，做到自我照顾和正常的社会活动。
5. 咳痰患者应加强口腔护理，保持口腔清洁。
6. 长期卧床患者预防压疮发生，及时更换体位及床单位，骨隆突部位予以按摩或以软枕垫起。

（二）治疗配合

1. 呼吸困难的护理　教会有效的咳嗽、咳痰方法，鼓励患者咳痰，每日饮水在 1 500～2 000ml，给予雾化吸入。对年老体弱咳痰费力的患者，采取翻身、叩背排痰的方法。对意识不清及咳痰无力的患者，可经口或经鼻吸痰。

2. 氧疗的护理　不同的呼衰类型，给予不同的吸氧方式和氧浓度。Ⅰ型呼吸衰竭者，应提高氧浓度，一般可给予高浓度的氧（>50%），使 PaO_2 在 60mmHg 以上或 SaO_2 在 90%

以上；Ⅱ型呼吸衰竭者，以低浓度持续给氧为原则，或以血气分析结果调节氧流量。给氧方法可用鼻导管，鼻塞或面罩等。应严密观察给氧效果，如果呼吸困难缓解，心率下降，发绀减轻，表示给氧有效，如若呼吸过缓，意识障碍加重，表示二氧化碳潴留加剧，应报告医师，并准备呼吸兴奋药和辅助呼吸等抢救物品。

3. 机械通气的护理　见急性呼吸窘迫综合征患者的护理。

4. 酸碱失衡和电解质紊乱的护理　呼吸性酸中毒为呼衰最基本和最常见的酸碱紊乱类型。以改善肺泡通气量为主。包括有效控制感染、祛痰平喘、合理用氧、正确使用呼吸兴奋药及机械通气来改善通气，促进二氧化碳排出。水和电解质紊乱以低钾、低钠、低氯最为常见。慢性呼吸衰竭因低盐饮食、水潴留、应用利尿药等造成低钠，应注意预防。

（三）病情观察

1. 注意观察呼吸频率、节律、深度的变化。

2. 评估意识状况及神经精神症状，观察有无肺性脑病的表现。

3. 昏迷患者应评估瞳孔、肌张力、腱反射及病理反射。

4. 准确记录每小时出入量，尤其是尿量变化。合理安排输液速度。

（四）心理护理

呼吸衰竭的患者由于病情的严重及经济上的困难往往容易产生焦虑、恐惧等消极心理，因此从护理上应该重视患者心理情绪的变化，积极采用语言及非语言的方式跟患者进行沟通，了解患者的心理及需求，提供必要的帮助。同时加强与患者家属之间的沟通，使家属能适应患者疾病带来的压力，能理解和支持患者，从而减轻患者的消极情绪，提高生命质量，延长生命时间。

（五）健康教育

1. 讲解疾病的康复知识。

2. 鼓励进行呼吸运动锻炼，教会患者有效咳嗽、咳痰技术，如缩唇呼吸、腹式呼吸、体位引流、拍背等方法。

3. 遵医嘱正确用药，熟悉药物的用法、剂量和注意事项等。

4. 教会家庭氧疗的方法，告知注意事项。

5. 指导患者制定合理的活动与休息计划，教会其减少氧耗量的活动与休息方法。

6. 增强体质，避免各种引起呼吸衰竭的诱因　①鼓励患者进行耐寒锻炼和呼吸功能锻炼，如用冷水洗脸等，以提高呼吸道抗感染的能力。②指导患者合理安排膳食，加强营养，达到改善体质的目的。③避免吸入刺激性气体，劝告吸烟患者戒烟。④避免劳累、情绪激动等不良因素刺激。⑤嘱患者减少去人群拥挤的地方，尽量避免与呼吸道感染者接触，减少感染的机会。

八、护理评价

1. 呼吸平稳，血气分析结果正常。

2. 患者住院期间感染得到有效控制。

3. 患者住院期间皮肤完好。

4. 患者及家属无焦虑情绪存在，能配合各种治疗。

5. 患者掌握呼吸运动及正确咳嗽方法。

（秦　洁）

第五节　肺血栓栓塞症

肺栓塞（PE）是以各种栓子阻塞肺动脉系统为其发病原因的一组疾病或临床综合征的总称，常见的栓子为血栓，少数为脂肪、羊水、空气等。肺血栓栓塞症（PTE）为来自静脉系统或右心的血栓阻塞肺动脉或其分支所致的疾病，主要临床特征为肺循环和呼吸功能障碍。PTE 为 PE 最常见的类型，通常所称的 PE 即指 PTE。

引起 PTE 的血栓主要来源于深静脉血栓形成（DVT）。DVT 与 PTE 实质上为一种疾病过程在不同部位、不同阶段的表现，两者合称为静脉血栓栓塞症（VTE）。

国外 PTE 发病率较高，病死率亦高，未经治疗的 PTE 的病死率为 25%～30%，大面积 PTE 1 小时内死亡率高达 95%，是仅次于肿瘤和心血管病，威胁人类生命的第三大杀手。PTE-DVT 发病和临床表现隐匿、复杂，对 PTE-DVT 的漏诊率和误诊率普遍较高。虽然我国目前尚无准确的流行病学资料，但随着诊断意识和检查技术的提高，诊断例数已有显著增加。

一、病因与发病机制

1. 深静脉血栓形成引起肺栓塞　引起 PTE 的血栓可以来源于下腔静脉径路、上腔静脉径路或右心腔，其中大部分来源于下肢近端的深静脉，即腘静脉、股静脉、髂静脉。腓静脉血栓一般较细小，即使脱落也较少引起 PTE。只有当血栓发展到近端血管并脱落后，才易引起肺栓塞。任何可以导致静脉血液淤滞、静脉系统内皮损伤和血液高凝状态的因素均可引起深静脉血栓形成。深静脉血栓形成的高危因素有：①获得性高危因素。高龄，肥胖，大于 4 天的长期卧床、制动、心脏疾病，如房颤合并心衰、动脉硬化等，手术，特别是膝关节、髋关节、恶性肿瘤手术，妊娠和分娩。②遗传性高危因素。凝血因子 V 因子突变引起的蛋白 C 缺乏、蛋白 S 缺乏和抗凝血酶缺乏等造成血液的高凝状态。患者年龄一般在 40 岁以下，常以无明显诱因反复发生 DVT 和 PTE 为主要临床表现。

2. 非深静脉血栓形成引起肺栓塞　全身静脉血回流至肺，故肺血管床极易暴露于各种阻塞和有害因素中，除上述深静脉血栓形成外，其他栓子也可引起肺栓塞，包括：脂肪栓塞，如下肢长骨骨折、羊水栓塞、空气栓塞、寄生虫栓塞、感染病灶、肿瘤的癌栓、毒品引起血管炎或继发血栓形成。

二、病理生理

肺动脉的血栓栓塞既可以是单一部位的，也可以是多部位的。病理检查发现多部位或双侧性的血栓栓塞更为常见。一般认为栓塞更易发生于右侧和下肺叶。发生栓塞后有可能在栓塞局部继发血栓形成，参与发病过程。PTE 所致病情的严重程度取决于栓子的性质及受累血管的大小和肺血管床阻塞的范围；栓子阻塞肺血管后释放的 5-羟色胺、组胺等介质引起的反应及患者原来的心肺功能状态。栓塞部位的肺血流减少，肺泡无效腔量增大，故 PTE 对呼吸的即刻影响是通气/血流比值增大。右心房压升高可引起功能性闭合的卵圆孔开放，产生心内右向左分流；神经体液因素可引起支气管痉挛；毛细血管通透性增高，间质和肺泡内液体增多或出血；栓塞部位肺泡表面活性物质分泌减少，肺泡萎陷，呼吸面积减小；肺顺应性下降，肺体积缩小并可出现肺不张；如累及胸膜，则可出现胸腔积液。以上因素导致通气/血流比例失调，出现低氧血症。

急性 PTE 造成肺动脉较广泛阻塞时，可引起肺动脉高压，出现急性肺源性心脏病，致右心功能不全，回心血量减少，静脉系统淤血；右心扩大致室间隔左移，使左心室功能受损，导致心排出量下降，进而可引起体循环低血压或休克；主动脉内低血压和右心房压升高，使冠状动脉灌注压下降，心肌血流减少，特别是心室内膜下心肌处于低灌注状态，加之 PTE 时心肌耗氧增加，可致心肌缺血，诱发心绞痛。

肺动脉发生栓塞后，若其支配区的肺组织因血流受阻或中断而发生坏死，称为肺梗死（PI）。由于肺组织接受肺动脉、支气管动脉和肺泡内气体弥散等多重氧供，PTE 中仅约不足 15% 发生 PI。

若急性 PTE 后肺动脉内血栓未完全溶解，或反复发生 PTE，则可能形成慢性血栓栓塞性肺动脉高压，继而出现慢性肺源性心脏病，右心代偿性肥厚和右心衰竭。

三、临床表现

（一）PTE 表现

1. 症状　常见症状有：①不明原因的呼吸困难及气促，尤以活动后明显，为 PTE 最多见的症状。②胸痛，包括胸膜炎性胸痛或心绞痛样疼痛。③晕厥，可为 PTE 的唯一或首发症状。④烦躁不安、惊恐甚至濒死感。⑤咯血，常为小量咯血，大咯血少见。⑥咳嗽、心悸等。各病例可出现以上症状的不同组合，具有多样性和非特异性。临床上若同时出现呼吸困难、胸痛及咯血，称为 PTE "三联征"，但仅见于约 20% 的患者。大面积肺栓塞时可发生休克甚至猝死。

2. 体征

（1）呼吸系统：呼吸急促最常见、发绀、肺部有时可闻及哮鸣音和（或）细湿啰音，肺野偶可闻及血管杂音；合并肺不张和胸腔积液时出现相应的体征。

（2）循环系统体征：心率快，肺动脉瓣区第二心音亢进及收缩期杂音；三尖瓣反流性杂音；心包摩擦音或胸膜心包摩擦音；可有右心衰体征如颈静脉充盈、搏动、肝大伴压痛、肝颈反流征（+）等。血压变化，严重时可出现血压下降甚至休克。

（3）其他可伴发热：多为低热，少数患者有 38℃ 以上的发热。

（二）DVT 表现

主要表现为患肢肿胀、周径增粗、疼痛或压痛、皮肤色素沉着，行走后患肢易疲劳或肿胀加重。但需注意，半数以上的下肢 DVT 患者无自觉症状和明显体征。应测量双侧下肢的周径来评价其差别。进行大、小腿周径的测量点分别为髌骨上缘以上 15cm 处，髌骨下缘以下 10cm 处。双侧相差 >1cm 即考虑有临床意义。

最有意义的体征是反映右心负荷增加的颈静脉充盈、搏动及 DVT 所致的肿胀、压痛、僵硬、色素沉着及浅静脉曲张等，一侧大腿或小腿周径较对侧大 1cm 即有诊断价值。

四、治疗

1. 急救措施

（1）一般处理：对高度疑诊或确诊 PTE 的患者，应进行重症监护，绝对卧床 1~2 周。剧烈胸痛者给予适当镇静、止痛对症治疗。

（2）呼吸循环支持，防治休克

①氧疗：采用经鼻导管或面罩吸氧，必要时气管插管机械通气，以纠正低氧血症。避免做气管切开，以免溶栓或抗凝治疗引发局部大出血。

②循环支持：对于出现右心功能不全但血压正常者，可使用多巴酚丁胺和多巴胺；若出现血压下降，可增大剂量或使用其他血管加压药物，如去甲肾上腺素等。扩容治疗会加重右室扩大，减低心排出量，不建议使用。液体负荷量控制在 500ml 以内。

2. 溶栓治疗　溶栓指征：大面积 PTE 有明显呼吸困难、胸痛、低氧血症等。对于次大面积 PTE，若无禁忌证可考虑溶栓，但存在争议。对于血压和右心室运动功能均正常的病例，不宜溶栓。溶栓的时间窗一般定为急性肺栓塞发病或复发 14 天以内。症状出现 48 小时内溶栓获益最大，溶栓治疗开始越早，治疗效果越好。

绝对禁忌证：有活动性内出血和近期自发性颅内出血。

相对禁忌证：2 周内的大手术、分娩、器官活检或不能压迫止血部位的血管穿刺；2 个月内的缺血性脑卒中；10 天内的胃肠道出血；15 天内的严重创伤；1 个月内的神经外科或眼科手术；难以控制的重度高血压（收缩压>180mmHg，舒张压>110mmHg）；近期曾行心肺复苏；血小板计数<$100×10^9$/L；妊娠；细菌性心内膜炎；严重肝、肾功能不全；糖尿病出血性视网膜病变等。对于致命性大面积 PTE，上述绝对禁忌证亦应被视为相对禁忌证，文献提示低血压和缺氧即是 PTE 立即溶栓的指征。

常用的溶栓药物：尿激酶（UK）、链激酶（SK）和重组组织型纤溶酶原激活剂（rt-PA）。三者溶栓效果相仿，临床可根据条件选用。

（1）尿激酶：负荷量 4 400IU/kg，静注 10 分钟，随后以 2 200IU/（kg·h）持续静滴 12 小时。快速给药：按 2 万 IU/kg 剂量，持续静滴 2 小时。

（2）链激酶：负荷量 25 万 IU，静注 30 分钟，随后以 10 万 IU/h 持续静滴 24 小时。快速给药：150 万 IU，持续静滴 2 小时。链激酶具有抗原性，用药前需肌注苯海拉明或地塞米松，以防止过敏反应。链激酶 6 个月内不宜再次使用。

（3）rt-PA：推荐 rt-PA 50mg 持续静注 2 小时为国人标准治疗方案。

使用尿激酶、链激酶溶栓时无须同时使用肝素治疗；但以 rt-PA 溶栓，当 rt-PA 注射结束后，应继续使用肝素。

3. 抗凝治疗　抗凝为 PTE 和 DVT 的基本治疗方法，可以有效防止血栓再形成和复发，为机体发挥自身的纤溶机制溶解血栓创造条件。抗凝药物主要有非口服抗凝剂普通肝素（UFH）、低分子肝素（LMWH）、口服抗凝剂华法林。抗血小板药物阿司匹林或氯吡格雷的抗凝作用不能满足 PTE 或 DVT 的抗凝要求，不推荐使用。

临床疑诊 PTE 时，即可开始使用 UFH 或 LMWH 进行有效的抗凝治疗。用尿激酶或链激酶溶栓治疗后，应每 2~4 小时测定一次凝血酶原时间（PT）或活化部分凝血活酶时间（APTT），当其水平降至正常值的 2 倍时，即给予抗凝治疗。

UFH 给药时需根据 APTT 调整剂量，尽快使 APTT 达到并维持于正常值的 1.5～2.5 倍。LMWH 具有与 UFH 相同的抗凝效果。可根据体重给药，且无须监测 APTT 和调整剂量。UFH 或 LMWH 一般连用 5～10 天，直到临床情况平稳。使用肝素 1～3 天后加用口服抗凝剂华法林，初始剂量为 3.0～5.0mg。当连续两天测定的国际标准化比率（INR）达到 2.5（2.0～3.0）时，或 P 延长至正常值的 1.5～2.5 倍时，停止使用肝素，单独口服华法林治疗。根据 INR 或 PT 调节华法林的剂量。一般口服华法林的疗程至少为 3～6 个月。对复发性 VTE、并发肺心病或危险因素长期存在者，抗凝治疗的时间应延长至 12 个月或以上，甚至终生抗凝。

4. 其他治疗　如肺动脉血栓摘除术、肺动脉导管碎解和抽吸血栓，仅适用于经积极的内科治疗无效的紧急情况或存在溶栓和抗凝治疗绝对禁忌证。为防止下肢深静脉大块血栓再次脱落阻塞肺动脉，可考虑放置下腔静脉滤器。若阻塞部位处于手术可及的肺动脉近端，可考虑行肺动脉血栓内膜剥脱术。

五、护理

1. 一般护理　安置患者于监护室，监测呼吸、心率、血压、静脉压、心电图及动脉血气的变化。患者应绝对卧床休息。避免大幅度的动作及用手按揉下肢深静脉血栓形成处，翻身时动作要轻柔，以防止血栓脱落，栓塞其他部位。做好各项基础护理，预防并发症。进食清淡、易消化的高维生素类食物。保持大便通畅，避免用力，以免促进深静脉血栓脱落。大便干燥时可酌情给予通便药或做结肠灌洗。

2. 镇静、止痛、给氧　患者胸痛剧烈时遵医嘱给予镇静、止痛药，以减轻患者的痛苦症状，缓解患者的紧张程度。保持呼吸道通畅，根据血气分析和临床情况合理给氧，改善缺氧症状。床旁备用气管插管用物及、呼吸机，便于患者出现呼吸衰竭时立即进行机械通气治疗。

3. 病情观察　密切观察患者的神志、血压、呼吸、脉搏、体温、尿量和皮肤色泽等，有无胸痛、晕厥、咯血及休克等现象。正确留取各项标本，观察动脉血气分析和各项实验室检查结果如血小板计数、凝血酶原时间（PT）或活化部分凝血活酶时间（APTT）、血浆纤维蛋白含量、3P 实验等。

4. 心理护理　PTE 患者多有紧张、焦虑、悲观的情绪，应减少不必要的刺激，给予相应的护理措施，如护理人员守护在患者床旁，允许家属陪伴，解释病情，满足患者所需等。鼓励患者配合治疗，树立战胜疾病的信心和勇气。

5. 溶栓及抗凝护理

（1）用药前：①溶栓前宜留置外周静脉套管针，以方便溶栓中取血监测，避免反复穿刺血管。②测定基础 APTT、PT 及血常规（含血小板计数、血红蛋白）等。③评估是否存在禁忌证，如活动性出血、凝血功能障碍、未予控制的严重高血压等。必要时应配血，做好输血准备。

（2）用药期间

①注意观察出血倾向：溶栓治疗的主要并发症为出血，包括皮肤、黏膜及脏器的出血。最严重的是颅内出血，发生率约 1%～2%。在用药过程中，观察患者有无头痛、呕吐、意识障碍等情况；观察皮肤黏膜有无紫癜及穿刺点有无渗血；观察大小便的颜色，及时留取标本

进行潜血检查。肝素在使用的第 1 周每 1~2 天、第 2 周起每 3~4 天必须复查血小板计数一次，以发现肝素诱导的血小板减少症。若出现血小板迅速或持续降低达 30% 以上，或血小板计数<100×10^9/L，应停用 UFH。华法林在治疗的前几周，有可能引起血管性紫癜，导致皮肤坏死。华法林所致出血可以用维生素 K 拮抗。

②评估疗效：溶栓及抗凝后，根据医嘱定时采集血标本，对临床及相关辅助检查情况进行动态观察。

6. 健康教育　PTE 的预防和早期识别极为重要，应做好本病的有关预防和发病表现的宣教。老年、体弱、久病卧床的患者，应注意加强腿部的活动，经常更换体位，抬高下肢，以减轻下肢血液的淤滞，预防下肢深静脉血栓形成。长途空中旅行、久坐或久站，或孕妇妊娠期内引起的下肢和脚部浮肿、下肢静脉曲张，可采取非药物预防方法，如穿充气加压袜、使用间歇充气加压泵，以促进下肢静脉回流。已经开始抗凝药物治疗的患者应坚持长期应用抗凝药物并告诉患者注意观察出血倾向。当出现不明原因的气急、胸痛、咯血等表现时，应及时到医院诊治。

（秦　洁）

第六节　急性呼吸窘迫综合征

急性呼吸窘迫综合征（ARDS）是多种原因引起的急性呼吸衰竭。ARDS 不是独立的疾病，是多种疾病的一种严重并发症。ARDS 晚期多诱发或合并多脏器功能障碍综合征，甚至多脏器功能衰竭（MOF），病情凶险，预后恶劣，病死率高达 50%~70%。

一、病因

休克、创伤、淹溺、严重感染、吸入有毒气体、药物过量、尿毒症、糖尿病酮症酸中毒、弥散性血管内凝血、体外循环等原因均可导致 ARDS。

二、临床表现

急性呼吸窘迫综合征通常发生于原发疾病或损伤起病后 24~48 小时以内。最初的症状为气促，伴有呼吸浅快，肺部可有湿啰音或哮鸣音。患者皮肤可见花斑状或青紫。随着病情进展，出现呼吸窘迫，吸气费力，发绀，烦躁不安，动脉血氧分压（PaO_2）明显降低、二氧化碳分压（$PaCO_2$）低。如病情继续恶化，呼吸窘迫和发绀继续加重，并出现酸中毒、MOF、甚至死亡。凡存在可能引起 ARDS 的各种基础疾病或诱因，一旦出现呼吸改变或血气异常，均应警惕有 ARDS 发生的可能。

三、治疗

治疗原则是改善换气功能、纠正缺氧，及时去除病因、控制原发病等。ARDS 治疗的关键在于原发病及其病因。包括氧疗、机械通气等呼吸支持治疗，输新鲜血、利尿维持适宜的血容量，根据病因早期应用肾上腺皮质激素，纠正酸碱和电解质紊乱，营养支持及体位治疗。

四、护理

在救治 ARDS 过程中，精心护理是抢救成功的重要环节。护士应做到及早发现病情，迅速协助医生采取有力的抢救措施。密切观察患者生命体征，做好各项记录，准确完成各种治疗，备齐抢救器械和药品，防止机械通气和气管切开的并发症。

1. 护理目标

（1）及早发现 ARDS 的迹象，及早有效地协助抢救。维持生命体征稳定，挽救患者生命。

（2）做好人工气道的管理，维持患者最佳气体交换，改善低氧血症，减少机械通气并发症。

（3）采取俯卧位通气护理，缓解肺部压迫，改善心脏的灌注。

（4）积极预防感染等各种并发症，提高救治成功率。

（5）加强基础护理，增加患者舒适感。

（6）减轻患者心理不适，使其合作、平静。

2. 护理措施

（1）及早发现病情变化：ARDS 通常在疾病或严重损伤的最初 24~48 小时后发生。首先出现呼吸困难，通常呼吸浅快。吸气时可存在肋间隙和胸骨上窝凹陷。皮肤可出现发绀和斑纹，吸氧不能使之改善。

护士发现上述情况要高度警惕，及时报告医生，进行动脉血气和胸部 X 线等相关检查。一旦诊断考虑 ARDS，立即积极治疗。若没有机械通气的相应措施，应尽早转至有条件的医院。患者转运过程中应有专职医生和护士陪同，并准备必要的抢救设备，氧气必不可少。若有指征行机械通气治疗，可以先行气管插管后转运。

（2）迅速连接监测仪，密切监护心率、心律、血压等生命体征，尤其是呼吸的频率、节律、深度及血氧饱和度等。观察患者意识、发绀情况、末梢温度等。注意有无呕血、黑粪等消化道出血的表现。

（3）氧疗和机械通气的护理：治疗 ARDS 最紧迫问题在于纠正顽固性低氧，改善呼吸困难，为治疗基础疾病赢得时间。需要对患者实施氧疗甚至机械通气。

严密监测患者呼吸情况及缺氧症状。若单纯面罩吸氧不能维持满意的血氧饱和度，应予辅助通气。首先可尝试采用经面罩持续气道正压吸氧等无创通气，但大多需要机械通气吸入氧气。遵医嘱给予高浓度氧气吸入或使用呼气末正压呼吸（PEEP）并根据动脉血气分析值的变化调节氧浓度。

使用 PEEP 时应严密观察，防止患者出现气压伤。PEEP 是在呼气终末时给予气道以一恒定正压使之不能回复到大气压的水平。可以增加肺泡内压和功能残气量改善氧合，防止呼气使肺泡萎陷，增加气体分布和交换，减少肺内分流，从而提高 PaO_2。由于 PEEP 使胸腔内压升高，静脉回流受阻，致心搏减少，血压下降，严重时可引起循环衰竭，另外正压过高，肺泡过度膨胀、破裂有导致气胸的危险。所以在监护过程中，注意 PEEP 观察有无心率增快、突然胸痛、呼吸困难加重等相关症状，发现异常立即调节 PEEP 压力并报告医生处理。

帮助患者采取有利于呼吸的体位，如端坐位或高枕卧位。

人工气道的管理有以下几方面。

妥善固定气管插管，观察气道是否通畅，定时对比听诊双肺呼吸音。经口插管者要固定好牙垫，防止阻塞气道。每班检查并记录导管刻度，观察有无脱出或误入一侧主支气管。套管固定松紧适宜，以能放入一指为准。

气囊充气适量。充气过少易产生漏气，充气过多可压迫气管黏膜导致气管食管瘘，可以采用最小漏气技术，用来减少并发症发生。方法：用 10ml 注射器将气体缓慢注入，直至在喉及气管部位听不到漏气声，向外抽出气体 0.25~0.5ml/次，至吸气压力到达峰值时出现少量漏气为止，再注入 0.25~0.5ml 气体，此时气囊容积为最小封闭容积，气囊压力为最小封闭压力，记录注气量。观察呼吸机上气道峰压是否下降及患者能否发音说话，长期机械通气患者要观察气囊有无破损、漏气现象。

保持气道通畅。严格无菌操作，按需适时吸痰。过多反复抽吸会刺激黏膜，使分泌物增加。先吸气道再吸口、鼻腔，吸痰前给予充分气道湿化、翻身叩背、吸纯氧 3 分钟，吸痰管最大外径不超过气管导管内径的 1/2，迅速插吸痰管至气管插管，感到阻力后撤回吸痰管 1~2cm，打开负压边后退边旋转吸痰管，吸痰时间不应超过 15 秒。吸痰后密切观察痰液的颜色、性状、量及患者心率、心律、血压和血氧饱和度的变化，一旦出现心律失常和呼吸窘迫，立即停止吸痰，给予吸氧。

用加温湿化器对吸入气体进行湿化，根据病情需要加入盐酸氨溴索、异丙托溴铵等，每日 3 次雾化吸入。湿化满意标准为痰液稀薄、无泡沫、不附壁能顺利吸出。

呼吸机使用过程中注意电源插头要牢固，不要与其他仪器共用一个插座；机器外部要保持清洁，上端不可放置液体；开机使用期间定时倒掉管道及集水瓶内的积水，集水瓶安装要牢固；定时检查管道是否漏气、有无打折、压缩机工作是否正常。

（4）维持有效循环，维持出入液量轻度负平衡。循环支持治疗的目的是恢复和提供充分的全身灌注，保证组织的灌流和氧供，促进受损组织的恢复。在能保持酸碱平衡和肾功能前提下达到最低水平的血管内容量。①护士应迅速帮助完成该治疗目标。选择大血管，建立 2 个以上的静脉通道，正确补液，改善循环血容量不足。②严格记录出入量、每小时尿量。出入量管理的目标是在保证血容量、血压稳定前提下，24 小时出量大于入量约 500~1 000ml，利于肺内水肿液的消退。充分补充血容量后，护士遵医嘱给予利尿剂，消除肺水肿。观察患者对治疗的反应。

（5）俯卧位通气护理：由仰卧位改变为俯卧位，可使 75%ARDS 患者的氧合改善。可能与血流重新分布，改善背侧肺泡的通气，使部分萎陷肺泡再膨胀达到"开放肺"的效果有关。随着通气/血流比例的改善进而改善了氧合。但存在血流动力学不稳定、颅内压增高、脊柱外伤、急性出血、骨科手术、近期腹部手术、妊娠等为禁忌实施俯卧位。①患者发病 24~36 小时后取俯卧位，翻身前给予纯氧吸入 3 分钟。预留足够的管路长度，注意防止气管插管过度牵拉致脱出。②为减少特殊体位给患者带来的不适，用软枕垫高头部 15°~30°，嘱患者双手放在枕上，并在髋、膝、踝部放软枕，每 1~2 小时更换 1 次软枕的位置，每 4 小时更换 1 次体位，同时考虑患者的耐受程度。③注意血压变化，因俯卧位时支撑物放置不当，可使腹压增加，下腔静脉回流受阻而引起低血压，必要时在翻身前提高吸氧浓度。④注意安全、防坠床。

（6）预防感染的护理：①注意严格无菌操作，每日更换气管插管切口敷料，保持局部清洁干燥，预防或消除继发感染。②加强口腔及皮肤护理，以防护理不当而加重呼吸道感染及发生褥疮。③密切观察体温变化，注意呼吸道分泌物的情况。

（7）心理护理，减轻恐惧，增加心理舒适度：①评估患者的焦虑程度，指导患者学会自我调整心理状态，调控不良情绪。主动向患者介绍环境，解释治疗原则，解释机械通气、监测及呼吸机的报警系统，尽量消除患者的紧张感。②耐心向患者解释病情，对患者提出的问题要给予明确、有效和积极的信息，消除心理紧张和顾虑。③护理患者时保持冷静和耐心，表现出自信和镇静。④如果患者由于呼吸困难或人工通气不能讲话，可提供纸笔或以手势与患者交流。⑤加强巡视，了解患者的需要，帮助患者解决问题。⑥帮助并指导患者及家属应用松弛疗法、按摩等。

（8）营养护理：ARDS 患者处于高代谢状态，应及时补充热量和高蛋白、高脂肪营养物质。能量的摄取既应满足代谢的需要，又应避免糖类的摄取过多，蛋白摄取量一般为每天 1.2~1.5g/kg。

尽早采用肠内营养，协助患者取半卧位，充盈气囊，证实胃管在胃内后，用加温器和输液泵匀速泵入营养液。若有肠鸣音消失或胃潴留，暂停鼻饲，给予胃肠减压。一般留置 5~7 天后拔除，更换到对侧鼻孔，以减少鼻窦炎的发生。

五、健康指导

在疾病的不同阶段，根据患者的文化程度做好有关知识的宣传和教育，让患者了解病情的变化过程。

1. 提供舒适安静的环境以利于患者休息，指导患者正确卧位休息，讲解由仰卧位改变为俯卧位的意义，尽可能减少特殊体位给患者带来的不适。

2. 向患者解释咳嗽、咳痰的重要性，指导患者掌握有效咳痰的方法，鼓励并协助患者咳嗽，排痰。

3. 指导患者自己观察病情变化，如有不适及时通知医护人员。

4. 嘱患者严格按医嘱用药，按时服药，不要随意增减药物剂量及种类。服药过程中，需密切观察患者用药后反应，以指导用药剂量。

5. 出院指导　指导患者出院后仍以休息为主，活动量要循序渐进，注意劳逸结合。此外，患者病后生活方式的改变需要家人的积极配合和支持，应指导患者家属给患者创造一个良好的身心休养环境。出院后 1 个月内来院复查 1~2 次，出现情况随时来院复查。

（秦　洁）

第五章

心内科疾病护理

第一节　心肌炎

一、概述

心肌炎是指心肌实质或间质局限性或弥漫性病变，由多种病因所致。小儿时期心肌炎主要由病毒及细菌感染或急性风湿热引起。病情轻重不一，轻者可无症状，重者出现疲乏无力、恶心、呕吐、胸闷、呼吸困难等症状。可因心源性休克或严重心律失常而猝死。按发病原因可分为3种类型。

1. 感染性心肌炎　由细菌、病毒、真菌、螺旋体和原虫等感染所致。

2. 反应性心肌炎　为变态反应及某些全身性疾病在心肌的反应。

3. 中毒性心肌炎　由药物、毒物反应或中毒而引起的心肌炎性病变。

其中病毒性心肌炎最常见。病毒性心肌炎是指人体感染嗜心性病毒（肠道病毒、黏病毒、腺病毒、巨细胞病毒及麻疹、腮腺炎、乙型脑炎、肝炎病毒等），引起心肌非特异间质性炎症。该炎症可呈局限性或弥漫性，病程可以是急性、亚急性或慢性。急性病毒性心肌炎患者多数可完全恢复正常，很少发生猝死，一些慢性发展的病毒性心肌炎可以演变为心肌病。

目前，全球对病毒性心肌炎发病机制尚未完全明了，但是随着病毒性心肌炎实验动物模型和培养搏动心肌细胞感染柯萨奇B组病毒致心肌病变模型的建立，对病毒性心肌炎发生机制的阐明已有了很大的发展。以往认为该病过程有两个阶段：①病毒复制期。②免疫变态反应期。但是近来研究结果表明，第一阶段除有病毒复制直接损伤心肌外，也存在有细胞免疫损伤过程。

第一阶段：病毒复制期，该阶段是病毒经血液直接侵犯心肌，病毒直接作用，产生心肌细胞溶解作用。第二阶段：免疫变态反应期，对于大多数病毒性心肌炎（尤其是慢性期者），病毒在该时期内可能已不存在，但心肌仍持续受损。目前认为该期发病机制是通过免疫变态反应，主要是T细胞免疫损伤致病。

二、临床表现

病毒性心肌炎的临床症状具有轻重程度差异大，症状表现常缺少特异典型性的特点。约有半数患者在发病前（1~3周）有上呼吸道感染和消化道感染史。但他们的原发病症状常轻重不同，有时症状轻，易被患者忽视，须仔细询问才能被注意到。

（一）症状

1. 心脏受累的症状　可表现为胸闷、心前区隐痛、心悸、气促等。

2. 其他症状　有一些病毒性心肌炎是以一种与心脏有关或无关的症状为主要或首发症状就诊。

（1）以心律失常为主诉和首发症状就诊者。

（2）少数以突然剧烈的胸痛为主诉者，而全身症状很轻。此类情况多见于病毒性心肌炎累及心包或胸膜者。

（3）少数以急性或严重心功能不全症状为主就诊。

（4）少数以身痛、发热、少尿、昏厥等严重全身症状为主，心脏症状不明显而就诊。

（二）体征

1. 心率改变　或心率增快，但与体温升高不相称；或为心率减缓。

2. 心律失常　节律常呈不整齐，期前收缩最为常见，表现为房性或为室性期前收缩。其他缓慢性心律失常如房室传导阻滞、病态窦房结综合征也可出现。

3. 心界扩大　病情轻者心脏无扩大，一般可有暂时性扩大，可以恢复。

4. 心音及心脏杂音　心尖区第一心音可有减低或分裂或呈胎心音样。发生心包炎时有心包摩擦音出现。心尖区可闻及收缩期吹风样杂音，系发热、心腔扩大所致；也可闻及心尖部舒张期杂音，也为心室腔扩大、相对二尖瓣狭窄所产生。

5. 心力衰竭体征　较重病例可出现左侧心力衰竭或右侧心力衰竭的体征，甚至极少数出现心源性休克的一系列体征。

三、治疗

目前病毒性心肌炎尚无特效治疗方法。一般治疗原则以休息、对症处理为主。本病多数患者经休息和治疗后可以痊愈。

（一）休息

休息对本病的治疗意义是减轻心脏负担，防止心脏扩大、发生心力衰竭和心律失常。即使是已有心脏扩大者，经严格休息一个相当长的时间后，大多数也可使心脏恢复正常。具体做法是：卧床休息，一般卧床休息需3个月左右，直至症状消失、心电图正常。如果心脏已扩大或有心功能不全者，卧床时间还应延长到半年，直至心脏不能继续缩小、心力衰竭症状消失。其后在严密观察下，逐渐增加活动量。在病毒性心肌炎的恢复期中，应适当限制活动3~6个月。

（二）对症处理

1. 改善心肌营养和代谢　具有改善心肌营养和代谢作用的药物有维生素 C、维生素 B_6、维生素 B_{12}、辅酶 A、肌苷、细胞色素 C、三磷腺苷（ATP）、三磷腺苷（CTP）、辅酶 Q_{10} 等。

2. 调节细胞免疫功能　目前常用的有人白细胞干扰素、胸腺素、免疫核糖核酸等。目前由于各地在这类药物生产中质量、含量的不一致，在使用时需对一些不良反应、变态反应注意。中药黄芪已在调节细胞免疫功能方面显示出良好作用。

3. 治疗心律失常和心力衰竭 详见心律失常和心力衰竭有关内容。需注意的是：心肌炎患者对洋地黄类药物耐受性低，敏感性高，用药量需减至常规用药量的 $1/2\sim2/3$，以防止发生洋地黄类药物中毒。

4. 治疗重症病毒性心肌炎 重症病毒性心肌炎表现为短期内心脏急剧增大、高热不退、急性心力衰竭、休克，高度房室传导阻滞等。

（1）肾上腺皮质激素：肾上腺皮质激素可以抑制抗原抗体，减少变态反应，有利于保护心肌细胞、消除局部的炎症和水肿，有利于挽救生命，安度危险期。但是地塞米松等肾上腺皮质激素对于一般急性病毒感染性疾病属于禁用药。病毒性心肌炎是否可以应用此类激素治疗，现也意见不一。因为肾上腺皮质激素有抑制干扰素的合成，促进病毒繁殖和炎症扩散的作用，有加重病毒性心肌炎心肌损害的可能，所以现在一般认为病毒性心肌炎在急性期，尤其是前两周内，除重症病毒性心肌炎患者外，一般是禁用肾上腺皮质激素的。

（2）治疗重症病毒性心肌炎高度房室传导阻滞或窦房结损害应首先及时应用人工心脏起搏器度过急性期。

（3）对于重症病毒性心肌炎患者，特别是并发心力衰竭或心源性休克者，近期有人提出应用 1，6-二磷酸果糖（FDP）5g 静脉滴注。1，6-二磷酸果糖是糖代谢过程的底物，具有增加能量的作用，有利于心肌细胞能量的代谢。

四、常见的护理诊断/问题

（一）活动无耐力

1. 相关因素 ①头痛、不适。②虚弱、疲劳。③缺乏动机、沮丧。

2. 预期目标 ①患者活动耐力增加了。②患者进行活动时，虚弱、疲劳感减轻或消失。③患者能说出影响其活动耐力的因素。④患者能参与所要求的身体活动。

3. 措施

（1）心肌炎急性期，有并发症者，需卧床休息，待体温、心电图及 X 线检查恢复正常后逐渐增加活动量。

（2）进行必要的解释和鼓励，解除心理紧张和顾虑，使能积极配合治疗和得到充分休息。不要过度限制活动及延长患者卧床休息时间，鼓励患者白天坐在椅子上休息。下床活动前患者要做充分的活动准备，并为患者自理活动提供方便，如抬高床头，使患者便于起身下床。

（3）鼓励采取缓慢的重复性的活动，保持肌肉的张力，如上下肢的循环运动等。为患者提供安全的活动场所，把障碍物移开。

（4）合理安排每日的活动计划，在两次活动之间给予休息时间，不要急于求成。若患者在活动后出现心悸、气促、呼吸困难、胸闷、胸痛、心律失常、血压升高、脉搏加快等反应，则应停止活动，并以此作为限制最大活动量的指征。

（二）舒适的改变：心悸、气促

1. 相关因素 ①心肌损伤。②心律失常。③心功能不全。

2. 预期目标 ①患者主诉不适感减轻。②患者能够运用有效的方法缓解不适。

3. 措施

（1）心肌炎并发心律失常或心功能不全时应增加卧床时间，协助生活护理，避免劳累。保持室内空气新鲜，呼吸困难者给予吸氧，半卧位。

（2）遵医嘱给药控制原发疾病，补充心肌营养。

（3）给予高蛋白、高维生素、易消化的低盐饮食；少量多餐。避免刺激性食物。高热者给予营养丰富的流质或半流质饮食。

（4）安慰患者，消除其紧张情绪，鼓励患者保持最佳的心理状态。指导患者使用放松技术，如：缓慢地深呼吸，全身肌肉放松等。

（5）戒烟、酒。

（三）心排血量减少

1. 相关因素 心肌收缩力减弱。

2. 预期目标 患者保持充足的心排血量，表现为生命体征正常。

3. 措施

（1）尽可能减少或排除增加心脏负荷的原因及诱发因素，如有计划地护理患者，减少不必要的干扰，以保证充足的休息及睡眠时间；嘱患者卧床休息，协助患者满足生活需要；减少用餐时的疲劳，给予易消化、易咀嚼的食物，嘱患者晚餐要少吃一点。

（2）为患者提供一个安静、舒适的环境，限制探视，保证患者充分休息。根据病情给予适当的体位。保持室内空气新鲜，定时翻身拍背，预防呼吸道感染。

（3）持续吸氧，流量根据病情调节。输液速度不超过 20~30 滴/分。准备好抢救用物品和药物。

（四）潜在并发症：心律失常

1. 评估

（1）加强床旁巡视，观察并询问患者有无不适。

（2）严密心电监护，记录心律失常的性质、每分钟次数等。

2. 措施

（1）心肌炎并发轻度心律失常者应适当增加休息，避免劳累及感染，心律失常如影响心肌排血功能或有可能导致心功能不全者，应卧床休息。

（2）给予易消化饮食，少量多餐，禁烟、酒，禁饮浓茶、咖啡。

（3）准备好抢救药品及物品。

（五）潜在并发症：充血性心力衰竭

1. 评估

（1）观察神志及末梢循环情况：意识状态、面色、唇色、甲床颜色等。

（2）测量生命体征变化。

（3）了解心力衰竭的体征变化，如水肿轻重、颈静脉怒张程度等。

（4）准确记录液体出入量，注意日夜尿量情况，夜尿量增多考虑有无早期心力衰竭和隐性水肿的可能。病情允许可每周测量体重，如体重增加，一般情况较差，要警惕早期心力衰竭所致水钠潴留。

（5）应用洋地黄类药物时，严密观察洋地黄的中毒表现。

2. 措施

（1）心肌炎并发心力衰竭者需绝对卧床休息，抬高床头使患者半卧位。待心力衰竭症状消除后可逐步增加活动量。

（2）合理使用利尿药，严格控制输液量及每分钟滴速。间断或持续给氧，氧流量 2~3L/min，严重缺氧时 4~6L/min 为宜。

（3）给患者高蛋白、高维生素、易消化的低盐饮食，少量多餐。避免刺激性食物。补充钾盐及含钾丰富的食物，如香蕉、橘子。

（4）做好基础护理：注意保暖，多汗者及时更衣，防止受凉，预防呼吸道感染；长期卧床，尤其是水肿患者，要定时协助翻身，预防压疮；做好口腔及皮肤护理。保持大便通畅，便秘时使用开塞露。习惯性便秘者，每日给通便药物。

（5）预防细菌、病毒感染：防止再次发生药物中毒及物理性作用对心肌的损害。

（六）潜在并发症：猝死

1. 评估

（1）密切观察病情变化，了解猝死征兆：心前区痛、胸闷、气急、心悸、乏力、室性期前收缩及心肌梗死症状。

（2）对心电图出现缺血性改变及双束支传导阻滞的患者应加强巡视，准备好抢救药品及物品。

2. 措施

（1）病情平稳时做好健康指导，使患者自觉避免危险因素，包括情绪激动、劳累、饱餐、寒冷、吸烟等。

（2）掌握猝死的临床表现：神志不清、抽搐、呼吸减慢或变浅甚至停滞、发绀、脉搏触不到、血压测不到、瞳孔散大、对光反射消失。

（3）一旦发生猝死立即进行心肺复苏、建立静脉通道，遵医嘱给药、必要时予以电除颤或心脏起搏。

（4）心跳恢复后，严密观察病情变化，包括神志、呼吸、心电图、血压、瞳孔等，并做详细记录。

五、护理

（一）预防感染

病毒性心肌炎是感染病毒引起的。防止病毒的侵入是十分重要的。尤其应预防呼吸道感染和肠道感染。对易感冒者平时应注意营养，避免过劳，选择适当的体育活动以增强体质。避免不必要的外出，必须外出时应注意防寒保暖，饮食卫生。感冒流行期间应戴口罩，避免去人口拥挤的公共场所活动。

1. 预防呼吸道和消化道感染　多数病毒性心肌炎患者在发病前 1~3 周内或发病同时有呼吸道或消化道感染的前驱表现，因此积极采取措施加以预防，可以减少病毒性心肌炎的发生。

2. 预防病毒性传染病　麻疹、脊髓灰质炎、肠道病毒感染、风疹、水痘、流行性腮腺炎等病毒性传染病均可累及心肌而形成病毒性心肌炎，因此积极有效地预防这些传染病，可以降低心肌炎的发病率。

3. 及时治疗各种病毒性疾病　及时治疗呼吸道感染、消化道感染及其他病毒性疾病。在病毒血症阶段即采用抗病毒药物治疗，便可直接杀灭病毒，减少病毒侵入心肌的机会或数量，降低心肌炎的发病率或减轻病情。

4. 避免条件致病因数的影响　在感染病毒之后机体是否发生心肌炎，除了与受感染者的性别、年龄、易感性以及所感染的病毒是否具有嗜心性、感染的数量等有关之外，还与受到细菌感染、发热、精神创伤、剧烈运动、过劳、缺氧、接受放射线或辐射、受冷、过热、使用激素、营养不良、接受外科手术、外伤、妊娠、心肌梗死等条件因子影响有关。这些条件因子不仅容易引起心肌炎发病，而且在病后易使病情反复、迁延或加重，因此必须积极防治。

（二）适当休息

急性发作期，一般应卧床休息 2~4 周，急性期后仍应休息 2~3 个月。严重心肌炎伴心界扩大者，应休息 6~12 个月，直到症状消失，心界恢复正常。如出现胸闷、胸痛、烦躁不安时，应在医生指导下用镇静、止痛药。心肌炎后遗症者，可尽量与正常人一样地生活工作，但不宜长时间看书、工作甚至熬夜。应避免情绪激动及过度体力活动而引起身体疲劳，使机体免疫抗病能力降低。

（三）饮食调摄

饮食宜高蛋白、高热量、高维生素，尤其是含维生素 C 多的食物，如山楂、苹果、橘子、西红柿等。多食葡萄糖、蔬菜、水果。忌暴饮暴食，忌食辛辣、熏烤、煎炸之品。吸烟时烟草中的尼古丁可促进冠状动脉痉挛收缩，影响心肌供血，饮酒会造成血管功能失调，故应戒烟、忌酒。食疗上可服用菊花粥、人参粥等，可遵医嘱服用生晒参、西洋参等，有利于心肌炎的恢复。

（四）体育锻炼

在恢复期时，根据自己的体力参加适当的锻炼，如散步、保健操、气功等，可早日康复及避免后遗症。心肌炎后遗症只要没有严重心律失常，可参加一般性的体育锻炼，如慢跑、跳舞、气功、太极拳等，持之以恒，以利于疾病的康复。

（五）监测生命体征

每日注意测量体温、脉搏、呼吸等生命体征。高热的患者给予降温、口腔护理及皮肤护理。由于心肌收缩无力、心排血量急剧下降易导致心源性休克，应及时测血压、脉搏。如患者出现脉搏微弱、血压下降、烦躁不安、面色灰白等症状，应立即送往医院进行救治。

（六）不良反应

心肌炎反复发作的患者，长期服用激素，要注意观察不良反应和毒性反应，如高血压、胃肠道消化性溃疡及穿孔、出血等。心肌炎的患者对洋地黄制剂极为敏感，易出现中毒现象，应严格掌握用药剂量。急性患者应用大剂量维生素 C 及能量合剂，静脉滴注或静脉推注时要注意保护血管，控制速度，以防肺水肿。

（七）居室应保持空气新鲜、流通

定期通风换气，但要避免患者直接吹风，防止感冒加重病情。冬季注意保暖。平素应加强身体锻炼，运动量不宜过大，可由小量到大量，以患者能承受不感劳累为度，可做些气功、太极拳、散步等活动。

（郑文燕）

第二节 心绞痛

心绞痛是冠状动脉供血不足，心肌急剧的、暂时的缺血与缺氧引起的综合征。其特点为阵发性的前胸压榨性疼痛感觉，主要位于胸骨后部，可放射至左上肢，常发生于劳累或情绪激动时，持续数分钟，休息或服用硝酸酯制剂后消失。本病多见于男性，多数患者在 40 岁以上，劳累、情绪激动、饱食、受寒、阴雨天气、急性循环衰竭等为常见的诱因。

一、病因

1. 基本病因 对心脏予以机械性刺激并不引起疼痛，但心肌缺血、缺氧则引起疼痛。当冠状动脉的"供血"与心肌的"需氧"出现矛盾，冠状动脉血流量不能满足心肌代谢需要时，引起心肌急剧的、暂时的缺血、缺氧时，即产生心绞痛。

2. 其他病因 除冠状动脉粥样硬化外，主动脉瓣狭窄或关闭不全、梅毒性主动脉炎、肥厚性心肌病、先天性冠状动脉畸形、风湿性冠状动脉炎，都可引起冠状动脉在心室舒张期充盈障碍，引发心绞痛。

二、临床表现及诊断

（一）临床表现

1. 症状

（1）部位：典型心绞痛主要在胸骨体上段或中段之后，可波及心前区，有手掌大小范围，可放射至左肩、左上肢前内侧，达无名指和小指；不典型心绞痛疼痛可位于胸骨下段、左心前区或上腹部，放射至颈、下颌、左肩胛部或右前胸。

（2）性质：胸痛为压迫、发闷，或紧缩性，也可有烧灼感。发作时，患者往往不自觉地停止原来的活动，直至症状缓解。

（3）诱因：典型的心绞痛常在相似的条件下发生。以体力劳累为主，其次为情绪激动。登楼、平地快步走、饱餐后步行、逆风行走，甚至用力大便或将臂举过头部的轻微动作，暴露于寒冷环境、进冷饮、身体其他部位的疼痛，以及恐怖、紧张、发怒、烦恼等情绪变化，都可诱发。晨间痛阈低，轻微劳力如刷牙、剃须、步行即可引起发作；上午及下午痛阈提高，则较重的劳力亦可不诱发。

（4）时间：疼痛出现后常逐步加重，然后在 3~5 分钟内逐渐消失，一般在停止原活动后缓解。一般为 1~15 分钟，多数 3~5 分钟，偶可达 30 分钟的，可数天或数星期发作 1 次，亦可 1 日内发作多次。

（5）硝酸甘油的效应：舌下含有硝酸甘油片如有效，心绞痛应于 1~2 分钟内缓解，对卧位型心绞痛，硝酸甘油可能无效。在评定硝酸甘油的效应时，还要注意患者所用的药物是否已经失效或接近失效。

2. 体征 平时无异常体征。心绞痛发作时常见心律增快、血压升高、表情焦虑、皮肤冷或出汗，有时出现第四或第三奔马律。可有暂时性心尖部收缩期杂音，是乳头肌缺血以致功能失调引起二尖瓣关闭不全所致。

（二）诊断

1. 冠心病诊断

（1）据典型的发作特点和体征，含用硝酸甘油后缓解，结合年龄和存在冠心病易患因素，除外其他原因所致的心绞痛，一般即可确立诊断。

（2）心绞痛发作时心电图：绝大多数患者 ST 段压低 0.1mV（1mm）以上，T 波平坦或倒置（变异型心绞痛者则有关导联 ST 段抬高），发作过后数分钟内逐渐恢复。

（3）心电图无改变的患者可考虑做负荷试验。发作不典型者，诊断要依靠观察硝酸甘油的疗效和发作时心电图的改变；如仍不能确诊，可多次复查心电图、心电图负荷试验或 24 小时动态心电图连续监测，如心电图出现阳性变化或负荷试验诱发心绞痛发作亦可确诊。

（4）诊断有困难者可考虑行选择性冠状动脉造影或做冠状动脉 CT。考虑施行外科手术治疗者则必须行选择性冠状动脉造影。冠状动脉内超声检查可显示管壁的病变，对诊断可能更有帮助。

2. 分型诊断　根据世界卫生组织"缺血性心脏病的命名及诊断标准"，现将心绞痛做如下归类。

（1）劳累性心绞痛：是由运动或其他增加心肌需氧量的情况所诱发的心绞痛。包括 3 种类型。①稳定型劳累性心绞痛，简称稳定型心绞痛，亦称普通型心绞痛。是最常见的心绞痛。指由心肌缺血缺氧引起的典型心绞痛发作，其性质在 1~3 个月内并无改变。即每日和每周疼痛发作次数大致相同，诱发疼痛的劳累和情绪激动程度相同，每次发作疼痛的性质和疼痛部位无改变，用硝酸甘油后也在相同时间内发生疗效。②初发型劳累性心绞痛，简称初发型心绞痛。指患者过去未发生过心绞痛或心肌梗死，而现在发生由心肌缺血缺氧引起的心绞痛，时间尚在 1~2 个月内。有过稳定型心绞痛但已数月不发生心绞痛，再发生心绞痛未到 1 个月者也归入本型。③恶化型劳累性心绞痛，进行型心绞痛指原有稳定型心绞痛的患者，在 3 个月内疼痛的频率、程度、诱发因素经常变动，进行性恶化。可发展为心肌梗死与猝死。

（2）自发性心绞痛：心绞痛发作与心肌需氧量无明显关系，与劳累性心绞痛相比，疼痛持续时间一般较长，程度较重，且不易为硝酸甘油所缓解。包括四种类型。①卧位型心绞痛，在休息时或熟睡时发生的心绞痛，其发作时间较长，症状也较重，发作与体力活动或情绪激动无明显关系，常发生在半夜，偶尔在午睡或休息时发作。疼痛常剧烈难忍，患者烦躁不安、起床走动。硝酸甘油的疗效不明显或仅能暂时缓解。可能与夜梦、夜间血压降低或发生未被察觉的左心室衰竭，以致狭窄的冠状动脉远端心肌灌注不足；或平卧时静脉回流增加，心脏工作量增加，需氧增加等有关。②变异型心绞痛，本型患者心绞痛的性质、与卧位型心绞痛相似，也常在夜间发作，但发作时心电图表现不同，显示有关导联的 ST 段抬高而与之相对应的导联中则 ST 段压低。本型心绞痛是由于在冠状动脉狭窄的基础上，该支血管发生痉挛，引起一片心肌缺血所致。③中间综合征，亦称冠状动脉功能不全。指心肌缺血引起的心绞痛发作历时较长，达 30 分钟或 1 小时以上，发作常在休息时或睡眠中发生，但心电图、放射性核素和血清学检查无心肌坏死的表现。本型疼痛其性质是介于心绞痛与心肌梗死之间，常是心肌梗死的前奏。④梗死后心绞痛，在急性心肌梗死后不久或数周后发生的心绞痛。由于供血的冠状动脉阻塞，发生心肌梗死，但心肌尚未完全坏死，一部分未坏死的心肌处于严重缺血状态下又发生疼痛，随时有再发生梗死的可能。

（3）混合性心绞痛：劳累性和自发性心绞痛混合出现，因冠状动脉的病变使冠状动脉血流储备固定地减少，同时又发生短暂的再减损所致，兼有劳累性和自发性心绞痛的临床表现。

（4）不稳定型心绞痛：在临床上被广泛应用并被认为是稳定型劳累性心绞痛和心肌梗死和猝死之间的中间状态。它包括了除稳定型劳累性心绞痛外的上述所有类型。其病理基础是在原有病变上发生冠状动脉内膜下出血、粥样硬化斑块破裂、血小板或纤维蛋白凝集、冠状动脉痉挛等除了没有诊断心肌梗死的明确的心电图和心肌酶谱变化外，目前应用的不稳定心绞痛的定义根据以下 3 个病史特征做出。①在相对稳定的劳累相关性心绞痛基础上出现逐渐增强的疼痛。②新出现的心绞痛（通常 1 个月内），由很轻度的劳力活动即可引起心绞痛。③在静息和很轻劳力时出现心绞痛。

三、治疗

主要预防动脉粥样硬化的发生和发展。改善冠状动脉的血供；减低心肌的耗氧；同时治疗动脉粥样硬化。

（一）发作时的治疗

1. 休息　发作时立刻休息，经休息后症状可缓解。
2. 药物治疗　应用作用较快的硝酸酯制剂。
3. 在应用上述药物的同时，可考虑用镇静药。

（二）缓解期的治疗

系统治疗，清除诱因、注意休息、使用作用持久的抗动脉粥样硬化药物，以防心绞痛发作，可单独、交替或联合应用。调节饮食，特别是一次进食不应过饱；禁绝烟酒。调整日常生活与工作量；减轻精神负担；保持适当的体力活动，但以不致发生疼痛症状为度；一般不需卧床休息。

（三）其他治疗

低分子右旋糖酐或羟乙基淀粉注射液，作用为改善微循环的灌流，可用于心绞痛的频繁发作。抗凝药，如肝素；溶血栓药和抗血小板药可用于治疗不稳定型心绞痛。高压氧治疗增加全身的氧供应，可使顽固的心绞痛得到改善，但疗效不易巩固。体外反搏治疗可能增加冠状动脉的血供，也可考虑应用。兼有早期心力衰竭者，治疗心绞痛的同时宜用快速作用的洋地黄类制剂。

（四）外科手术治疗

主动脉-冠状动脉旁路移植手术（CABG）方法：取患者自身的大隐静脉或内乳动脉作为旁路移植材料。一端吻合在主动脉，另一端吻合在有病变的冠状动脉段的远端，引主动脉的血液以改善该冠状动脉所供血的心肌的血流量。

（五）经皮腔内冠状动脉成形术

经皮腔内冠状动脉成形术（PTCA）方法：冠状动脉造影后，针对相应病变，应用带球囊的心导管经周围动脉送到冠状动脉，在导引钢丝的指引下进入狭窄部位；向球囊内加压注入稀释的造影剂使之扩张，解除狭窄。

（六）其他冠状动脉介入性治疗

由于 PTCA 有较高的术后再狭窄发生率，近来采用一些其他成形方法如激光冠状动脉成形术（PTCLA）、冠状动脉斑块旋切术、冠状动脉斑块旋磨术、冠状动脉内支架安置等，期望降低再狭窄发生率。

（七）运动锻炼疗法

谨慎安排进度适宜的运动锻炼有助于促进侧支循环的发展，提高体力活动的耐受量，改善症状。

四、常见的护理诊断/问题

（一）心绞痛

1. 相关因素　与心肌急剧、短暂地缺血、缺氧，冠状动脉痉挛有关。
2. 临床表现　阵发性胸骨后疼痛。
3. 护理措施

（1）心绞痛发作时立即停止步行或工作，休息片刻即可缓解。根据疼痛发生的特点，评估心绞痛严重程度（表5-1），制定相应活动计划。频发者或严重心绞痛者，严格限制体力活动，并绝对卧床休息。

表 5-1　劳累性心绞痛分级

心绞痛分级	表现
Ⅰ级：日常活动时无症状	较日常活动重的体力活动，如平地小跑步、快速或持重物上三楼、上陡坡等时引起心绞痛
Ⅱ级：日常活动稍受限制	一般体力活动，如常速步行 1.5~2km、上三楼、上坡等即引起心绞痛
Ⅲ级：日常活动明显受损	较日常活动轻的体力活动，如常速步行 0.5~1km、上二楼、上小坡等即引起心绞痛
Ⅳ级：任何体力活动均引起心绞痛	轻微体力活动（如在室内缓行）即引起心绞痛，严重者休息时亦发生心绞痛

（2）遵医嘱给予患者舌下含服硝酸甘油、吸氧，记录心电图，并通知医生。心绞痛频发或严重者遵医嘱使用硝酸甘油静脉微泵推注。由于此类药物能扩张头面部血管，有些患者使用后会出现颜面潮红、头痛等症状，应向患者说明。

（3）用药后动态观察患者胸痛变化情况，同时监测 ECG，必要时进行心电监测。

（4）告知患者在心绞痛发作时的应对技巧：一是立即停止活动；另一是立即含服硝酸甘油。向患者讲解含服硝酸甘油是因为舌下有丰富的静脉丛，吸收见效比口服硝酸甘油快。若疼痛持续 15 分钟以上不缓解，则有可能发生心肌梗死，需立即急诊就医。

（二）焦虑

1. 相关因素　与心绞痛反复频繁发作、疗效不理想有关。
2. 临床表现　睡眠不佳，缺乏自信心、思维混乱。

3. 护理措施

（1）向患者讲解心绞痛的治疗是一个长期过程，需要有毅力，鼓励其说出内心想法，针对其具体心理情况给予指导与帮助。

（2）心绞痛发作时，尽量陪伴患者，多与患者沟通，指导患者掌握心绞痛发作的有效应对措施。

（3）及时向患者分析讲解疾病好转信息，增强患者治疗信心。

（4）告知患者不良心理状况对疾病的负面影响，鼓励患者进行舒展身心的活动（如听音乐、看报纸）等活动，转移患者注意力。

（三）知识缺乏

1. 相关因素　与缺乏知识来源，认识能力有限有关。

2. 临床表现　患者不能说出心绞痛相关知识，不知如何避免相关因素。

3. 护理措施

（1）避免诱发心绞痛的相关因素：如情绪激动、饱食、焦虑不安等不良心理状态。

（2）告知患者心绞痛的症状为胸骨后疼痛，可放射至左臂、颈、胸，常为压迫或紧缩感。

（3）指导患者硝酸甘油使用注意事项。

（4）提供简单易懂的书面或影像资料，使患者了解自身疾病的相关知识。

五、护理

（一）心理指导

告知患者需保持良好心态，因精神紧张、情绪激动、饱食、焦虑不安等不良心理状态，可诱发和加重病情。患者常因不适而烦躁不安，且伴恐惧，此时鼓励患者表达感觉，告知尽量做深呼吸，放松情绪才能使疾病尽快消除。

（二）饮食指导

1. 减少饮食热能，控制体重少量多餐（每天4~5餐），晚餐尤应控制进食量，提倡饭后散步，切忌暴饮暴食，避免过饱；减少脂肪总量，限制饱和脂肪酸和胆固醇的摄入量，增加不饱和脂肪酸；限制单糖和双糖摄入量，供给适量的矿物质及维生素，戒烟戒酒。

2. 在食物选择方面　应适当控制主食和含糖零食。多吃粗粮、杂粮，如玉米、小米、荞麦等；禽肉、鱼类，以及核桃仁、花生、葵花子等硬果类含不饱和脂肪酸较多，可多食用；多食蔬菜和水果，不限量，尤其是超体重者，更应多选用带色蔬菜，如菠菜、油菜、番茄、茄子和带酸味的新鲜水果，如苹果、橘子、山楂，提倡吃新鲜泡菜；多用豆油、花生油、菜油及香油等植物油；蛋白质按劳动强度供给，冠心病患者蛋白质按2g/kg供给。尽量多食用黄豆及其制品，如豆腐、豆干、百叶等，其他如绿豆、赤豆也很好。

3. 禁忌食物　忌烟、酒、咖啡以及辛辣的刺激性食品；少用猪油、黄油等动物油烹调；禁用动物脂肪高的食物，如猪肉、牛肉、羊肉及含胆固醇高的动物内脏、动物脂肪、脑髓、贝类、乌贼鱼、蛋黄等；食盐不宜多用，每天2~4g；含钠味精也应适量限用。

（三）作息指导

制定固定的日常活动计划，避免劳累。避免突发性的劳力动作，尤其在较长时间休息以后。如凌晨起来后活动动作宜慢。心绞痛发作时，应停止所有活动，卧床休息。频发或严重心绞痛患者，严格限制体力活动，应绝对卧床休息。

（四）用药指导

1. 硝酸酯类　硝酸甘油是缓解心绞痛的首选药。

（1）心绞痛发作时可用短效制剂 1 片舌下含化，1~2 分钟即开始起作用，持续半小时；勿吞服。如药物不易溶解，可轻轻嚼碎继续含化

（2）应用硝酸酯类药物时可能出现头晕、头胀痛、头部跳动感、面红、心悸，继续用药数日后可自行消失。

（3）硝酸甘油应储存在棕褐色的密闭小玻璃瓶中，防止受热、受潮，使用时应注意有效期，每用 6 个月须更换药物。如果含服药物时无舌尖麻辣、烧灼感，说明药物已失效，不宜再使用。

（4）为避免直立性低血压所引起的晕厥，用药后患者应平卧片刻，必要时吸氧。长期反复应用会产生耐药性而效力降低，但停用 10 天以上，复用可恢复效力。

2. 长期服用 β-受体阻滞药者　如使用阿替洛尔、美托洛尔时，应指导患者用药。

（1）不能随意突然停药或漏服，否则会引起心绞痛加重或心肌梗死。

（2）应在饭前服用，因食物能延缓此类药物吸收。

（3）用药过程中注意监测心率、血压、心电图等。

3. 钙通道阻滞药　目前不主张使用短效制剂（如硝苯地平），以减少心肌耗氧量。

（五）特殊及行为指导

1. 寒冷刺激可诱发心绞痛发作，不宜用冷水洗脸，洗澡时注意水温及时间。外出应戴口罩或围巾。

2. 患者应随身携带心绞痛急救盒（内装硝酸甘油片）。心绞痛发作时，立即停止活动并休息，保持安静。及时使用硝酸甘油制剂，如片剂舌下含服，喷雾剂喷舌底 1~2 下，贴剂粘贴在心前区。如果自行用药后，心绞痛未缓解。应请求协助救护。

3. 有条件者可以氧气吸入，使用氧气时，避免明火。

4. 患者洗澡时应告诉家属，不宜在饱餐或饥饿时进行，水温勿过冷过热，时间不宜过长，门不要上锁，以防发生意外。

5. 与患者讨论引起心绞痛的发作诱因，确定需要的帮助，总结预防发作的方法。

（六）病情观察指导

注意观察胸痛的发作时间、部位、性质、有无放射性及伴随症状，定时监测心率、心律。若心绞痛发作次数增加，持续时间延长，疼痛程度加重，含服硝酸甘油无效者，有可能是心肌梗死先兆，应立即就诊。

（七）出院指导

1. 减轻体重，肥胖者需限制饮食热量及适当增加体力活动，避免采用剧烈运动防治各种可加重病情的疾病，如高血压、糖尿病、贫血、甲亢等。特别要控制血压，使血压维持在正常水平。

2. 慢性稳定型心绞痛患者大多数可继续正常性生活，为预防心绞痛发作，可在 1 小时前含服硝酸甘油 1 片。

3. 患者应随身携带硝酸甘油片以备急用，患者及家属应熟知药物的放置地点，以备急需。

（郑文燕）

第三节　心肌梗死

心肌梗死是心肌缺血性坏死。为在冠状动脉病变基础上，发生冠状动脉供血急剧减少或中断，使相应的心肌严重而持久地急性缺血所致。

一、病因及发病机制

1. 病因　基本病因是冠状动脉粥样硬化（偶为冠状动脉痉挛、栓塞、炎症、先天性畸形、外伤、冠状动脉阻塞所致），造成管腔狭窄和心肌供血不足，而侧支循环尚未建立时，上述原因加重心肌缺血即可发生心肌梗死。在此基础上，一旦冠状动脉血供进一步急剧减少或中断 20~30 分钟，使心肌严重而持久地急性缺血达 0.5 小时以上，即可发生心肌梗死。

另心肌梗死发生严重心律失常、休克、心力衰竭，均可使冠状动脉血流量进一步下降，心肌坏死范围扩大。

2. 发病机制　冠状动脉病变：血管闭塞处于相应的心肌部位坏死。

二、临床表现

临床表现与梗死面积大小、梗死部位、侧支循环情况密切相关。

1. 先兆　多数患者于发病前数日可有前驱症状，如原有心绞痛近日发作频繁，程度加重，持续时间较久，休息或硝酸甘油不能缓解，甚至在休息中或睡眠中发作。表现为突发上腹部剧痛、恶心、呕吐、急性心力衰竭，或严重律失常。心电图检查可显示 ST 段一过性抬高或降低，T 波高大或明显倒置。

2. 症状

（1）疼痛：最早出现症状。少数患者可无疼痛，起病即表现休克或急性肺水肿。有些患者疼痛部位在上腹部，且伴有恶心、呕吐、易与胃穿孔、急性胰腺炎等急腹症相混淆。

（2）全身症状：发热、心动过速、白细胞增高、红细胞沉降率增快，由坏死物质吸收所引起。一般在疼痛 24~48 小时出现，程度与梗死范围呈正相关，体温 38℃ 左右，很少超过 39℃，持续约 1 周。

（3）胃肠道症状：疼痛可伴恶心、呕吐、上腹胀痛，与迷走神经受坏死物质刺激和胃肠道组织灌注不足等有关。

（4）心律失常：75%~95% 的患者伴有心律失常，以 24 小时内为最多见，以室性心律失常最多。

（5）休克：20% 患者，数小时至 1 周内发生，主要原因如下。①心肌遭受严重损害，左心室排血量急剧降低（心源性休克）。②剧烈胸痛引起神经反射性周围血管扩张。③因呕吐、大汗、摄入不足所致血容量不足。

（6）心力衰竭：主要是急性左侧心力衰竭。可在最初几天内发生，或在疼痛、休克好转阶段，为梗死后心脏舒缩力减弱或不协调所致。

— 121 —

急性心肌梗死引起的心力衰竭称为泵衰竭。按 Killip 分级法可分为：Ⅰ级，尚无明显心力衰竭；Ⅱ级，有左侧心力衰竭；Ⅲ级，有急性肺水肿；Ⅳ级，右心源性休克。

3. 体征

（1）心脏体征：心率多增快，第一心音减弱，出现第四心音。若心尖区出现收缩期杂音，多为乳头肌功能不全所致。反应性纤维心包炎者，有心包摩擦音。

（2）血压：均有不同程度的降低，起病前有高血压者，血压可降至正常。

（3）其他：可有心力衰竭、休克体征、心律失常有关的体征。

三、治疗

心肌梗死的救治原则为：①挽救濒死心肌，防止梗死扩大，缩小心肌缺血范围。②保护、维持心脏功能。③及时处理严重心律失常、泵衰竭及各种并发症。

（一）监护及一般治疗

1. 休息　卧床休息 1 周，保持安静，必要时给予镇静药。

2. 吸氧　持续吸氧 2~3 天，有并发症者需延长吸氧时间。

3. 监测　在 CCU 进行 ECG、血压、呼吸、监测 5~7 天。

4. 限制活动　无并发症者，根据病情制定活动计划。

5. 进食易消化食物，不宜过饱，可少量多餐；保持大便通畅，必要时给予缓泻药。

（二）解除疼痛

尽快止痛，可应用强力止痛药。

1. 哌替啶（度冷丁）50~100mg 紧急肌内注射。

2. 吗啡 5~10mg 皮下注射，必要时 1~2 小时后再注射一次以后每 4~6 小时可重复应用，注意呼吸抑制作用。

3. 轻者，可待因 0.03~0.06g 口服或罂粟碱 0.03~0.06g 肌内注射或口服。

4. 试用硝酸甘油 0.3mg，异山梨酯 5~10mg 舌下含用或静脉滴注，注意心率增快，Bp 下降等不良反应。

5. 顽固者，人工冬眠疗法。

（三）再灌注心肌

意义：再通疗法是目前治疗 AMI 的积极治疗措施，在起病 3~6 小时内，使闭塞的冠状动脉再通，心肌得到再灌注，挽救濒死的心肌，以缩小梗死范围，改善预后。

适应证：再通疗法只适于透壁心肌梗死，所以心电图上必须要有 2 个或 2 个以上相邻导联 ST 段抬高>0.1mV，方可进行再通治疗。心肌梗死发病后 6 小时内再通疗法是最理想的；发病 6~12 小时 ST 段抬高的 AMI。

方法：溶栓疗法，紧急施行 PTCA，随后再安置支架。

1. 溶栓疗法

（1）溶栓的药物：尿激酶、链激酶、重组组织型纤维蛋白溶酶原激活药（rt-PA）等。

（2）注意事项：①溶栓期间进行严密心电监护，及时发现并处理再灌注心律失常。溶栓 3 小时内心律失常发生率最高，84% 心律失常发生在溶栓 4 小时之内。前壁心肌梗死时，心律失常多为室性心律失常，如频发室性期前收缩、加速室性自主心律、室性心动过速、心室颤动等；下壁梗死时，心律失常多发生窦性心动过缓、房室传导阻滞。②血压监测，低血压是急性心梗的常见症状，可由于心肌大面积梗死、心肌收缩力明显降低、心排血量减少所至，但也可能与血容量不足、再灌注性损伤、血管扩张药及并发出血等有关。一般低血压在急性心肌梗死后 4 小时最明显。对单纯的低血压状态，应加强对血压的监测。在溶栓进行的 30 分钟内，10 分钟测量 1 次血压；溶栓结束后 3 小时内，30 分钟测量 1 次；之后 1 小时测量 1 次；血压平稳后根据病情延长测量时间。③用药期间注意出血倾向，在溶栓期间应严密观察患者有无皮肤黏膜出血、尿血、便血及颅内出血（观察瞳孔意识），输液穿刺部位有无淤斑、牙龈出血等。溶栓后 3 天内每天检查 1 次尿常规、大便隐血和出凝血时间，溶栓次日复查血小板，应尽早发现出血性并发症，早期采取有效的治疗措施。

（3）不宜溶栓的情况：①年龄大于 70 岁。②ST 段抬高，时间>24 小时。③就诊时严重高血压（>180/110mmHg）。④仅有 ST 段压低（如非 Q 心梗，心内膜下心梗）及不稳定性心绞痛。⑤有出血倾向、外伤、活动性溃疡病、糖尿病视网膜病变，脑出血史及 6 个月内缺血性脑卒中史，夹层动脉瘤，半个月内手术等。

（4）判断再通指标

a. 第一：冠状动脉造影直接判断。

b. 第二：临床间接判断血栓溶解（再通）指标，①ECG 抬高的 ST 段于 2 小时内回降>50%。②胸痛 2 小时内基本消失。③2 小时内出现再灌注性心律失常。④血清 CK-MB 酶峰值提前出现（14 小时内）。

2. 经皮冠状动脉腔内成形术

（1）补救性 PTCA：经溶栓治疗，冠状动脉再通后又再堵塞，或再通后仍有重度狭窄者，如无出血禁忌，可紧急施行 PTCA，随后再安置支架。预防再梗和再发心绞痛。

（2）直接 PTCA：不进行溶栓治疗，直接进行 PTCA 作为冠状动脉再通的手段，其目的在于挽救心肌。

适应证：①对有溶栓禁忌或不适宜溶栓治疗的患者，以及对升压药无反应的心源性休克患者应首选直接 PTCA。②对有溶栓禁忌证的高危患者，如年龄>70 岁、既往有 AMI 史、广泛前壁心肌梗死以及收缩压<100mmHg、心率>100 次/分或 Killip 分级>Ⅰ级的患者若有条件最好选择直接 PTCA。

（四）控制休克

最好根据血流动力学监测结果用药。

1. 补充血容量　估计血容量不足，中心静脉压下降者，用低分子右旋糖酐、10%GS 500ml 或 0.9%NS 500ml 静脉滴入。输液后中心静脉压>18cmH_2O，则停止补充血容量。

2. 应用升压药　补充血容量后血压仍不升，而心排血量正常时，提示周围血管张力不足，此时可用升压药物。多巴胺或间羟胺微泵静脉使用，两者亦可合用。亦可选用多巴酚丁胺。

3. 应用血管扩张药　经上述处理后血压仍不升，周围血管收缩致四肢厥冷时可使用硝酸甘油。

4. 其他措施　纠正酸中毒，保护肾功能，避免脑缺血，必要时应用糖皮质激素和洋地黄制剂。

5. 主动脉内球囊反搏术　上述治疗无效时可考虑应用 IABP，在 IABP 辅助循环下行冠脉造影，随即行 PTCA、CABG。

（五）治疗心力衰竭

主要治疗左侧心力衰竭，见心力衰竭急性左侧心力衰竭的急救。

（六）其他治疗

有助于挽救濒死心肌，防止梗死扩大，缩小缺血范围，根据患者具体情况选用。

1. β-受体阻滞药、钙通道阻滞药，ACE 抑制药的使用　改善心肌重构，防止梗死范围扩大改善预后。

2. 抗凝疗法　口服阿司匹林等药物。

3. 极化液疗法　有利于心脏收缩，减少心律失常，有利 ST 段恢复。极化液具体配置 10%KCl 15ml+胰岛素 8U+10% GS 500ml。

4. 促进心肌代谢药物　维生素 C、维生素 B_6、1，6-二磷酸果糖、辅酶 Q_{10} 等。

5. 右旋糖酐 40 或羟乙基淀粉　降低血黏度，改善微循环。

（七）并发症的处理

1. 栓塞　溶栓或抗凝治疗。

2. 心脏破裂　乳头肌断裂、VSD 者手术治疗。

3. 室壁瘤　影响心功能或引起严重心律失常者手术治疗。

4. 心肌梗死后综合征　可用糖皮质激素、阿司匹林、吲哚美辛等。

（八）右室心肌梗死的处理

表现为右侧心力衰竭伴低血压者治疗以扩容为主，维持血压治疗，不宜用利尿药。

四、常见的护理诊断/问题

（一）疼痛

1. 相关因素　与心肌急剧缺血、缺氧有关。

2. 主要表现　胸骨后剧烈疼痛，伴烦躁不安、出汗、恐惧或有濒死感。

3. 护理措施

（1）绝对卧床休息（包括精神和体力）：休息即为最好的疗法之一，病情稳定无特殊不适，且在急性期均应绝对卧床休息，严禁探视，避免精神紧张，一切活动包括翻身、进食、洗脸、大小便等均应在医护人员协助下进行，避免生扯硬拽现象。如果患者焦虑、抑郁情绪严重并有睡眠障碍等表现时，应根据病情选择没有禁忌的镇静药物，如哌替啶等。

（2）做好氧疗管理：心肌梗死时由于持续的心肌缺血缺氧，代谢物积聚或产生多肽类致痛物等，刺激神经末梢，经神经传导至大脑产生痛觉，而疼痛使患者烦躁不安、情绪恶化，加重心肌缺氧，影响治疗效果。若胸闷、疼痛剧烈或症状不缓解、持续时间长，氧流量可控制在 5~6l/min，待症状消失后改为 3~4l/min，一般不少于 72 小时，5 天后可根据情况间断给氧。

（3）患者的心理管理：疾病给患者带来胸闷、疼痛等压抑的感觉，再加上环境的生疏，可使患者恐惧、紧张不安，而这又导致交感神经兴奋引起血压升高，心肌耗氧量增加，诱发心律失常，加重心肌缺血坏死，因此，我们应了解患者的职业、文化、经济、家庭情况及发病的诱因，关心体贴患者，消除紧张恐惧心理，让患者树立战胜疾病的信心，使患者处于一个最佳心理状态。

（二）恐惧

1. 相关因素　可与下列因素有关。①胸闷不适、胸痛、濒死感。②因病房病友病重或死亡。③病室环境陌生/监护、抢救设备。

2. 主要表现　心情紧张、烦躁不安。

3. 护理措施

（1）消除患者紧张与恐惧心理：救治过程中要始终关心体贴，态度和蔼，鼓励患者表达自己的感受，安慰患者，使之尽快适应环境，进入患者角色。

（2）了解患者的思想状况，向患者讲清情绪与疾病的关系，使患者明白紧张的情绪会加重病情，使病情恶化。劝慰患者消除紧张情绪，使患者处于接受治疗的最佳心理状态。

（3）向患者介绍救治心梗的特效药及先进仪器设备，肯定效果与作用，使患者得到精神上的安慰和对医护人员的信任。在治疗护理过程中做到忙而不乱，紧张而有序，迅速而准确。

（4）给患者讲解抢救成功的例子，使其树立战胜疾病的信心。

（5）针对心理反应进行耐心解释，真诚坦率地为其排忧解难，做好生活护理，给他们创造一个安静、舒适、安全、整洁的休息环境。

（三）自理缺陷

1. 相关因素　与治疗性活动受限有关。

2. 主要表现　日常生活不能自理。

3. 护理措施

（1）心肌梗死急性期卧床期间协助患者洗漱进食、大小便及个人卫生等生活护理。

（2）将患者经常使用的物品放在易拿取的地方，以减少患者拿东西时的体力消耗。

（3）将呼叫器放在患者手边，听到铃响立即给予答复。

（4）提供患者有关疾病治疗及预后的确切消息，强调正面效果，以增加患者自我照顾的能力和信心，并向患者说明健康程序，不要允许患者延长卧床休息时间。

（5）在患者活动耐力范围内，鼓励患者从事部分生活自理活动和运动，以增加患者的自我价值感。

（6）让患者有足够的时间，缓慢地进行自理活动或者在活动过程中提供多次短暂的休息时间；或者给予较多的协助，以避免患者过度劳累。

（四）便秘

1. 相关因素　与长期卧床、不习惯床上排便、进食量减少有关。

2. 主要表现　大便干结，超过2天未排大便。

3. 护理措施

（1）合理饮食：提醒患者饮食要节制，要选择清淡易消化、产气少、无刺激的食物。进食速度不宜过快、少食多餐。

（2）遵医嘱给予大便软化药或缓泻药。

（3）鼓励患者定时排便，安置患者于舒适体位排便。

（4）不习惯于床上排便的患者，应向其讲明病情及需要在床上排便的理由并用屏风遮挡。

（5）告知病患者排便时不要太用力，可用手掌在腹部按乙状结肠走行方向做环形按摩。

（五）潜在并发症：心力衰竭

1. 相关因素　与梗死面积过大、心肌收缩力减弱有关。

2. 主要表现　咳嗽、气短、心悸、发绀，严重者出现肺水肿表现。

3. 护理措施

（1）避免诱发心力衰竭的因素：上感、劳累、情绪激动、感染，不适当的活动。

（2）若突然出现急性左侧心力衰竭，应立即采取急救。

（六）潜在并发症：心源性休克

1. 相关因素　心肌梗死、心排血量减少。

2. 主要表现　血压下降，面色苍白、皮肤湿冷、脉细速、尿少。

3. 护理措施

（1）严密观察神志、意识、血压、脉搏、呼吸、尿量等情况并做好记录。

（2）观察患者末梢循环情况，如皮肤温度、湿度、色泽。

（3）注意保暖。

（4）保持输液通畅，并根据心率、血压、呼吸及用药情况随时调整滴速。

（七）潜在并发症：心律失常

1. 相关因素　与心肌缺血、缺氧、电解质失衡有关。

2. 主要表现　室性期前收缩、快速型心律失常、缓慢型心律失常。

3. 护理措施

（1）给予心电监护，监测患者心律、心率、血压、脉搏、呼吸及心电图改变，并做好记录。

（2）嘱患者尽量避免诱发心律失常的因素，如情绪激动、烟酒、浓茶、咖啡等。

（3）向患者说明心律失常的临床表现及感受，若出现心悸、胸闷、胸痛、心前区不适等症状，应及时告诉医护人员。

（4）遵医嘱应用抗心律失常药物，并观察药物疗效及不良反应。

（5）备好各种抢救药物和仪器：如除颤器、起搏器，抗心律失常药及复苏药。

五、护理

（一）心理指导

本病起病急，症状明显，患者因剧烈疼痛而有濒死感，又因担心病情及疾病预后而产生焦虑、紧张等情绪，护士应陪伴在患者身旁，允许患者表达出对死亡的恐惧如呻吟、易怒等，用亲切的态度回答患者提出的问题。解释先进的治疗方法及监护设备的作用。

（二）饮食指导

急性心梗 2~3 天时以流质为主，每天总热能 500~800kcal；控制液体量，减轻心脏负担，口服液体量应控制在 1 000ml/d；用低脂、低胆固醇、低盐、适量蛋白质、高食物纤维饮食，脂肪限制在 40g/d 以内，胆固醇应<300mg/d；选择容易消化吸收的食物，不宜过热过冷，保持大便通畅，排便时不可用力过猛；病情稳定 3 天后可逐渐改半流质、低脂饮食，总热能 1 000kcal/d 左右。避免食用辛辣或发酵食物，减少便秘和腹胀。康复期低糖、低胆固醇饮食，多吃富含维生素和钾的食物，伴有高血压病或心力衰竭者应限制钠盐摄入量。

在食物选择方面，心梗急性期主食可用藕粉、米汤、菜水、去油过筛肉汤、淡茶水、红枣泥汤；选低胆固醇及有降脂作用的食物，可食用的有鱼类、鸡蛋清、瘦肉末、嫩碎蔬菜及水果，降脂食物有山楂、香菇、大蒜、洋葱、海鱼、绿豆等。病情好转后改为半流质，可食用浓米汤、厚藕粉、枣泥汤、去油肉绒、鸡绒汤、薄面糊等。病情稳定后，可逐渐增加或进软食，如面条、面片、馄饨、面包、米粉、粥等。恢复期饮食治疗按冠心病饮食治疗。

禁忌食物：凡胀气、刺激性流质不宜吃，如豆浆、牛奶、浓茶、咖啡等；忌烟酒及刺激性食物和调味品，限制食盐和味精用量。

（三）作息指导

保证睡眠时间，2 次活动间要有充分的休息。急性期后 1~3 天应绝对卧床，第 4~6 天可在床上做上下肢被动运动。1 周后，无并发症的患者可床上坐起活动。每天 3~5 次，每次 20 分钟，动作宜慢。有并发症者，卧床时间延长。第 2 周起开始床边站立→床旁活动→室内活动→完成个人卫生。根据患者对运动的反应，逐渐增加活动量。第 2 周后室外走廊行走，第 3~4 周试着上下 1 层楼梯。

（四）用药指导

常见治疗及用药观察如下。

1. 止痛　使用吗啡或哌替啶止痛，配合观察镇静止痛的效果及有无呼吸抑制，脉搏加快。

2. 溶栓治疗　溶栓过程中应配合监测心率、心律、呼吸、血压，注意胸痛情况和皮肤、牙龈、呕吐物及尿液有无出血现象，发现异常应及时报告医护人员，及时处理。

3. 硝酸酯类药　配合用药时间及用药剂量，使用过程中要注意观察疼痛有无缓解，有无头晕、头痛、血压下降等不良反应。

4. 抑制血小板聚集药物　药物宜餐后服。用药期间注意有无胃部不适，有无皮下、牙龈出血，定期检查血小板数量。

（五）行为指导

1. 大便干结时忌用力排便，应用开塞露塞肛或服用缓泻药如口服酚酞等方法保持大便通畅。

2. 接受氧气吸入时，要保证氧气吸入的有效浓度以达到改善缺氧状态的效果，同时注意用氧安全，避免明火。

3. 病情未稳定时忌随意增加活动量，以免加重心脏负担，诱发或加重心肌梗死。

4. 在输液过程中，应遵循医护人员控制的静脉滴注速度，切忌随意加快输液速度。

5. 当患者严重气急，大汗，端坐呼吸，应取坐位或半坐卧位，两腿下垂，有条件者立即吸氧。并应注意用氧的安全。

6. 当患者出现心脏骤停时，应积极处理。

7. 指导患者 3 个月后性生活技巧

（1）选择一天中休息最充分的时刻行房事（早晨最好）。避免温度过高或过低时，避免饭后或酒后进行房事。

（2）如需要，可在性生活时吸氧。

（3）如果出现胸部不舒适或呼吸困难，应立即终止。

（六）病情观察指导

注意观察胸痛的性质、部位、程度、持续时间，有无向他处放射；配合监测体温、心率、心律、呼吸及血压及电解质情况，以便及时处理。

（七）出院指导

1. 养成良好的生活方式，生活规律，作息定时，保证充足的睡眠。病情稳定无并发症的急性心肌梗死，6 周后可每天步行、打太极拳。8~12 周可骑车、洗衣等。3~6 个月后可部分或完全恢复工作。但不应继续从事重体力劳动、驾驶员、高空作业或工作量过大。

2. 注意保暖，适当添加衣服。

3. 饮食宜清淡，避免饱餐，忌烟酒及减肥，防止便秘。

4. 坚持按医嘱服药，随身备硝酸甘油，有多种剂型的药物，如片剂、喷雾剂，定期复诊。

5. 心肌梗死最初 3 个月内不适宜坐飞机及单独外出，原则上不过性生活。

（郑文燕）

第六章

消化内科疾病护理

第一节　胃食管反流病

胃食管反流病（GERD）是一种因胃和（或）十二指肠内容物反流入食管引起胃灼热、反流、胸痛等症状和（或）组织损害的综合征，包括食管综合征和食管外综合征。食管综合征有典型反流综合征、反流胸痛综合征及伴食管黏膜损伤的综合征，如反流性食管炎（RE）、反流性狭窄、Barrett 食管（BE）及食管腺癌。食管外综合征有反流性咳嗽综合征、反流性喉炎综合征、反流性哮喘综合征及反流性蛀牙综合征，还可能有咽炎、鼻窦炎、特发性肺纤维化及复发性中耳炎。

根据内镜下表现的不同，GERD 可分为非糜烂性反流病（NERD）、RE 及 BE，我国60% ~ 70%的 GERD 表现为 NERD。

一、病因与发病机制

与 GERD 发生有关的机制包括抗反流防御机制的削弱、食管黏膜屏障的完整性破坏及胃十二指肠内容物反流对食管黏膜的刺激等。

（一）抗反流机制的削弱

抗反流机制的削弱是 GERD 的发病基础，包括下食管括约肌（LES）功能失调、食管廓清功能下降、食管组织抵抗力损伤、胃排空延迟等。

1. LES 功能失调　LES 功能失调在 GERD 发病中起重要作用，其中 LES 压力降低、一过性下食管括约肌松弛（TLESR）及裂孔疝是引起 GERD 的三个重要因素。

LES 正常长 3~4cm，维持 10~30mmHg 的静息压，是重要的抗反流屏障。当 LES 压力<6mmHg 时，即易出现胃食管反流。即使 LES 压力正常，也不一定就没有胃食管反流。近来的研究表明 TLESR 在 GERD 的发病中有重要作用。TLESR 系指非吞咽情况下 LES 发生自发性松弛，可持续 8~10 秒，长于吞咽时 LES 松弛，并常伴胃食管反流。TLESR 是正常人生理性胃食管反流的主要原因，目前认为 TLESR 是小儿胃食管反流的最主要因素，胃扩张（餐后、胃排空异常、空气吞入）是引发 TLESR 的主要刺激因素。裂孔疝破坏了正常抗反流机制的解剖和生理，使 LES 压力降低并缩短了 LES 长度，削弱了膈肌的作用，并使食管蠕动减弱，故食管裂孔疝是胃食管反流重要的病理生理因素。

2. 食管、胃功能下降

（1）食管：健康人食管借助正常蠕动可有效清除反流入食管的胃内容物。GERD 患者由于食管原发和继发蠕动减弱，无效食管运动发生率高，有如硬皮病样食管，致食管廓清功能障碍，不能有效廓清反流入食管的胃内容物。

（2）胃：胃轻瘫或胃排空功能减弱，胃内容物大量潴留，胃内压增加，导致胃食管反流。

（二）食管黏膜屏障

食管黏膜屏障是食管黏膜上皮抵抗反流物对其损伤的重要结构，包括食管上皮前（黏液层、静水层和黏膜表面 HCO_3^- 所构成的物理化学屏障）、上皮（紧密排列的多层鳞状上皮及上皮内所含负离子蛋白和 HCO_3^- 可阻挡和中和 H^+）及上皮后（黏膜下毛细血管提供 HCO_3^- 中和 H^+）屏障。当屏障功能受损时，即使是正常反流亦可致食管炎。

（三）胃十二指肠内容物反流

胃食管反流时，含胃酸、胃蛋白酶的胃内容物，甚至十二指肠内容物反流入食管，引起胃灼热、反流、胸痛等症状，甚至导致食管黏膜损伤。难治性 GERD 常伴有严重的胃食管反流。Vaezi 等发现，混合反流可导致较单纯反流更为严重的黏膜损伤，两者可能存在协同作用。

二、病理

RE 的病理改变主要有食管鳞状上皮增生，黏膜固有层乳头向表面延伸，浅层毛细血管扩张、充血和（或）出血，上皮层内中性粒细胞和淋巴细胞浸润，严重者可有黏膜糜烂或溃疡形成。慢性病变可有肉芽组织形成、纤维化以及 Barrett 食管改变。

三、临床表现

GERD 的主要临床表现包括以下内容。

（一）食管表现

1. 胃灼热　是指胸骨后的烧灼样感觉，胃灼热是 GERD 最常见的症状。胃灼热的严重程度不一定与病变的轻重程度一致。

2. 反流　反流指胃内容物反流入口中或下咽部的感觉，此症状多在胃灼热、胸痛之前发生。

3. 胸痛　胸痛作为 GERD 的常见症状，日渐受到临床的重视。可酷似心绞痛，对此有时单从临床很难作出鉴别。胸痛的程度与食管炎的轻重程度无平行关系。

4. 吞咽困难　指患者能感觉到食物从口腔到胃的过程发生障碍，吞咽困难可能与咽喉部的发胀感同时存在。引起吞咽困难的原因很多，包括与反流有关的食管痉挛、食管运动功能障碍、食管瘢痕狭窄及食管癌等。

5. 上腹痛　也可以是 GERD 的主要症状。

（二）食管外表现

1. 咽喉部表现　如慢性喉炎、慢性声嘶、发音困难、声带肉芽肿、咽喉痛、流涎过多、癔球症、颈部疼痛、牙周炎等。

2. 肺部表现 如支气管炎、慢性咳嗽、慢性哮喘、吸入性肺炎、支气管扩张、肺脓肿、肺不张、咯血及肺纤维化等。

四、辅助检查

（一）上消化道内镜

对 GERD 患者，内镜检查可确定是否有 RE 及病变的形态、范围与程度；同时可取活体组织进行病理学检查，明确有无 BE、食管腺癌；还可进行有关的治疗。但内镜检查不能观察反流本身，内镜下的食管炎也不一定都由反流引起。

洛杉矶分级是目前国际上最为广泛应用的内镜 RE 分级方案，根据内镜下食管黏膜破损的范围和形状，将 RE 划分为 A~D 级（图 6-1）。

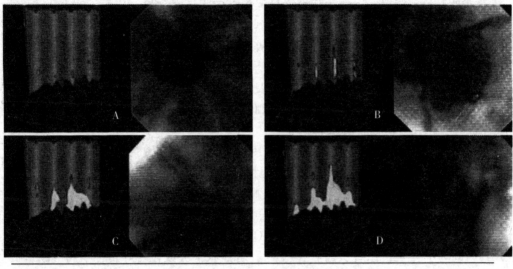

分级	内镜特征
A	一处或几处≤5mm的食管黏膜破损，病变之间无融合
B	一处或几处>5mm的食管黏膜破损，病变之间无融合
C	一处或几处食管黏膜破损，病变之间相互融合，但未超过食管环周的75%
D	一处或几处食管黏膜破损，病变之间相互融合，至少累及食管环周的75%

附加描述项目：有无食管狭窄、食管溃疡及BE

图 6-1 GERD 内镜分级

（二）其他检查

1. 24 小时食管酸碱度 pH 监测 是最好的定量监测胃食管反流的方法，已作为 GERD 诊断的金标准。最常使用的指标是 pH<4 总时间（%）。该方法有助于判断反流的有无及其和症状的关系，以及疗效不佳的原因。其敏感性与特异性分别为79%~90%和86%~100%。该检查前 3~5 天停用改变食管压力的药物（胃肠动力剂、抗胆碱能药物、钙通道阻断剂、硝酸盐类药物、肌肉松弛剂等）、抑制胃酸的药物。

近年无绳食管 pH 胶囊的应用使食管 pH 监测更为方便，易于接受，且可行食管多部位（远端、近端及下咽部等）及更长时间（48~72 小时）的监测。

2. 食管测压　可记录 LES 压力、显示频繁的 TLESR 和评价食管体部的功能。单纯用食管压力来诊断胃食管反流并不十分准确，其敏感性约 58%，特异性约 84%。因此，并非所有的 GERD 患者均需做食管压力测定，仅用于不典型的胸痛患者或内科治疗失败考虑用外科手术抗反流者。

3. 食管阻抗监测　通过监测食管腔内阻抗值的变化来确定是液体或气体反流。目前食管腔内阻抗导管均带有 pH 监测通道，可根据 pH 和阻抗变化进一步区分酸反流（pH<4）、弱酸反流（pH 在 4~7）以及弱碱反流（pH>7），用于 GERD 的诊断，尤其有助于对非酸反流为主的 NERD 患者的诊断、抗反流手术前和术后的评估、难治性 GERD 病因的寻找、不典型反流症状的 GERD 患者的诊断以及确诊功能性胃灼热患者。

4. 食管胆汁反流测定　用胆汁监测仪测定食管内胆红素含量，从而了解有无十二指肠胃食管反流。现有的 24 小时胆汁监测仪可得到胆汁反流次数、长时间反流次数、最长反流时间和吸收值 ≥0.14 的总时间及其百分比，从而对胃食管反流作出正确的评价。因采用比色法检测，必须限制饮食中的有色物质。

5. 上胃肠道 X 线钡餐　对观察有无反流及食管炎均有一定的帮助，还有助于排除其他疾病和发现有无解剖异常，如膈疝，有时上胃肠道钡餐检查还可发现内镜检查没有发现的、轻的食管狭窄，但钡餐检查的阳性率不高。

6. 胃-食管放射性核素闪烁显像　此为服用含放射性核素流食后以 γ 照相机检测放射活性反流的技术。本技术有 90% 的高敏感性，但特异性低，仅为 36%。

7. GERD 诊断问卷　让疑似 GERD 患者回顾过去 4 周的症状以及症状发作的频率，并将症状由轻到重分为 0~5 级，评估症状程度，总分超过 12 分即可诊断为 GERD。

8. 质子泵抑制剂（PPI）试验　对疑似 GERD 的患者，可服用标准剂量 PPI，每天 2 次，用药时间为 1~2 周。患者服药后 3~7 天，若症状消失或显著好转，本病诊断可成立。其敏感性和特异性均可达 60% 以上。但本试验不能鉴别恶性疾病，且可因用 PPI 而掩盖内镜所见。

9. 超声诊断　超声诊断直观性好，诊断敏感性高，并且对患者的损伤性小。B 超诊断 GERD 标准为至少在 2 次不同时间内观察到反流物充满食管下段和胃与食管间液体来回移动。

五、诊断

由于 GERD 临床表现多种多样，症状轻重不一，有的患者可能有典型的反流症状，但内镜及胃食管反流检测无异常；而有的患者以其他器官系统的症状为主要表现，给 GERD 的诊断造成一定的困难。因此，GERD 的诊断应结合患者的症状及实验室检查综合判断。

1. RE 的诊断　有胃食管反流的症状，内镜可见累及食管远端的食管炎，排除其他原因所致的食管炎。

2. NERD 的诊断　有胃食管反流的症状，内镜无食管炎改变，但实验室检查有胃食管反流的证据，如：①24 小时食管 pH 监测阳性。②食管阻抗监测、食管胆汁反流测定、静息放射性核素检查或钡餐检查显示胃食管反流。③食管测压示 LES 压力降低或 TLESR，或食管体部蠕动波幅降低。

六、治疗

胃食管反流病的治疗目标为充分缓解症状，治愈食管炎，维持症状缓解和胃镜检查的缓解，治疗或预防并发症。

1. GERD 的非药物治疗　非药物治疗指生活方式的指导，避免一切引起胃食管反流的因素等。如要求患者饮食不宜过饱；忌烟、酒、咖啡、巧克力、酸食和过多脂肪；避免餐后立即平卧。对仰卧位反流，抬高床头 10cm 就可减轻症状。对于立位反流，有时只要患者穿宽松衣服，避免牵拉、上举或弯腰就可减轻。超重者在减肥后症状会有所改善。某些药物能降低 LES 的压力，导致反流或使其加重，如抗胆碱能药物、钙通道阻断剂、硝酸盐类药物、肌肉松弛剂等，对 GERD 患者尽量避免使用这些药物。

2. GERD 的药物治疗

（1）抑酸药：抑酸药是治疗 GERD 的主要药物，主要包括 PPI 和 H_2 受体拮抗剂，PPI 症状缓解最快，对食管炎的治愈率最高。虽然 H_2RA 疗效低于 PPI，但在一些病情不是很严重的 GERD 患者中，采用 H_2RA 仍是有效的。

（2）促动力药：促动力药可用于经过选择的患者，特别是作为酸抑制治疗的一种辅助药物。对大多数 GERD 患者，目前应用的促动力药不是理想的单一治疗药物。

①多巴胺受体拮抗剂：此类药物能促进食管、胃的排空，增加 LES 的张力。此类药物包括甲氧氯普胺和多潘立酮，常用剂量为 10mg，每天 3~4 次，睡前和餐前服用。前者如剂量过大或长期服用，可导致锥体外系神经症状，故老年患者慎用；后者长期服用亦可致高催乳素血症，产生乳腺增生、泌乳和闭经等不良反应。

②非选择性 5-HT$_4$ 受体激动剂：此类药能促进肠肌丛节后神经释放乙酰胆碱而促进食管、胃的蠕动和排空，从而减轻胃食管反流。目前常用的为莫沙必利，常用剂量为 5mg，每天 3~4 次，饭前 15~30 分钟服用。

③伊托必利：此类药可通过阻断多巴胺 D_2 受体和抑制胆碱酯酶的双重功能，起到加速胃排空、改善胃张力和敏感性、促进胃肠道动力的作用。该药消化道特异性高，对心脏、中枢神经系统、泌乳素分泌的影响小，在 GERD 治疗方面具有长远的优势。常用剂量为 50mg，每天 3~4 次，饭前 15~30 分钟服用。

（3）黏膜保护剂：对控制症状和治疗反流性食管炎有一定疗效。常用的药物有硫糖铝 1g，每天 3~4 次，饭前 1 小时及睡前服用；铝碳酸镁 1g，每天 3~4 次，饭前 1 小时及睡前服用，具有独特的网状结构，既可中和胃酸，又可在酸性环境下结合胆汁酸，对于十二指肠胃食管反流有较好的治疗效果。枸橼酸铋钾盐，480mg/d，分 2~4 次于饭前及睡前服用。

（4）γ-氨基丁酸（GABA）受体抑制剂：由于 TLESR 是发生胃食管反流的主要机制，因此 TLESR 成为治疗的有效靶点。对动物及人类研究显示，GABA 受体抑制剂巴氯芬可抑制 TLESR，可能是通过抑制脑干反射而起作用的。巴氯芬对 GERD 患者既有短期作用，又有长期作用，可显著减少反流次数和缩短食管酸暴露时间，还可明显改善十二指肠胃食管反流及其相关的反流症状，是目前控制 TLESR 发生率最有前景的药物。

（5）维持治疗：因为 GERD 是一种慢性疾病，持续治疗对控制症状及防止并发症是适当的。

3. GERD 的内镜抗反流治疗　为了避免 GERD 患者长期需要药物治疗及手术治疗风险大的缺点，内镜医师在过去的几年中在内镜治疗 GERD 方面做出了不懈的努力，通过这种方法改善 LES 的屏障功能，发挥其治疗作用。

（1）胃镜下腔内折叠术：该方法是将一种缝合器安装在胃镜前端，于直视下在齿状线下缝合胃壁组织，形成褶皱，增加贲门口附近紧张度、"延长腹内食管长度"及形成皱褶，以阻挡胃肠内容物的反流。包括黏膜折叠方法或全层折叠方法。

（2）食管下端注射法：指内镜直视下环贲门口或食管下括约肌肌层注射无活性低黏度膨胀物质，增加 LES 的功能。

（3）内镜下射频治疗：该方法是将射频治疗针经活检孔道送达齿状线附近，刺入食管下端的肌层进行热烧灼，使肌层"纤维化"，增加食管下端张力。

内镜治疗 GERD 的安全性及可能性已经多中心研究所证明，且显示大部分患者可终止药物治疗，但目前仍缺乏严格的大样本多中心对照研究。

4. GERD 的外科手术治疗　对 GERD 患者行外科手术治疗时，必须掌握严格的适应证，主要包括：①需长期用药维持，且用药后症状仍然严重者。②出现严重并发症，如出血、穿孔、狭窄等，经药物或内镜治疗无效者。③伴有严重的食管外并发症，如反复并发肺炎、反复发作的难以控制的哮喘、咽喉炎，经药物或内镜治疗无效者。④疑有恶变倾向的 BE。⑤严重的胃食管反流而不愿终生服药者。⑥仅对大剂量质子泵抑制剂起效的年轻患者，如有严重并发症（出血、狭窄、BE）。

临床应用过的抗反流手术方法较多。目前治疗 GERD 的手术常用 Nissen 胃底折叠术、Belsey 胃底部分折叠术。各种抗反流手术治疗的效果均应通过食管 24 小时的 pH 测定、内镜及临床表现进行综合评价。

近十几年来，腹腔镜抗反流手术得到了长足的发展。腹腔镜胃底折叠术是治疗 GERD 疗效确切的方法，是治疗 GERD 的主要选择之一，尤其对于年轻、药物治疗效果不佳、伴有裂孔疝的患者。与常规开放手术相比较，腹腔镜手术具有创伤小、术后疼痛轻和患者恢复快的优点，特别适用于年老体弱、心肺不佳的患者。但最近的研究显示，术后并发症高达 30%，包括吞咽困难、不能打嗝、腹泻及肛门排气等。约 62% 的患者在接受抗反流手术 10 年后仍需服用 PPI 治疗。因此，内科医师在建议 GERD 患者行腹腔镜胃底折叠术前应注意这些并发症，严格选择患者。

5. 并发症的治疗

（1）食管狭窄的治疗：早期给予有效的药物治疗是预防 GERD 患者食管狭窄的重要手段。内镜扩张疗法是治疗食管狭窄所致吞咽困难的有效方法。扩张疗法所需食管扩张器有各型探条、气囊、水囊及汞橡胶扩张器等。常将食管直径扩张至 14mm 或 44F。患者行有效的扩张食管治疗后，应用 PPI 或 H_2RA 维持治疗，避免食管再次狭窄。手术是治疗食管狭窄的有效手段。常在抗反流术前或术中同时使用食管扩张疗法。

（2）BE 的治疗

①药物治疗：长期 PPI 治疗不能缩短 BE 的病变长度，但可促进部分患者鳞状上皮再生，降低食管腺癌发生率。选择性 COX-2 抑制剂有助于减少患食管癌，尤其是腺癌的风险。

②内镜治疗：目前常采用的内镜治疗方法有各种方式的内镜消融治疗和内镜下黏膜切除

术等。适应证为伴有异型增生和黏膜内癌的 BE 患者，超声内镜检查有助于了解病变的深度，有助于治疗方式的选择。

③手术治疗：对已证实有癌变的 BE 患者，原则上应手术治疗。手术方法同食管癌切除术，胃肠道重建多用残胃或结肠，少数用空肠。

④抗反流手术：包括外科手术和内镜下抗反流手术。虽然能在一定程度上改善 BE 患者的反流症状，但不能影响其自然病程，远期疗效有待证实。

七、护理评估

（一）健康史

询问患者症状出现的时间、频率和严重程度；了解患者饮食习惯如有无进食高脂食物、含咖啡因饮料等；有无烟酒嗜好；有无肥胖及其他疾病，是否服用对下食管括约肌压力有影响的药物等。

（二）身体状况

胃食管反流病的临床表现多样，轻重不一。

1. 反流症状 反酸、反食、嗳气等。常于餐后特别是饱餐后、平卧时发生，有酸性液体或食物从胃及食管反流到口咽部。反酸常伴胃灼热，是胃食管反流病最常见的症状。

2. 反流物刺激食管引起的症状 胃灼热、胸痛、吞咽痛等。胃灼热是一种胸骨后发热、烧灼样不适，常于餐后（尤其是饱食或脂肪餐）1 小时出现，躯体前屈或用力屏气时加重，站立或坐位时或服用抗酸药物后可缓解。一般认为是由于酸性反流物刺激食管上皮下的感觉神经末梢所致。反流物也可刺激机械感受器引起食管痉挛性疼痛，严重者可放射到颈部、后背、胸部，有时酷似心绞痛症状。部分患者可有吞咽痛和吞咽困难，常为间歇性发作，系食管动力异常所致，晚期可呈持续性进行性加重，常提示食管狭窄。

3. 食管以外刺激的临床表现 如咽部异物感、咳嗽、咽喉痛、声音嘶哑等。部分患者以咳嗽、哮喘为主要症状，系因反流物吸入呼吸道，刺激支气管黏膜引起炎症和痉挛；或因反流物刺激食管黏膜感受器，通过迷走神经反射性引起支气管痉挛所致。

4. 并发症

（1）上消化道出血：由于食管黏膜炎症、糜烂和溃疡所致，多表现为黑便，呕血较少。

（2）食管狭窄：重度反流性食管炎可因食管黏膜糜烂、溃疡，使纤维组织增生，瘢痕形成致食管狭窄，患者表现为渐进性吞咽困难，尤以进食固体食物时明显。

（3）Barrett 食管：食管黏膜因受反流物的慢性刺激，食管与胃交界处的齿状线 2cm 以上的鳞状上皮被化生的柱状上皮替代，称为 Barrett 食管，是食管腺癌的主要癌前病变。

（三）心理-社会状况

重点评估患者的心理状况、工作及生活中的压力及其对生理心理状况的影响。如有无严重的焦虑或抑郁，对疾病知识的了解程度等。精神紧张、情绪变化和抑郁等均可影响食管动力和感觉功能，并影响患者对症状和疾病行为的感知能力，从而表现出焦虑、抑郁和躯体化精神症状。

八、护理措施

（一）指导患者改变不良生活方式和饮食习惯

1. 卧位时将床头抬高 10~20cm，避免餐后平卧和睡前 2 小时进食。

2. 少量多餐，避免过饱；食物以高蛋白、高纤维、低脂肪、易消化为主，应细嚼慢咽；避免进食可使下食管括约肌压降低的食物，如高脂肪、巧克力、咖啡、浓茶等；戒烟酒。

3. 避免剧烈运动以及使腹压升高的因素，如肥胖、紧身衣、束腰带等。

4. 避免使用使下食管括约肌压降低的药物，如 β 肾上腺素能激动剂、α 肾上腺素能受体阻断剂、抗胆碱能制剂、钙离子通道阻滞剂、茶碱等。

（二）用药指导

抑制胃酸是胃食管反流病治疗的主要手段，根据医嘱给患者进行药物治疗，注意观察疗效及不良反应。常用药物如下所述。

1. 抑制胃酸药物　质子泵抑制剂可有效抑制胃酸分泌，最快速地缓解症状。一天一次应用 PPI 的患者应该在早餐前服用，而睡前服用 PPI 可更好控制夜间酸分泌，通常疗程在 8 周以上，部分患者需要长期服药。也可选用 H_2 受体阻断剂，如西咪替丁、雷尼替丁、法莫替丁等，疗程 8~12 周。适用于轻、中症患者。

2. 促动力药物　可增加下食管括约肌压力，改善食管蠕动功能，促进胃排空，减少胃食管反流，改善患者症状，可作为抑酸剂的辅助用药。常用药物有甲氧氯普胺或多潘立酮，餐前半小时服用，服药期间注意观察有无腹泻、便秘、腹痛、恶心等不良反应。

3. 黏膜保护剂　可以在食管黏膜表面形成保护性屏障，吸附胆盐和胆汁酸，阻止胃酸、胃蛋白酶的侵蚀，防止其对食管黏膜的进一步损伤。常用药物包括硫糖铝、铋剂、铝碳酸镁等。硫糖铝片需嚼碎后成糊状，餐前半小时用少量温开水冲服，但长期使用可抑制磷的吸收而致骨质疏松。

（三）心理护理

关心体贴患者，告知疾病与治疗有关知识，消除患者紧张情绪，避免一些加重本病的刺激因素，使患者主动配合治疗，保持情绪稳定。

（何中情）

第二节　急性胃炎

急性胃炎指由各种原因引起的急性胃黏膜炎症，其病变可以仅局限于胃底、胃体、胃窦的任何一部分，病变深度大多局限于黏膜层，严重时则可累及黏膜下层、肌层，甚至达浆膜层。临床表现多种多样，可以有上腹痛、恶心、呕吐、上腹不适、呕血、黑粪，也可无症状，而仅有胃镜下表现。急性胃炎的病因虽然多样，但各种类型在临床表现、病变的发展规律和临床诊治等方面有一些共性。大多数患者通过及时诊治能很快痊愈，但也有部分患者其病变可以长期存在并转化为慢性胃炎。

一、护理评估

（一）健康史

评估患者既往有无胃病史，有无服用对胃有刺激的药物，如阿司匹林、保泰松、洋地黄、铁剂等，评估患者的饮食情况及睡眠。

（二）身体状况

1. 腹痛的评估　患者主要表现为上腹痛、饱胀不适。多数患者无症状，或症状被原发疾病所掩盖。

2. 恶心、呕吐的评估　患者可有恶心、呕吐、食欲缺乏等症状，注意观察患者呕吐的次数及呕吐物的性质、量的情况。

3. 腹泻的评估　食用沙门菌、嗜盐菌或葡萄球菌毒素污染食物引起的胃炎患者常伴有腹泻。评估患者的大便次数、颜色、性状及量的情况。

4. 呕血和（或）黑粪的评估　在所有上消化道出血的病例中，急性糜烂出血性胃炎所致的消化道出血占 10%~30%，仅次于消化性溃疡。

（三）辅助检查

1. 病理　主要表现为中性粒细胞浸润。

2. 胃镜检查　可见胃黏膜充血、水肿、糜烂、出血及炎性渗出。

3. 实验室检查　血常规检查：糜烂性胃炎可有红细胞、血红蛋白减少；大便常规检查：大便潜血阳性；血电解质检查：剧烈腹泻患者可有水、电解质紊乱。

（四）心理-社会状况

1. 生活方式　评估患者生活是否规律，包括学习或工作、活动、休息与睡眠的规律性，有无烟酒嗜好等。评估患者是否能得到亲人及朋友的关爱。

2. 饮食习惯　评估患者是否进食过冷、过热、过于粗糙的食物；是否食用刺激性食物，如辛辣、过酸或过甜的食物，以及浓茶、浓咖啡、烈酒等；是否注意饮食卫生。

3. 焦虑或恐惧　因出现呕血、黑粪或症状反复发作而产生紧张、焦虑、恐惧心理。

4. 认知程度　是否了解急性胃炎的病因及诱发因素，以及如何防护。

（五）腹部体征评估

上腹部压痛是常见体征，有时上腹胀气明显。

二、主要护理诊断/问题

1. 腹痛　由于胃黏膜的炎性病变所致。

2. 营养失调：低于机体需要量　由于胃黏膜的炎性病变所致的食物摄入、吸收障碍所致。

3. 焦虑　由于呕血、黑粪及病情反复所致。

三、护理目标

1. 患者腹痛症状减轻或消失。

2. 患者住院期间保证机体需热量，维持水电解质及酸碱平衡。

3. 患者焦虑程度减轻或消失。

四、护理措施

（一）一般护理

1. 休息　患者应注意休息，减少活动，对急性应激造成者应卧床休息，同时应做好患者的心理疏导。

2. 饮食　一般可给予无渣、半流质的温热饮食。如少量出血可给予牛奶、米汤等以中和胃酸，有利于黏膜的修复。剧烈呕吐、呕血的患者应禁食，可静脉补充营养。

3. 环境　为患者创造整洁、舒适、安静的环境，定时开窗通风，保证空气新鲜及温湿度适宜，使其心情舒畅。

（二）心理护理

1. 解释症状出现的原因　患者因出现呕血、黑粪或症状反复发作而产生紧张、焦虑、恐惧心理。护理人员应向其耐心说明出血原因，并给予解释和安慰。应告知患者，通过有效治疗，出血会很快停止；并通过自我护理和保健，可减少本病的复发次数。

2. 心理疏导　耐心解答患者及家属提出的问题，向患者解释精神紧张不利于呕吐的缓解，特别是有的呕吐与精神因素有关，紧张、焦虑还会影响食欲和消化能力，而树立信心及情绪稳定则有利于症状的缓解。

3. 应用放松技术　利用深呼吸、转移注意力等放松技术，减少呕吐的发生。

（三）治疗配合

1. 患者腹痛的时候　遵医嘱给予局部热敷、按摩、针灸，或给予止痛药物等缓解腹痛症状，同时应安慰、陪伴患者以使其精神放松，消除紧张恐惧心理，保持情绪稳定，从而增强患者对疼痛的耐受性；非药物止痛方法还可以用分散注意力法，如数数、谈话、深呼吸等；行为疗法，如放松技术、冥想、音乐疗法等。

2. 患者恶心、呕吐、上腹不适　评估症状是否与精神因素有关，关心和帮助患者消除紧张情绪。观察患者呕吐的次数及呕吐物的性质和量的情况。一般呕吐物为消化液和食物时有酸臭味。混有大量胆汁时呈绿色，混有血液呈鲜红色或棕色残渣。及时为患者清理呕吐物、更换衣物，协助患者采取舒适体位。

3. 患者呕血、黑粪　排除鼻腔出血及进食大量动物血、铁剂等所致呕吐物呈咖啡色或黑粪。观察患者呕血与黑粪的颜色性状和量的情况，必要时遵医嘱给予输血、补液、补充血容量治疗。

（四）用药护理

1. 向患者讲解药物的作用、不良反应、服用时的注意事项，如抑制胃酸的药物多于饭前服用；抗生素类多于饭后服用，并询问患者有无过敏史，严密观察用药后的反应；应用止泻药时应注意观察排便情况，观察大便的颜色、性状、次数及量，腹泻控制时应及时停药；保护胃黏膜的药物大多数是餐前服用，个别药例外；应用解痉止痛药如654-2或阿托品时，会出现口干等不良反应，并且青光眼及前列腺肥大者禁用。

2. 保证患者每日的液体入量，根据患者情况和药物性质调节滴注速度，合理安排所用药物的前后顺序。

（五）健康指导

1. 应向患者及家属讲明病因，如是药物引起，应告诫今后禁止用此药；如疾病需要必须用该药，必须遵医嘱配合服用制酸剂以及胃黏膜保护剂。

2. 嗜酒者应劝告戒酒。

3. 嘱患者进食要有规律，避免食生、冷、硬及刺激性食物和饮料。

4. 让患者及家属了解本病为急性病，应及时治疗及预防复发，防止发展为慢性胃炎。

5. 应遵医嘱按时用药，如有不适，及时来院就医。

（何中情）

第三节　慢性胃炎

慢性胃炎系指不同病因引起的慢性胃黏膜炎性病变，其发病率在各种胃病中居位首。随着年龄增长而逐渐增高，男性稍多于女性。

一、护理评估

（一）健康史

评估患者既往有无其他疾病，是否长期服用 NSAID 类消炎药如阿司匹林、吲哚美辛等，有无烟酒嗜好及饮食、睡眠情况。

（二）身体状况

1. 腹痛的评估　评估腹痛发生的原因或诱因，疼痛的部位、性质和程度；与进食、活动、体位等因素的关系，有无伴随症状。慢性胃炎进展缓慢，多无明显症状。部分患者可有上腹部隐痛与饱胀的表现。腹痛无明显节律性，通常进食后较重，空腹时较轻。

2. 恶心、呕吐的评估　评估恶心、呕吐发生的时间、频率、原因或诱因，与进食的关系；呕吐的特点及呕吐物的性质、量；有无伴随症状，是否与精神因素有关。慢性胃炎的患者进食硬、冷、辛辣或其他刺激性食物时可引发恶心、反酸、嗳气、上腹不适、食欲缺乏等症状。

3. 贫血的评估　慢性胃炎并发胃黏膜糜烂者可出现少量或大量上消化道出血，表现以黑粪为主，持续 3~4 天停止。长期少量出血可引发缺铁性贫血，患者可出现头晕、乏力及消瘦等症状。

（三）辅助检查

1. 胃镜及黏膜活组织检查　这是最可靠的诊断方法，可直接观察黏膜病损。慢性萎缩性胃炎可见黏膜呈颗粒状、黏膜血管显露、色泽灰暗、皱襞细小；慢性浅表性胃炎可见红斑、黏膜粗糙不平、出血点（斑）。两种胃炎皆可见伴有糜烂、胆汁反流。活组织检查可进行病理诊断，同时可检测幽门螺杆菌。

2. 胃酸的测定　慢性浅表性胃炎胃酸分泌可正常或轻度降低，而萎缩性胃炎胃酸明显降低，其分泌胃酸功能随胃腺体的萎缩、肠腺化生程度的加重而降低。

3. 血清学检查　慢性胃体炎患者血清抗壁细胞抗体和内因子抗体呈阳性，血清胃泌素明显升高；慢性胃窦炎患者血清抗壁细胞抗体多呈阴性，血清胃泌素下降或正常。

4. 幽门螺杆菌检测　通过侵入性和非侵入性方法检测幽门螺杆菌。慢性胃炎患者胃黏膜中幽门螺杆菌阳性率的高低与胃炎活动与否有关，且不同部位的胃黏膜其幽门螺杆菌的检测率亦不相同。幽门螺杆菌的检测对慢性胃炎患者的临床治疗有指导意义。

（四）心理-社会状况

1. 生活方式　评估患者生活是否有规律；生活或工作负担及承受能力；有无过度紧张、焦虑等负性情绪；睡眠的质量等。

2. 饮食习惯　评估患者平时饮食习惯及食欲，进食时间是否规律；有无特殊的食物喜好或禁忌，有无食物过敏，有无烟酒嗜好。

3. 心理社会状况　评估患者的性格及精神状态；患病对患者日常生活、工作的影响。患者有无焦虑、抑郁、悲观等负性情绪及其程度。评估患者的家庭成员组成，家庭经济、文化、教育背景，对患者的关怀和支持程度；医疗费用来源或支付方式。

4. 认知程度　评估患者对慢性胃炎的病因、诱因及如何预防的了解程度。

（五）腹部体征的评估

慢性胃炎的体征多不明显，少数患者可出现上腹轻压痛。

二、主要护理诊断/问题

1. 疼痛　由于胃黏膜炎性病变所致。
2. 营养失调：低于机体需要量　由于厌食、消化吸收不良所致。
3. 焦虑　由于病情反复、病程迁延所致。
4. 活动无耐力　由于慢性胃炎引起贫血所致。
5. 知识缺乏　缺乏对慢性胃炎病因和预防知识的了解。

三、护理目标

1. 患者疼痛减轻或消失。
2. 患者住院期间能保证机体所需热量、水分、电解质的摄入。
3. 患者焦虑程度减轻或消失。
4. 患者活动耐力恢复或有所改善。
5. 患者能自述疾病的诱因及预防保健知识。

四、护理措施

（一）一般护理

1. 休息　指导患者急性发作时应卧床休息，并可用转移注意力、做深呼吸等方法来减轻。

2. 活动　病情缓解时，进行适当的锻炼，以增强机体抵抗力。嘱患者生活要有规律，避免过度劳累，注意劳逸结合。

3. 饮食　急性发作时可予少渣半流食，恢复期患者指导其食用富含营养、易消化的食物，避免食用辛辣、生冷等刺激性食物及浓茶、咖啡等饮料。嗜酒患者嘱其戒酒。指导患者加强饮食卫生并养成良好的饮食习惯，定时进餐、少量多餐、细嚼慢咽。如胃酸缺乏者可酌情食用酸性食物如山楂、食醋等。

4. 环境　为患者创造良好的休息环境，定时开窗通风，保证病室的温湿度适宜。

（二）心理护理

1. 减轻焦虑　提供安全舒适的环境，减少患者的不良刺激。避免患者与其他有焦虑情绪的患者或亲属接触。指导其散步、听音乐等转移注意力的方法。

2. 心理疏导　首先帮助患者分析这次产生焦虑的原因，了解患者内心的期待和要求；然后共同商讨这些要求是否能够实现，以及错误的应对机制所产生的后果。指导患者采取正确的应对机制。

3. 树立信心　向患者讲解疾病的病因及防治知识，指导患者如何保持合理的生活方式和去除对疾病的不利因素。并可以请有过类似疾病的患者讲解采取正确应对机制所取得的良好效果。

（三）治疗配合

1. 腹痛　评估患者疼痛的部位、性质及程度。嘱患者卧床休息，协助患者采取有利于减轻疼痛的体位。可利用局部热敷、针灸等方法来缓解疼痛。必要时遵医嘱给予药物止痛。

2. 活动无耐力　协助患者进行日常生活活动。指导患者体位改变时动作要慢，以免发生直立性低血压。根据患者病情与患者共同制定每日的活动计划，指导患者逐渐增加活动量。

3. 恶心、呕吐　协助患者采取正确体位，头偏向一侧，防止误吸。安慰患者，消除患者紧张、焦虑的情绪。呕吐后及时为患者清理，更换床单位并协助患者采取舒适体位。观察呕吐物的性质、量及呕吐次数。必要时遵医嘱给予止吐药物治疗。

附：呕吐物性质及特点分析

1. 呕吐不伴恶心　呕吐突然发生，无恶心、干呕的先兆，伴明显头痛，且呕吐于头痛剧烈时出现，常见于神经血管头痛、脑震荡、脑出血、脑炎、脑膜炎及脑肿瘤等。

2. 呕吐伴恶心　多见于胃源性呕吐，例如胃炎、胃溃疡、胃穿孔、胃癌等，呕吐多与进食、饮酒、服用药物有关，吐后常感轻松。

3. 清晨呕吐　多见于妊娠呕吐和酒精性胃炎的呕吐。

4. 食后即恶心、呕吐　如果食物尚未到达胃内就发生呕吐，多为食管的疾病，如食管癌、食管贲门失弛缓症。食后即有恶心、呕吐伴腹痛、腹胀者常见于急性胃肠炎、阿米巴痢疾。

5. 呕吐发生于饭后2~3小时　可见于胃炎、胃溃疡和胃癌。

6. 呕吐发生于饭后4~6小时　可见于十二指肠溃疡。

7. 呕吐发生在夜间　呕吐发生在夜间，且量多有发酵味者，常见于幽门梗阻、胃及十二指肠溃疡、胃癌。

8. 大量呕吐　呕吐物如为大量，提示有幽门梗阻、胃潴留或十二指肠淤滞。

9. 少量呕吐　呕吐常不费力，每口吐出量不多，可有恶心，进食后可立即发生，吐完后可再进食，多见于神经官能性呕吐。

10. 呕吐物性质辨别

（1）呕吐物酸臭：呕吐物酸臭或呕吐隔日食物见于幽门梗阻、急性胃炎。

（2）呕吐物中有血：应考虑消化性溃疡、胃癌。

（3）呕吐黄绿苦水：应考虑十二指肠梗阻。

（4）呕吐物带粪便：见于肠梗阻晚期，带有粪臭味见于小肠梗阻。

（四）用药护理

1. 向患者讲解药物的作用、不良反应及用药的注意事项，观察患者用药后的反应。

2. 根据患者的情况进行指导，避免使用对胃黏膜有刺激的药物，必须使用时应同时服用抑酸剂或胃黏膜保护剂。

3. 有幽门螺杆菌感染的患者，应向其讲解清除幽门螺杆菌的重要性，嘱其连续服药两周，停药 4 周后再复查。

4. 静脉给药患者，应根据患者的病情、年龄等情况调节滴注速度，保证入量。

（五）健康指导

1. 向患者及家属介绍本病的有关病因，指导患者避免诱发因素。

2. 教育患者保持良好的心理状态，平时生活要有规律，合理安排工作和休息时间，注意劳逸结合，积极配合治疗。

3. 强调饮食调理对防止疾病复发的重要性，指导患者加强饮食卫生和饮食营养，养成有规律的饮食习惯。

4. 避免刺激性食物及饮料，嗜酒患者应戒酒。

5. 向患者介绍所用药物的名称、作用、不良反应，以及服用的方法剂量和疗程。

6. 嘱患者定期按时服药，如有不适及时就诊。

（何中情）

第四节　功能性消化不良

功能性消化不良（FD）是临床上最常见的一种功能性胃肠病，是指具有上腹痛、上腹胀、早饱、嗳气、食欲缺乏、恶心、呕吐等上腹不适症状，经检查排除了引起这些症状的胃肠、肝胆及胰腺等器质性疾病的一组临床综合征，症状可持续或反复发作，病程一般超过 1 个月或在 1 年中累计超过 12 周。

根据临床特点，FD 分为 3 型：①运动障碍型。以早饱、食欲缺乏及腹胀为主。②溃疡型。以上腹痛及反酸为主。③反流样型。

一、临床表现

1. **症状**　FD 有上腹痛、上腹胀、早饱、嗳气、食欲缺乏、恶心、呕吐等症状，常以某一个或某一组症状为主，至少持续或累积 4 周/年以上，在病程中症状也可发生变化。

FD 起病多缓慢，病程常经年累月，呈持续性或反复发作，不少患者由饮食、精神等因素诱发。部分患者伴有失眠、焦虑、抑郁、头痛、注意力不集中等精神症状。无贫血、消瘦等消耗性疾病表现。

2. 体征 FD 的体征多无特异性，多数患者中上腹有触痛或触之不适感。

二、辅助检查

1. 三大常规和肝、肾功能均正常，血糖及甲状腺功能正常。

2. 胃镜、B 超、X 线钡餐检查。

3. 胃排空试验近 50% 的患者出现胃排空延缓。

三、治疗

主要是对症治疗，个体化治疗和综合治疗相结合。

1. 一般治疗 避免烟、酒及服用非甾体抗感染药，建立良好的生活习惯。注意心理治疗，对失眠、焦虑患者适当予以镇静药物。

2. 药物治疗

（1）抑制胃酸分泌药：H_2 受体阻滞剂或质子泵抑制剂，适用于以上腹痛为主要症状的患者。症状缓解后不需要维持治疗。

（2）促胃肠动力药：常用多潘立酮、两沙必利和莫沙必利，以后二者疗效为佳。适用于以上腹胀、早饱、嗳气为主要症状患者。

（3）胃黏膜保护剂：常用枸橼酸铋钾。

（4）抗幽门螺杆菌治疗：疗效尚不明确，对部分有幽门螺杆菌感染的 FD 患者可能有效，以选用铋剂为主的三联为佳。

（5）镇静剂或抗抑郁药：适用于治疗效果欠佳且伴有精神症状明显的患者，宜从小剂量开始，注意观察药物的不良反应。

四、主要护理诊断/问题

1. 舒适的改变 与腹痛、腹胀、反酸有关。

2. 营养失调：低于机体需要量 与消化不良、营养吸收障碍有关。

3. 焦虑 与病情反复、迁延不愈有关。

五、护理措施

1. 心理护理 本病为慢性反复发作的过程，因此，护士应做好心理疏导工作，尽量避免各种刺激及不良情绪，详细讲解疾病的性质，鼓励患者，提高认知水平，帮助患者树立战胜疾病的信心。教会患者稳定情绪，保持心情愉快，培养广泛的兴趣爱好。

2. 饮食护理 建立良好的生活习惯，避免烟、酒及服用非甾体抗感染药。强调饮食规律性，进食时勿做其他事情，睡前不要进食，利于胃肠道的吸收及排空。避免高脂油炸食物，忌坚硬食物及刺激性食物，注意饮食卫生。饮食适量，不宜极渴时饮水，一次饮水量不宜过多。不能因畏凉食而进食热烫食物。进食适量新鲜蔬菜水果，保持低盐饮食。少食易产气的食物及寒、酸性食物。

3. 合理活动 参加适当的活动，如打太极拳、散步或练习气功等，以促进胃肠蠕动及消化腺的分泌。

4. 用药指导 对于焦虑、失眠的患者可适当给予镇静剂，从小剂量开始使用，严密观察使用镇静剂后的不良反应。

六、健康指导

1. 一般护理　功能性消化不良患者在饮食中应避免油腻及刺激性食物、戒烟、戒酒、养成良好的生活习惯，避免暴饮暴食及睡前进食过量；可采取少食多餐的方法；加强体育锻炼；要特别注意保持愉快的心情和良好的心境。

2. 预防护理

（1）进餐时应保持轻松的心情，不要匆促进食，也不要囫囵吞食，更不要站着或边走边吃。

（2）不要泡饭或和水进食，饭前或饭后不要立即大量饮用液体。

（3）进餐时不要讨论问题或争吵，讨论应在饭后 1 小时以后进行。

（4）不要在进餐时饮酒，进餐后不要立即吸烟。

（5）不要穿着束紧腰部的衣裤就餐。

（6）进餐应定时。

（7）避免大吃大喝，尤其是辛辣和富含脂肪的饮食。

（8）有条件可在两餐之间喝 1 杯牛奶，避免胃酸过多。

（9）少食过甜、过咸食品，食入过多糖果会刺激胃酸分泌。

（10）进食不要过冷或过烫。

（何中情）

第七章

肾内科疾病护理

第一节 急性肾小球肾炎

一、概述

急性肾小球肾炎,简称急性肾炎,是以急性肾炎综合征为主要临床表现的一组疾病。急性起病,以血尿、蛋白尿、水肿、高血压为特点,并可有一过性氮质血症。多见于链球菌感染后,少数患者由其他细菌、病毒及寄生虫感染引起。本节主要介绍链球菌感染后急性肾炎。

本病是一种常见的肾脏疾病。好发于儿童,男性多见,预后大多良好,常在数月内自愈。

二、病因及发病机制

根据流行病学、临床表现、动物实验的研究已知本病多由 β-溶血性链球菌 "致肾炎菌株" 感染所致。常在扁桃体炎、咽炎、猩红热、丹毒、化脓性皮肤病等链球菌感染后发病,患者血中抗溶血性链球菌溶血素 "O" 滴度增高。感染的严重程度与是否发生急性肾炎及其严重性之间不完全一致。

本病主要由感染所诱发的免疫反应引起。链球菌感染后导致机体免疫反应,可在肾小球内形成抗原-抗体免疫复合物。链球菌的细胞壁成分或某些分泌蛋白刺激机体产生抗体,形成循环免疫复合物沉积于肾小球,或原位免疫复合物种植于肾小球,最终发生免疫反应引起双侧肾脏弥漫性炎症。

三、病理

本病病理类型为毛细血管内增生性肾炎。

(一)大体标本

肾脏体积增大,色灰白而光滑,表面可有出血点。切面皮质和髓质境界分明,锥体充血、肾小球呈灰白色点状。

(二)光镜

病变通常为弥漫性肾小球病变,以内皮细胞和系膜细胞增生为主要表现。累及大多数肾小球。由于抗原抗体免疫复合物的形成，使得毛细血管内皮细胞及系膜细胞发生肿胀和增生，当增生时会促进微血管周围产生新月形的肥厚，肿大的新月形区产生纤维化，并形成瘢痕组织，阻塞肾小球的血液循环并压迫毛细血管，导致毛细血管腔狭窄，甚至闭塞。急性期可伴有中性粒细胞及单核细胞的浸润。电镜检查可见肾小球上皮细胞下有驼峰状大块电子致密物沉积。

（三）免疫荧光

可见 IgG 及 C_3 呈粗颗粒状沿系膜区和/或毛细血管壁沉积。

四、护理评估

（一）病史

询问患者有无近期感染，特别是皮肤及上呼吸道感染（如皮肤脓疱疮、咽炎、扁桃体炎等）。有无近期外出或旅游接触病毒、细菌、真菌或寄生虫等情况。此外，近期的患病、手术或侵入性检查也会造成感染的发生。

（二）身体评估

1. 潜伏期　急性肾炎多发生于前驱感染后，常有一定的潜伏期，平均 10~14 天。这段时间相当于机体接触抗原后产生初次免疫应答所需时间。潜伏期的时间通常与前驱感染部位有关：咽炎一般 6~12 天，平均 10 天；皮肤感染一般 14~28 天，平均 20 天，由此可以看出通常呼吸道感染潜伏期较皮肤感染短。

2. 尿液异常　如以下内容所述。

（1）血尿：几乎全部患者都有肾小球源性血尿，约 30%~40% 的患者出现肉眼血尿，且常为第一症状，尿液呈混浊红棕色，为洗肉水样或棕褐色酱油样。肉眼血尿持续 1~2 周后转为镜下血尿。镜下血尿持续时间较长，常 3~6 月或更久。

（2）蛋白尿：绝大多数患者有蛋白尿。蛋白尿一般不重，常为轻、中度，仅不到 20% 的病例呈大量蛋白尿（>3.5g/d）。尿沉渣中尚可见白细胞，并常有管型（颗粒管型、红细胞管型及白细胞管型等）。

3. 水肿　常为首发症状。见于 70%~90% 的患者，多表现为早起眼睑水肿、面部肿胀，呈现所谓的"肾炎病容"，并与平卧位置及组织疏松程度有关。严重时出现全身水肿、胸腔积液、腹腔积液，指压可凹性不明显。

4. 高血压　70%~90% 的患者有不同程度的高血压，一般为轻度或中度的增高，成人多在（150~180）/（90~100）mmHg。少数出现严重高血压，甚至并发高血压脑病。患者可表现为头痛、头昏、失眠，甚至昏迷、抽搐。

5. 肾功能异常　部分患者在起病早期可因尿量减少而出现一过性氮质血症，常于 1~2 周后随尿量增加而恢复正常，仅极少数患者可出现急性肾衰竭。

6. 全身症状　除水肿、血尿之外，患者常伴有腰酸腰痛、食欲减退、恶心呕吐、疲乏、精神不振、心悸、气急，部分患者有发热，体温一般在 38℃ 左右。

7. 并发症　部分患者在急性期可发生较严重的并发症。

（1）急性充血性心力衰竭：多见于老年人。在小儿患者中急性左心衰竭可成为急性肾炎首发症状，如不及时治疗，可迅速致死。此症常发生于肾炎起病后第 1~2 周内，一般表现为少尿、水肿加重，渐有呼吸困难，不能平卧，肺底有水泡音或哮鸣音，心界扩大，心率加速，第一心音变钝，常有收缩期杂音，有时可出现奔马律，肝大，颈静脉怒张。患者病情危急，但经过积极抢救利尿后，症状常迅速好转。急性肾炎并发急性心力衰竭的原因主要是肾小球滤过率降低及一系列内分泌因素引起水钠潴留，循环血容量急骤增加。

（2）高血压脑病：常见症状是剧烈头痛及呕吐，继之出现视力障碍，意识改变，嗜睡，并可发生阵发性惊厥或癫痫样发作。本症是在全身高血压的基础上，脑内阻力小血管自身调节紊乱，血压急剧升高，脑血管痉挛引起脑缺血和脑水肿所致。

（3）急性肾衰竭：随着近年来对急性充血性心力衰竭和高血压脑病及时有效地防治，这两类并发症的死亡率已明显下降，因此急性肾炎的主要致死并发症为急性肾衰竭。链球菌感染后急性肾炎并发急性肾衰竭预后较其他病因所致者为佳，少尿或无尿一般持续 3~5 天后，肾小球滤过功能改善，尿量增加，肾功能逐渐恢复。

（三）实验室检查

1. 尿液检查　相差显微镜检查示尿中 80% 以上的红细胞是外形扭曲变形的多形性红细胞。尿沉渣中红细胞管型具有诊断价值，也可见到少量白细胞、上皮细胞、透明管型及颗粒管型。尿蛋白一般不重，定量通常为 1~2g/d，只有大约不到 20% 的病例可呈大量蛋白尿（>3.5g/d）。

2. 血常规检查　常见轻度贫血，呈轻度正色素、正红细胞性贫血，此与血容量增大血液稀释有关。白细胞计数大多正常，但当感染病灶未愈时，白细胞总数及中性粒细胞常增高。

3. 血生化检查　血清补体 C_3 及总补体在起病时下降，8 周内逐渐恢复至正常，血清抗链球菌溶血素 O（ASO）抗体升高（大于 1∶400），循环免疫复合物及血清冷球蛋白可呈阳性。血沉常增快，一般在 30~60mm/h（魏氏法）。

（四）心理社会评估

1. 评估患者对疾病的反应　是否存在焦虑、恐惧等负性情绪，护士要耐心听取患者的倾诉以判断他（或她）对患病的态度。

2. 评估可能会帮助患者的家属、朋友、重要关系人的能力。

3. 评估患者及其家属对疾病治疗的态度　对于年龄较小的患者，家属往往因过分着急而过分约束或放纵患儿，护理人员应特别注意评估患儿及其家属对疾病病因、注意事项及预后的认识、目前的心理状态及对护理的要求。

五、护理诊断及医护合作性问题

1. 体液过多　与肾小球滤过率下降、尿量减少、水钠潴留有关。
2. 活动无耐力　与水肿及低盐饮食有关。
3. 营养不良：低于机体需要量　与食欲缺乏，摄入量减少有关。
4. 潜在并发症　急性充血性心力衰竭、高血压脑病、急性肾衰竭。
5. 有皮肤完整性受损的危险　与水肿、营养摄入差有关。

六、计划与实施

通过治疗与护理，患者的水、电解质保持平衡，水肿减轻，无体液潴留症状。患者体重维持在正常范围内，无营养不良的表现。护士能及时发现并发症并能及时给予处理。

（一）观察病情

注意观察水肿的部位、程度及消长情况，记录 24 小时出入液量，监测尿量变化。密切观察血压及体重改变的情况。观察有无急性左心衰竭和高血压脑病的表现。监测实验室检查指标如尿常规、肾功能、血电解质等结果。

（二）活动与休息

急性期患者应绝对卧床休息，症状比较明显者卧床休息 4~6 周，直至肉眼血尿消失、水肿消退及血压恢复正常后，逐步增加活动，可从事轻体力活动，1~2 年内避免重体力活动和劳累。

（三）饮食护理

根据水肿、高血压及肾功能损害程度确定饮食原则。一般认为肾功能正常者蛋白质入量宜保持正常，按 1g/（kg·d）供给。出现氮质血症及明显少尿阶段时应限制蛋白质的摄入，按 0.5g/（kg·d）供给，且优质蛋白，即富含必需氨基酸的动物蛋白如牛奶、鸡蛋、瘦肉等所占的比例在 50% 以上。

热能的供给：25~30kcal/（kg·d），约为每日 1 600~2 000kcal。热能的主要来源是碳水化合物及脂肪，其中脂肪以植物性脂肪为主。

在水肿及高血压时，每日食盐以 1~2g 为宜。如果患者出现少尿或高钾血症，应限制富含钾的食物，如海带、紫菜、菠菜、山药、香蕉、枣、坚果、浓肉汤、菜汤等。

根据患者的尿量适当控制液体摄入，一般计算方法是前一天患者尿量+500ml。严重水肿、少尿或无尿者液体入量应低于 1 000ml/d。

（四）用药护理

急性肾炎主要的病理生理改变是水钠潴留，细胞外液容量增大，发生水肿、高血压，直至循环过度负荷，心功能不全，故利尿降压是对症治疗的重点。

1. 利尿剂　高度水肿者使用利尿剂，达到消肿、降压，预防心、脑并发症的目的。常用噻嗪类利尿剂，如使用氢氯噻嗪 25mg，每日 2~3 次口服。必要时给予袢利尿剂，如呋塞米 20~60mg/d，注射或分次口服。一般不用保钾利尿剂。长期使用利尿剂可以发生电解质紊乱（如低血钾等）、低氯性代谢性碱中毒、继发性高尿酸血症、高血糖及高脂蛋白血症等，护士应严密观察患者有无不良反应。

2. 降压药物　积极而稳步地控制血压可增加肾血流量，改善肾功能，预防心、脑并发症。常用的药物为普萘洛尔 20~30mg，每日 3 次口服。还可使用钙通道阻滞剂如硝苯地平 20~40mg/d，分次口服，或者使用血管扩张药如肼屈嗪 25mg，每日 2 次。

3. 抗炎药物　有上呼吸道或皮肤感染者，应选用无肾毒性抗生素治疗，如青霉素、头孢霉素等，一般不主张长期预防性使用抗生素。反复发作的慢性扁桃体炎，待肾炎病情稳定后（尿蛋白少于+，尿沉渣红细胞少于 10 个/高倍视野）可做扁桃体摘除。术前术后两周注射青霉素。

4. 中药治疗　本病多属实证，根据辨证可分为风寒、风热、湿热，因此可分别予以宣肺利尿、凉血解毒等疗法。但应注意目前有文献报道防己、厚朴和马兜铃等中药可引起肾间质炎症和纤维化，应避免应用上述中药。

（五）透析治疗的护理

少数发生急性肾衰竭而有透析指征时，应及时给予透析（血液透析或腹膜透析均可）。特别是下列两种情况。

1. 出现急性肾衰竭，特别是发生高血钾时。

2. 严重水钠潴留，引起急性左心衰竭者。由于本病具有自愈倾向，肾功能多可逐渐恢复，一般不需要长期维持透析。

（六）健康教育

1. 指导患者积极锻炼身体，增强体质，改善身体防御功能，减少感冒的发生，改善环境卫生，注意个人清洁卫生，避免或减少上呼吸道及皮肤感染，可降低急性肾炎的发病率。嘱患者及家属一旦发生感染应及时使用抗菌药物，重视慢性疾病治疗，如慢性扁桃体炎、咽炎、龋齿、鼻窦炎及中耳炎。在链球菌流行时可短期使用抗菌药物以减少发病。

2. 指导患者避免接触有害于肾的因素，如劳累、妊娠及应用肾毒性药物，如氨基糖苷类抗生素。

3. 教会患者及家属计算出入量、测量体重和血压的方法。

4. 指导患者及家属有关药物的药理作用、剂量、不良反应及服用时的注意事项。

5. 嘱患者病情变化时应及时就医，不可耽误。

6. 病情预后　患者可于1~4周内出现利尿、消肿、降压。仅6%~18%的患者遗留尿异常和高血压而转成慢性肾炎，只有不到1%的患者可因急性肾衰竭救治不当而死亡。

七、预期结果与评价

1. 患者的水、电解质保持平衡，水肿减轻，无体液潴留。

2. 患者体重维持在正常范围内，无营养不良的表现。

3. 患者能充分休息。

4. 护士及时发现患者有无并发症出现。

5. 患者皮肤完整，无受损。

（郑雪彤）

第二节　急进性肾小球肾炎

一、概述

急进性肾小球肾炎是以急性肾炎综合征、肾功能急剧恶化、多早期出现少尿型急性肾衰竭为临床特征，病理类型为新月体肾小球肾炎的一组疾病。根据免疫病理可分为三型：Ⅰ型（抗肾小球基膜型）、Ⅱ型（免疫复合物型）、Ⅲ型（无免疫复合物）。

二、病因及发病机制

引起急进性肾炎的有下列疾病。

（一）原发性肾小球疾病

1. 原发性弥漫性新月体肾炎。

2. 继发于其他原发性肾小球肾炎 如膜增殖性肾小球肾炎、IgA 肾炎等。

（二）继发于全身性疾病

急性链球菌感染后肾小球肾炎、急性感染性心内膜炎、系统性红斑狼疮，肺出血-肾炎综合征等。

三、病理

病理类型为新月体肾小球肾炎。光镜下以广泛的大新月体形成为主要特征，病变早期为细胞新月体，后期为纤维新月体。另外，Ⅱ型常伴有肾小球内皮细胞和系膜细胞增生，Ⅲ型常可见肾小球节段性纤维素样坏死。免疫病理学检查是分型的主要依据，Ⅰ型 IgG 和 C_3 呈光滑线条状沿肾小球毛细血管壁分布；Ⅱ型 IgG 和 C_3 呈颗粒状沉积于系膜区及毛细血管壁；Ⅲ型肾小球内无或仅有微量免疫沉积物。电镜下可见Ⅱ型电子致密物在系膜区和内皮下沉积，Ⅰ型和Ⅲ型无电子致密物。

四、护理评估

（一）健康史

护士要询问患者有无近期感染，特别是皮肤及上呼吸道感染（例如近期得过皮肤脓疱疮、咽炎、扁桃体炎等）。有无近期外出或旅游而暴露于病毒、细菌、真菌或寄生虫的情况。

（二）身体评估

患者可有前驱呼吸道感染，起病多突然，病情急骤进展。急性肾炎综合征（血尿、蛋白尿、水肿、高血压）、早期出现少尿或无尿、进行性肾功能恶化并发展成尿毒症，为其临床特征。患者常伴有中度贫血。此病可有三种转归：①在数周内迅速发展为尿毒症。②肾功能损害的进行速度较慢，在几个月或 1 年内发展为尿毒症。③少数患者治疗后病情稳定，甚至痊愈或残留不同程度肾功能损害。

（三）辅助检查

1. 血尿素氮及肌酐呈持续性增高，内生肌酐清除率明显降低，不同程度的代谢性酸中毒及高血钾，血钙一般正常，血磷也在正常范围，镜下血尿。

2. 血常规有贫血表现。

3. 免疫学检查异常主要有抗 GBM 抗体阳性（Ⅰ型）、ANCA 阳性（Ⅲ型）。此外，Ⅱ型患者的血循环免疫复合物及冷球蛋白可呈阳性，并可伴血清补体 C_3 降低。

（四）心理社会评估

1. 评估患者对疾病的反应，护士要耐心听取患者的倾诉以判断他（或她）对患病的态度。

2. 评估可能会帮助患者的家属、朋友、重要关系人的能力。

3. 评估患者及其家属对疾病治疗的态度。

五、护理诊断及医护合作性问题

1. 营养不良：低于机体需要量　与食欲缺乏，摄入量减少有关。
2. 潜在并发症　急性充血性心力衰竭、高血压脑病、急性肾衰竭。
3. 有感染的危险　与机体免疫力低下有关。
4. 体液过多　与肾功能损害、水钠潴留有关。
5. 焦虑　与缺乏诊断及治疗的相关知识，或对治疗及预后不可知有关。

六、计划与实施

急进性肾小球肾炎的治疗包括针对急性免疫介导性炎症病变的强化治疗以及针对肾病变后果的对症治疗两方面。总体治疗目标是患者能够维持营养平衡、维持出入量平衡、维持水电解质和酸碱平衡、无感染发生、焦虑程度减轻。

（一）一般治疗及护理

患者应卧床休息，进低盐、低蛋白饮食，每日每公斤体重所给蛋白质量及水分可按急性肾炎原则处理，纠正代谢性酸中毒及防治高钾血症。注意个人卫生，保持皮肤清洁，要经常用温水擦洗，剪短指甲以免抓破皮肤。保持床铺被褥整洁、干燥、平整，预防皮肤感染。一旦发生感染后及早给予青霉素或敏感抗生素治疗。

（二）强化血浆置换疗法

应用血浆置换机分离患者的血浆和血细胞，弃去血浆，以等量正常人的血浆和患者血细胞重新输入体内，以降低血中抗体或免疫复合物浓度。通常每日或隔日1次，每次置换血浆2~4L，直到血清抗体或免疫复合物转阴、病情好转，一般需置换10次左右。该疗法需配合糖皮质激素及细胞毒药物，以防止在机体大量丢失免疫球蛋白后大量合成而造成反跳。该疗法适用于各型急进性肾炎，但主要适用于Ⅰ型。

（三）甲泼尼龙冲击伴环磷酰胺治疗

以抑制炎症反应，减少抗体生成，为强化治疗之一。甲泼尼龙500~1 000mg溶于5%葡萄糖液中静脉点滴，每日或隔日1次，3次为一疗程。甲泼尼龙冲击疗法也需伴以泼尼松及环磷酰胺口服治疗。甲泼尼龙冲击时护士应注意观察有无感染和水、钠潴留等不良反应。

（四）替代治疗

急性肾衰竭已达透析指征者，应及时透析。肾移植应在病情静止半年后进行。

（五）健康教育

护士应给患者相关指导，包括用药、饮食、活动的方法。教育患者增强自我保健意识，预防感染，防止受凉；呼吸道感染高发季节应避免或尽量减少到人群密集的场所，以避免发生感染，加重病情。一旦发生感染后应及早就医。

七、预期结果与评价

1. 患者能够维持营养平衡。
2. 患者无感染发生。

3. 患者维持出入量平衡。

4. 患者维持水电解质和酸碱平衡。

5. 患者主诉焦虑程度减轻。

（郑雪彤）

第三节　慢性肾小球肾炎

一、概述

慢性肾小球肾炎简称慢性肾炎，是以蛋白尿、血尿、水肿、高血压为基本临床表现，起病方式各不相同，病程迁延，进展缓慢，可有不同程度的肾功能减退，最终将发展为慢性肾衰竭的一组肾小球病。慢性肾小球肾炎可发生于任何年龄，但多见于青壮年，男性多于女性。

二、病因及发病机制

多数患者病因不明，急性链球菌感染后肾炎迁延不愈，可转为慢性肾炎。大部分慢性肾炎与急性肾炎之间并无明确关系，可能是由于各种细菌、病毒、原虫、支原体、真菌、药物及毒物侵入体内后通过免疫机制、炎症介质因子及非免疫机制等引起本病。目前乙型肝炎病毒感染所致的肾炎，已引起人们的重视。

1. 免疫机制　一般认为是变态反应所致的肾小球免疫性炎症损伤，大部分是免疫复合物型。循环免疫复合物沉积于肾小球，或由于肾小球原位的抗原与抗体形成复合物而激活补体，引起肾组织损伤。

2. 非免疫机制　①肾内血管硬化：肾小球病变能引起肾内血管硬化，加重肾实质缺血性损害。肾脏病理检查显示，慢性肾炎患者的肾小动脉血管硬化的发生率明显高于正常肾脏，而硬化的小动脉可进一步引起肾缺血从而加重肾小球的损害。②高血压加速肾小球硬化：在肾炎后期，患者可因水、钠潴留等因素而出现高血压，持续的高血压会引起缺血性改变，导致肾小动脉狭窄、闭塞，加速肾小球的硬化。③高蛋白负荷的影响：高蛋白饮食使肾血流量及肾小球滤过率增加，持续的高灌注及高滤过最终将导致肾小球硬化。④肾小球系膜的超负荷状态：正常时肾小球系膜具有吞噬、清除免疫复合物及其他蛋白质颗粒的功能，是一种正常保护性作用。当超负荷时，为了吞噬这些物质，促使系膜细胞增生，系膜基质增多，系膜区明显扩张，终于使肾小球毛细血管阻塞、萎缩。

三、病理

常见的为系膜增生性肾小球肾炎、膜性肾病、系膜毛细血管性肾小球肾炎及局灶性节段性肾小球硬化等。早期可表现为肾小球内皮细胞及系膜细胞增生，基底膜增厚；晚期肾皮质变薄、肾小球毛细血管袢萎缩，发展为玻璃样变或纤维化，剩余肾单位呈代偿性增生与肥大，使肾表面呈颗粒状，肾体积缩小，最后呈"固缩肾"。除肾小球病变外，尚可伴有不同程度肾间质炎症及纤维化，肾小管萎缩，肾内小血管硬化等。

四、护理评估

（一）健康史

详细询问患者有无急性肾小球肾炎及其他肾病史，就诊情况和治疗经过，家族中有无类似疾病者等。

（二）身体评估

慢性肾炎多发生于青壮年，出现症状时的年龄多在 20~40 岁之间。起病多隐匿，进展较缓慢（2~3 年至数十年不等）。大多数慢性肾炎患者无明显的急性肾炎史，小部分则是由急性肾炎迁延不愈而进入慢性阶段。由于慢性肾炎是一组病因和病理改变不完全相同的疾病，故临床表现有很大差异，现将慢性肾炎的共同性表现，归纳如下。

1. 尿液异常改变　尿异常几乎是慢性肾炎患者必有的症状。蛋白尿和血尿出现较早，多数为轻度蛋白尿和镜下血尿，部分患者可出现大量蛋白尿或肉眼血尿。多数患者由于蛋白尿因而排尿时泡沫明显增多且不易消失，尿蛋白含量不等，一般常在 1~3g/d，亦可呈大量蛋白尿（>3.5g/d）。在尿沉渣中常有颗粒管型和透明管型，伴有轻度至中度血尿，偶有肉眼血尿。

2. 水肿　大多数患者有不同程度的水肿，轻者仅面部、眼睑和组织疏松部位轻至中度可凹性水肿，一般无体腔积液。水肿重时则遍及全身，并可有胸腔或腹腔积液，少数患者始终无水肿。

3. 高血压　大多数慢性肾炎患者迟早会出现高血压，有些患者以高血压为首发症状，多为中等度血压增高，尤其以舒张压增高明显。血压可持续性升高，亦可呈间歇性升高。有的患者因血压显著增高而出现头胀、头晕、头痛、失眠、记忆力减退。持续高血压数年之后，可使心肌肥厚，心脏增大，心律失常，甚至发生心力衰竭。患者可伴有"慢性肾炎眼底改变"，即眼底视网膜动脉变细、迂曲反光增强和动静脉交叉压迫现象，少数可见絮状渗出物和出血。

4. 肾功能损害　慢性肾炎的肾功能损害呈慢性进行性损害，早期主要表现为肾小球滤过率下降，多数患者在就诊时未降到正常值的 50% 以下，因此血清肌酐及尿素氮可在正常范围内，临床上不出现氮质血症等肾功能不全的症状。后期随着被损害的肾单位增多，肾小球滤过率下降至正常值的 50% 以下，若这时在应激状态（如外伤、出血、手术或药物损害等）下，加重肾脏的负担，则可发生尿毒症症状。进展快慢主要与病理类型相关，如系膜毛细血管性肾炎进展较快，膜性肾病进展较慢，但也与是否配合治疗、护理和有无加速病情发展的因素，如感染、劳累、血压增高及使用肾毒性药物等有关。

5. 贫血　慢性肾炎在水肿明显时，可有轻度贫血，这可能与血液稀释有关。如有中度以上贫血，多数是与肾内促红细胞生成素减少有关，表明肾单位损伤严重。

（三）实验室检查及辅助检查

1. 尿液检查　尿蛋白为轻度至中度增加，定性为+~++，定量常在 1~3g/d，尿沉渣可见红细胞增多和管型。

2. 血液检查　早期血常规检查多正常或轻度贫血。晚期红细胞计数和血红蛋白明显下降。晚期肾功能检查示血肌酐和尿毒氮增高，内生肌酐清除率下降。

3. B 超　晚期可见肾脏缩小，皮质变薄，肾脏表面不平，肾内结构紊乱。

4. 肾活检病理检查　有助于确诊本病，判明临床病理类型、指导治疗及预后。

（四）心理社会评估

1. 患者对疾病的反应，如焦虑、否认、悲观情绪。

2. 家庭成员对疾病的认识及应对能力，是否能督促患者按时服药、定期复诊。

3. 患者及家属有无坚持长期用药的思想准备，如果患者最终发展为慢性肾衰竭，是否有足够的经济基础以保证患者的终生用药及透析治疗。

五、护理诊断与医护合作性问题

1. 营养失调：低于机体需要量　与食欲降低有关。

2. 活动无耐力　与低蛋白血症有关。

3. 体液过多　与肾小球滤过率下降有关。

4. 知识缺乏　缺乏慢性肾炎治疗、护理知识。

5. 预感性悲哀　与疾病的漫长病程及预后不良有关。

六、计划与实施

通过积极地治疗与护理，患者食欲增加，营养状况得到改善，患者水肿等症状得到缓解，能遵医嘱按时、准确地服用药物并坚持合理饮食。在进行健康教育之后，能够积极参与自我护理。患者焦虑感或恐惧感减轻，情绪稳定。

（一）饮食护理

视患者水肿、高血压和肾功能情况控制盐、蛋白质和水的摄入。给予优质蛋白、低磷饮食，以减轻肾小球毛细血管高压力、高滤过状态，延缓肾小球硬化和肾功能减退。有明显水肿和高血压者需低盐饮食。

（二）用药护理

药物治疗的目的主要是保护肾功能，延缓或阻止肾功能的下降。

1. 利尿降压药物　积极控制高血压是防止本病恶化的重要环节，但降压不宜过低，以避免肾血流量骤减。有水钠潴留容量依赖性高血压患者可选用噻嗪类利尿药，如氢氯噻嗪，一般剂量为 12.5～50mg，1 次或分次口服。对肾素依赖性高血压则首选血管紧张素转换酶抑制剂，如贝那普利 10～20mg，每日 1 次。此外，常用钙拮抗剂，如氨氯地平 5～10mg，每日 1 次。也可选用 β 受体阻断药，如阿替洛尔 12.5～25mg，每日 2 次。高血压难控制时可选用不同类型降压药联合应用。近年研究证实，血管紧张素转换酶抑制剂延缓肾功能恶化的疗效，并不完全依赖于它的降全身高血压作用，已证实该类药对出球小动脉的扩张强于对入球小动脉的扩张，所以能直接降低肾小球内高压，减轻高滤过，抑制系膜细胞增生和细胞外基质的堆积，以减轻肾小球硬化，延缓肾衰竭，故此药可作为慢性肾炎患者控制高血压的首选药物。应用血管紧张素转换酶抑制剂时应注意防止高钾血症，血肌酐大于 350μmol/L 的非透析治疗患者不宜使用。

2. 血小板解聚药　长期使用血小板解聚药可延缓肾功能减退，应用大剂量双嘧达莫或小剂量阿司匹林对系膜毛细血管性肾小球肾炎有一定疗效。

3. 糖皮质激素和细胞毒药物 一般不主张积极应用，但患者肾功能正常或仅轻度受损，肾体积正常，病理类型较轻，尿蛋白较多，如无禁忌者可试用。

（三）活动与休息

慢性肾炎患者若无明显水肿、高血压、血尿、尿蛋白及无肾功能不全表现者可以从事轻度的工作或学习，但不能从事重体力劳动、避免劳累、受寒、防止呼吸道感染等。有明显水肿、血尿、持续性高血压或有肾功能进行性减退者，均应卧床休息和积极治疗。若有发热或感染时，应尽快控制。

（四）健康教育

1. 护士应告诉患者常见的诱发因素 慢性肾炎病因尚未明确，但反复发作常有明显的诱因，如感染、劳累、妊娠等。应向患者及家属解释各种诱因均能导致慢性肾炎的急性发作，加重肾功能的恶化，必须尽量避免这些诱发因素。

2. 慎用或免用肾毒性及诱发肾损伤的药物 药物引起的肾损害有两种类型，一类是药物本身具有肾毒性，如氨基糖苷类抗生素（包括新霉素、庆大霉素、妥布霉素、阿米卡星和链霉素等）、头孢霉素、两性霉素、顺铂及造影剂也是具有肾毒性的药物。另一类是药物可引起过敏反应而导致肾损害，此类药物常见的有磺胺药、非类固醇类消炎药（如吲哚美辛、布洛芬、芬必得等）、利福平等。

3. 戒烟戒酒，不要盲目相信甚至服用"偏方秘方"药物。

4. 告诉患者一旦出现水肿或水肿加重、尿液泡沫增多、血压增高或有急性感染时，应及时到医院就诊。

七、预期结果与评价

1. 患者的营养状况能最大限度地促进康复，防止病情恶化。
2. 患者能充分地休息，有充足的睡眠。
3. 患者的水、电解质能保持平衡。
4. 患者能正视自己的疾病，积极参与自我护理。
5. 患者情绪状态稳定，焦虑、悲哀程度减轻。

（郑雪彤）

第四节 IgA 肾病

IgA 肾病是肾小球系膜区以 IgA 为主的免疫复合物沉积，以肾小球系膜增生为基本组织学改变，是一种常见的原发性肾小球疾病。其临床表现多种多样，主要表现为血尿，可伴有不同程度的蛋白尿、高血压和肾脏功能受损，是导致终末期肾脏病的常见的原发性肾小球疾病之一。

一、常见病因

IgA 肾病的病因不明，目前尚未发现与 IgA 抗体反应的稳定抗原。IgA 肾病通常呈散发性，一般不认为是一种家族性疾病，但有些家族性聚集的报道，提示免疫遗传因素可能在

IgA 肾病的发病中起到一定的作用。近年，对 IgA 肾病发病机制的研究有了不少新的进展，主要归纳为两点：①黏膜免疫缺陷。②IgA 分子异常。

二、临床表现

1. 起病前，多有感染　常为上呼吸道感染（24~27 小时，偶可更短）。

2. 发作性肉眼血尿　肉眼血尿持续数小时至数日不等。肉眼血尿有反复发生的特点，发作间隔随年龄延长而延长。肉眼血尿常继发于咽炎与扁桃体炎后，亦可以在受凉、过度劳累、预防接种、肺炎、胃肠炎等影响下出现。

3. 无症状镜下血尿伴或不伴蛋白尿　30%~40% 的 IgA 肾病患者表现为无症状性尿检异常，多为体检时发现。

4. 蛋白尿　多数患者表现为轻度蛋白尿，10%~24% 的患者出现大量蛋白尿，甚至肾病综合征。

5. 高血压　成年 IgA 肾病患者高血压的发生率为 9.1%，儿童 IgA 肾病患者中仅占 5%。IgA 肾病患者可发生恶性高血压，多见于青壮年男性。

三、辅助检查

1. 尿常规检查　持续镜下血尿和蛋白尿。

2. 肾功能检查　肌酐清除率降低，血尿素氮和肌酐逐渐升高，血尿酸常增高。

3. 免疫学检查　血清中 IgA 水平增高。有些患者血清存在抗肾小球基底膜、抗系膜细胞、抗内皮细胞的抗体和 IgA 类风湿因子。IgG、IgM 与正常对照相比无明显变化，血清 C_3、CH_{50} 正常或轻度升高。

四、治疗原则

1. 一般治疗　如以下内容所述。

（1）注意保暖，感冒要及时治疗。

（2）避免剧烈运动。

（3）控制感染：感染刺激可诱发 IgA 肾病。因此，积极治疗和去除口咽部（咽炎、扁桃体炎）、上颌窦感染灶，对减少肉眼血尿反复发作有益。

（4）控制高血压：控制高血压是 IgA 肾病长期治疗的基础，目标血压控制在 17.29/10.64kPa 以下；若蛋白尿>1g/24h，目标血压控制在 16.63/9.98kPa 以下；血管紧张素转化酶抑制药（ACEI）或血管紧张素 I 型受体拮抗药（ARB）为首选降压药物。降压药应用同时，适当限制钠盐摄入，可改善和增强抗高血压药物的作用。

（5）饮食疗法：避免过度钠摄入及过量蛋白质摄入，保证足够热量供应。

2. 调整异常的免疫反应　如以下内容所述。

（1）糖皮质激素：包括泼尼松和甲泼尼龙等。糖皮质激素和免疫抑制药在 IgA 肾病的应用。激素和免疫抑制药对肾脏有明显的保护作用。

（2）免疫抑制药：包括环磷酰胺和环孢素 A 等。激素联合细胞毒药物在 IgA 肾病治疗中的应用。可明显延缓 IgA 肾病肾功能的进展和降低尿蛋白、改善病理损伤。

3. 清除循环免疫复合物　血浆置换能迅速清除 IgA 免疫复合物，主要用于急进性 IgA 肾病患者。

4. 减轻肾小球病理损害，延缓其进展 如以下内容所述。

（1）抗凝、抗血小板聚集及促纤溶药物：IgA 肾病患者除系膜区有 IgA 沉积外，常并发有 C_3、IgM、IgG 沉积，部分还伴有纤维蛋白原沉积，故大多数主张用抗凝、抗血小板聚集及促纤溶药物治疗，如肝素、尿激酶、华法林、双嘧达莫等。

（2）血管紧张素转化酶抑制药（ACEI）：该类药物的作用主要是扩张肾小球出球小动脉，降低肾小球内高灌注及基底膜的通透性，抑制系膜增生，对于减少 IgA 肾病患者尿蛋白，降血压，保护肾功能有较肯定的疗效。ACEI/ARB 在 IgA 肾病治疗中的应用。可明显减少患者蛋白尿的排出或改善和延缓肾功能进展。

（3）鱼油：鱼油含有丰富的多聚不饱和脂肪酸，可减轻肾小球损伤和肾小球硬化。

五、护理

1. 护理评估 如以下内容所述。

（1）水肿：患者眼睑及双下肢水肿。

（2）血尿：肉眼血尿或镜下血尿。

（3）蛋白尿：泡沫尿，尿蛋白。

（4）上呼吸道感染：扁桃体炎、咽炎等。

（5）高血压。

2. 护理要点及措施 如以下内容所述。

（1）病情观察

①意识状态、呼吸频率、心率、血压、体温。

②肾穿刺术后观察患者的尿色、尿量，腰痛、腹痛，有无出血。

③自理能力和需要，有无担忧、焦虑、自卑异常心理。

④观察患者水肿变化：详细记录 24 小时出入量，每天记录腹围、体重，每周送检尿常规 2~3 次。

⑤严重水肿和高血压时需卧床休息，一般无须严格限制活动，根据病情适当安排文娱活动，使患者精神愉快。

（2）症状护理

①监测生命体征、血压及用药反应。注意观察有无出血及感染现象。

②观察疼痛的性质、部位、强度、持续时间等，解释疼痛的原因。协助患者变换体位以减轻疼痛。让患者听音乐，与人交谈来分散注意力以减轻疼痛。遵医嘱给予镇痛药并观察疗效及不良反应。

③长时间卧床休息时注意皮肤的护理，预防压疮的出现，肾穿刺后 4~6 小时，在医师允许的情况下可翻身侧卧。

④观察尿色，如有血尿，立即告知医师，遵医嘱给予止血药物。

⑤观察患者排尿情况，对床上排尿困难的患者先给予诱导排尿，如仍排不出，可给予导尿。

（3）一般护理

①患者要注意休息：卧床休息可以松弛肌肉有利于疾病的康复。剧烈活动可见血尿，因

剧烈活动时，肾脏血管收缩，导致肾血流量减少，氧供应暂时不足，导致肾小球毛细血管的通透性增加，从而引起血尿，使原有血尿加重。

②每日监测血压：密切观察血压、水肿、尿量变化；一旦血压上升，尿量减少时，应警惕慢性肾衰竭。

③观察疼痛的性质、部位、强度、持续时间等。疼痛严重时可局部热敷或理疗。

④加强锻炼：锻炼身体，增强体质，预防感冒，积极预防感染和疮疖等皮肤疾病。

⑤注意扁桃体的变化：急性扁桃体炎能诱发血尿的发作，扁桃体摘除后血尿明显减少、蛋白尿降低，血清中的 IgA 水平也降低。

⑥注意病情的变化：一要观察水肿的程度、部位、皮肤情况；二要观察水肿的伴随症状，如倦怠，乏力，高血压、食欲减退、恶心呕吐；三要观察尿量、颜色、饮水量的变化，经常监测尿镜检或尿沉渣分析的指标。

⑦注意避免使用对肾脏有损害的药物：有很多中成药和中草药对肾脏有一定的毒性，可以损害肾功能，应注意。

3. 健康教育　如以下内容所述。

（1）患者出院后避免过度劳累、外伤、保持情绪稳定，按时服药，避免受凉感冒及各种感染。在呼吸道感染疾病流行期，尽量少到公共场所。

（2）在医师的指导下合理使用糖皮质激素（包括泼尼松和甲泼尼龙）免疫抑制药等药物，不得私自减药，必须在医师的指导下，方可减药。

（3）注意可适量运动，锻炼身体增强体质，但不能运动过量，特别注意腰部不要过度受力，以免影响肾穿部位，导致出血。患者要根据自己的情况选择一些有助于恢复健康的运动。

（4）定期复查，随时门诊就医看诊。

（5）不能过于劳累，作息有规律，要保持健康、宽容的心态；季节交换时，注意加减衣服，以避免感冒；少食辛辣、高蛋白食物等。通过综合调节，达到治愈或延缓疾病进展的目的。

（郑雪彤）

第五节　尿毒症

一、概述

指急性或慢性肾功能不全发展到严重阶段时，由于代谢物蓄积和水、电解质和酸碱平衡紊乱以致内分泌功能失调而引起机体出现的一系列自体中毒症状称之为尿毒症。

尿毒症时含氮代谢产物和其他毒性物质不能排出乃在体内蓄积，除造成水、电解质和酸碱平衡紊乱外，并可引起多个器官和系统的病变。病因如下。

1. 各型原发性肾小球肾炎　膜增殖性肾炎、急进性肾炎、膜性肾炎、局灶性肾小球硬化症等如果得不到积极有效的治疗，最终导致尿毒症。

2. 继发于全身性疾病　如高血压及动脉硬化、系统性红斑狼疮、过敏性紫癜肾炎、糖尿病、痛风等，可引发尿毒症。

3. 慢性肾脏感染性疾患　如慢性肾盂肾炎，也可导致尿毒症。

4. 慢性尿路梗阻　如肾结石、双侧输尿管结石，尿路狭窄，前列腺肥大、肿瘤等，也是尿毒症的病因之一。

5. 先天性肾脏疾病　如多囊肾，遗传性肾炎及各种先天性肾小管功能障碍等，也可引起尿毒症。

6. 其他原因　如服用肾毒性药物，以及盲目减肥等均有可能引发尿毒症。

二、临床表现

在尿毒症病期，除水、电解质、酸碱平衡紊乱、出血倾向、高血压等进一步加重外，还可出现各器官系统功能障碍以及物质代谢障碍所引起的临床表现，分述如下。

1. 神经系统症状　是尿毒症的主要症状。在尿毒症早期，患者往往有头晕、头痛、乏力、理解力及记忆力减退等症状。随着病情的加重可出现烦躁不安、肌肉颤动、抽搐；最后可发展到表情淡漠、嗜睡和昏迷。

2. 消化系统症状　最早症状是食欲缺乏或消化不良，很多患者会以为这个是胃病的症状；病情加重时可出现厌食，恶心、呕吐或腹泻。患者常并发胃肠道出血。此外恶心、呕吐也与中枢神经系统的功能障碍有关。

3. 心血管系统症状　慢性肾衰竭者由于肾性高血压、酸中毒、高钾血症、钠水潴留、贫血及毒性物质等的作用，可发生心力衰竭，心律失常和心肌受损等。由于尿素（可能还有尿酸）的刺激作用，还可发生无菌性心包炎，患者有心前区疼痛，体检时闻及心包摩擦音。严重时心包腔中有纤维素及血性渗出物出现。

4. 呼吸系统症状　酸中毒时患者呼吸慢而深，严重时可见到酸中毒的特殊性 Kussmaul 呼吸（库斯莫尔呼吸，又称酸中毒大呼吸）。患者呼出的气体有尿味，这是由于细菌分解唾液中的尿素形成氨的缘故。严重患者可出现肺水肿，纤维素性胸膜炎或肺钙化等病变，肺水肿与心力衰竭、低蛋白血症、水钠潴留等因素的作用有关。纤维素性胸膜炎是尿素刺激引起的炎症；肺钙化是磷酸钙在肺组织内沉积所致。

5. 皮肤症状　皮肤瘙痒是尿毒症患者常见的症状，可能是毒性产物对皮肤感受器的刺激引起的；此外，患者皮肤干燥、脱屑并呈黄褐色。

6. 物质代谢障碍　如以下内容所述。

（1）糖耐量降低：尿毒症患者对糖的耐量降低，其葡萄糖耐量曲线与轻度糖尿病患者相似，但这种变化对外源性胰岛素不敏感。

（2）负氮平衡：负氮平衡可造成患者消瘦、恶病质和低白蛋白血症。低白蛋白血症是引起肾性水肿的重要原因之一。

（3）高脂血症：尿毒症患者主要由于肝脏合成三酰甘油所需的脂蛋白（前 β-脂蛋白）增多，故三酰甘油的生成增加；同时还可能因脂蛋白脂肪酶活性降低而引起三酰甘油的清除率降低，故易形成高三酰甘油血症。

7. 辅助检查　如以下内容所述。

（1）尿常规：尿比重下降或固定，尿蛋白阳性，有不同程度血尿和管型。

（2）血常规：血红蛋白和红细胞计数减少，血细胞比容和网织红细胞计数减少，部分患者血三系细胞减少。

（3）生化检查、核医学（ECT）：①国内慢性肾衰竭分期：GFR 50~80ml/min，血尿素氮、肌酐正常，为肾功能不全代偿期；GFR 50~25ml/min，血肌酐186~442μmol/L，尿素氮超过7.1mmol/L，为肾功能不全失代偿期；GFR 25~10ml/min，血肌酐451~707μmol/L，尿素氮17.9~28.6mmol/L为肾衰竭期。②GFR小于10ml/min，血肌酐高于707μmol/L，尿素氮28.6mmol/L以上，为肾衰竭尿毒症期。肾衰竭时，常伴有低钙高磷血症、代谢性酸中毒等。

（4）影像学检查：B超示双肾体积缩小，肾皮质回声增强；核素肾动态显像示肾小球滤过率下降及肾脏排泄功能障碍；核素骨扫描示肾性骨营养不良征；胸部X线可见肺淤血或肺水肿、心胸比例增大或心包积液、胸腔积液等。

（5）肾活检：可能有助于早期慢性肾功能不全原发病的诊断。

（6）肾功能测定：①肾小球滤过率、内生肌酐清除率降低。②酚红排泄试验及尿浓缩稀释试验均减退。③纯水清除率测定异常。④核素肾图，肾扫描及闪烁照相亦有助于了解肾功能。

三、治疗原则

1. 透析疗法　是利用半渗透膜来去除血液中的代谢废物和多余水分并维持酸碱平衡的一种治疗方法。透析疗法并不能治愈尿毒症或肾衰竭，它的作用是尽量以人工肾来取代已失去功能的肾脏，从而维持生命。

2. 中医特征疗法　详细内容见于中医辨证治疗相关内容，在此不多介绍。

3. 肾移植疗法　肾移植是指将肾脏作为移植物在两个个体间进行的移植。肾移植可使慢性肾脏患者脱离透析治疗的痛苦，并能改善生活质量。目前被公认为是治疗慢性肾衰竭尿毒症的最佳治疗方法。

4. 术前准备　如以下内容所述。

（1）供者

①供者的种类

a. 活体供者：在不明显损害供者身体及不影响其未来生活的前提下，用手术方法取出自愿捐献的肾脏组织称为活体供者。包括亲属活体供者和非亲属活体供者两种。

b. 尸体供者：脑死亡者或无呼吸、无心搏的捐献器官死亡者称为尸体供者。

②供者的选择

a. 免疫学方面的选择：血型鉴定、组织相容性试验、淋巴细胞度性试验等。

b. 实验室检查：血液生化检查、凝血功能测定、各种传染性疾病检测等。

c. 其他方面的选择：供者年龄应在60岁以下，行全身体格检查，无心血管、肝、肾等疾病，要求无全身性感染和局部化脓性疾病。

d. 排除恶性肿瘤。

③供者的禁忌证：HIV感染者、肝炎病毒携带者、颈静脉怒张、近期心肌梗死、房性或室性期前收缩、主动脉瓣狭窄或全身情况欠佳者禁忌作供者。

（2）受者

①受者的禁忌证：HIV感染者、肝炎病毒携带者、有活动性结核、患恶性肿瘤者、近期心肌梗死、顽固性心力衰竭、慢性呼吸功能衰竭、进展性肝脏疾病等。

②受者的常规检查

a. 实验室检查：血常规、出凝血功能、血糖、肝肾功能、尿、便常规、乙肝、丙肝抗原抗体、巨细胞病毒等。

b. 体格检查：心电图、X线胸片、腹部B超等。

c. 感染的评估：因术后应用免疫抑制药会降低患者的抗病毒和细菌感染的能力，故移植前需检查患者呼吸系统及泌尿系统有无感染病灶存在，如有感染应予以治愈。

（3）病室准备

①术前彻底清洁病室，用消毒液擦拭门窗、桌椅、床及各种用物，紫外线空气消毒早、晚各1次，每次30分钟，定时开窗通风。

②床单位用经过高压蒸汽灭菌的床单、被罩铺好麻醉床，病床周围空间宽敞，有利于抢救和护理。

四、护理评估

1. 术前评估　如以下内容所述。

（1）健康史：了解患者肾病的原因、病程及治疗的经过、行血液透析治疗的频率及效果等；了解其他器官的功能状况；了解患者的既往史，有无心血管、呼吸、泌尿系统的病史。

（2）身心状况：患者的生命体征是否平稳、营养状况、有无并发症及伴随症状。各种辅助检查。

（3）心理社会评估：患者及家属对肾移植手术、术后治疗、康复相关知识的了解及接受程度，以及对所需高额医药费用的经济承受能力。

2. 术后评估　如以下内容所述。

（1）术中情况：了解术中血管吻合、出血、补液及尿量的情况等。

（2）生命体征：是否平稳。

（3）移植肾功能：移植肾的排泄功能及体液代谢变化。

（4）心理认知状况：肾移植术后患者对移植肾的认同程度，患者及家人对肾移植术后知识的了解及掌握情况。

五、护理要点及措施

1. 术前护理要点及措施　如以下内容所述。

（1）按泌尿外科疾病术前护理常规。

（2）全面评估患者：包括健康史及其相关因素、身体状况、生命体征，以及神志、精神状态、行动能力等。

（3）心理护理：由于患者担心手术失败，害怕排异反应，担心移植肾的功能恢复等而产生一系列紧张焦虑情绪，在患者住院期间多与其沟通，讲解有关肾移植的知识，尽可能减少患者的精神压力，应主动询问患者有何不适及要求，并及时解决患者的心理问题，多鼓励安慰患者，做好患者的思想工作，说明术后用药的重要意义，告诉患者不可随意减量或停药，并帮助患者掌握正确使用方法。

（4）做好术前护理：备皮，如果在晚7：00前大便尚未排干净，应于睡前进行清洁灌肠。

（5）做好术前指导：嘱患者保持情绪稳定，避免过度紧张焦虑，备皮后洗头、洗澡、更衣，准备好术后需要的各种物品如一次性尿垫、痰杯等，术前晚9：00以后禁食、水，术晨取下义齿，贵重物品交由家属保管等。

2. 术后护理要点及措施　如以下内容所述。

（1）按泌尿外科一般护理常规及全身麻醉手术后护理常规护理。

（2）严密监测生命体征：测血压、脉搏、呼吸，1次/小时。如手术成功，患者的血压、脉搏应逐步得到改善，血压降至正常，脉搏平稳、有力。

（3）尿量的观察：留置导尿管保持1周左右，应妥善固定，保持引流通畅，长短适宜，防止扭曲受压。不鼓励患者久坐，因会使移植的输尿管折叠。每小时记录尿液的色、质、量。如尿量<100ml/h，应及时报告医生。

（4）观察伤口及引流管的情况：术中移植肾放于髂窝内，在移植肾周围放置引流管，以防肾周积液。

（5）注意观察伤口有无红、肿、热、痛及分泌物，保持敷料干燥，渗出较多时及时通知医生给予换药，预防感染，对有出血情况者应及时处理。注意观察引流液的色、质、量。妥善固定引流管，防止滑脱、扭曲。若短时间内出现较多血性液体，提示有活动性出血的可能；若引流出尿液样液体且量较多，提示有尿瘘的可能，应及时向医生报告。

（6）预防感染：十分重要，关系到手术的成败。患者术后住隔离间1周，禁止探视。房间内每日用有效氯擦拭门窗、桌椅、床及地面2次。以紫外线消毒进行空气消毒，2次/天，每次30分钟。医护人员进行各项操作时应严格遵守无菌操作原则，防止发生感染。患者术后卧床期间，护士应为其做好晨晚间护理，坚持每日早、晚刷牙，三餐后用漱口水含漱2~3分钟，预防口腔溃疡的发生。背部护理2次/天，雾化吸入2次/天，鼓励患者做深呼吸，翻身及有效咳嗽，以减少肺部并发症。保持床单位清洁、干燥、无渣，防止压疮的发生。引流袋每日更换1次，女患者每日进行会阴冲洗，男患者清洁尿道口，防止发生泌尿系统感染。

（7）加强生活护理：患者卧床期间，协助其洗漱、进食等个人卫生活动。协助患者翻身，更换体位，床头置呼叫器并教会患者使用方法，将常用的生活物品放在患者容易拿到的地方。

（8）饮食的护理：术后肠蠕动恢复肛门排气后，即可进半流质饮食，应遵循少食多餐的原则。饮食应以清淡易消化，富有营养为宜，但忌食各种补品，以免诱发排异反应。

（9）排异反应的观察与护理：主要表现为体温升高，关节痛，全身不适，食欲减退，血压升高，移植肾肿大伴局部疼痛，尿量显著减少，血肌酐及尿素氮升高，内生肌酐清除率降低，尿蛋白及红白细胞增多，B超显示移植肾区血流缓慢。主要分为以下几种。

①超急性排异反应：一般发生于开放循环后的数分钟至数小时内，表现为开放循环后突然少尿或无尿，手术时可见移植肾呈花斑状，发绀，变硬，变大。

②加速性排异反应：一般发生在术后2~7天，临床表现为体温高，突然尿少或停止，移植肾区肿胀，病情呈进行性发展。

③急性排异反应：一般发生在术后7天~6个月，是一种全身明显的炎症性变化。临床长出现低热，尿少，血压升高，移植肾肿大，质硬，轻微的疼痛和胀痛，还常见伴有全身症

状，如关节肌肉酸痛等。

④慢性排异反应：发生于肾移植6个月以后，是急性排异反应反复的结果，也可是隐匿性缓慢发展，肌酐升高，蛋白尿，血压及血红蛋白升高，进行性贫血等。

（10）做好心理护理：解释发生排异反应的原因，药物治疗的效果。预防感染的重要性，消除其紧张恐惧的心理，积极配合治疗，使其增强信心。发热患者要及时给予物理降温，或遵医嘱应用解热药，及时更换衣服被褥。加强消毒隔离工作，严格限制陪伴人员，加强口腔护理，皮肤护理，预防感染的发生。正确执行抗排异药物的治疗。准确记录24小时液体出入量。急性排异反应恢复的指标：体温下降至正常，尿量增多，体重稳定，移植肾肿胀消退，压痛消失。血清肌酐，尿素氮指标下降。

六、健康教育

1. 心理指导　如以下内容所述。

（1）指导患者正确认识疾病，告知患者肾移植术后6个月可从事正常社交、轻度娱乐活动，可重新恢复原来的工作。

（2）合理安排休息制度，劳逸结合，可进行适当户外活动。

（3）告知患者长期服用免疫抑制药的重要性，注意发生慢性排异反应的临床表现。

（4）服用激素的患者易激怒，应告诉家属体贴、理解、关心患者，保持心情愉快。

2. 用药指导　如以下内容所述。

（1）指导患者正确、准时服用各种药物，并强调按时服药的重要性。

（2）讲解并指导患者学会观察各种药物的不良反应。

3. 饮食指导　良好合理的饮食，对肾移植术后的恢复、伤口愈合，保持肾移植患者肾功能正常，有着重要的意义。多食蔬菜水果，不吃不洁净食物，禁食葡萄。禁止服用增加免疫功能的滋补品，以减少排异反应的发生。

4. 自我保健　如以下内容所述。

（1）指导患者学会自我监测，每天按时测体重、体温、血压、尿量。控制体重，如有异常及时就诊。

（2）告知患者预防感染的重要性，注意保暖，预防感冒，适当锻炼身体，增加抵抗力。

（3）定期门诊随访。

（郑雪彤）

第六节　尿路感染

尿路感染是由病原微生物（主要是细菌）感染引起的尿路炎症。可分为上尿路感染（主要是肾盂肾炎，pyelonephritis）和下尿路感染（主要是膀胱炎，cystitis）。上尿路感染常伴有下尿路感染，下尿路感染可单独存在。

肾盂肾炎分为急性和慢性两类。急性肾盂肾炎具有明显的全身感染症状和膀胱刺激征；慢性肾盂肾炎常在尿液检查中发现致病菌的生长，逐渐产生肾功能损害。

一、护理评估

1. 健康史　如以下内容所述。

（1）致病菌：最常见的为革兰阴性杆菌，如大肠杆菌、产碱杆菌、变形杆菌、产气杆菌、绿脓杆菌等，革兰阳性细菌中以葡萄球菌和链球菌较常见，偶见厌氧菌、真菌、病毒和原虫感染等。

（2）感染途径

①上行感染：为最常见的感染途径，病原体经尿道逆行达肾盂可引起感染。

②血行感染：有全身性化脓性感染和炎症病灶时，可发生感染。

③淋巴感染：结肠炎和盆腔炎时，细菌可经淋巴道交通支进入尿道。

④直接感染：外伤或肾周器官发生感染时，该处的细菌偶可直接侵入肾而引起感染。

（3）易感因素

①尿流不畅和尿路梗阻：如尿路结石、肿瘤、异物、狭窄等。

②尿路畸形或功能缺陷：如多囊肾、输尿管括约肌松弛。

③机体免疫功能低下：如糖尿病、贫血、慢性肝病、慢性肾病、肿瘤及长期应用免疫抑制剂者。

④医源性感染：多见于导尿或尿路器械检查，操作会损伤尿道黏膜，还可将尿道口的细菌直接带入膀胱，促发尿路感染。如：插置导尿管、一次性导尿引起尿路感染的机会是20%左右，留置4天以上机会可达90%。

⑤尿道口周围或盆腔有炎症等。

2. 身心状况　如以下内容所述。

（1）膀胱炎的临床表现：主要表现为尿频、尿急、尿痛，伴有耻骨弓上不适。一般无全身感染表现。

（2）急性肾盂肾炎：主要临床表现如下。

①全身感染症状：多为急促起病，常有寒战、高热（体温高达39～40℃）、全身不适，疲乏无力，食欲减退，恶心、呕吐，甚至腹胀、腹痛或腹泻。

②肾脏和尿路局部表现：常有尿频、尿急、尿痛等尿路刺激症状，大多伴有腰痛或肾区不适，肾区有压痛或叩击痛，腹部上输尿管点、中输尿管点和耻骨上膀胱区有压痛。

③尿液变化：尿液外观浑浊、可见脓尿或血尿。

④并发症

A. 肾乳头坏死：常发生于严重的肾盂肾炎伴糖尿病或尿路梗阻时，可出现败血症、急性肾衰竭等。临床表现为高热、剧烈腰痛、血尿，可有坏死组织脱落从尿中排出，发生肾绞痛。

B. 肾周围脓肿：常由严重的肾盂肾炎直接扩散而来，多有尿路梗阻等易感因素。患者原有临床表现加重，出现明显单侧腰痛，向健侧弯腰时疼痛加剧。宜使用强抗感染治疗，必要时做脓肿切开引流。

（3）慢性肾盂肾炎：患者主要临床表现如下。

1）低度发热，有菌尿及脓尿。

2）胃肠可有隐约的不适感。

3）贫血。

4）高血压。

5）急性发作时会出现胃痛及膀胱炎症状。

（4）心理社会状况：急性期患者因明显躯体不适和泌尿系症状常会出现烦躁、焦虑及精神紧张等情绪。慢性期需长期服药和多次尿液检查且病情仍有反复发作，因此，易产生消极情绪。

3. 实验室及其他检查　查尿液分析、尿培养、血常规、肾功能、血培养及泌尿系 B 超、X 线静脉肾盂造影。

二、治疗原则

有效的抗菌是本病治愈的关键。高热予以降温处理，鼓励患者多饮水，勿憋尿。

三、护理措施

1. 指导患者休息，做好基础护理　如以下内容所述。

（1）急性肾盂肾炎时应卧床休息，以使废物产生减少，进而减轻肾脏负担。

（2）慢性期时维持适当的休息与运动。

（3）发热时卧床休息；体温在 38.5℃ 以上者可用物理降温或遵医嘱药物降温，按医嘱服用碳酸氢钠可碱化尿液，以减轻尿路刺激症状；增加液体摄入量；出汗时及时清洁身体，及时更换衣物。

2. 注意出入液平衡　如以下内容所述。

（1）鼓励患者摄入水分，每天应为 2 000～3 000ml，以增加尿量。保持每天尿量在 1 500ml，充分的液体摄入是解除排尿烧灼感的最快途径，且有助于发热的控制。

（2）每 1～2 小时排尿 1 次，将细菌、废物冲洗出泌尿道。

3. 遵医嘱使用抗生素，预防肾脏的进一步损伤　如以下内容所述。

（1）根据尿培养或药敏试验结果，使用敏感抗生素。

（2）正确有效地使用抗生素后 48～72 小时尿液呈无菌状态。第一次获得无菌尿后，仍需维持服用药物 2 周。

（3）停用抗生素一周后应再做一次尿液培养，且于感染后一年内到期追踪检查。

（4）保持皮肤、口腔、会阴清洁，特别注意月经期、妊娠期的卫生。

（5）指导患者每日应有适当的休息，避免剧烈运动和疲劳。

（6）多饮水，勤排尿是最简便有效的预防措施，在行侵入性检查后应多饮水，并遵医嘱使用抗生素预防感染的发生。

（7）给予高热量、高蛋白、高维生素易消化饮食。

（8）遵医嘱服药，定期返院检查，若有异常，及时就诊。

4. 积极预防全身疾病　如糖尿病、重症肝病、慢性肾病、晚期肿瘤等，解除尿路梗阻如尿道结石、肿瘤、尿路狭窄、前列腺肥大等易感因素。

5. 健康教育　如以下内容所述。

（1）注意个人清洁卫生：保持会阴部及肛周皮肤清洁，女婴勤换尿布和清洗会阴部，避免粪便污染尿道；女性忌盆浴，月经、妊娠产褥期更应注意卫生。

（2）坚持适当的体育运动：避免劳累和便秘。

（3）多饮水、勤排尿：每天摄入液体量最好在 2 000ml 以上。白天至少 3 小时排尿一次，每次注意排空膀胱，不憋尿。

（4）及时治疗局部炎症：如女性尿道旁腺炎、阴道炎、男性前列腺炎等。如炎症发作与性生活有关，避免不洁性交，注意事后即排尿和清洁外阴，并口服合适的抗生素预防感染。

（5）疗效判断：正规用药后 24 小时症状即可好转，如经 48 小时治疗仍无效，应换药或联合用药。症状消失后再用药 3~5 天。2~3 周内每周行血常规和尿细菌学检查各 1 次；第 6 周再检查 1 次，2 项均正常方可认为痊愈。

（6）复查及随访：定期门诊复查，不适随诊。

（郑雪彤）

第八章

内分泌科疾病护理

第一节　甲状腺功能减退症

甲状腺功能减退症（简称甲减）是由各种原因导致的低甲状腺激素血症或甲状腺激素抵抗而引起的全身性低代谢综合征。按起病年龄分为三型，起病于胎儿或新生儿，称为呆小病；起病于儿童者，称为幼年性甲减；起病于成年，称为成年性甲减。前两者常伴有智力障碍。

一、病因

1. 原发性甲状腺功能减退　由于甲状腺腺体本身病变引起的甲减，占全部甲减的95%以上，且90%以上原发性甲减是由自身免疫、甲状腺手术和甲亢^{131}I治疗所致。

2. 继发性甲状腺功能减退症　由下丘脑和垂体病变引起的促甲状腺激素释放激素（TRH）或者促甲状腺激素（TSH）产生和分泌减少所致的甲减，垂体外照射、垂体大腺瘤、颅咽管瘤及产后大出血是其较常见的原因；其中由于下丘脑病变引起的甲减称为三发性甲减。

3. 甲状腺激素抵抗综合征　由于甲状腺激素在外周组织实现生物效应障碍引起的综合征。

二、临床表现

1. 一般表现　易疲劳、怕冷、体重增加、记忆力减退、反应迟钝、嗜睡、精神抑郁、便秘、月经不调、肌肉痉挛等。体检可见表情淡漠，面色苍白，皮肤干燥发凉、粗糙脱屑，颜面、眼睑和手皮肤水肿，声音嘶哑，毛发稀疏、眉毛外1/3脱落。由于高胡萝卜素血症，手脚皮肤呈姜黄色。

2. 肌肉与关节　肌肉乏力，暂时性肌强直、痉挛、疼痛，嚼肌、胸锁乳突肌、股四头肌和手部肌肉可有进行性肌萎缩。腱反射的弛缓期特征性延长，超过350毫秒（正常为240~320毫秒），跟腱反射的半弛缓时间明显延长。

3. 心血管系统　心肌黏液性水肿导致心肌收缩力损伤、心动过缓、心排血量下降。ECG显示低电压。由于心肌间质水肿、非特异性心肌纤维肿胀。左心室扩张和心包积液导致心脏增大，有学者称之为甲减性心脏病。冠心病在本病中高发。10%患者伴发高血压。

4. **血液系统**　由于下述四种原因发生贫血：①甲状腺激素缺乏引起血红蛋白合成障碍。②肠道吸收铁障碍引起铁缺乏。③肠道吸收叶酸障碍引起叶酸缺乏。④恶性贫血是与自身免疫性甲状腺炎伴发的器官特异性自身免疫病。

5. **消化系统**　厌食、腹胀、便秘，严重者出现麻痹性肠梗阻或黏液水肿性巨结肠。

6. **内分泌系统**　女性常有月经过多或闭经。长期严重的病例可导致垂体增生、蝶鞍增大。部分患者血清催乳素（PRI）水平增高，发生溢乳。原发性甲减伴特发性肾上腺皮质功能减退和 1 型糖尿病者，属自身免疫性多内分泌腺体综合征的一种。

7. **黏液性水肿昏迷**　本病的严重并发症，多在冬季寒冷时发病。诱因为严重的全身性疾病、甲状腺激素替代治疗中断、寒冷、手术、麻醉和使用镇静药等。临床表现为嗜睡、低体温（T<35℃）、呼吸徐缓、心动过缓、血压下降、四肢肌肉松弛、反射减弱或消失，甚至昏迷、休克、肾功能不全危及生命。

三、辅助检查

1. **血常规**　多为轻、中度正细胞正色素性贫血。

2. **生化检查**　血清三酰甘油、总胆固醇、LDL-C 增高，HDL-C 降低，同型半胱氨酸增高，血清 CK、LDH 增高。

3. **甲状腺功能检查**　血清 TSH 增高、T_4、FT_4 降低是诊断本病的必备指标。在严重病例血清 T_3 和 FT_3 减低。亚临床甲减仅有血清 TSH 增高，但是血清 T_4 或 FT_4 正常。

4. **TRH 刺激试验**　主要用于原发性甲减与中枢性甲减的鉴别。静脉注射 TRH 后，血清 TSH 不增高者提示为垂体性甲减；延迟增高者为下丘脑性甲减；血清 TSH 在增高的基值上进一步增高，提示原发性甲减。

5. **X 线检查**　可见心脏向两侧增大，可伴心包积液和胸腔积液，部分患者有蝶鞍增大。

四、治疗

1. **替代治疗**　左甲状腺素（L-T_4）治疗，治疗的目标是将血清 TSH 和甲状腺激素水平恢复到正常范围内，需要终身服药。治疗的剂量取决于患者的病情、年龄、体重和个体差异。补充甲状腺激素，重新建立下丘脑-垂体-甲状腺轴的平衡一般需要 4~6 周，所以治疗初期，每 4~6 周测定激素指标。然后根据检查结果调整 L-T_4 剂量，直到达到治疗的目标。治疗达标后，需要每 6~12 个月复查 1 次激素指标。

2. **对症治疗**　有贫血者补充铁剂、维生素 B_{12}、叶酸等胃酸低者补充稀盐酸，并与 TH 合用疗效好。

3. **黏液水肿性昏迷的治疗**

（1）补充甲状腺激素：首选 TH 静脉注射，直至患者症状改善，至患者清醒后改为口服。

（2）保温、供氧、保持呼吸道通畅，必要时行气管切开、机械通气等。

（3）氢化可的松 200~300mg/d 持续静滴，患者清醒后逐渐减量。

（4）根据需要补液，但是入水量不宜过多。

（5）控制感染，治疗原发病。

五、护理措施

1. 观察病情 监测生命体征变化，观察精神、神志、语言状态、体重、乏力、动作、皮肤情况，注意胃肠道症状，如大便的次数、性状、量的改变，腹胀、腹痛等麻痹性肠梗阻的表现有无缓解等。

2. 用药护理 甲状腺制剂从小剂量开始，逐渐增加，注意用药的准确性。用药前后分别测脉搏、体重及水肿情况，以便观察药物疗效；用药后若有心悸、心律失常、胸痛、出汗、情绪不安等药物过量的症状时，要立即通知医师处理。

3. 对症护理 对于便秘患者，遵医嘱给予轻泻剂，指导患者每天定时排便，适当增加运动量，以促进排便。注意皮肤防护，及时清洗并用保护霜，防止皮肤干裂。适量运动，注意保护，防止外伤的发生。

4. 黏液性水肿昏迷的护理

（1）保持呼吸道通畅，吸氧，备好气管插管或气管切开设备。

（2）建立静脉通道，遵医嘱给予急救药物，如 L-T$_3$，氢化可的松静滴。

（3）监测生命体征和动脉血气分析的变化，观察神志，记录出入量。

（4）注意保暖，主要采用升高室温的方法，尽量不给予局部热敷，以防烫伤。

（张赢心）

第二节　糖尿病

一、概述

糖尿病是一组由遗传和环境因素相互作用而引起的临床综合征。由于胰岛素相对或绝对不足及靶组织细胞对胰岛素敏感性降低而引起糖、蛋白质、脂肪、水和电解质代谢的紊乱。以葡萄糖耐量减少、血糖增高和糖尿为特征，临床表现有多饮、多尿、多食、疲乏及消瘦等，并可并发心血管、肾、视网膜及神经的慢性病变，病情严重或应激时可发生急性代谢紊乱。

据世界卫生组织（WHO）估计，全球目前有超过 1.5 亿糖尿病患者，到 2025 年这一数字将增加一倍。西方发达国家糖尿病患病率为 5%。我国糖尿病调查于 1979—1980 年调查成人糖尿病患病率为 1%，1994—1995 年调查成人糖尿病患病率为 2.5%，1995—1996 年调查成人糖尿病患病率为 3.21%。随着经济发展和生活方式改变，糖尿病患病率正在逐渐上升。估计我国现有糖尿病患者超过 4 000 万，居世界第 2 位。本病多见于中老年，患病率随年龄而增长，自 45 岁后明显上升，至 60 岁达高峰，年龄在 40 岁以上者患病率高达 40‰，年龄在 40 岁以下者患病率低于 2‰，男女患病率无明显差别。国内各地区患病率相差悬殊，以宁夏最高（10.94‰），北京次之，贵州最低（1.15‰）。职业方面，干部、知识分子、退休工人、家庭妇女较高，农民最低，脑力劳动者高于体力劳动者，城市高于农村。体重超重者（身体体重指数 BMI≥24）患病率是体重正常者的 3 倍。民族方面以回族最高，汉族次之。我国糖尿病绝大多数属 2 型糖尿病（非胰岛素依赖性糖尿病）。

（一）胰腺的分泌功能

胰腺横卧于 $L_{1\sim2}$ 腰椎前方，前面被后腹膜所覆盖，固定于腹后壁，它既是外分泌腺，也是内分泌腺。胰腺的外分泌功能是由腺泡细胞和导管壁细胞来完成的，这些细胞分泌出能消化蛋白质、糖类和脂肪的消化酶；内分泌来源于胰岛，胰岛是大小不一、形态不定的细胞集团，散布在腺泡之间，在胰体、尾部较多。胰岛有多种细胞，其中以 β 细胞较多，产生胰岛素，有助于蛋白质、糖类和脂肪的代谢；α 细胞产生胰高血糖素，通过促进肝糖分解成葡萄糖来升高血糖。

（二）影响糖代谢的激素

影响糖代谢作用的激素包括胰岛素、胰高血糖素、促肾上腺皮质激素（ACTH）、皮质激素、肾上腺素及甲状腺激素。

1. 胰岛素和胰高血糖素　胰岛素和胰高血糖素是控制糖代谢的两种主要激素，均属小分子蛋白质。胰岛素是体内降血糖的唯一激素，并有助于调节脂肪和蛋白质的新陈代谢。

（1）刺激葡萄糖主动运输进入肌肉及脂肪组织细胞内，为能穿过细胞膜，葡萄糖必须与胰岛素结合，而且必须与细胞上的受体连接在一起。有些糖尿病患者虽然有足够的胰岛素，但是受体减少，因此减少了胰岛素送入细胞的量。其他的人则是胰岛素分泌不足，当胰岛素分泌不足时，葡萄糖就留在细胞外，使血糖浓度升高，超过正常值。

（2）调节细胞将糖类转变成能量的速率。

（3）促进葡萄糖转变成肝糖原贮存起来，并抑制肝糖原转变成葡萄糖。

（4）促进脂肪酸转变成脂肪，形成脂肪组织贮存起来，且能抑制脂肪的破坏、脂肪的利用及脂肪转换成酮体。

（5）刺激组织内的蛋白质合成作用，且能抑制蛋白质转变成氨基酸。

总之，正常的胰岛素可主动地促进以上过程，以降低血糖，抑制血糖升高。

胰岛 β 细胞分泌胰岛素的速率是由血中葡萄糖的量来调节的，当血糖升高时，胰岛细胞就分泌胰岛素进入血中，从而使葡萄糖进入细胞内，并将葡萄糖转变成肝糖原；当血糖降低时，胰岛分泌胰岛素的速率降低；当食物消化吸收后，胰岛细胞再分泌胰岛素。

当胰岛素分泌不足时，血糖浓度便高于正常值；当胰岛素过量时，如体外补充胰岛素过量时，血糖过低会发生胰岛素诱发的低血糖反应（胰岛素休克）。

胰高血糖素的作用与胰岛素相反，当血糖降低时，刺激胰高糖素分泌，胰高糖素通过促进肝糖原转化为葡萄糖的方式来升高血糖。糖尿病患者常常同时有胰岛素与胰高血糖素分泌异常的情况，单独影响胰岛 α 细胞的疾病（胰高血糖素的分泌过量或不足）非常罕见。下面通过进餐后血糖的变化，来说明胰岛素与胰高血糖素相反而互补的作用。

如当一个人早上 7：00 用早餐，血糖开始升高，胰岛素约在 7：15 开始分泌，大约在上午 9：30 血糖升到最高值，稍后胰岛素的分泌将减少，到了上午 11：00，因为胰岛素促进葡萄糖进入到细胞内，因此机体会利用这些葡萄糖作为两餐间的能量来源。胰岛素与胰高血糖素的合成及释放依赖以下三种要素。

（1）健全的胰脏：具有正常功能的 α 细胞及 β 细胞。

（2）含有充分蛋白质饮食：胰岛素和胰高血糖素都是蛋白质物质。

（3）正常的血钾浓度：低血钾会使胰岛素分泌减少，当胰岛素或胰高血糖素分泌不足对，患者可由胃肠以外的途径补充。因为胃肠中的蛋白溶解酶可使它们失去活性，注射胰高血糖素可逆转因注射过量胰岛素导致的低血糖。

2. 其他激素的作用

（1）肾上腺皮质所分泌的糖皮质激素刺激蛋白质转换成葡萄糖，使血糖升高。在身体处于应激情况下，或血糖非常低时，这些激素便可分泌。

（2）肾上腺素在人体处于应激时，可将肝糖原转换成葡萄糖而使血糖升高。

（3）甲状腺素和生长激素也可使血糖升高。

（三）糖尿病分型

目前国际上通用 WHO 糖尿病专家委员会提出的病因学分型标准（1999）。此标准将糖尿病分成四大类型，包括 1 型糖尿病（胰岛素依赖性糖尿病）、2 型糖尿病（非胰岛素依赖性糖尿病）、其他特殊类型糖尿病和妊娠期糖尿病。

二、病因与发病机制

糖尿病的病因和发病机制目前尚未完全阐明，不同类型的糖尿病其病因也不相同。

（一）1 型糖尿病

1. 遗传易感性　糖尿病病因中遗传因素可以肯定，1 型糖尿病患者的父母患病率为 11%，三代直系亲属中遗传 6%，这主要是因为基因异常所致人类白细胞组织相容抗原（HLA）与自身免疫相关的这些抗原是糖蛋白，分布在全身细胞（红细胞和精子除外）的细胞膜上。研究发现，携带 $HLA-DR_3$ 和/或 $HLA-DR_4$ 的白种人和携带 $HLA-DR_3$、$HLA-DR_9$ 的中国人易患糖尿病。

2. 病毒感染　1 型糖尿病与病毒感染有明显关系。已发现的病毒有柯萨奇 B 病毒、腮腺炎病毒、风疹病毒、巨细胞病毒。病毒感染可直接损伤胰岛组织引起糖尿病，也可能损伤胰岛组织后，诱发自身免疫反应，进一步损伤胰岛组织引起糖尿病。

3. 自身免疫　目前发现 90% 新发生的 1 型糖尿病患者，其循环血中有多种胰岛细胞自身抗体。此外，细胞免疫在发病中也起重要作用。临床观察 1 型患者常伴有其他自身免疫病，如 Graves 病、桥本病、重症肌无力等。

总之，HIA-D 基因决定了 1 型糖尿病的遗传易感性，易感个体在环境因素的作用下，通过直接或间接的自身免疫反应，引起胰岛 β 细胞破坏，体内可检测出各种胰岛细胞抗体，胰岛 β 细胞数目开始减少，但仍能维持糖耐量正常。当胰岛 β 细胞持续损伤达一定程度（通常只残存 10%β 细胞），胰岛素分泌不足，糖耐量降低或出现临床糖尿病，需用胰岛素治疗，最后胰岛 β 细胞完全消失，需依赖胰岛素维持生命。

（二）2 型糖尿病

2 型糖尿病与遗传和环境因素的关系更为密切，其遗传方式与 1 型糖尿病患者不同，不存在特殊的 HLA 单型的优势。中国人与 2 型糖尿病关联的基因有 4 个，即胰岛素受体基因载脂蛋白 A_1 和 B 基因、葡萄糖激酶基因。不同的糖尿病患者可能与不同的基因缺陷有关此为 2 型糖尿病的遗传异质性特点。2 型糖尿病有明显的家族史，其父母糖尿病患病率达 85%，单卵双生子中，两人同患糖尿病的比例达 90% 以上。环境因素中，肥胖是 2 型糖尿病发病的重要诱因，肥胖者因外周靶组织细胞膜胰岛素受体数目减少，亲和力降低，周围组织对胰岛素敏感性降低，即胰岛素抵抗，胰岛 β 细胞长期超负荷，其分泌功能将逐渐下降一旦胰岛 β 细胞分泌的胰岛素不足以代偿胰岛素抵抗，即可发生糖尿病。此外，感染、应激、缺乏体力活动、多次分娩均可能是 2 型糖尿病的诱因。胰高血糖素、肾上腺素等胰岛素拮抗激素分泌过多，对糖尿病代谢紊乱的发生也有重要作用。2 型糖尿病早期存在胰岛素抵抗而胰岛 β 细胞代偿性分泌胰岛素增多时，血糖可维持正常；当 β 细胞功能出现缺陷而对胰岛素抵抗不能代偿时，可进展为葡萄糖调节受损和糖尿病。

三、病理

1 型患者胰腺的病理改变明显，β 细胞数量减少，仅为正常的 10% 左右，50%～70% 可出现胰岛 β 细胞周围淋巴细胞和单核细胞浸润，另外还有胰岛萎缩和 β 细胞变形。2 型的主要病理改变有胰岛玻璃样变，胰腺纤维化，β 细胞空泡变性和脂肪变性。

糖尿病患者的大、中血管病变主要是动脉粥样硬化，微血管的基本病变为毛细血管基底膜增厚。神经病变的患者有末梢神经纤维轴突变性，继以节段性或弥漫性脱髓鞘改变，病变可累及神经根、椎旁交感神经节和颅神经。糖尿病控制不良时，常见的病理改变为肝脏脂肪沉积和变性。

由于胰岛素生物活性作用绝对或相对不足而引起糖、脂肪和蛋白质代谢的紊乱，葡萄糖在肝、肌肉和脂肪组织的利用减少，肝糖输出增多，因而发生高血糖。升高的血糖使细胞内液进入血液，从而导致细胞内液不足，当血糖浓度升高超过 10mmol/L 时，便超过肾糖阈，葡萄糖进入尿中，而引起糖尿。尿中葡萄糖的高渗透作用，阻止肾小管对水分的再吸收，引起细胞外液不足。脂肪代谢方面，因胰岛素不足，脂肪组织摄取葡萄糖及血浆清除甘油减少，脂肪合成减少，脂蛋白酶活性低下，使血浆游离脂肪酸和三酰甘油浓度升高。在胰岛素极度缺乏时，储存脂肪动员和分解加速，可使血游离脂肪酸浓度更高。脂肪代谢障碍，可产生大量酮体（包括乙酰乙酸、β 羟丁酸、丙酮酸）。当酮体生成超过组织利用和排泄能力时，大量酮体堆积形成酮症或进一步发展为酮症酸中毒。蛋白质代谢方面，肝、肌肉等组织摄取氨基酸减少，蛋白质合成减少，分解代谢加速，而出现负氮平衡。血浆中生糖氨基酸浓度降低，同时血中生酮氨基酸水平增高，导致肌肉摄取氨基酸合成蛋白质的能力下降，患者表现为消瘦、乏力，组织修复能力和抵抗力降低，儿童生长发育障碍、延迟。1 型患者和 2 型患者在物质代谢紊乱方面是相同的，但 2 型患者一般症状较轻，不少患者可在相当长时期内无代谢紊乱，有的患者基础胰岛素分泌正常，有的患者进食后胰岛素分泌高峰延迟。

四、护理评估

（一）健康史

评估患者家族中糖尿病的患病情况，详细询问患者的生活方式、饮食习惯、食量、妊娠次数、新生儿出生体重、身高等。

（二）身体评估

1. 代谢紊乱症状群　本病典型症状是"三多一少"，即多饮、多尿、多食及体重减轻，此外还有糖尿病并发症的症状。

（1）多尿：由于血糖升高，大量葡萄糖从肾脏排出，引起尿渗透压增高，阻碍水分在肾小管被重吸收，大量水分伴随葡萄糖排出，形成多尿，患者的排尿次数和尿量明显增多，每日排尿量 2~10L。血糖越高，排糖越多，尿量也越多。

（2）烦渴多饮：多尿使机体失去大量水分，因而口渴，饮水量增多。

（3）易饥多食：葡萄糖是体内能量及热量的主要来源，由于胰岛素不足，摄入的大量葡萄糖不能被利用而随尿丢失，机体处于半饥饿状态，为补偿失去的葡萄糖，大多患者有饥饿感，从而导致食欲亢进，易饥多食。

（4）消瘦（体重减轻）、乏力：由于机体不能充分利用葡萄糖，故需用蛋白质和脂肪来补充能量和热量，使体内蛋白质和脂肪消耗增多，加之水分的丧失，患者体重减轻，消瘦乏力。1 型糖尿病患者体型均消瘦，2 型糖尿病患者发病前多有肥胖，病后虽仍较胖，但较病前体重已有减轻。

（5）其他：患者常有皮肤疖肿及皮肤瘙痒，由于尿糖浓度较高和尿糖的局部刺激，患者外阴部瘙痒较常见，有时因局部湿疹或真菌感染引起。此外还可见腰背酸痛，视物模糊，月经失调等。

2. 并发症

（1）酮症酸中毒：为最常见的糖尿病急症。糖尿病加重时，脂肪分解加速，大量脂肪酸在肝脏经 β 氧化产生酮体（包括乙酰乙酸、β 羟丁酸、丙酮酸），血酮升高时称酮血症，尿酮排出增多时称酮尿，统称酮症。乙酰乙酸和 β 羟丁酸的酸性较强，故易产生酸中毒。病情严重时可出现糖尿病昏迷，1 型糖尿病患者多见，2 型糖尿病患者在一定诱因作用下也可发生酮症酸中毒，尤其是老年人常因并发感染而易患此症。

酮症酸中毒的诱发因素很多，如急、慢性感染，以呼吸道、泌尿系、胃肠感染最常见。胰岛素突然中断或减量过多、饮食失调、过多摄入甜食和脂肪的食物或过分限制糖类，应激如外伤、手术麻醉、精神创伤、妊娠分娩均可诱发此病。

酮症酸中毒时患者可表现出糖尿病症状加重，如明显的软弱无力，极度口渴，尿量较前更多，食欲减退，恶心呕吐以至不能进水和食物。当 pH 值<7.2 或血浆 CO_2 结合力低于 15mmol/L 时，呼吸深大而快（Kussmaul 呼吸），患者呼气中含丙酮，故有烂苹果味。失水加重可致脱水表现，如尿量减少，皮肤干燥无弹性，眼球下陷，严重者出现休克，表现为心率加快，脉细速，血压下降，四肢厥冷等。患者早期有头晕、头痛、精神萎靡，继而嗜睡，烦躁不安，当病情恶化时，患者反应迟钝、消失，最后陷入昏迷。

（2）高血糖高渗状态：是糖尿病急性代谢紊乱的另一临床类型。多见于老年 2 型糖尿病患者。发病前多无糖尿病史或症状轻微未引起注意，患者有严重高血糖、脱水及血渗透压增高而无显著的酮症酸中毒，可表现为突然出现神经精神症状，表现为嗜睡、幻觉、定向障碍、昏迷等，病死率高达 40%。

（3）大血管病变：大、中动脉粥样硬化主要侵犯主动脉、冠状动脉、脑动脉、肾动脉和肢体外周动脉等，引起冠心病、缺血性或出血性脑血管病，肾动脉硬化、肢体动脉硬化等。

（4）微血管病变：微血管病变是糖尿病的特异性并发症，其典型改变是微循环障碍和微血管基底膜增厚。其主要病变主要表现在视网膜、肾、神经和心肌组织，其中尤以糖尿病肾病和视网膜病为重要。

①糖尿病肾病：常见于病史超过 10 年的患者。包括肾小球毛细血管间硬化症、肾动脉

硬化病和慢性肾盂肾炎。糖尿病肾损害的发生、发展分为Ⅰ~Ⅴ五期，患者可表现为蛋白尿、水肿和高血压，晚期伴氮质血症、肾衰竭。

②糖尿病视网膜病变：大部分病程超过10年的患者可并发不同程度的视网膜病变，是失明的主要原因之一。视网膜病变可分为六期，Ⅰ~Ⅲ期为背景性视网膜病变，Ⅳ~Ⅵ期为增殖性视网膜病变。出现增殖性病变时常伴有糖尿病肾病及神经病变。

（5）神经病变：多发性周围神经病变最常见，患者出现对称性肢体隐痛、刺痛或烧灼样痛，夜间及寒冷时加重，一般下肢比上肢明显。肢端呈手套、袜子状分布的感觉异常。自主神经损害表现为瞳孔改变、排汗异常、便秘、腹泻、尿潴留、尿失禁、直立性低血压、持续心动过速、阳痿等。

（6）糖尿病足：与下肢远端神经异常和不同程度周围血管病变相关的足部溃疡、感染和/或深层组织破坏。轻者表现为足部皮肤干燥苍白和发凉，重者可出现足部溃疡、坏疽。糖尿病足是糖尿病患者截肢、致残的主要原因。

（7）感染：糖尿病患者易感染疖、痈等皮肤化脓性疾病，皮肤真菌的感染也较常见，如足癣、甲癣、体癣等。女性患者常并发真菌性阴道炎、肾盂肾炎和膀胱炎等常见的泌尿系感染，常反复发作，多转为慢性肾盂肾炎。

（8）其他：糖尿病患者还容易出现白内障、青光眼、屈光改变和虹膜睫状体病变等其他眼部并发症。皮肤病变也很常见，大多数为非特异性，但临床表现和自觉症状较重。

（三）辅助检查

1. 尿糖测定　轻症患者空腹尿糖可阴性，但饭后尿糖均为阳性。每日尿糖总量一般与病情平行，因而是判断治疗控制程度的指标之一。但患有肾脏病变者血糖虽高但尿糖可为阴性，妊娠时血糖正常，但尿糖可阳性。

2. 尿酮体　并发酮症酸中毒时，尿酮体阳性。

3. 血糖测定　空腹及饭后2小时血糖是诊断糖尿病的主要依据，同时也是判断糖尿病病情和疗效的主要指标。血糖值反映的是瞬间血糖状态。当空腹血糖≥7.0mmol/L（126mg/dl）和/或餐后2小时血糖≥11.1mmol/L（200mg/dl）时，可确诊为糖尿病。酮症酸中毒时，血糖可达16.7~33.3mmol/L（300~600mg/dl）；高血糖高渗状态时，血糖高至33.3mmol/L（600mg/dl）。空腹静脉血血糖正常值为3.9~6.4mmol/L（70~115mg/dl）。诊断糖尿病时必须用静脉血浆测定血糖，随访血糖控制情况可用便携式血糖仪。

4. 口服葡萄糖耐量试验（OGTT）　对怀疑患有糖尿病，而空腹或饭后血糖未达到糖尿病诊断标准者，应进行本试验。OGTT应在清晨进行。目前葡萄糖负荷量成人为75g，溶于250~300ml水中，5分钟内饮完，2小时后测静脉血浆糖。儿童为1.75g/kg，总量不超过75g。

5. 糖化血红蛋白测定（GHbA1）　糖化血红蛋白的量与血糖浓度呈正相关，分为A、B、C三种，其中以GHbA1C最为主要，正常人A1C占血红蛋白总量的3%~6%，可反映近8~12周内血糖总的水平，为糖尿病控制情况的主要监测指标之一。

6. 病情未控制的患者，常见血三酰甘油、胆固醇、β脂蛋白增高。并发肾脏病变者尿常规可见不同程度的蛋白质、白细胞、红细胞、管型等，并可有肾功能减退；并发酮症酸中毒时，血酮阳性，重者可>4.8mmol/L（50mg/dl），CO_2结合力下降，可至13.5~9.0mmol/L（40~20vol%）或以下，血pH值在7.35以下，外周血中白细胞增高。高血糖高渗状态者血钠可达 155mmol/L，血浆渗透压达 330~460mOsm/（kg·H_2O）。

（四）心理-社会状况

1. 评估患者对疾病的反应　如否认、愤怒、悲伤。

2. 评估家庭成员情况　是否有家庭、社区的支持，家庭成员是否协助患者进行饮食控制，督促患者按时服药，胰岛素注射，定期进行血尿糖检验。

3. 评估家庭的经济状况　是否能够保证患者的终生用药。

4. 评估患者对疾病治疗的态度　有的患者认识不到糖尿病的危害，不注意饮食控制。继续吸烟、饮酒等不良生活习惯。对于 1 型糖尿病患者，能否坚持餐前胰岛素注射，2 型糖尿病患者是否按时服药，自觉地自测血糖、尿糖等。

五、常见的护理诊断/问题

1. 知识缺乏　与缺乏糖尿病疾病及治疗、护理知识有关。

2. 营养失调：低于机体需要量　与胰岛素分泌绝对或相对不足引起糖、蛋白质、脂肪代谢紊乱有关。

3. 有感染的危险　与糖、蛋白质、脂肪代谢紊乱所致的机体抵抗力下降和微循环障碍有关。

4. 潜在并发症　糖尿病酮症酸中毒、低血糖。

5. 焦虑　与疾病的慢性过程有关。

六、护理措施

通过治疗与护理，患者情绪状态稳定，焦虑程度减轻，患者能够遵循医嘱按时用药，控制饮食、有运动计划。患者多饮、多尿、多食的症状缓解，体重增加，血糖正常或趋于正常。患者在健康教育之后，能够进行自我照顾、病情监测，如进行足部护理、胰岛素注射、正确测量血糖、尿糖等，护士能够及时发现并发症，及时通知医师，使并发症得到及时处理。患者顺利接受手术，术后无感染的发生。

（一）用药护理

护士在患者用药过程中应指导患者按时按量服药，不可随意增量或减量；用药后注意观察药物疗效，监测血糖、尿糖、尿量、体重变化，并观察药物不良反应。护士应给患者讲解胰岛素和口服降糖药对糖尿病控制的重要性，药物的作用及不良反应，演示胰岛素注射方法，说明用药与其他因素的关系，如饮食、锻炼等，保证患者及家属了解低血糖症状和治疗方法及持续高血糖、酮症酸中毒的处理方法。指导的对象包括患者及其家庭成员。

1. 胰岛素治疗患者的护理

（1）胰岛素治疗的适应证：①1 型糖尿病患者尤其是青少年、儿童，无论有否酮症酸中毒，都必须终身坚持用胰岛素替代治疗。②显著消瘦的成年糖尿病患者，与营养不良相关的糖尿病患者，及生长发育迟缓者，均应采用胰岛素治疗。③2 型糖尿病患者经严格饮食控制，适当运动及口服降糖药物未获良好控制者，可补充胰岛素治疗，以便减轻 β 细胞负担，尽快控制临床症状和高血糖。但胰岛素用量不宜过大，以免发生胰岛素抵抗性。④2 型糖尿病患者在严重感染、创伤、手术、结核病等消耗性疾病以及应激状态如急性心肌梗死等情况下，为预防酮症酸中毒或其他并发症的发生，宜用胰岛素治疗，待病情好转后可停用。⑤糖尿病伴有酮症酸中毒，高血糖高渗状态或乳酸性酸中毒等急性并发症的患者，都必须使用胰岛素治疗。⑥妊娠期糖尿病或糖尿病妇女妊娠期间，为了纠正代谢紊乱，保证胎儿正常发育，防止出现胎儿先天性畸形，宜采用胰岛素治疗。⑦糖尿病患者伴有视网膜病变、肾脏病变、神经病变、心脏病变或肝硬化、肝炎、脂肪肝、下肢坏疽等，宜采用胰岛素治疗。⑧外科手术前后患者，须采用胰岛素治疗。⑨成年或老年糖尿病患者起病很急，体重明显减轻，可采用胰岛素治疗。⑩伴重度外阴瘙痒，宜暂时用胰岛素治疗，有继发性糖尿病如垂体性糖尿病、胰源性糖尿病时，亦应采用。

（2）胰岛素制剂类型及作用时间：按作用快慢和维持作用时间，胰岛素制剂可分为速（短）效、中效、长（慢）效三类。短效胰岛素可皮下、肌内、静脉注射，注射后吸收快、作用迅速，维持时间短。中效胰岛素又称中性鱼精蛋白锌胰岛素，只能皮下注射，其作用较慢，维持时间较长，可单独使用，也可与短效胰岛素合用。长效胰岛素又称鱼精蛋白锌胰岛素，只供皮下注射，不能做静脉注射，吸收速度慢，维持时间长。

（3）胰岛素贮存：胰岛素的贮存温度为2℃～3℃，贮存时间不宜过长，过期会影响胰岛素的效价，不能存放冰冻层，同时要避免剧烈晃动，不要受日光照射，短效胰岛素如不清亮或中、长效胰岛素呈块状时，不能使用。

（4）胰岛素的抽吸：我国常用胰岛素制剂的浓度有每毫升40IU或100IU，使用时应看清浓度。一般用1ml注射器抽取胰岛素以保证剂量准确，当患者需要长、短效胰岛素混合使用时，应先抽短效，再抽长效胰岛素，然后轻轻混匀，不可反向操作，以免将长效胰岛素混入短效胰岛素瓶内，影响其疗效。某些患者需混用短、中效胰岛素，现有各种比例的预混制作，最常用的是含30%短效和70%中效的制剂。胰岛素"笔"型注射器使用装满预混胰岛素笔芯，使用方便且便于携带。目前经肺、口腔黏膜和鼻腔黏膜吸收的3种胰岛素吸入剂已开始上市。

（5）给药时间：生理性胰岛素分泌有两种模式，包括持续性基础分泌和进餐后胰岛素分泌迅速增加，胰岛素治疗应力求模拟生理性胰岛素分泌的模式。使用短效胰岛素，每次餐前半小时皮下注射一次，有时夜宵前再加一次，每日3～4次。使用中效胰岛素，早餐前1小时皮下注射一次，或早餐及晚餐前分别皮下注射一次。使用长效胰岛素，每日于早餐前1小时皮下注射一次。

（6）胰岛素强化治疗：即强化胰岛素治疗法，目前较普遍应用的方案是餐前多次注射短效胰岛素加睡前注射中效或长效胰岛素。采用胰岛素强化治疗的患者有时早晨空腹血糖仍高，可能原因为夜间胰岛素作用不足、"黎明"现象和"苏木杰"效应，夜间多次测定血糖有助于鉴别上述原因。另外采用胰岛素强化治疗时，低血糖症发生率增加，应注意预防、早期识别和及时处理。

（7）常见不良反应及护理：①低血糖反应，由于胰岛素使用剂量过大、饮食失调或运动过量，患者可出现低血糖反应，表现为饥饿、头昏、心悸多汗甚至昏迷。对于出现低血糖反应的患者，护士应及时检测血糖，根据患者的具体情况给患者进食糖类食物，如糖果、饼干、含糖饮料，或静脉推注50%葡萄糖40～100ml，随时观察病情变化。②变态反应，胰岛素变态反应是由IgE引起，患者首先出现注射部位瘙痒，随之出现荨麻疹样皮疹，可伴有恶心、呕吐、腹泻等胃肠症状。如出现变态反应，应立即更换胰岛素制剂的种类，使用抗组胺药物和糖皮质激素及脱敏疗法等，严重变态反应者需停止或暂时中断胰岛素治疗。③局部反应，胰岛素注射后可出现局部脂肪营养不良，在注射部位呈皮下脂肪萎缩或增生，停止该部位注射后自然恢复。护士在进行胰岛素注射时，应注意更换注射部位。另外，通过使用高纯度胰岛素制剂可明显减少脂肪营养不良。胰岛素注射部位包括前臂、大腿前侧、外侧、臀部和腹部（脐周不要注射），两周内同一个注射部位不能注射两次，每个注射点相隔2cm。

（8）护士应教会患者进行自我胰岛素注射方法，自我监测注射后的反应，讲解注意事项。先指导患者准确抽吸药液，注射前，用左拇指及示指将皮肤夹住提起，右手持注射器与皮肤成45°~60°角的方向，迅速刺进皮肤，抽吸回血，确定无回血后，注入胰岛素。注射完毕后，用棉签轻压穿刺点，以防止少量胰岛素涌出，但不要按摩局部。

2. 口服降糖药患者的护理

（1）促胰岛素分泌剂

a. 磺脲类：此类药物作用机制为通过作用于胰岛 β 细胞表面的受体，促进胰岛素释放。主要适用于通过饮食治疗和体育活动不能很好控制病情的 2 型糖尿病患者。1 型糖尿病、有严重并发症或晚期 β 细胞功能很差的 2 型糖尿病、对磺脲类过敏或有严重不良反应等是本药的禁忌证或不适应证。药物主要的不良反应为低血糖反应，当剂量过大、饮食过少、使用长效制剂或同时应用增强磺脲类降血糖的药物时，可发生低血糖反应。患者还可出现胃肠反应，如恶心、呕吐、消化不良等，偶尔可出现药物变态反应如荨麻疹、白细胞减少等。常见的第二代药物有：①格列本脲（优降糖），具有较强而迅速的降糖作用，剂量范围为 2.5~20mg/d，分 1~2 次餐前半小时口服。②格列吡嗪（美吡达），剂量范围为 2.5~30mg/d，分 1~2 次口服，于餐前半小时口服。③格列齐特（达美康），剂量范围为 80~240mg/d，分 1~2 次口服，于餐前半小时口服。④格列喹酮（糖适平），剂量范围为 30~180mg/d，分 1~2 次服用，于餐前半小时口服，肾功能不全时仍可使用。

b. 格列奈类：此类药物的作用机制、禁忌证或不适应证与磺脲类大致相同。降血糖作用快而短，主要用于控制餐后高血糖。低血糖症发生率低、程度较轻。较适用于餐后高血糖为主的老年 2 型糖尿病患者。常用药物为瑞格列奈（每次 0.5~4mg）和那格列奈（每次 60~120mg），于餐前或进餐时口服。

（2）双胍类：此类药物的作用机制为通过促进肌肉等外周组织摄取葡萄糖加速无氧酵解、抑制葡萄糖异生、抑制或延缓葡萄糖在胃肠道吸收等作用改善糖代谢，与磺脲类联合使用，可增强降血糖作用。此类药物适用于肥胖或超重的 2 型糖尿病患者，常见的不良反应是胃肠反应，服药后患者出现口干苦、金属味、厌食、恶心、呕吐、腹泻等，偶见皮肤红斑、荨麻疹等。常用药物为甲福明（又称二甲双胍），每日剂量 500~1 500mg，分 2~3 次服，进餐中口服。

（3）α-葡萄糖苷酶抑制剂：此类药物的作用机制为通过抑制小肠黏膜上皮细胞表面的 α 葡萄糖苷酶，延缓糖类的吸收，从而降低餐后高血糖。常见药物有阿卡波糖，开始服用剂量为 25mg。每日 3 次，进食第一口饭时服药，若无不良反应，剂量可增至 50mg，每日 3 次。最大剂量可增至 100mg，每日 3 次。常见的不良反应有腹胀、腹泻、肠鸣音亢进、排气增多等胃肠反应。

（4）噻唑烷二酮：格列酮类药物。其作用机制是增强靶组织对胰岛素的敏感性，减轻胰岛素抵抗，被视为胰岛素增敏剂。此类药物有罗格列酮，用法为 4~8mg/d，每日 1 次或分次服用；吡格列酮，剂量为 15mg，每日 1 次。

（二）饮食护理

糖尿病治疗除采用必要的口服降糖药或胰岛素注射外，饮食治疗是治疗糖尿病的重要措施。适当节制饮食可减轻胰岛 β 细胞的负担。对于老年人，肥胖者而无症状或轻型患者，尤其是空腹及餐后血浆胰岛素不低者，饮食控制非常重要。护士可组织患者、家属、营养师共同参与制定饮食计划，在制订计划过程中，要考虑患者的种族、宗教、文化背景及饮食习惯。

糖尿病患者的饮食原则是在合理控制热量的基础上，合理分配糖类、脂肪、蛋白质的进量，以纠正糖代谢紊乱引起的血糖、尿糖、血脂异常等。

1. 合理控制总热量　人体所需总热量由基础代谢、体力劳动及食物在消化吸收代谢过程所需热量三部分组成。

总热量=基础代谢热量+体力劳动热量+食物消化吸收代谢所需热量

患者总热量的摄入以能维持标准体重为宜，热量的需要应根据患者的具体情况而定。肥胖者应先减少热量的摄入，减轻体重；消瘦者应提高热量的摄入，增加体重，使之接近标准体重；孕妇、乳母、儿童需增加热量摄入，维持其特殊的生理需要和正常生长发育。

糖尿病患者每日所需总热量应根据标准体重和每日每千克体重所需热量来计算。标准体重由身高来定，而每日每千克所需热量与患者的体型和活动性质有关。

标准体重（kg）= 身高（cm）－105

每日所需总热量（kJ）= 标准体重（kg）×热量（kJ/kg 体重）

2. 糖尿病患者所需三大营养素量及其分配比例

（1）糖类：应根据患者的实际情况限制糖类的摄入量，但不能过低。饮食中糖类太少，患者不易耐受。大量实验和临床观察表明，在控制热能的基础上提高糖类进量，不但可以改善葡萄糖耐量，而且还可以提高胰岛素的敏感性。机体因少糖而利用脂肪代谢供给能量，更易发生酸中毒。对于空腹血糖高于 11.2mmol/L（200ml/dl）的患者，不宜采用高糖类饮食，但每日摄入量不应少于 150g；对于空腹血糖正常或同时应用磺脲类降糖药患者，及某些使用胰岛素的患者，糖类的供给量应占总热量的 50%~65%，折合主食 250~400g/d。

有利于患者血糖控制的糖类食品有：燕麦片、莜麦粉、荞麦粉、玉米渣、白芸豆饭、绿豆、海带、粳米、二合一面或三合一面窝头。

（2）蛋白质：蛋白质是人体细胞的重要组成部分，对人体的生长发育、组织的修补和更新起着极为重要的作用。在糖尿病患者的饮食中，蛋白质摄入量应比正常人高一些。这主要因为糖尿病患者蛋白质代谢紊乱，如果蛋白质摄入不足，出现负氮平衡，会出现消瘦、乏力、抵抗力差、易感染、创口不易愈合、小儿生长发育受阻等。蛋白质摄入量成人按每日每千克体重 0.8~1.2g 供给，占总热量的 15%~20%；孕妇、乳母、营养不良及消耗性疾病患者，酌情加至 1.5g/（kg·d），个别可达 2.0g/（kg·d）；小儿 2~4g/（kg·d）。

蛋白质食物的选择包括动物性和植物性两类。其中至少应选用 1/3 的优质蛋白质，优质蛋白质的主要来源有瘦肉、鱼、虾、鸡、鸭、鸡蛋、牛奶、豆类等。

（3）脂肪：脂肪是人体结构的重要材料，在体内起着保护和固定作用，是体内热量的储存部分，有利于维生素 A、维生素 D、维生素 E 的吸收。脂肪可增加饱腹感，但可导致动脉粥样硬化。糖尿病患者每日进食脂肪量为每千克体重 1.0g，占总热量的 30%~35%。饮食中要限制动物性脂肪如羊、牛、猪油的进量，少吃胆固醇含量高的食物，如肝、肾、脑、蛋黄、鱼子等，偏向选用植物油。

3. 糖尿病患者的食物选择和禁忌 糖尿病患者主食可选用大米、白面、玉米面、小米、莜面，每日控制在 250～450g。副食可选用富含蛋白质的食物，如瘦肉、鸡蛋、鱼、鸡、牛奶、豆类等。烹调油宜用豆油、菜籽油、花生油、玉米油、芝麻油、葵花子油等，这类植物油含不饱和脂肪酸较高，有预防动脉粥样硬化的作用，但也不能大量食用。如按膳食单的标准吃完后，仍有饥饿感，可加食含糖 3% 以下的蔬菜，如芹菜、白菜、菠菜、韭菜、黄瓜、西红柿、生菜等。

糖尿病患者禁止食用含糖过高的甜食如红糖、白糖、冰激凌、甜饮料、糖果、饼干、糕点、蜜饯、红薯等。如想吃甜味食品可采用木糖醇、山梨醇或甜叶菊等调味品；如想吃土豆、藕粉、胡萝卜等，则需从主食中相应减量。

（三）运动指导

体力活动或体力锻炼是糖尿病治疗的重要组成部分。运动可使身体强壮，改善机体的代谢功能，促进能量消耗，减少脂肪组织的堆积，提高机体对胰岛素的敏感性，增加肌肉对血糖的利用，改善血液循环，从而降低血糖，使肥胖者减轻体重，减少糖尿病并发症的发生。同时运动使糖尿病患者保持良好的心态，树立战胜疾病的信心，从而提高生存质量。

适用于糖尿病患者的锻炼方式多种多样，如散步、步行、健身操、太极拳、打球、游泳、滑冰、划船、骑自行车等。选择运动的方式应根据患者的年龄、性别、性格、爱好及糖尿病控制程度、身体状况和是否有并发症等具体情况而定。运动的强度应掌握在运动后收缩压不超过 24.0kPa，中青年心率达 130～140 次/分，老年人不超过 120 次/分。运动每天可进行 1～2 次，每周不少于 5 天。

糖尿病患者运动时要做好自我防护，如穿厚底防滑运动鞋、戴护膝、保护足跟等，随手携带易吸收的糖类食品，如糖果、饮品等，若感觉血糖过低，立即进食。运动宜在饭后 1 小时左右开始，可从短时间的轻微活动开始，逐渐增加运动量。切忌过度劳累，每次活动以 15～30 分钟为宜。不适合运动的情况包括：血糖太高、胰岛素用量太大、病情波动较大；有急性感染、发热；有酮症酸中毒，严重的心、肾病变，高血压，腹泻，反复低血糖倾向等。

（四）病情监测

1. 四次尿、四段尿糖 四次尿即早、午、晚餐前和睡觉前的尿液，做尿糖定性检查。应注意留尿前 30 分钟先把膀胱排空，然后收集半小时的尿液，这样才能根据每次尿糖多少，比较真实地反映和推测血糖水平。四段尿糖是指将 24 小时分为四段。

（1）第一段：早饭后到午饭前（7：30am～11：30am）。

（2）第二段：午饭后到晚饭前（11：30am～5：30pm）。

（3）第三段：晚饭后到晚睡前（5：30pm～10：30pm）。

（4）第四段：睡觉后到次日早饭前（10：30pm～次日 7：30am）。

每段尿不论排尿几次，全放在一个容器内混匀，四段尿分别留在四个瓶子里，分别记录，做尿量定性检查，并将结果详细记录。

烧尿糖的方法用滴管吸班氏液 20 滴，放于玻璃试管中，再滴 2 滴尿，将试管放沸水中煮沸 5 分钟后，观察颜色改变。不要用火烧液面以上的试管，防止将试管烧裂。

2. 使用尿糖试纸法和酮体试纸法　①尿糖试纸法，将纸浸入尿液中，湿透（约 1 分钟）后取出，1 分钟后观察试纸颜色，并与标准色板对照，即能测得结果。使用时注意试纸的有效期，把一次所需的试纸取出后，立即将瓶盖紧，保存于阴凉干燥处，以防受潮变质。②酮体试纸法，将酮体试纸浸于新鲜尿中后当即取出，多余尿液于容器边缘除去，3 分钟后在白光下与标准色板比较判断结果。

3. 血糖自测　①血糖仪的种类，目前血糖仪的类型较多，较具代表性的新产品有德国 BM 公司血糖仪。BM 公司产品准确、可靠、便携、简使。测试时间仅 12 秒，测试血糖范围 0.33～27.75mmol/L。美国强生公司生产的 ONE TOUCH Ⅱ 血糖仪，液晶显示，不需擦血，经济实惠，患者可根据自身情况进行选择。②自测血糖注意事项，采血前用温水、肥皂清洁双手，用酒精消毒手指，待酒精完全挥发后，方可采血。采血前手臂下垂 10～15 秒使局部充血，有利于采血，每次更换采血部位。采血量要严格控制，血滴一定要全部覆盖试纸垫或试纸孔。

试纸拿出后随时盖紧瓶盖，不要使用过期或变质的试纸，采血针不可重复使用，用后加针帽再丢弃。

（五）足部护理

1. 每日检查足部是否有水泡、裂口、擦伤及其他改变。细看趾间及足底有无感染征象，一旦发现足部有伤口，特别是当足部出现水泡、皮裂和磨伤、鸡眼和胼胝及甲沟炎时，要及时进行有效处理，以预防糖尿病足的发生。

2. 每日晚上用温水（不超过 40℃）及软皂洗脚，并用柔软且吸水性强的毛巾轻柔地擦干双脚，特别要擦干足趾缝间，但注意不要擦得太重以防任何微小创伤，每次洗脚不要超过 10 分钟。

3. 将脚擦干后，用羊毛脂或植物油涂抹，轻柔而充分地按摩皮肤，以保持皮肤柔软，清除鳞屑，防止干燥。

4. 汗多时，可用少许滑石粉放在趾间、鞋里及袜中。

5. 不要赤足行走，以免受伤。

6. 严禁使用强烈的消毒药物如碘酒等，不要用药膏抹擦鸡眼及胼胝，以免造成溃疡。

7. 禁用热水袋温热足部，不用电热毯或其他热源，避免暴晒于日光下，足冷时可多穿一双袜子。

8. 糖尿病患者早晚起床或晚睡前可穿拖鞋，平时不穿，最好不穿凉鞋。鞋要合脚，鞋尖宽大且够长，使脚在鞋内完全伸直，并可稍活动。鞋的透气性要好，以布鞋为佳，不穿高跟鞋。最好有两双鞋轮换穿用，保证鞋的干爽。袜子要穿吸水性好的毛袜或线袜，袜子要软、合脚，每日换洗，汗湿后及时更换。不要穿有松紧口的袜子，以免影响血液循环。不穿有洞或修补不平整的袜子，袜子尖部不要太紧。糖尿病患者应禁止吸烟。

（六）心理护理

糖尿病的慢性病程及疾病的治疗过程中，会给患者造成许多心理问题，如精神紧张、忧虑、发怒、恐惧、孤独、绝望、忧郁、沮丧等，而这些不良的心理问题使病情加重，甚至发生酮症酸中毒。相反，当消除紧张情绪时，血糖下降，胰岛素需要量也减少。因此糖尿病患者保持乐观稳定的情绪,对糖尿病的控制是有利的。护士应鼓励患者说出自己的感受,支持其恰当的应对行为。为了摆脱不良情绪的困扰,糖尿病患者可采用以下几种方法。

1. 加强健身运动 现代研究证实,人在运动之后,由于大脑血液供应的改善及血中电解质的不断置换,使人的精神状态趋向安逸、宁静,不良情绪得到发泄。运动引起舒畅心情的作用,是药物所达不到的。所以糖尿病患者在病情允许的情况下,在医师指导下,可根据自己的爱好去选择运动方式,如散步、慢跑、打太极拳、骑车、游泳等。每日一次,每次至少30分钟,以不感到明显疲劳为标准。

2. 观赏花草 许多研究表明,花香有益于健康,利于精神调节。糖尿病患者在心情烦闷时多到公园散步,多看看大自然的景色。若条件允许,也可自己栽培花卉以供观赏。

3. 欣赏音乐疗法 糖尿病的音乐保健必须根据不同的年龄、病情和情绪而有所选择。

4. 多接触自然光线 人的心态受着自然光线照射的影响,自然光线照射太少令人缺乏生气,照射充分令人充满朝气和信心。故居室要明亮,多采用自然光线。要多到野外,室外活动,多沐浴阳光,这样可使患者心情舒畅,有利于疾病的治疗。

5. 进行自我安慰法 当糖尿病患者因患病而感到烦恼时,可想一想遭受更多不幸的人们,或许会感到一些安慰,进而从"精神胜利法"中增添治疗和战胜疾病的信心。

6. 培养有益的兴趣与爱好 有益的兴趣与爱好可消除不良情绪,使人愉快乐观、豁达、遇事心平气和,有利于心身健康。糖尿病患者尤其是老年患者,可根据自己的爱好,听听京剧,欣赏音乐,练习书法、绘画,养鸟,培育花草,或散步、打太极拳等,生活增添了乐趣,精神上有了寄托,心情愉快,情绪稳定,以利于糖尿病的康复。

7. 外出旅游 旅游是调剂精神的最好办法,但糖尿病患者外出旅游必须注意以下几点。

(1) 胰岛素必须随身携带:胰岛素有效时间通常在24小时以内,所以注射胰岛素的患者必须坚持每天定时注射,否则会产生严重的后果,即使是病情稳定的患者,1~2天不注射,血糖也会上升。因此糖尿病患者外出旅游,应该随身携带足够的胰岛素,胰岛素是比较稳定的激素,在室温25℃以下不会影响其性能,即使温度稍高也不影响太大。旅途中没有冰箱冷藏也没有关系,可放在随身携带的皮包或行李箱内。

(2) 携带甜食以备低血糖:在旅游时必须把握饮食定时定量的原则。最好在平时进食时间的30分钟以前,就找好用餐场所。患者可随身携带面包、饼干等,以备错过吃饭时间时随时补充。吃饭时间不得已需要延迟时,以每延误1小时,摄食20g食物为原则,如半个苹果、半个香蕉或6片全麦饼干等。还应随身准备巧克力或糖果等,以便在轻微低血糖时食用。另外,需根据活动量,随时补充些食物,以减少低血糖的发生。

(3) 携带病历卡:患者外出旅游,最好随身携带病历卡,联络电话,目前所使用的药物及使用剂量,及"一旦意识障碍,请目击者即送医院急诊"的字条,以备一旦发生意外,可立即送往医院,及时得到救治。

(4) 准备好舒适的鞋袜:旅游时比平时走路时间长得多,为防止足部的损伤,应准备适宜的鞋袜。为了确保途中不出问题,绝对不要穿新鞋上路,即使穿新鞋,也应在旅行前至少2周开始试穿。袜子最好买没有松紧带的袜子,以免阻碍下肢的血流。在旅途中,如有机会就把鞋袜脱掉,光着足抬高摆放,使足部血流通畅。

(七) 密切观察病情,及时发现并处理并发症

密切观察患者有无酮症酸中毒的表现,如恶心、呕吐、疲乏、多尿、皮肤干燥或潮红,

黏膜干燥、口渴、心动过速、嗜睡等。定时监测呼吸、血压、心率，准确记录出入量。如怀疑酮症酸中毒，立即通知医师，协助医师做好各项检查，定时留血、尿标本，送检血糖、尿糖、尿酮体、血电解质及 CO_2 结合力。嘱患者绝对卧床休息，注意保暖，使体内消耗能量达到最低水平，以减少脂肪、蛋白质分解。昏迷患者按照昏迷护理常规进行，定时翻身、拍背，预防压疮及继发感染，并保持口腔、皮肤、会阴的清洁卫生。及时准确执行医嘱，保证液体、胰岛素输入。

（八）接受手术的糖尿病患者护理

1. 术前及术中护理　糖尿病患者手术前的护理目标是，在进手术室之前，尽量控制好血糖。1 型糖尿病患者在择期手术前数天甚至数周即需住院调节血糖，以减少手术的危险性。有时会遇到 1 型糖尿病患者在血糖控制不好的情况下必须进行急诊手术，那么该努力将血糖、电解质、血气和血压等情况控制好，术中与术后需严密监测患者的生命体征，做好实验室检查。2 型糖尿病患者，在血糖控制好的情况下，其手术的危险性仅比没有糖尿病的手术患者稍大一些。手术尽量安排在清晨，使患者的饮食及胰岛素疗法中断时间尽量减少。

术前护士需协助医师做好各种实验室及其他辅助检查，包括空腹血糖及餐后血糖、尿糖及尿酮体检查，CO_2 结合力，血中尿素氮，心电图及胸部 X 线等。

在手术日晨，患者需禁食一切食物、水、胰岛素、口服降糖药，长效降糖药物需在术前两天停药。手术前 1 小时要测血糖，并告知医师，以确保患者在术中不会发生低血糖。如果患者血糖值低，应在麻醉诱导前给患者静脉滴注葡萄糖。手术开始之后，所有的措施需根据糖尿病的严重程度及手术范围大小而定，轻微糖尿病且接受小手术的患者，在回恢复室之前，通常不需胰岛素或静脉注射葡萄糖。假如患者接受的是大手术，或患者中度甚至严重的糖尿病时，术中应给予患者葡萄糖静脉输入，同时给予正常剂量一半的胰岛素并严密监测血糖。

2. 手术后护理　术后的护理目标是稳定患者的生命体征，重建糖尿病控制，预防伤口感染，促进伤口愈合。护士应遵医嘱静脉输入5%葡萄糖及胰岛素直到患者能经口进食。患者能进食后，除一天正常的三餐外，还要依据血糖控制的情况，餐间加点心。每天查三次血糖值，留尿查尿糖及尿酮体。一旦血糖控制，应给予术前所规定的胰岛素种类及剂量。尽量避免导尿，防止膀胱感染。换药时严格无菌操作，以防伤口感染。

（张赢心）

第九章

血液科疾病护理

第一节　血液系统疾病患者常见症状体征的护理

血液系统由血液和造血器官及组织所组成。血液由血浆及悬浮在其中的血细胞（红细胞、白细胞和血小板）组成。造血器官及组织包括骨髓、胸腺、肝脏、脾脏及淋巴结等。其中骨髓是人出生后主要的造血器官，由造血干细胞和造血微环境构成。造血干细胞是各种血细胞的起始细胞，具有不断自我更新、多向分化与增殖的能力。造血微环境对造血干细胞起调控、诱导和支持作用。成熟的红细胞具有结合与输送氧及二氧化碳的功能。白细胞具有变形、趋化、游走与吞噬等生理特性，是机体防御系统的重要组成部分。血小板则参与机体的止血与凝血过程，保持毛细血管内皮的完整性。血浆中含有多种物质如多种蛋白质、凝血因子、抗凝血因子、补体、抗体、酶、电解质、各种激素及营养物质。血液系统疾病（简称血液病）种类较多，包括红细胞疾病、白细胞疾病、出血性及血栓性疾病等。其共同特点多表现为外周血中的细胞和血浆成分的病理性改变，机体免疫功能低下，出、凝血机制的功能紊乱及骨髓、脾及淋巴结等造血组织和器官的结构和功能异常。

近年来，血液病在发病机制的阐明、诊断的确立、治疗策略的选择与制订、病情的监测、药物疗效的观察与评价以及治疗手段上达到更新的水平。在配合新技术及新疗法的实施过程中，血液病的专科护理水平也发展迅速，如饮食指导、心理护理、预防和控制感染、出血的护理、成分输血的护理、各种化疗药物的配制与应用等。护理水平的提高对控制疾病发展、减少患者痛苦、降低死亡率、延长生存期及改善生存质量发挥了重要作用。

血液系统疾病常见症状和体征有贫血、出血或出血倾向和发热。

一、贫血

贫血是指单位容积外周血中血红蛋白（Hb）浓度、红细胞（RBC）计数和（或）血细胞比容（HCT）低于相同年龄、性别和地区正常范围下限的一种常见临床症状。其中以血红蛋白浓度降低最为重要。我国血液病专家认为在海平面地区，成年男性 Hb 低于 120g/L，成年女性（非妊娠）Hb 低于 110g/L，孕妇 Hb 低于 100g/L 就可诊断为贫血。

贫血按原因与发病机制可分为红细胞生成减少性贫血、红细胞破坏过多性贫血和失血性贫血；根据血红蛋白浓度分为轻、中、重及极重度贫血；根据红细胞形态特点分为大细胞性贫血、正常细胞性贫血及小细胞低色素性贫血；根据骨髓红系增生情况分为骨髓增生不良性贫血和骨髓增生性贫血。

【护理评估】

（一）健康史

询问患者有无下列贫血的常见病因：①红细胞生成减少：常见于缺铁性贫血、巨幼细胞贫血、再生障碍性贫血及白血病等疾病。②红细胞破坏过多：常见于各种溶血性贫血，如遗传性球形红细胞增多症、红细胞葡萄糖-6-磷酸脱氢酶缺乏症、自身免疫性溶血性贫血及脾功能亢进症等疾病。③急、慢性失血：常见于消化性溃疡出血、痔出血、功能性子宫出血等疾病。

（二）身体状况

贫血患者由于血红蛋白含量减少，血液携氧能力降低，引起全身各器官和组织缺氧与功能障碍，其临床表现与贫血发生发展的速度、贫血的严重程度、个体的代偿能力及其对缺氧的耐受性有关。

1. 一般表现 疲乏、困倦和软弱无力是贫血最常见和最早出现的症状；皮肤黏膜苍白是贫血最突出的体征，常为患者就诊的主要原因。一般以睑结膜、口唇、舌质、甲床及手掌等部位较明显。

2. 神经系统 因脑组织对缺氧很敏感，患者常出现头晕、头痛、耳鸣、眼花、失眠、多梦、记忆力减退及注意力不集中等症状，严重者可出现晕厥。

3. 呼吸系统 多见于中度以上贫血的患者，主要表现为呼吸加快以及不同程度的呼吸困难。

4. 循环系统 心悸、气短，活动后加重，是贫血患者心血管系统的主要表现。严重或长期贫血者，由于心脏超负荷工作而供血不足，会导致贫血性心脏病，表现为心率变化、心律失常、心脏扩大，甚至全心衰。

5. 消化系统 贫血时导致消化功能降低，出现食欲减退、腹胀、大便规律和性状的改变等。

6. 泌尿生殖系统 可出现血红蛋白尿、少尿、无尿、急性肾损伤等。女性可有月经失调或闭经，男性可表现为男性特征的减弱。

（三）心理-社会状况

由于缺血、缺氧引起的不适和乏力，影响学习和工作及社交活动，患者可产生烦躁、易怒等心理；原发于骨髓造血功能障碍所致的贫血，由于治疗难度大、费用高及预后不良，给患者及家属常带来严重的精神和经济负担。

（四）辅助检查

1. 血常规检查 血红蛋白及红细胞计数可以确定有无贫血及严重程度；血涂片检查可判断贫血的性质与类型；网织红细胞计数可反映骨髓红系增生情况和判断贫血的疗效。

2. 骨髓检查 是判断贫血病因的必要检查项目，可反映骨髓细胞的增生程度、细胞成分和形态变化等。包括骨髓细胞涂片分类和骨髓活检。

【常见护理诊断/问题】

1. 活动无耐力 与贫血导致机体组织缺氧有关。

2. 营养失调：低于机体需要量　与各种原因导致的造血物质摄入不足、消耗增加或丢失过多有关。

【护理目标】

患者的缺氧症状减轻或消失，日常活动耐力恢复正常；造血物质的缺乏得到纠正。

【护理措施】

（一）活动无耐力

1. 休息与活动　根据贫血的程度、发生的速度及原发疾病等情况，与患者共同制订休息与活动计划。轻度贫血者，应注意休息，避免过度劳累；中度贫血者，增加卧床休息时间，若病情允许，应鼓励患者生活自理，活动量以不加重症状为度。若脉搏≥100 次/分或出现明显心悸、气促时，应停止活动；重度贫血者，需卧床休息，采取舒适体位（如半坐卧位），做好生活护理，减少不必要的活动，以减轻心脏负荷及氧的消耗。改变体位时宜缓慢，避免体位性低血压致头晕或摔伤。

2. 给氧　严重贫血患者应予氧气吸入，以改善组织缺氧。

（二）营养失调：低于机体需要量

1. 饮食护理　给予高蛋白、高热量、丰富维生素及易消化食物。有造血原料缺乏者应做相应补充，以保证全面营养。

2. 输血或成分输血的护理　遵医嘱输全血或输浓缩红细胞，以缓解机体缺氧和减轻贫血症状。输血前，必须做好配型及查对工作；输血过程中应注意加强监测，控制输血速度，严重贫血者，输入速度应低于 1ml/（kg·h），以防止心脏负荷过重而诱发心力衰竭；及时发现和处理输血反应。

【护理评价】

患者的缺氧症状是否减轻或消失，日常活动耐力是否恢复正常；造血营养素的缺乏是否得到纠正。

二、出血或出血倾向

出血或出血倾向是指机体止血和凝血功能障碍引起的自发性出血或轻微创伤后出血不止的一种症状。血小板数目减少及其功能异常、毛细血管脆性或通透性增加、血浆中凝血因子缺乏以及循环血液中抗凝物质增加，均可导致出血。常见原因有：①血液系统疾病。②非血液系统疾病或某些急性传染病。③凝血功能障碍。

【护理评估】

（一）健康史

询问患者有无下列出血或出血倾向的常见原因①血小板数量和（或）质量异常：如特发性血小板减少性紫癜、白血病、再生障碍性贫血、血小板无力症等。②血管壁异常：如遗传性出血性毛细血管扩张症、过敏性紫癜等。③凝血功能障碍：如血友病、严重肝病等。④某些传染病：如流行性脑脊髓膜炎、钩端螺旋体病、登革热以及肾综合征出血热等。⑤非血液系统疾病：如重症肝病、尿毒症等。⑥其他：如蛇毒咬伤、抗凝药或溶栓药过量、接触放射性物质和化学毒物等。

（二）身体状况

1. 出血部位　皮肤黏膜淤点、紫癜及淤斑，多见于血管性疾病及血小板异常；关节腔出血、软组织血肿和内脏出血等，多见于凝血机制异常；颅内出血最严重，多危及患者生命。

2. 出血程度　内脏出血量低于500ml为轻度出血，无明显症状；出血量达500~1000ml为中度出血，收缩压低于90mmHg；出血量超过1000ml为重度出血，收缩压低于60mmHg，心率每分钟120次以上。

3. 伴随症状　伴口腔黏膜血疱，提示血小板明显减少，是严重出血的征兆；伴呕血和黑粪者，提示消化道出血；突然出现视物模糊、呼吸急促、喷射性呕吐、颈项强直，甚至昏迷，提示颅内出血；伴贫血、肝脾淋巴结肿大及骨骼疼痛者，提示血液系统恶性肿瘤；伴头昏、乏力、心悸、心动过速、血压下降及大汗淋漓者，提示失血性休克。

（三）心理-社会状况

反复出血，尤其是大出血，患者可出现焦虑及恐惧等不良心理反应。慢性出血患者，因不易根治，易产生抑郁、悲观等不良心理反应。

（四）辅助检查

出血时间测定、凝血时间测定、血小板计数及束臂试验等检查有助于病因诊断。

【常见护理诊断/问题】

1. 有受伤的危险：出血　与止血、凝血机制障碍导致皮肤黏膜出血有关。
2. 恐惧　与反复出血尤其是大出血有关。
3. 潜在并发症　颅内出血。

【护理目标】

患者不发生出血或出血能被及时发现，并得到及时而有效的处理；患者恐惧程度减轻或消失，情绪稳定；并发症得到有效防治。

【护理措施】

（一）有受伤的危险：出血

1. 休息与活动　合理安排休息与活动，避免增加出血的危险或加重出血。若出血局限于皮肤黏膜且较轻微者，无需严格限制；若血小板计数低于$50\times10^9/L$，应减少活动，增加卧床休息时间；严重出血或血小板计数低于$20\times10^9/L$者，必须绝对卧床休息，协助患者做好各种生活护理。

2. 饮食护理　鼓励患者进食高蛋白、高维生素、易消化的软食或半流质，禁食过硬、粗糙及辛辣等刺激性食物。保持大便通畅，避免用力排便腹压骤增而诱发内脏出血，尤其颅内出血。便秘时可使用开塞露或缓泻剂。避免灌肠和测肛温等操作，以防刺破肠黏膜而引起出血。

3. 出血的预防及护理　重点在于避免人为的损伤而导致或加重出血。保持床单位平整，被褥衣着轻软；避免肢体的碰撞或外伤；勤剪指甲，避免搔抓皮肤；保持皮肤清洁，避免水温过高和用力擦洗皮肤；用软毛牙刷刷牙，忌用牙签剔牙，以防牙龈损伤；若牙龈出血时，可用凝血酶或0.1%肾上腺素棉球、吸收性明胶海绵贴敷牙龈或局部压迫止血；忌用手挖鼻痂，用液状石蜡滴鼻软化鼻痂，以防鼻出血；若鼻出血时，可用0.1%肾上腺素或凝血酶棉球填塞鼻腔并局部冷敷，后鼻腔出血不止时可用凡士林油纱条行后鼻腔填塞术。各项护理操作动作轻柔；尽可能减少注射次数；静脉输液时，避免用力拍打及揉擦局部，压脉带结扎不宜过紧、过久，选用小针头，拔针后适当延长按压时间，防止皮下出血。高热患者禁用乙醇或温水拭浴降温。

（二）恐惧

加强与患者和家属的沟通，及时了解其需求与忧虑，给予必要的解释与疏导。向患者介绍治疗成功的病例，增强战胜疾病的信心，减轻恐惧感。当患者出血突然加重时，护士应保持镇静，迅速报告医生并配合做好止血、救治工作。及时清除血迹，安抚患者，避免引起紧张。

（三）潜在并发症：颅内出血

密切观察病情变化，发现颅内出血征兆时，如头痛、视物模糊等，应立即报告医生，做好抢救配合。立即去枕平卧，头偏向一侧；保持呼吸道通畅，吸氧；体温39℃以上时，头部置冰袋或戴冰帽；迅速建立2条静脉通道，遵医嘱给予脱水剂如20%甘露醇或50%葡萄糖等降低颅内压，同时进行成分输血；观察并记录生命体征、意识状态、瞳孔、尿量等变化。

【护理评价】

患者各部位的出血是否能被及时发现并得到处理，出血逐渐得到控制；患者恐惧感是否减轻或消失，情绪是否稳定；并发症是否得到有效防治。

三、发热

发热是指血液病患者由于成熟白细胞减少、白细胞功能缺陷、免疫抑制剂的应用以及贫血或营养不良等，使机体抵抗力下降，继发各种感染而发生的症状。具有持续时间长、热型不定、一般抗生素治疗效果不理想的特点。感染一般不易控制，是血液病患者常见的死亡原因之一。

【护理评估】

（一）健康史

询问患者有无白血病、再生障碍性贫血、淋巴瘤及粒细胞缺乏症等病史；有无长期使用糖皮质激素及免疫抑制剂等药物；有无过度疲劳、受凉、进食不洁饮食、皮肤黏膜损伤、肛裂、感染性疾病接触史（如感冒等）、各种治疗与护理导管的放置（如导尿管、留置针）等诱发因素。

（二）身体状况

1. 感染的部位及症状　发热是感染最常见的症状。感染部位以口腔、牙龈、咽峡最常见，其次是肺部感染、肛周炎及肛旁脓肿、皮肤或皮下软组织化脓性感染等，尿路感染以女性居多，严重时可发生败血症。

2. 伴随症状/体征　发热伴口腔黏膜溃疡或糜烂者，提示口腔炎；伴咽部充血、扁桃体肿大者提示细菌性咽-扁桃体炎；伴咳嗽、咳痰，肺部干湿啰音提示呼吸道感染；伴尿频、尿急和尿痛提示泌尿系感染；伴寒战、高热者多提示菌血症、败血症；伴肝、脾及淋巴结肿大者多提示白血病。

（三）心理-社会状况

反复发热及治疗效果不佳，常使患者产生忧郁和焦虑心理。

（四）辅助检查

外周血象检查及骨髓象检查有助于血液病病因的诊断。不同感染部位分泌物、渗出物或排泄物培养加药敏试验有助于明确致病菌。

【常见护理诊断/问题】

体温过高与感染有关。

【护理目标】

患者体温恢复正常。

【护理措施】

1. 休息　卧床休息，协助患者采取舒适的体位，减少机体的消耗，必要时可吸氧。

2. 饮食护理　鼓励患者进食高蛋白、高热量、丰富维生素及易消化的食物，以补充机体的需要，增强机体抵抗力。鼓励患者多饮水，每日至少 2 000ml 以上。必要时遵医嘱静脉输液，维持水和电解质平衡。对重症贫血和慢性心力衰竭患者，需限制液体输入量，并严格控制输液速度。

3. 降温　高热患者给予物理降温，有出血倾向者禁用乙醇擦浴，以免局部血管扩张而进一步加重出血。必要时遵医嘱应用药物降温，慎用解热镇痛药，因其可影响血小板数量及功能，诱发出血。

4. 口腔护理　餐前、餐后、睡前及晨起时，可用生理盐水、1%过氧化氢、3%碳酸氢钠或复方硼酸溶液交替漱口，口腔黏膜溃疡于漱口后可涂擦冰硼散或锡类散等；真菌感染时，可用 2.5%制霉菌素液含漱或涂擦克霉唑甘油。

5. 皮肤护理　患者宜穿着透气的棉质内衣，勤洗澡勤换内衣。高热患者应及时擦洗和更换汗湿的衣裤及被褥，保持皮肤清洁。长期卧床者，应每日温水擦浴，按摩受压部位，协助其翻身，预防压疮。勤剪指甲，以免抓伤皮肤。

6. 肛周皮肤及会阴部护理　睡前及便后应洗净肛周皮肤，用 1∶5 000 高锰酸钾溶液坐浴，每次 15 分钟以上，以防局部感染；女性患者每日清洗会阴 2 次，经期要增加清洗次数。

7. 预防感染　保持室温在 20℃~24℃，湿度 55%~60%，经常通风换气，定期进行空气消毒，用消毒液擦拭家具和地面。谢绝探视，以防止交叉感染。外出时应根据气候变化及时调整衣着，预防呼吸道感染。若患者白细胞数低于 1×10^9/L，中性粒细胞低于 0.5×10^9/L 时，应实行保护性隔离。

【护理评价】

患者体温是否下降或恢复正常。

（王一鸣）

第二节　出血性疾病患者的护理

一、特发性血小板减少性紫癜

特发性血小板减少性紫癜（ITP），又称原发性免疫性血小板减少症（ITP），是一种复杂的多种机制共同参与的获得性自身免疫性疾病。因血小板受到免疫性破坏和血小板生成受抑制，出现血小板减少，伴或不伴皮肤黏膜出血。ITP 的发病率约为（5~10）/10 万，其中半数以上是儿童，男女发病率相近，育龄期女性发病率高于同年龄段男性。本病病因未明，目前认为与感染、免疫因素、肝、脾与骨髓作用及雌激素水平增高等有关。

【护理评估】

（一）健康史

询问患者起病前 1~2 周有无呼吸道感染史；有无应用对血小板有影响的药物；女性患者的月经情况等。

（二）身体状况

主要表现为出血倾向。成人 ITP 一般起病隐匿，多数出血较轻且局限，但易反复发生。常表现为皮肤、黏膜出血，如淤点、紫癜、淤斑及外伤后出血不止等，严重内脏出血较少见。但女患者月经过多较常见，甚至是部分患者唯一的临床症状，长期月经过多可出现失血性贫血。病情恶化时，可出现广泛、严重的皮肤黏膜及内脏出血。

（三）心理-社会状况

反复广泛出血或出血不止，患者易出现紧张、恐惧心理；随着病情迁延，患者常出现烦躁易怒、悲观、抑郁等心理状态。

（四）辅助检查

1. 血象　血小板计数减少、平均体积偏大，血小板的功能一般正常。
2. 骨髓象　骨髓巨核细胞正常或增加，但有血小板形成的巨核细胞显著减少，巨核细胞发育成熟障碍。

（五）治疗要点

治疗原则为控制出血，减少血小板破坏及提高血小板数量。药物治疗首选糖皮质激素，必要时行脾脏切除术或免疫抑制剂治疗。危重患者可输注血小板悬液、丙种球蛋白和大剂量甲泼尼龙。

【常见护理诊断/问题】

1. 有受伤的危险：出血　与血小板减少有关。
2. 有感染的危险　与糖皮质激素及免疫抑制剂治疗有关。
3. 恐惧　与血小板过低，随时有出血的危险有关。
4. 潜在并发症　颅内出血。

【护理措施】

（一）一般护理

血小板计数>50×10^9/L 时，可适当活动，避免外伤；血小板计数<50×10^9/L 时，应减少活动，增加卧床休息时间；血小板计数<20×10^9/L 时，应卧床休息。选用清淡、少刺激、易消化的流质、半流质或普食。

（二）病情观察

观察出血部位、范围和出血量，及时发现新的出血病灶或内脏出血征象。监测血小板计数变化，一旦血小板计数<10×10^9/L，出血严重而广泛，疑有或已发生颅内出血者，要及时通知医生并协助处理。

（三）用药护理

长期使用糖皮质激素会引起身体外形的变化、胃肠道反应或出血、诱发感染、骨质疏松及高血压等，嘱患者餐后服药、自我监测粪便颜色、预防各种感染、监测骨密度及血压等。长春新碱可引起骨髓造血功能抑制、末梢神经炎，环磷酰胺可致出血性膀胱炎，用药期间应注意观察。使用免疫抑制剂、大剂量丙种球蛋白时，易出现恶心、头痛、寒战及发热等，应减慢滴速，保护局部血管，预防和及时处理静脉炎。

（四）心理护理

安慰患者静心休养，稳定情绪。加强与患者和家属有效沟通。告知患者因药物的不良反应所带来的身体不适，可随着停药逐渐消失，消除患者顾虑，缓解其心理压力，树立战胜疾病的信心，积极配合治疗与护理。

（五）健康指导

1. 疾病知识指导 向患者介绍本病的有关知识，指导患者避免人为损伤而诱发或加重出血；教会患者和家属识别出血征象，一旦发现严重的皮肤黏膜出血或内脏出血，应及时就诊。

2. 用药指导 告知患者遵医嘱按时、按量、按疗程服药，不可自行减量或停药，用药期间注意监测血压、尿糖、血象等。嘱患者避免服用阿司匹林等影响血小板功能的药物。

3. 生活指导 注意保暖，避免感冒。缓解期，积极锻炼身体，增强机体抵抗力。告知病人睡眠充足、情绪稳定和大小便通畅，是预防颅内出血的有效措施。

二、过敏性紫癜

过敏性紫癜是一种常见的血管变态反应性疾病。因机体对某些致敏物质产生变态反应，导致毛细血管脆性及通透性增加，血液外渗，引起皮肤、黏膜及某些器官出血。主要表现为皮肤紫癜、腹痛、便血、关节痛、血尿、荨麻疹等，多为自限性。本病多见于青少年，春秋季多发。目前认为本病是免疫因素介导的一种全身血管炎症，与感染、食物和药物等致敏因素有关。

【护理评估】

（一）健康史

询问患者起病前有无细菌、病毒和寄生虫感染史；有无食物，如鱼、虾、蟹、蛋、鸡、牛奶等食物；有无服用青霉素、头孢菌素类抗生素、解热镇痛药及磺胺类药物等；有无花粉、尘埃、疫苗接种及寒冷刺激等因素。

（二）身体状况

多数患者起病前 1~3 周有全身不适、低热、乏力及上呼吸道感染等前驱症状，之后出现典型临床表现。

1. 单纯型（紫癜型） 最常见的临床类型 主要表现为皮肤紫癜，局限于四肢，尤其是下肢及臀部。紫癜呈对称分布、分批出现、大小不等，初呈深红色，压之不褪色，数日内渐变成黄褐色、淡黄色，经 1~2 周逐渐消退。

2. 腹型 最具潜在危险和最易误诊的临床类型。除皮肤紫癜外，腹痛是最常见的症状，呈阵发性绞痛，多位于脐周、下腹或全腹，伴恶心、呕吐、呕血、腹泻、便血，肠鸣音亢进等。腹部症状、体征多与皮肤紫癜同时出现，偶可发生于紫癜之前。

3. 关节型 除皮肤紫癜外，可累及关节部位的血管，出现关节肿胀、疼痛、压痛及功能障碍等，多见于膝、踝、肘、腕等大关节，呈游走性、反复发作性，经数日而愈，不遗留关节畸形。

4. 肾型 最严重且预后相对较差的临床类型。在皮肤紫癜的基础上出现血尿、蛋白尿及管型尿。多数患者在 3~4 周内恢复，少数发展为慢性肾炎或肾病综合征。

5. 混合型 皮肤紫癜合并上述两种以上临床类型。

（三）心理-社会状况

患者反复出血，易出现焦虑、恐惧等心理反应；腹型、肾型因病情严重复杂，患者易产生悲观、抑郁等心理状态。

（四）辅助检查

本病缺乏特异性实验室检查。血小板计数、出血时间测定及各项凝血试验均正常，半数以上患者束臂试验阳性。肾型或混合型可有血尿、蛋白尿及管型尿，肾穿刺活组织检查有助于肾型的临床诊断、病情和预后的判断及指导治疗。

（五）治疗要点

1. 病因防治 寻找并去除各种致病因素，如消除感染病灶，避免再次接触可能引起过敏的药物及食物。

2. 药物治疗 遵医嘱应用抗组织胺类药物（如异丙嗪、氯苯那敏）、改善血管通透性药物（维生素 C、曲克芦丁、卡巴克络等）、糖皮质激素、免疫抑制剂等。

【常见护理诊断/问题】

1. 有受伤的危险 出血与血管壁的通透性和脆性增加有关。
2. 疼痛 腹痛、关节痛与局部过敏性血管炎性病变有关。
3. 知识缺乏 缺乏有关过敏性紫癜病因预防的知识。
4. 潜在并发症 慢性肾炎、肾病综合征。

【护理措施】

（一）一般护理

1. 休息与活动 对发作期各型过敏性紫癜患者，均应增加卧床休息时间，有助于症状的缓解，避免过早或过多的行走活动。腹痛者宜取屈膝平卧位，关节肿痛者注意局部关节的制动与保暖。

2. 饮食护理　避免摄入易引起过敏的食物，如鱼、虾、蟹等，多吃蔬菜、水果，选择清淡、少刺激、易消化的半流食、软食、普食。有消化道出血，避免过热饮食，必要时禁食。

（二）病情观察

观察皮肤紫癜的分布、范围、有无增多或消退，及时发现新的出血病灶。有腹痛患者，注意评估疼痛的部位、性质、严重程度及持续时间；评估腹部有无压痛、反跳痛、腹壁紧张度及肠鸣音的变化等；注意粪便的颜色和性状。有关节痛的患者，评估受累关节的部位、数目、局部有无肿胀、压痛与功能障碍等。观察尿液的颜色变化，注意尿常规检查结果。

（三）用药护理

遵医嘱正确、规律给药。应用糖皮质激素时，向患者或家属说明可能出现的不良反应，并加强护理，预防感染。嘱应用环磷酰胺的患者多饮水，并注意观察尿量及色泽的改变。

（四）健康指导

1. 疾病知识指导　向患者介绍本病的有关知识，指导患者避免接触与发病有关的食物和药物，是预防过敏性紫癜的重要措施。花粉季节，过敏体质者宜减少外出，或外出时应戴口罩。对患者食用后曾发生过敏的食物，如鸡蛋、牛奶、鱼、虾、蟹及其他海产品等应绝对禁忌，过敏体质者应避免食用。指导患者参加体育锻炼，增强体质，避免上呼吸道感染。

2. 病情监测指导　教会患者加强出血情况、伴随症状或体征的自我监测。发现新的出血病灶、明显腹痛、便血、关节疼痛、血尿等，多提示病情复发或加重，应及时就诊。

三、血友病

血友病是一组因遗传性凝血活酶生成障碍引起的出血性疾病。分为：①血友病 A，又称 FⅧ缺乏症，是临床上最常见的遗传性出血性疾病。②血友病 B，又称遗传性 FⅨ缺乏症。血友病以阳性家族史、幼年发病、自发或轻度外伤后出血不止、血肿形成及关节出血为特征。血友病 A 和 B 均属 X 连锁隐性遗传性疾病。

【护理评估】

（一）健康史

询问患者起病年龄、性别特征、是否符合 X 连锁隐性遗传性疾病家族史；对有家族史的患者，询问是否做过婚前或产前检查。

（二）身体状况

血友病的主要表现为出血和局部血肿形成所致的压迫症状与体征，其严重程度取决于血友病的类型及相关凝血因子缺乏的程度。

1. 出血　是本病最主要的表现，血友病 A 较血友病 B 出血严重。多为自发性出血或轻微外伤、小手术（如拔牙）后出血不止，且具备以下特征：①与生俱来，伴随终身。②常表现为软组织或深部肌肉内血肿。③负重关节，如膝、踝关节等反复出血甚为突出，最终可导致关节肿胀、僵硬、畸形，可伴骨质疏松、关节骨化及肌肉萎缩。

2. 血肿压迫症状及体征　血肿压迫周围神经可致局部疼痛、麻木；口腔底部、咽后壁、喉及颈部出血可致呼吸困难甚至窒息。

（三）心理-社会状况

负重关节反复出血，影响学习、活动，患者易产生烦躁、易怒等心理反应。本病尚无法根治，且替代治疗的费用高，给患者及家属带来严重的精神和经济负担。

（四）辅助检查

1. 筛选试验　出血时间、凝血酶原时间和血小板计数正常。部分凝血活酶时间（APTT）延长。

2. 确诊试验　FⅧ活性测定辅以FⅧ：Ag测定和FⅨ活性测定辅以FⅨ：Ag测定可以确诊血友病A和血友病B。

（五）治疗要点

治疗原则是以替代治疗为主的综合治疗：①加强自我保护，预防损伤出血极为重要。②尽早有效地处理患者出血，避免并发症的发生和发展。③禁用非甾体消炎药及其他可能干扰血小板集聚的药物。④家庭治疗及综合性血友病诊治中心的定期随访。⑤出血严重病人提倡预防治疗。其中，补充缺失的凝血因子的替代疗法是防治血友病出血最重要的措施。

【常见护理诊断/问题】

1. 有受伤的危险：出血　与缺乏凝血因子有关。
2. 有失用综合征的危险　与反复多次关节腔出血有关。
3. 恐惧　与害怕出血不止、危及生命有关。
4. 潜在并发症　颅内出血。

【护理措施】

（一）一般护理

平日可适量活动，行走、慢跑时间不可过长，避免关节过度负重或进行剧烈的接触性运动（足球、篮球、穿硬底鞋或赤脚走路）。不食带骨、刺及油炸食物，避免刺伤消化道黏膜。

（二）病情观察

定期监测生命体征，观察肌肉、关节出血的严重情况。及时发现内脏出血尤其是颅内出血的征象，如有无呕血、咯血、头痛、呕吐、瞳孔不对称，甚至昏迷等，一旦发现，及时通知医生。

（三）出血的护理

预防出血，避免外伤。尽量避免肌肉、静脉注射及深部组织穿刺，必须穿刺时，须选小针头，拔针后延长按压时间（不少于5分钟），直至出血停止；禁止使用静脉留置套管针，以免针刺点出血。尽量避免手术，必须手术时，应根据手术大小调节补充凝血因子的用量。早期关节出血者宜卧床休息，并用弹力绷带加压包扎，局部冷敷，抬高患肢、制动并保持其功能位，出血停止后可作适当体疗以防关节畸形。

（四）用药护理

出血较重的患者遵医嘱尽快输注凝血因子，凝血因子取回后立即输注；输注冷冻血浆或冷沉淀物时，应在37℃温水中解冻、融化，并尽快输入。输注过程中密切观察有无输血反应。禁忌使用阿司匹林、双嘧达莫等抑制血小板聚集或使血小板减少的药物，以免加重出血。

（五）健康指导

重视遗传咨询、婚前检查和产前诊断，是减少血友病发病率的重要举措。指导患者日常、适度的运动是有益的，如游泳、散步、骑自行车等，但应避免剧烈的接触性运动。注意口腔卫生，防龋齿，防止因拔牙而引起出血。教会患者及家属出血的急救处理方法，一旦发生出血，常规处理效果不好或出血严重者，应及时就医。

四、弥散性血管内凝血

弥散性血管内凝血（DIC）是由多种致病因素激活机体的凝血及纤溶系统，导致全身微血管血栓形成，凝血因子大量消耗并继发纤溶亢进，引起全身出血及微循环衰竭的临床综合征。本病起病急、进展快、死亡率高，是临床急重症之一。

许多疾病可导致 DIC 的发生。其中严重感染最多见，包括革兰阴性菌、革兰阳性菌、病毒、立克次体等感染。恶性肿瘤诱发的 DIC 近年来有上升趋势，病理产科，手术及创伤、输血反应、移植排斥也可导致 DIC。

【护理评估】

（一）健康史

询问患者及家属起病前有无脑膜炎球菌、大肠埃希菌、金黄色葡萄球菌等严重细菌感染；有无流行性出血热、重症肝炎、斑疹伤寒、脑型疟疾、钩端螺旋体病等病史；有无恶性肿瘤，如急性白血病、淋巴瘤、肝癌等；有无羊水栓塞、感染性流产、死胎滞留、重度妊娠高血压综合征等病理产科；有无手术及创伤；有无毒蛇咬伤、输血反应、移植排斥等病史；有无恶性高血压、急性胰腺炎、糖尿病酮症酸中毒、系统性红斑狼疮等病史。

（二）身体状况

除原发病的症状体征外，DIC 常见的临床表现有出血、休克、栓塞与溶血，具体表现因原发病、DIC 类型、分期不同而有较大差异。

1. 出血　发生率为84%～95%。特点为自发性、多发性出血，可遍及全身，多见于皮肤、黏膜、伤口及注射部位；其次为某些内脏出血，如呕血、便血、咯血、阴道出血及血尿，严重者可发生颅内出血。

2. 低血压、休克或微循环障碍　轻症多表现为一过性或持续性血压下降，重症则出现休克或微循环障碍，早期即出现肾、肺、大脑等器官功能不全，表现为四肢皮肤湿冷、发绀、少尿或无尿、呼吸困难及神志改变等。休克程度与出血量不成比例。顽固性休克是 DIC 病情严重、预后不良的征兆。

3. 微血管栓塞　与全身微血管血栓形成有关。浅层的皮肤、消化道黏膜栓塞可使浅表组织缺血，但较少出现局部坏死和溃疡；内脏栓塞常见于肾、肺、脑等，可引起肾衰竭、呼吸衰竭、颅内高压等。

4. 微血管病性溶血　溶血一般较轻，早期不易察觉。可表现为进行性贫血，贫血程度与出血量不成比例，偶见皮肤、巩膜黄染。

（三）心理-社会状况

突然发生的多发性出血，患者易出现焦虑、恐惧等心理反应；患者出现休克、肾衰竭、呼吸衰竭、颅内高压等表现预示病情严重而复杂，易产生悲观、绝望等心理状态。

（四）辅助检查

1. 消耗性凝血障碍方面的检测　血小板计数减少；血浆纤维蛋白原含量下降；凝血酶原时间（PT）延长；部分凝血活酶时间（APTT）延长。

2. 继发性纤溶亢进方面的检测　血浆鱼精蛋白副凝试验（3P试验）阳性；纤维蛋白（原）降解产物（FDP）明显增多；D-二聚体水平升高或定性阳性。

（五）治疗要点

DIC治疗原则是序贯性、及时性、个体性及动态性。主要治疗措施是：

1. 治疗基础疾病及消除诱因　如控制感染，治疗肿瘤，治疗羊水栓塞、感染性流产、死胎滞留、重度妊娠高血压综合征等病理产科及外伤；纠正缺氧、缺血及酸中毒等。是终止DIC病理过程的最为关键和根本的治疗措施。

2. 抗凝治疗　是终止DIC病理过程，减轻器官损伤，重建凝血，抗凝平衡的重要措施。临床常用的抗凝药物为肝素，主要包括普通肝素和低分子量肝素。

3. 替代治疗　包括新鲜冷冻血浆等血液制品、血小板悬液、纤维蛋白原等。

4. 其他　如纤溶抑制药物、溶栓疗法、糖皮质激素等。

【常见护理诊断/问题】

1. 有受伤的危险：出血　与凝血因子被消耗、继发性纤溶亢进、肝素应用等有关。

2. 潜在并发症　休克、多发性微血管栓塞、呼吸衰竭、急性肾损伤。

【护理措施】

（一）一般护理

卧床休息，根据病情选择合适的体位，如休克患者取中凹位，呼吸困难者取坐位或半卧位；加强皮肤护理，预防压疮；协助排便，必要时留置导尿。遵医嘱进食流质或半流质，必要时禁食。遵医嘱吸氧。

（二）病情观察

严密观察病情变化，监测生命体征、神志和尿量的变化，记24小时出入液量；观察皮肤的颜色、温度与湿度，及时发现休克或重要器官功能衰竭。注意出血部位、范围及出血量的观察，持续、多部位的出血或渗血，尤其是伤口、穿刺点和注射部位，是DIC的特征。正确采集、及时送检各类标本，监测各项实验室指标，及时报告医生。

（三）抢救配合与护理

迅速建立两条静脉通道，维持静脉通路的通畅，及时补充液体。熟悉常用药物的名称、给药方法、主要不良反应及其预防和处理，遵医嘱正确配制和应用有关的药物，如肝素。肝素的主要不良反应是出血。在治疗过程中注意观察患者的出血状况；监测凝血功能有关的实验室指标，其中部分凝血活酶时间（APTT）为肝素应用最常见的临床监测指标，使其较正常参考值延长60%~100%为最佳剂量。若肝素过量而致出血，可用鱼精蛋白静注中和肝素。

（四）健康指导

向患者尤其是家属介绍本病的成因、主要表现、诊断及治疗情况、预后等。解释反复进行实验室检查的重要性和必要性，特殊治疗的目的、意义和不良反应。建议家属多关心、鼓励、支持患者，以缓解患者焦虑、悲观、绝望等负性情绪，提高战胜疾病的信心，并能主动配合治疗。保证充足的休息与睡眠，加强营养，循序渐进地增加运动，促进身体的康复。

（王一鸣）

第三节　非霍奇金淋巴瘤

非霍奇金淋巴瘤（NHL）是恶性淋巴瘤的一大类型，除来源于中枢神经淋巴瘤组织的原始淋巴细胞淋巴瘤是来源于胸腺内前 T 细胞，以及组织细胞淋巴瘤以外，NHL 均来源于在接触抗原后处于不同转化或发育阶段，属于周围淋巴组织的 T 或 B 淋巴细胞的恶性淋巴瘤。

非霍奇金淋巴瘤男性比女性更多见，白人比其他种族也更多见，这种情况的原因不明或部分可能是因为遗传因素种族差异在某些 NHL 亚型中非常明显，如网状组织淋巴瘤它在西方国家占很大比例而在发展中国家很少见。新加坡于 1996 年对 1968—1992 年的 1988 例 NHL 病例进行了分析：中国人和马来西亚人的 NHL 发病率都呈增长趋势，每年在美国，约有 5 万例 NHL 发病，在所有肿瘤中占 4% 而且每年在所有肿瘤引起的死亡的比例中 NHL 占 4%。在过去几十年中 NHL 的发病率呈持续稳定性升高每年约增长 3% 比大部分肿瘤增长快，部分原因与 AIDS 流行有关，另外也可能与其他未知的原因有关。

一、病因

大多数情况下非霍奇金淋巴瘤为散发疾病病因不明。但是，流行病学研究揭示非霍奇金淋巴瘤主要的风险因素与环境因素、化学物质、饮食因素、免疫状态、病毒感染和细菌感染有关。已知 EB 病毒与高发区 Burkitt 淋巴瘤和结外 T/NK 细胞淋巴瘤鼻型有关成人 T 细胞淋巴瘤/白血病与人类亲 T 细胞病毒 I 型（HTLV1）感染密切关联；胃黏膜相关淋巴组织淋巴瘤是由幽门螺旋杆菌感染的反应性病变起始而引起的恶性变放射线接触如核爆炸及核反应堆意外的幸存者、接受放疗和化疗的肿瘤患者非霍奇金淋巴瘤发病危险增高；艾滋病某些遗传性获得性免疫缺陷疾病或自家免疫性疾病如共济失调——毛细血管扩张症联合免疫缺损综合征、类风湿性关节炎系统性红斑狼疮、低 γ 球蛋白血症以及长期接受免疫抑制药治疗（如器官移植等疾病）所致免疫功能异常均与非霍奇金淋巴瘤发病有关。

二、诊断

1. 症状

（1）以淋巴结肿大为首发症状：多数见于浅表淋巴结，NHL 较 HL 少见。受累淋巴结以颈部最多见，其次是腋窝、腹股沟。一般多表现为无痛性，进行性淋巴结肿大，早期可活动，晚期多个肿大淋巴结，易发生粘连并融合成块。

部分 NHL 患者为深部淋巴结起病，以纵隔淋巴结肿大较常见，如纵隔大 B 细胞淋巴瘤。肿大的淋巴结可压迫上腔静脉，引起上腔静脉综合征；也可压迫气管、食管、喉返神经产生相应的症状如呼吸困难、吞咽困难和声音嘶哑等，原发于腹膜后淋巴结的恶性淋巴瘤亦以NHL多见，可引起长期不明原因发热，临床诊断比较困难。

韦氏环也是发生结外淋巴瘤的常见部位，NHL多见，发生部位最多在软腭、扁桃体，其次为鼻腔、鼻窦，鼻咽部和舌根较少见，常伴随膈下侵犯，患者可表现为咽痛、咽部异物感、呼吸不畅和声音嘶哑等。原发于脾和肝脏的NHL较少见，但NHL合并肝、脾浸润者较常见，尤以脾脏受累更为多见，临床表现为肝脾肿大、黄疸等，少数患者可发生门脉高压，需与肝硬化鉴别。

（2）器官受累的表现：除淋巴组织外，NHL可发生于身体任何部位，其中以原发于胃肠道NHL最为常见，累及胃、十二指肠时患者可表现为上腹痛、呕吐等；发生于小肠、结肠等部位时患者常伴有慢性腹泻、脂肪泻、肠梗阻等表现；累及肾脏导致肾炎。

原发于皮肤的NHL并不常见（如蕈样真菌病），但NHL累及皮肤较常见，包括特异性和非特异性两种表现。特异性表现有皮肤肿块、结节、浸润斑块、溃疡、丘疹等；非特异性表现有酒精痛、皮肤瘙痒、带状疱疹、获得性鱼鳞癣、干皮症、剥脱性红皮病、结节性红斑、皮肤异色病等。

（3）全身症状：淋巴瘤患者常有全身无力、消瘦、食欲减退、盗汗及不规则发热等全身症状。临床上也有少数患者仅表现为持续性发热，较难诊断。

2. 体征　非霍奇金淋巴瘤体征早期不明显，中晚期常有不明原因浅表淋巴结，持续性体温等体征。

3. 检查

（1）实验室检查：①外周血，早期患者血象多正常继发自身免疫性溶血或肿瘤累及骨髓可发生贫血、血小板减少及出血。9%~16%的患者可出现白血病转化，常见于弥漫型小淋巴细胞性淋巴瘤、滤泡型淋巴瘤淋巴母细胞性淋巴瘤及弥漫型大细胞淋巴瘤等。②生化检查，可有血沉血清乳酸脱氢酶、β_2-微球蛋白及碱性磷酸酶升高，单克隆或多克隆免疫球蛋白升高，以上改变常可作为肿瘤负荷及病情检测指标。③血沉，血沉在活动期增快缓解期正常，为测定缓解期和活动期较为简单的方法。④骨髓象，早期正常晚期浸润骨髓时骨髓象可发生变化如找到淋巴瘤细胞，此时可称为淋巴瘤白血病。

（2）病理活检：是诊断NHL及病理类型的主要依据。

（3）免疫学表型检测：①单克隆抗体免疫表型检查可识别淋巴瘤细胞的细胞谱系及分化水平用于诊断及分型常用的单克隆抗体标记物包括CD45（白细胞共同抗原）用于鉴定其白细胞来源。②CD19、CD20、CD22、CD45RA、CD5、CD10、CD23免疫球蛋白轻链κ及γ等用于鉴定B淋巴细胞表型。③CD2、CD3CD5、CD7、CD45R0、CD4、CD8等鉴定T淋巴细胞表型。④CD30和CD56分别用于识别间变性大细胞淋巴瘤及NK细胞淋巴瘤CD34及TdT常见于淋巴母细胞淋巴瘤表型。

（4）遗传学：90%的非霍奇金淋巴瘤存在非随机性染色体核型异常，常见为染色体易位部分缺失和扩增等。不同类型的非霍奇金淋巴瘤多有各自的细胞遗传学特征。非霍奇金淋巴瘤是发生于单一亲本细胞的单克隆恶性增殖，瘤细胞的基因重排高度一致。IgH基因重排常作为B细胞淋巴瘤的基因标志TCR γ或β基因重排常作为T细胞淋巴瘤的基因标志，阳性率均可达70%~80%细胞遗传学及基因标志可用于非霍奇金淋巴瘤的诊断、分型及肿瘤微小病变的检测。

（5）影像学检查：胸正侧位片、腹盆腔 CT 扫描、胸部 CT 扫描、全消化道造影、胸腹部 MRI、脑、脊髓 MRI。胸腹部彩超、淋巴结彩超、骨扫描、淋巴造影术和胃肠镜检查。

4. 诊断　本病的确诊有赖于组织学活检（包括免疫组化检查及分子细胞遗传学检查）。这些组织学免疫学和细胞遗传学检查不仅可确诊，还可做出分型诊断这对了解该病的恶性程度、估计预后及选择正确的治疗方案都至关重要。凡无明显原因淋巴结肿大，应考虑到本病，有的患者浅表淋巴结不大但较长期有发热盗汗体重下降等症状也应考虑到本病。

5. 鉴别诊断　不少正常健康人也可在颈部、腹股沟及某些浅表部位触肿大的淋巴结，应注意鉴别。但应以下具体疾病相鉴别。

（1）慢性淋巴结炎：一般的慢性淋巴结炎多有感染灶。在急性期感染如足癣感染可致同侧腹股沟淋巴结肿大，或伴红肿、热痛等急性期表现或只有淋巴结肿大伴疼痛，急性期过后，淋巴结缩小，疼痛消失。通常慢性淋巴结炎的淋巴结肿大较小，0.5~1.0cm，质地较软、扁多活动而恶性淋巴瘤的淋巴结肿大具有较大丰满、质韧的特点必要时切除活检。

（2）淋巴结结核：为特殊性慢性淋巴结炎，肿大的淋巴结以颈部多见，多伴有肺结核，如果伴有结核性全身中毒症状，如低热盗汗、消瘦乏力等则与恶性淋巴瘤不易区别；淋巴结结核之淋巴结肿大，质较硬、表面不光滑质地不均匀或因干酪样坏死而呈囊性，或与皮肤粘连，活动度差 PPD 试验呈阳性反应。但要注意恶性淋巴瘤患者可以患有结核病可能是由于较长期抗肿瘤治疗机体免疫力下降从而罹患结核等疾患因此临床上应提高警惕凡病情发生改变时，应尽可能再次取得病理或细胞学证据以免误诊误治。

（3）结节病：多见于青少年及中年人多侵及淋巴结，可以多处淋巴结肿大，常见于肺门淋巴结对称性肿大或有气管旁及锁骨上淋巴结受累淋巴结多在 2cm 直径以内，质地一般较硬，也可伴有长期低热结节病的确诊需取活检可找到上皮样结节，Kvein 试验在结节病90%呈阳性反应，血管紧张素转换酶在结节病患者的淋巴结及血清中均升高。

（4）急性化脓性扁桃体炎：除有不同程度的发热外，扁桃体多为双侧肿大红、肿、痛且其上附有脓苔扪之质地较软炎症控制后扁桃体可缩小。而恶性淋巴瘤侵及扁桃体可双侧也可单侧，也可不对称地肿大，扪之质地较硬韧，稍晚则累及周围组织，有可疑时可行扁桃体切除或活检行病理组织学检查。

（5）组织细胞性坏死性淋巴结炎：该病在中国多见，多为青壮年临床表现为持续高热，但周围血白细胞数不高，用抗生素治疗无效酷似恶性网织细胞增生症组织细胞性坏死性淋巴结炎的淋巴结肿大，以颈部多见直径多在 1~2cm。质中或较软。不同于恶性淋巴瘤的淋巴结确诊需行淋巴结活检本病经过数周后退热而愈。

（6）中央型肺癌侵犯纵隔、胸腺肿瘤：有时可与恶性淋巴瘤混淆，诊断有赖于肿块活检。

（7）与霍奇金淋巴瘤相鉴别：非霍奇金淋巴瘤的临床表现与霍奇金淋巴瘤十分相似，只有组织病理学检查才能将两者明确区别诊断。

三、治疗

非霍奇金淋巴瘤的治疗目前崇尚个体化治疗。

四、护理

1. 患者的疾病的对症护理 非霍奇金淋巴瘤的日常护理，患者发热时按发热护理常规执行。呼吸困难时给予高流量氧气吸入，半卧位，适量镇静剂。骨骼浸润时要减少活动，防止外伤，发生病理性骨折时根据骨折部位作相应处理。

2. 患者的一些日常饮食护理 早期患者可适当活动，有发热、明显浸润症状时应卧床休息以减少消耗，保护机体。给予高热量、高蛋白、丰富维生素、易消化食物，多饮水。以增强机体对化疗、放疗承受力，促进毒素排泄，保持皮肤清洁，每日用温水擦洗，尤其要保护放疗照射区域皮肤，避免一切刺激因素如日晒、冷热、各种消毒剂、肥皂、胶布等对皮肤的刺激，内衣选用吸水性强柔软棉织品，宜宽大。放疗、化疗时应观察治疗效果及不良反应。

3. 非霍奇金淋巴瘤患者的健康指导 注意个人清洁卫生，做好保暖，预防各种感染。加强营养，提高抵抗力。遵医嘱坚持治疗，定期复诊。

4. 非霍奇金淋巴瘤的病情观察 观察全身症状如贫血、乏力、消瘦、盗汗、发热、皮肤瘙痒、肝脾肿大等。观察淋巴结肿大所累及范围、大小。严密观察有无深部淋巴结肿大引起的压迫症状，如纵隔淋巴结肿大引起咳嗽、呼吸困难、上腔静脉压迫症，腹膜后淋巴结肿大可压迫输尿管引起肾盂积水。观察有无骨骼浸润，警惕病理性骨折、脊髓压迫症发生。

（王一鸣）

第四节 霍奇金淋巴瘤

霍奇金淋巴瘤（HL）是恶性淋巴瘤的一个独特类型。其特点为：临床上病变往往从一个或一组淋巴结开始，逐渐由邻近的淋巴结向远处扩散。原发于结外淋巴组织的少见；瘤组织成分多样，但都含有一种独特的瘤巨细胞即 Reed-Sternmberg 细胞（R-S 细胞）；R-S 细胞来源于 B 淋巴细胞。

霍奇金淋巴瘤在欧美各国发病率高（1.6~3.4）/10 万；在我国发病率较低男性（0~0.6）/10 万，女性（0.1~0.4）/10 万。

一、病因

霍奇金淋巴瘤病因不明，可能与以下因素有关：EB 病毒的病因研究最受关注，约 50% 患者的 RS 细胞中可检出 EB 病毒基因组片段，细菌因素，环境因素，遗传因素和免疫因素有关。

二、诊断

霍奇金淋巴瘤（HL）主要侵犯淋巴系统，年轻人多见，早期临床进展缓慢，主要表现为浅表淋巴结肿大。与 NHL 病变跳跃性发展不同，HL 病变沿淋巴结引流方向扩散。由于病变侵犯部位不同，其临床表现各异。

1. 症状

（1）初发症状与淋巴结肿大：慢性、进行性、无痛性浅表淋巴结肿大为最常见的首发症状，中国医学科学院肿瘤医院 5 101 例 HL 统计表明，HL 原发于淋巴结内占 78.2%，原发于结外者占 20.2%。结内病变以颈部和隔上淋巴结肿大最为多见，其次见于腋下和腹股沟，其他部位较少受侵。有文献报道，首发于颈部淋巴结者可达 60% ~ 80%。淋巴结触诊质韧、饱满、边缘清楚，早期可活动，晚期相互融合，少数与皮肤粘连可出现破溃等表现；体积大小不等，大者直径可达数十厘米，有些患者淋巴结可随发热而增大，热退后缩小。根据病变累及的部位不同，可出现相应淋巴结区的局部症状和压迫症状；结外病变则可出现累及器官的相应症状。

（2）全身症状：主要为发热、盗汗和体重减轻，其次为皮肤瘙痒和乏力。发热可以表现为任何形式，包括持续低热、不规则间歇性发热或偶尔高热，抗感染治疗多无效。约 15% 的 HL 患者表现为周期性发热，也称为 Murchison-Pel-Ebstern 热。其特点为：体温逐渐上升，波动于 38 ~ 40℃ 数天，不经治疗可逐渐降至正常，经过 10 天或更长时间的间歇期，体温再次上升，如此周而复始，并逐渐缩短间歇期。患者发热时周身不适、乏力和食欲减退，体温下降后立感轻快。盗汗、明显消瘦和皮肤瘙痒均为较常见的症状，瘙痒初见于局部，可渐发展至全身，开始轻度瘙痒，表皮脱落，皮肤增厚，严重时可因抓破皮肤引起感染和皮肤色素沉着。饮酒痛为另一特殊症状，即饮酒后出现肿瘤部位疼痛，常于饮酒后数分钟至几小时内发生，机制不清。

（3）压迫症状：深部淋巴结肿大早期无明显症状，晚期多表现为相应的压迫症状：如纵隔淋巴结肿大，可以压迫上腔静脉，引起上腔静脉压迫综合征；也可压迫食管和气管，引起吞咽受阻和呼吸困难；或压迫喉返神经引起麻痹声嘶等；病变也可侵犯肺和心包。腹腔淋巴结肿大，可挤压胃肠道引起肠梗阻；压迫输尿管可引起肾盂积水，导致尿毒症。韦氏环（包括扁桃体、鼻咽部和舌根部）肿大，可有破溃或疼痛，影响进食、呼吸或出现鼻塞，肿块触之有一定硬度，常累及颈部淋巴结，抗感染治疗多无效。

（4）淋巴结外受累：原发结外淋巴瘤（PENL）由于受侵部位和器官不同临床表现多样，并缺乏特异性症状、体征，容易造成误诊或漏诊。有人曾报 PENL 误诊率高达 50% ~ 60%，直接影响正确诊断与治疗，应引起足够重视。原发于结外的 HL 是否存在一直有争议，HL 结外受累率明显低于 NHL，以脾脏、肺脏等略多见。

①脾脏病变：脾原发性淋巴瘤占淋巴瘤发病率不到 1%，且多为 NHL，临床诊断脾脏原发 HL 应十分小心，HL 脾脏受累较多见，约占 1/3。临床上判断 HL 是否累及脾脏可依据查体及影像学检查，确诊往往要采用剖腹探查术和脾切除，但由于是有创操作，多数患者并不接受此方式，临床也较少采用。

②肝脏病变：首发于肝的 HL 极罕见，随病程进展，晚期侵犯肝者较多见，可出现黄疸、腹水。因肝脏病变常呈弥漫性，CT 检查常不易诊断；有时呈占位性病变，经肝穿刺活检或剖腹探查可确诊。临床表现为肝脏弥漫性肿大，质地中等硬度，少数可扪及结节，肝功检查多正常，严重者可有肝功异常。

③胃肠道病变：HL 仅占胃肠道 ML 的 1.5% 左右。其临床表现与胃肠道其他肿瘤无明显区别。病变多累及小肠和胃，其他如食管、结肠、直肠、胰腺等部位较少见。临床症状常为腹痛、腹部包块、呕吐、呕血、黑便等。胃 HL 可形成较大肿块，X 射线造影显示广泛的充盈缺损和巨大溃疡。与胃 HL 相比，小肠 HL 病程较短，症状也较明显，80% 表现为腹痛；晚期可有小肠梗阻表现，甚至可发生肠穿孔和肠套叠。

④肺部病变：HL 累及肺部较 NHL 常见，以结节硬化型（NS）多见，女性和老年患者多见。病变多见于气管或主支气管周围淋巴结，原发 HL 累及肺实质或胸膜，病变压迫淋巴管或致静脉阻塞时可见胸腔积液。临床患者可表现呼吸道和全身症状，如刺激性干咳、黏液痰、气促和胸闷、呼吸困难、胸痛、咯血，少数可出现声音嘶哑或上腔静脉综合征；约一半患者出现体重减轻、发热、盗汗等症状。由于肺 HL 形态多变，应注意与放射治疗及化疗所致的肺损伤，以及肺部感染相区别。肺原发 HL 极少见，必须有病理学典型 HL 改变，病变局限于肺，无肺门淋巴结或仅有肺门小淋巴结以及排除其他部位受侵才可诊断。

⑤心脏病变：心脏受侵极罕见，但心包积液可由邻近纵隔 HL 直接浸润所致。可出现胸闷、气促、上腔静脉压迫综合征、心律失常及非特异性心电图等表现。

⑥皮肤损害：皮肤 HL 多继发于系统性疾病，原发者罕见。有报道 HL 合并皮肤侵犯的发生率为 0.5%，而原发性皮肤霍奇金淋巴瘤（PCHL）约占霍奇金淋巴瘤的 0.06%。HL 累及皮肤通常表明病变已进入第Ⅳ期，预后很差。而 PCHL 临床进展缓慢，一般不侵及内脏器官，预后相对较好。

⑦骨骼、骨髓病变：骨的 HL 甚少见，占 0%~5%。见于疾病进展期血源性播散，或由于局部淋巴结病变扩散到邻近骨骼。多见于胸椎、腰椎、骨盆，肋骨和颅骨次之，病变多为溶骨性改变。临床主要表现为骨骼疼痛，部分病例可有局部发热、肿胀或触及软组织肿块。HL 累及骨髓较 NHI 少见，文献报道为 9%~14%，但在尸检中可达 30%~50%。多部位穿刺可提高阳性率。

⑧神经系统病变：多见于 NHL，HL 少见。HL 引起中枢神经系统损害多发生在晚期，其中以脊髓压迫症最常见，也可有脑内病变。临床可表现为头痛、颅内压增高、癫痫样发作、脑神经麻痹等。

⑨泌尿系统病变：HL 较 NHL 少见。肾脏受侵多为双侧结节型浸润，可引起肾肿大、高血压及尿毒症。原发于膀胱病变也很少见。

⑩其他部位损害：少见部位还有扁桃体、鼻咽部、胸腺、前列腺、肾上腺等器官，而生殖系统恶性淋巴瘤几乎皆为 NHL。类脂质肾病的肾脏综合征是一种霍奇金淋巴瘤的少见表现，并且偶尔伴有免疫复合物沉积于肾小球，临床上表现为血尿、蛋白尿、低蛋白血症、高脂血症、水肿。

2. 体征 慢性、进行性、无痛性淋巴结肿大为主要体征。

3. 检查

（1）血液和骨髓检查：HL 常有轻或中等贫血，少数白细胞轻度或明显增加，伴中性粒细胞增多。约 1/5 患者嗜酸性粒细胞升高。骨髓被广泛浸润或发生脾功能亢进时，可有全血细胞减少。骨髓涂片找到 RS 细胞是 HL 骨髓浸润依据。骨髓浸润大多由血源播散而来，骨髓穿刺涂片阳性率仅 3%，但活检法可提高至 9%~22%。

NHL 白细胞数多正常，伴有淋巴细胞绝对和相对增多。晚期并发急性淋巴瘤细胞白血病时可呈现白血病样血象和骨髓象。

（2）化验检查：疾病活动期有血沉加快，血清乳酸脱氢酶活性增高。乳酸脱氢酶升高提示预后不良。当血清碱性磷酸酶活力或血钙增加，提示骨骼累及。B 细胞 NHL 可并发抗人球蛋白试验阳性或阴性的溶血性贫血，少数可出现单克隆 IgG 或 IgM。必要时可行脑脊液的检查。

（3）彩超检查：浅表淋巴结的检查，腹腔、盆腔的淋巴结检查。

（4）胸部摄片检查：了解纵隔增宽、肺门增大、胸腔积液及肺部病灶情况。

（5）胸部、腹腔和盆腔的 CT 检查：胸部 CT 可确定纵隔与肺门淋巴结肿大。CT 阳性符合率 65%，阴性符合率 92%。因为淋巴造影能显示结构破坏，而 CT 仅从淋巴结肿大程度上来判断。但 CT 不仅能显示腹主动脉旁淋巴结，而且还能显示淋巴结造影所不能检查到的脾门、肝门和肠系膜淋巴结等受累情况，同时还显示肝、脾、肾受累的情况，所以 CT 是腹部检查首选的方法。CT 阴性而临床上怀疑时，才考虑做下肢淋巴造影。彩超检查准确性不及 CT，重复性差，受肠气干扰较严重，但在无 CT 设备时仍不失是一种较好检查方法。

（6）胸部、腹腔和盆腔的 MRI 检查：MRI 检查只能查出单发或多发结节，对弥漫浸润或粟粒样小病灶难以发现。一般认为有两种以上影像诊断同时显示实质性占位病变时才能确定肝脾受累。

（7）PET-CT 检查：PET PET-CT 检查可以显示淋巴瘤或淋巴瘤残留病灶。是一种根据生化影像来进行肿瘤定性诊断的方法。

（8）病理学检查

①淋巴结活检、印片：选取较大的淋巴结，完整地取出，避免挤压，切开后在玻片上做淋巴结印片，然后置固定液中。淋巴结印片 wright's 染色后做细胞病理形态学检查，固定的淋巴结经切片和 HE 染色后作组织病理学检查。深部淋巴结可依靠 B 超或 CT 引导下细针穿刺涂片做细胞病理形态学检查。

②淋巴细胞分化抗原检测：测定淋巴瘤细胞免疫表型可以区分 B 细胞或 T 细胞免疫表型，NHL 大部分为 B 细胞性。还可根据细胞表面的分化抗原了解淋巴瘤细胞的成熟程度。

③染色体易位检查：有助 NHL 分型诊断。t（14；18）是滤泡细胞淋巴瘤的标记，t（8；14）是 Burkitt 淋巴瘤的标记，t（11；14）是外套细胞淋巴瘤的标记，t（2；5）是 kH^+（$CD30^+$）间变性大细胞淋巴瘤的标记，3q27 异常是弥漫性大细胞淋巴瘤的染色体标志。

④基因重排：确诊淋巴瘤有疑难者可应用 PCR 技术检测 T 细胞受体（TCR）基因重排和 B 细胞 H 链的基因重排。还可应用 PCR 技术检测 bcl-2 基因等为分型提供依据。

（9）剖腹探查：一般不易接受，但必须为诊断及临床分期提供可靠依据时，如发热待查病例，临床高度怀疑淋巴瘤，彩超发现有腹腔淋巴结肿大，但无浅表淋巴结或病灶可供活检的情况下，为肯定诊断，或准备单用扩大照射治疗 HL 前，为明确分期诊断，有时需要剖腹探查，在取淋巴结标本同时切除脾做组织病理学检查。

4. 诊断　霍奇金淋巴瘤的诊断主要依靠淋巴结肿大的临床表现和组织活检结果。霍奇金淋巴瘤的诊断应包括病理诊断和临床分期诊断。

（1）结节性淋巴细胞为主型霍奇金淋巴瘤（NLPHL）病理诊断要点

①满足 HL 的基本标准，即散在大细胞+反应性细胞背景。

②至少有一个典型的大结节。

③必须见到 L&H 细胞。

④背景中的细胞是小淋巴细胞和组织细胞，没有嗜中性和嗜酸粒细胞。

⑤L&LH 细胞总是呈 LCA^+、$CD20^+$、$CD15$、$CD30^-$，L&H 细胞周围有大量 $CD3^+$ 和 $CD57^+$ 细胞围绕。

（2）经典型霍奇金淋巴瘤 CHL 病理诊断要点

①散在大细胞+反应性细胞背景。

②大细胞（HRS 细胞）：主要为典型 RS 细胞、单核型和多核型 RS 细胞。

③混合性反应性背景：中性粒细胞、嗜酸粒细胞、组织细胞和浆细胞等。

④弥漫性为主，可有结节样结构，但无硬化纤维带包绕和包膜增厚。

⑤HRS 细胞总是 CD30$^+$，多数呈 CD15$^+$，少数呈 CD20$^+$，极少出现 EMA$^+$。

⑥绝大多数有 EBV 感染，即 EBER$^+$ 和 LMPI$^+$。

5. 鉴别诊断

（1）病理鉴别诊断

①结节性淋巴细胞为主型霍奇金淋巴瘤 NLPHL 与富于淋巴细胞型霍奇金淋巴瘤 LRHL 相鉴别。

LRHL 有两种组织形式：结节性和弥漫性。当呈结节性生长时很容易与 NLPHL 混淆。

②富于 T 细胞的 B 细胞淋巴瘤 TCRBCL 与结节性淋巴细胞为主型霍奇金淋巴瘤 NLPHL 相鉴别。

NLPHL 的结节明显时，鉴别很容易。根据现在 WHO 的标准，在弥漫性病变中只要找到一个具有典型 NLPHL 特征的结节就足以排除 TCRBCL。但结节不明显或完全呈弥漫性生长时，应与 TCRBCL 鉴别。

③生发中心进行性转化（PTGC）与结节性淋巴细胞为主型霍奇金淋巴瘤 NLPHL 相鉴别。

由于 PTGC 结节形态与 NLPHL 结节相似，二者也常出现在同一淋巴结，因此应做鉴别。PTGC 是由于长期持续的淋巴滤泡增生而变大的，套区小淋巴细胞突破并进入生发中心，生发中心内原有的中心细胞和中心母细胞被分割挤压，但常能见到残留的生发中心细胞（CD10$^+$），没有 L&H 细胞。

④结节性淋巴细胞为主型霍奇金淋巴瘤 NLPHL 与经典型霍奇金淋巴瘤 CHL 相鉴别。

结节性淋巴细胞为主型与经典 HL 不同，NLPHL 的 RS 细胞为 CD45$^+$，表达 B 细胞相关抗原（CD19，CD20，CD22 和 CD79）和上皮膜抗原，但不表达 CD15 和 CD30。应用常规技术处理，NLPHL 病例中免疫球蛋白通常为阴性。L&H 细胞也表达由 bcl-6 基因编码的核蛋白质，这与正常生发中心的 B 细胞发育有关。

NLPHL 结节实际上是转化的滤泡或生发中心。结节中的小淋巴细胞是具有套区表型（IgM$^+$ 和 IgG$^+$）的多克隆 B 细胞和大量 T 细胞的混合物，很多 T 细胞为 CD57$^+$，与正常或 PTGC 中的 T 细胞相似。NLPHL，中的 T 细胞含有显著增大的不规则细胞核，类似中心细胞，往往呈小灶性聚集，使滤泡呈破裂状或不规则轮廓。NLPHL 中的 T 细胞多聚集在肿瘤性 B 细胞周围，形成戒指状、玫瑰花结状或项圈状。尽管几个报道表明，围绕爆米花样细胞的 T 细胞大多为 CD57$^+$，但玫瑰花结中缺乏 CD57$^+$ 细胞也不能否定 NLPHL 的诊断。在结节中，滤泡树突状细胞（FDC）组成了明显的中心性网。滤泡间区含有大量 T 细胞，当出现弥散区域时，背景淋巴细胞仍然主要是 T 细胞，但 FDC 网消失。Ig 和 TCR 基因为胚系，EBV 常阴性。但是，经典型霍奇金淋巴瘤常常没有这些特征，具体见表 9-1。

表 9-1 NLPHL 和 CHL 的形态学及免疫学特征比较

特征	CHL	NLPHL
形态	弥散性，滤泡间，结节性	结节性，至少部分结节性
肿瘤细胞	诊断性 RS 细胞，单核或腔隙细胞	淋巴细胞和（或）组织细胞或爆米花样细胞
背景细胞	组织细胞，嗜酸粒细胞，浆细胞	淋巴细胞，组织细胞
纤维化	常见	少见
CD20	-/+	+
CD15	+	-
CD30	+	-
EMA	-	-
EBV（在 RS 细胞中）	+（<50%）	-
背景淋巴细胞	T 细胞>B 细胞	B 细胞>T 细胞
CD57+	细胞	
Ig 基因	重排的，克隆性，突变的，无活性	重排的，克隆性，突变的，活性的，功能性的

注：NLPHL，结节性淋巴细胞为主 HL；CHL，经典 HL。

（2）临床鉴别诊断：传染性单核细胞增多症（IM）IM 是 EBV 的急性感染性疾病，起病急，突然出现头痛、咽痛、高热，接着淋巴结肿大伴压痛，血常规白细胞不升高，甚至有些偏低，外周血中可见异型淋巴细胞，EBV 抗体滴度可增高。患者就诊时病史多在 1~2 周，有该病史者发生 HL 的危险性增高 2~4 倍，病变中可出现 HRS 样的细胞、组织细胞等，可与 LRHL 和 MCHL 混淆，应当鉴别。IM 淋巴结以 T 区反应性增生为主，一般结构没有破坏，淋巴滤泡和淋巴窦可见，不形成结节样结构，没有纤维化。T 区和淋巴窦内有较多活化的淋巴细胞、免疫母细胞，有的甚至像单核型 RS 细胞，但呈 CD45+（LCA）、CD20+、CD15-，部分细胞 CD30+。如鉴别仍困难可进行短期随访，因 IM 是自限性疾病，病程一般不超过 1 个月。

三、治疗

目前 HL 的治疗主要是根据患者的病理分型、预后分组、分期来进行治疗选择，同时还要考虑患者的一般状况等综合因素，甚至还要考虑经济、社会方面的因素，最终选择最理想的方案。综合治疗是治疗 HL 的发展方向，对中晚期 HL 单纯放疗疗效不理想，常以化疗为主，辅以放疗。复发性、难治性霍奇金淋巴瘤的治疗已较多考虑造血干细胞移植。

1. 早期霍奇金淋巴瘤的治疗 早期霍奇金淋巴瘤的治疗近年来有较大进展，主要是综合治疗代替了放疗为主的经典治疗。早期霍奇金淋巴瘤是指 Ⅰ、Ⅱ 期患者，其治疗方针以往以放疗为主，国内外的经验均证明了其有效性，可获得 70%~90% 的 5 年总生存率。近年来国外的大量研究表明，综合治疗（化疗加受累野照射）可以获得更好的无病生存率，大约提高 15%，但总生存率相似，预期可以明显减轻放疗的远期不良反应。因此，目前化疗结合受累野照射的方法是治疗早期霍奇金淋巴瘤的基本原则。但是国内尚没有大组病例的相关研究资料。

（1）放射治疗

①经典单纯放射治疗的原则和方法：早在1950年以后，^{60}Co远治疗机和高能加速器出现后，解决了深部肿瘤的放射治疗问题。对于常常侵犯纵隔、腹膜后淋巴结的霍奇金淋巴瘤来说，为其行根治治疗提供了技术设备条件。由于该病沿着淋巴结蔓延的生物学特性，扩大野照射解决了根治治疗的方式方法问题。对于初治的早期患者来说，行扩大野照射，扩大区DT 30~36Gy，受累区DT 36~44Gy，就可以获得满意疗效，5年总生存率80%~90%，这是单纯放疗给患者带来的利益。

扩大野照射的方法包括斗篷野、锄形野、倒Y野照射，以及由此组合产生的次全淋巴区照射和全淋巴区照射等放疗方法。特点是照射面积大，疗效可靠满意，近期毒性不良反应可以接受。因此，对于有化疗禁忌证以及拒绝化疗的患者，还是可以选择单纯放疗。

②单纯放疗的远期毒性不良反应：人们对单纯放疗的优缺点进行了较长时间的研究，发现随着生存率的提高，生存时间的延长，缺点逐渐显现，主要是放疗后的不良反应，特别是远期不良反应，如肺纤维化，心包积液或胸腔积液，心肌梗死，第二肿瘤的发生（乳腺癌，肺癌，消化道癌等）。Stanford报道了PS I A~Ⅲ B期治疗后死亡情况分析情况，总的放疗或化疗死亡率为32.8%（107/326），死亡原因：死于HL，占41%。死于第二肿瘤，占26%。死于心血管病，占16%。其他原因死亡，占17%。可见59%的患者不是死于HL复发，而是死于其他疾病，这些疾病的发生与先前的高剂量大面积放疗相关。VanLeeuwen等2000年报道的研究发现第二肿瘤的发生与患者治疗后存活时间和接受治疗时年龄有关。患者治疗后存活时间越长，接受治疗时年龄越小，第二肿瘤的发病危险性越大。

③放疗、化疗远期并发症的预防：国外对预防放疗、化疗远期并发症已经有了一定研究，制订了两级预防的措施。初级预防：限制放射治疗的放射野和剂量。先行化疗的联合治疗模式。避免用烷化剂和VP-16。避免不必要的维持化疗。用博来霉素的患者应监护其肺功能。二级预防：停止吸烟。放疗后5~7年内常规行乳腺摄片。限制日光暴露。避免引起甲状腺功能低下的化学药物。有规律的体育运动。注意肥胖问题。心脏病预防饮食。

（2）综合治疗

①综合治疗的原则：先进行化疗，选用一线联合方案，然后行受累野照射。但要根据患者的预后情况确定化疗的周期数和放疗剂量。

A. 预后好的早期霍奇金淋巴瘤：指临床 I ~ II 期，没有不良预后因素者。选用一线联合化疗方案2~4周期，然后行受累野照射，剂量为20~36Gy。而早期结节性淋巴细胞为主型HL可以采用单纯受累野照射。

B. 预后不好的早期霍奇金淋巴瘤：指临床 I ~ II 期，具有1个或1个以上不良预后因素的患者。选用一线联合化疗方案治疗4~6周期，然后受累野照射30~40Gy。

②综合治疗和经典单纯放疗的比较：尽管单纯放疗可以治愈早期霍奇金淋巴瘤，疗效满意，但其远期并发症是降低患者生活质量和增加死亡率的重要问题。常规化疗的远期毒性不良反应较放疗轻，因此有人提出化疗后减少放疗面积和剂量，以减少远期并发症的发生，结合两者的优点进行综合治疗。最近30年大量临床研究已证明综合治疗模式可以代替单纯放疗治疗早期霍奇金淋巴瘤。

2. 进展期、复发性难治性霍奇金淋巴瘤的治疗

（1）进展期HL的治疗

进展期患者成为复发性和难治性 HL 的风险因素：进展期（Ⅲ、Ⅳ期）HL 患者，疗效不如早期患者，更容易变为复发性和难治性的患者。20 世纪 90 年代哥伦比亚研究机构对 711 例 HL 患者进行研究，虽然发现进展期患者复发率和难治性发生率较早期高，但分析后发现有 7 个风险因素对预后影响明显，包括：男性，年龄>45 岁，Ⅳ期，血红蛋白<105g/L，白细胞计数>15×10⁹/L，淋巴细胞计数<0.6×10⁹/L 或淋巴细胞分类<8%，血浆蛋白<40g/L。其中 0~1 个风险因素的进展期患者成为复发性和难治性 HL 的风险小于 20%，而还有 4 个或更多风险因素的进展期患者成为复发性和难治性 HL 的风险大于 50%。

（2）复发性和难治性霍奇金淋巴瘤

①定义和预后：1990 年以后霍奇金淋巴瘤经一线治疗，80% 患者达到治愈，所以对于 HL 的临床研究主要集中在复发性和难治性 HL。有专家提出难治性 HL 的定义为：在初治时淋巴瘤进展，或者虽然治疗还在进行，但是通过活组织检查已经证实肿瘤的存在和进展。复发性 HL 的定义为：诱导治疗达到完全缓解（CR）至少 1 个月以后出现复发的 HL。哥伦比亚研究机构对 701 例 HL 患者进行标准治疗，214 例为早期患者，其中有 6 例复发，460 例进展期患者中 87 例复发，34 例为难治性 HL，可见复发性和难治性 HL 主要集中在进展期的患者。

经联合化疗达到 CR 后复发有 2 种情况：①经联合化疗达到 CR，但缓解期<1 年，即早期复发。②联合化疗达到 CR 后缓解期>1 年，即晚期复发。有报道早期复发和晚期复发的 20 年存活率分别为 11% 和 22%，晚期复发者约 40%，可以使用常规剂量化疗而达到治愈。难治性 HL 预后最差，长期无病存活率在 0%~10%。GHSG 最近提出了对于难治性患者的预后因素：KPS 评分高的、一线治疗后有短暂缓解的、年龄较小患者的 5 年总存活率为 55%，而年龄较大的、全身状况差且没有达到缓解的患者 5 年总存活率为 0。复发和难治的主要原因是难以克服的耐药性、肿瘤负荷大、全身情况和免疫功能差等。

②复发性和难治性霍奇金淋巴瘤的挽救治疗：解救治疗的疗效与患者年龄、复发部位、复发时疾病严重程度、缓解持续时间和 B 症状有关。

A. 放疗缓解后复发病例的解救治疗：初治用放疗达到 CR 后，复发患者对解救化疗敏感，NCI 长期随访资料表明用放疗达 CR 后复发患者经解救化疗，90% 达到第二次 CR，70% 以上可长期无病存活，疗效与初治病例相似。所以放疗缓解后复发病例一般不首选大剂量化疗（HDCT）和自体干细胞移植（ASCT）。研究证实，用 ABVD 方案解救疗效优于 MOPP 方案。

B. 解救放疗（SRT）：对于首程治疗未用放疗的复发患者，若无全身症状，或仅有单个孤立淋巴结区病变及照射野外复发的患者 SRT 治疗有效。Campbell 等对 80 例化疗失败后的 HL 患者进行挽救性放疗，27 例（34%）达到完全缓解；7 例（9%）在 SRT 后仍未缓解；46 例（58%）复发。实际中位无进展生存期为 2.7 年，5 年 OS 为 57%。SRT 对化疗失败后 HL 患者的局部病灶效果好，长期缓解率高；对于不适合大剂量化疗加自体干细胞移植的患者，SRT 仍是一个很好的选择。

C. 复发性和难治性霍奇金淋巴瘤的解救方案：目前尚不能确定复发性和难治性 HL 的多种解救方案中哪个解救方案更好。有报道 Mini-BEAM 方案（卡莫司汀、依托泊苷、阿糖胞苷、美法仑）反应率 84%，Dexa-BEAM 方案（地塞米松、卡莫司汀、依托泊苷、阿糖胞苷、美法仑）反应率 81%，DHAP 方案（顺铂、大剂量阿糖胞苷、地塞米松）反应率 89%。

Mini-BEAM 方案的疗效肯定，但是此方案影响干细胞动员，一般在 HDC/HSCT 之前要进行最低限度的标准剂量化疗，其原因是安排干细胞采集和移植之前需要使淋巴瘤得到控制；促进有效外周血干细胞的采集。Koln 研究组认为在应用大剂量化疗前使用标准剂量的解救方案疗效较好，如大剂量 BEAM 化疗前应用 3~4 个疗程 Dexa-BEAM。其他常用的药物包括依托泊苷、铂化物和异环磷酰胺，这些药物既有抗 HL 疗效又具有较好的干细胞动员效果。

3. 大剂量化疗和放疗加造血干细胞移植（HDC/HSCT）在治疗霍奇金淋巴瘤中的应用

（1）HDC/HSCT 的必要性、有效性和安全性：霍奇金淋巴瘤经标准的联合化疗、放疗可获良好疗效，5 年生存率已达 70%，50%，的中晚期患者也可获长期缓解。但仍有部分患者经标准治疗不能达完全缓解，或治疗缓解后很快复发，预后不佳。现代的观点认为霍奇金淋巴瘤首次缓解时间的长短至关重要。如 >12 个月，接受常规挽救性方案治疗常可再次获得缓解；如 <12 个月，则再次缓解的机会大大下降。美国国立肿瘤研究所（NCI）的一项长期随访发现初次缓解时间长的复发患者，85% 可获再次缓解，24% 存活 11 年以上；而首次缓解时间短的复发患者，仅 49% 获得再次缓解，11% 存活 11 年。其他一些研究中初治不能缓解或短期复发者几乎无长期无病生存，实际生存率为 0%~8%。另外，难以获得满意疗效的患者其不良预后因素包括年龄 ≥50 岁、大包块（肿瘤最大直径 ≥患者的 30%，其生存率明显下降。10cm，或巨大纵隔肿块）、B 组症状、ESR ≥30mm/h（伴有 B 组症状）或 ESR ≥50mm/h（不伴有 B 组症状），3 个以上部位受侵，病理为淋巴细胞消减型和混合细胞型，Ⅲ、Ⅳ期患者。这部分患者约占初治经过几十年的努力，自体造血干细胞移植结合大剂量化疗、放疗治疗技术已经成熟，其安全性和有效性已经被临床医师接受，使得挽救这部分患者成为可能。目前主要希望通过这一疗法改善那些初治难以缓解和复发（特别是首次复发）患者的预后状况。大约 25% 的中晚期患者初治时不能达到缓解，强烈治疗结合造血干细胞移植的疗效优于常规挽救治疗。Chopra 等报道造血干细胞移植治疗 46 例难以缓解的患者，8 年无病生存率 33%，其他研究结果为 27%~42%；同法治疗复发（缓解期 <12 个月）患者疗效也优于常规解救化疗，8 年无病生存率是 43%；而其他研究组的无病生存率为 32%~56%。

另一前瞻性研究的结果证明，强烈治疗结合造血干细胞移植的疗效优于常规治疗，此研究中高剂量 BEAM（BCNU，VP16，Ara-C，Mel）组与常规剂量 BEAM 组比较，3 年无病生存率分别为 53% 和 0%。还有一项随机研究对比了 Dexa-BEAM 方案与 HDT/HSCT 方案，HDT/SCT 方案的无治疗失败生存率（FF-TE）为 55%，Dexa-BEAM 方案为 34%。对多种方案均无效或耐药的难治性 HL 患者，HDC/HSCT 提供了几乎是最后的治疗机会，故认为HDC/HSCT 是复发和耐药霍奇金淋巴瘤患者标准解救治疗的手段。

（2）自体骨髓移植（ABMT）与自体外周血干细胞移植（APBSCT）：造血干细胞移植最初是从 ABMT 开始的，并取得了较好疗效。Chopra 等报道 155 例原发难治性或复发性 HL 患者接受高剂量 BEAM 化疗后进行自体骨髓移植，5 年 PFS 为 50%，OS 为 55%。最近 Lumley 等使用相似的预处理方案对 35 例患者进行骨髓移植，EFS 为 74%。

近年来 APBSCT 已逐渐代替 ABMT，因外周血干细胞的采集已变得较为容易；采集过程痛苦较轻，可避免全身麻醉；可以门诊进行干细胞的采集；造血重建和免疫重建较 ABMT 快；采集的费用降低，降低了住院移植的费用；适用于以前进行过盆腔照射和骨髓受侵的患者。意大利一研究组报道 92 例 HL 患者进行 APBSCT 的多中心研究结果，90% 完成了 HDC 方案，5 例发生移植相关死亡，6 例出现继发性的恶性疾病，5 年 EFS 和 OS 分别为 53%、

64%。首次复发者疗效最好，5 年 EFS 和 OS 分别为 63% 和 77%。难治性 HL 结果最差，5 年 EFS 和 OS 分别为 33% 和 36%。美国 Argiris 等对 40 例复发性或难治性 HL 患者进行 HD-BEAM/APBSCT，37 例达到 cR，3 年 EFS 69%，3 年 OS 77%。无论是 ABMT 或是 APBSCT，其总生存率相似，A R perry 报道两者的 3 年总生存率分别为 78.2% 和 69.6%；无进展生存率分别为 58.1% 和 59.4%，均无显著差别。两者的区别主要在方便程度、造血重建、免疫重建等方面，APBSCT 较 ABMT 更有优势。

首次复发的 HL 是否应采用自体造血干细胞移植尚存争议，特别是仅未照射的淋巴结复发及初治达 CR 持续 1 年以上复发者。前者经扩大范围的照射治疗，加或不加用化疗，40%~50% 的患者仍可再次达到治愈；而后者应用非交叉方案再次进行化疗，可加或不加放疗，也有 20%~40% 患者治愈。很多研究表明，首次复发的 HL 患者采用 HDC/ASCT 疗法，长期生存率可以达到 90%。GHSG 的研究表明，HDC/ASCT 对 HL 复发患者疗效很好，可提高长期生存率。复发者包括：初次化疗达到 CR 状态，但 1 年以内复发者；复发时伴有 B 症状者；结外复发者；照射过的淋巴结复发者。

复发性和难治性 HL 患者进行自体干细胞移植时应注意如下情况：①经检查确认骨髓中无肿瘤细胞侵犯时才可采集干细胞。②化疗次数越多，患者采集干细胞成功的可能性越低，尤其是应用细胞毒性药物时，如应用 MiniBEAM 或 Dexa-BEAM 方案时。③新移植患者获得较完善的造血重建需要一个较长的过程，故移植后一段时间内不应该化疗，移植后可根据患者情况行放射治疗。④移植时肿块越小预后越好，CR 后再进行移植治疗的预后最好。

（3）异基因造血干细胞移植

①清髓性异基因造血干细胞移植在复发性和难治性 HL 治疗中的应用：异基因造血干细胞移植治疗难治性霍奇金淋巴瘤的疗效似乎优于自体造血干细胞移植，其优点是输入的造血干细胞不含肿瘤细胞，移植物抗淋巴瘤效应可减低复发率。Anderson 等报道的研究结果中，全组异体移植 53 例，自体移植 63 例，治疗后复发率分别为 43% 和 76%。但很多研究证明异基因移植的移植相关死亡率高，同胞间移植的移植相关死亡率为 20%~30%，主要死因为感染、肺毒性和 GVHD，抵消了异体移植低复发率的优点，而且治疗费用昂贵，配型困难，故一般霍奇金淋巴瘤治疗中采用者较少。

无关供者移植和单倍体移植的移植相关死亡率更高。最近一国际骨髓移植注册处（IB-MTR）和欧洲外周血及骨髓移植组（EBMT）研究表明，进行异基因造血干细胞移植的 HL 患者，治疗相关死亡率高达 60%。T 细胞去除的异基因移植可以降低死亡率，但这样又会增加复发率和植入失败率。所以目前自体外周血干细胞移植是治疗 HL 的首选方法，而异基因造血干细胞移植仍然应用较少，主要用于如下情况：①患者因各种原因导致缺乏足够的干细胞进行自体移植。②患者具有较小病变，病情稳定但骨髓持续浸润。③ASCT 后复发的患者。

②非清髓异基因外周血干细胞移植（NST）或小移植：NST 是对传统异基因造血干细胞移植的一个改良，但这方面报道例数少，随访时间短，患者条件、GVHD 的预防、患者与供者之间组织相容性的不同可导致不同的结果。NST 的预处理造成充分的免疫抑制和适当的骨髓抑制，以允许供者和受者造血细胞共存，形成嵌合体，但最终被供者细胞所代替。Carella 等提出了 NST 免疫抑制预处理方案包括一个嘌呤类似物（如氟达拉滨）和一个烷化剂。欧洲骨髓移植组（EBMT）收集了 94 例接受 NST 治疗的 HI 病例，大部分患者接受的是同一家

族的 HI 相同供者提供的造血干细胞，有 10 例接受的是无关供者或不匹配的供者的干细胞。80 例患者 4 年 OS 为 50%，PFS 39%，治疗相关死亡率 20%，4 年复发率 50%。Paolo 等治疗 58 例难治复发性 HL，其中 83% 是 ASCIT 失败的患者，其中 33 例采用了无关供者。结果 100 天和两年移植相关死亡率分别是 7%、15%，与采用无关供者无关。100 天急性 GVHD（Ⅱ～Ⅳ度）的发生率是 28%，慢性 GVHD 的发生率是 73%，预期 2 年 OS 和 PFS 分别为 64%（49%～76%）、32%（20%～45%），2 年疾病进展或复发率为 55%（43%～70%）。

从 EBMT 和其他机构的研究可以看出，NST 的移植相关死亡率较低，总生存率提高，NST 拓宽了恶性淋巴瘤患者异基因移植的适应证，特别是对一些惰性的类型。与 HDT/HSCT 比较，NST 预处理的强度较低，使用药物的细胞毒性是否充分达到异基因 T 细胞控制残留肿瘤细胞寿命的水平尚不确定，而且 NST 的严重感染发生率和慢性 GVHD 并未减少，故对难治性 HL，NST 的应用仍有一定限制。治疗 HL 还需要大样本和长期随访的临床研究，以确定 NST 最佳时机、最佳适合人群、最佳的预处理方案以及最佳 GVHD 的预防：并需要与 HDT/ASCT 进行大样本及长时间多中心前瞻性比较，才能确定 NST 治疗 HL 的效果。

（4）小结：造血干细胞移植疗法给复发难治性霍奇金淋巴瘤病例提供了重要方法，获得了明显的疗效，其中自体造血干细胞移植的应用更为成功。异基因造血干细胞移植虽然复发率略低于自体造血干细胞移植，但移植相关死亡率较高、供者困难、费用高等问题，抵消了其优点。非清髓异基因外周血干细胞移植还在研究之中。

4. 靶向治疗 靶向治疗是近些年来发展迅速的新型治疗方法，目前研究较多包括抗体治疗（单抗或多抗）、肿瘤疫苗（DNA 疫苗和细胞疫苗）、反义核酸、特异性配体携带治疗物（抗肿瘤药物、免疫毒素、放射性核素）等。现在较为成熟的治疗方法是单克隆抗体治疗，抗 CD20 单抗治疗 CD20 阳性的 B 细胞淋巴瘤取得较大成功，在惰性 NHL 中单药治疗可达到 50% 缓解率；对淋巴细胞为主型霍奇金淋巴瘤 CD20 单抗也有尝试，反应率可达到 50% 或更好。这种治疗方法毒性小，与其他方案联合使用可提高疗效。其原理可能是经典型 HL 损伤中浸润 B 淋巴细胞在体内促进 HRS 细胞生存并调节细胞因子和趋化因子的表达。CD20 在经典 HL 恶性细胞的表达占 25%～30%，而在 LPHL 中 100% 表达，所以使用抗 CD20 单克隆抗体治疗这类患者应该有效。NLPHL 没有经典 HL 典型的 HRS 细胞，也不表达 CD30 和 CD15，但是却像 HL 那样具有明显的炎症背景，表达 CD20 标记，也有人尝试应用不良反应相对较好的抗 CD20 单抗治疗本病。2002 年，德国 HL 研究组报道 Rituximab 单药治疗 12 例 NLPHL，主要为复发病例，结果 CR 7 例，PR 5 例，OR 100%，9 例持续缓解时间 9～12 个月。2003 年，Bradley 等报道用 Rituximab 单药治疗 22 例 NLPHL，其中 10 例复发病例，10 例为初治病例，结果 100% 缓解，CR 9 例，CRU 1 例，PR 12 例，中位随访时间 13 个月，9 例中位复发时间为 9 个月，预期无复发生存时间 10.3 个月。

四、护理

1. 基础护理 积极预防口腔、皮肤、呼吸道及肠道感染的发生，加强口腔及皮肤的护理，保持病室环境清洁、舒适，经常通风，限制探视人数，严格无菌操作，保持皮肤清洁，定时测体温，预防感染的发生。

2. 饮食护理 嘱患者加强营养，进食高热量、高蛋白、丰富维生素、易消化饮食，多饮水，避免进食油炸、生冷、油腻及容易产气的食物。

3. 休息与活动　指导患者保持充足的睡眠与休息，早期患者可适当活动，有发热、明显浸润症状时应卧床休息以减少消耗，胸闷、气促者应遵医嘱给予抗生素、激素治疗及氧气吸入，并根据病人病情采取舒适体位。

4. 心理护理　做好家属和患者的心理护理，告知患者淋巴瘤是可以治愈的疾病，消除恐惧感，提高治愈信心，使患者积极主动配合治疗。

5. 放、化疗观察与护理

（1）放疗期间应注意观察患者皮肤及黏膜的反应，若出现皮肤发红、瘙痒等不适应及时给予处理；

（2）化疗期间应注意保护患者的血管，防止化疗药物外渗损伤皮肤。化疗前要做好患者的心理疏导，化疗期间要注意观察化疗药物的不良反应，及时发现及时处理。

6. 淋巴结肿大的护理

（1）纵隔淋巴结受累时，根据患者的情况采取舒适卧位，呼吸困难时取半卧位，并给予高流量氧气吸入。床旁备气管切开包。

（2）咽淋巴结病变时，鼓励患者进食流质饮食，对于严重吞咽困难的患者，给予鼻饲饮食。对于鼻塞的患者经口呼吸，应注意保护口腔黏膜。

（王一鸣）

第五节　贫血

一、概述

贫血是指外周血中单位体积内血红蛋白（Hb）浓度、红细胞计数（RBC）和（或）血细胞比容（HCT）低于相同年龄、性别和地区正常值低限的一种常见的临床症状。贫血不是一种独立的疾病，治疗上主要是对症、对因治疗。我国血液病学家认为在我国海平面地区，成年男性 Hb 小于 120g/L，成年女性（非妊娠）Hb 小于 110g/L，孕妇 Hb 小于 100g/L 为贫血。

（一）分类

1. 根据贫血发病机制及其病因　可将贫血分为红细胞生成减少性贫血、红细胞破坏过多性贫血和失血性贫血三大类。

（1）红细胞生成减少性贫血：红细胞的生成减少主要是由于造血干细胞异常（如再生障碍性贫血、纯红细胞再生障碍性贫血、骨髓增生异常综合征、白血病、多发性骨髓瘤等）、造血调节异常（如白血病、淋巴瘤、多发性骨髓瘤、慢性肾功能不全、严重肝病等）与造血原料不足或利用障碍（如叶酸或维生素 B_{12} 缺乏或利用障碍、缺铁或铁的利用障碍等）三大因素所引起，任何一个因素发生异常，均可导致红细胞生成减少而导致贫血。

（2）红细胞破坏过多性贫血：可见于各种原因引起的溶血，主要是由于红细胞本身的缺陷，导致红细胞寿命缩短，如地中海贫血、遗传性球形红细胞增多症；也可由于化学、物理以及生物等因素导致红细胞大量破坏，如自身免疫性溶血、脾功能亢进、人工瓣膜术后等。

（3）失血性贫血：常见于各种原因引起的急性失血和慢性失血。慢性失血性贫血往往并发缺铁性贫血。失血性贫血可分为出凝血性疾病（如免疫性血小板减少性紫癜、血友病和严重肝病等）和非出凝血性疾病（如外伤、肿瘤、结核、支气管扩张、消化性溃疡、痔和妇科疾病等）两类。

2. 根据血红蛋白浓度 可将贫血分为轻度、中度、重度和极重度，见表9-2。

表9-2 按血红蛋白浓度分类

类型	血红蛋白浓度/（g/L）	临床表现
轻度	>90	症状轻微
中度	60~90	活动后感心悸、气促
重度	30~60	静息状态下仍感心悸、气促
极重度	<30	常并发贫血性心脏病

3. 根据红细胞形态 分为大细胞性贫血、正常细胞性贫血和小细胞低色素性贫血三类，见表9-3。

表9-3 按红细胞形态分类

类型	MCV/fL	MCHC/（%）	常见疾病
大细胞性贫血	>90	32~35	巨幼细胞性贫血、骨髓增生异常综合征
正常细胞性贫血	80~90	32~35	再生障碍性贫血、急性失血性贫血、溶血性贫血
小细胞低色素性贫血	<80	<32	缺铁性贫血、铁粒幼细胞性贫血

注：MCV，平均红细胞体积；MCHC，平均红细胞血红蛋白浓度。

4. 根据骨髓红系增生情况 分为骨髓增生性贫血和骨髓增生不良性贫血，见表9-4。

表9-4 按骨髓增生程度分类

分类	相关疾病
骨髓增生性贫血	再生障碍性贫血
骨髓增生不良性贫血	除再生障碍性贫血以外的贫血

（二）临床表现

贫血的临床表现与5个因素有关，分别是贫血的病因，贫血时血容量下降的程度，贫血导致血液携氧能力下降的程度，发生贫血的速度，以及血液、循环和呼吸等系统对贫血的代偿和耐受能力。

1. 皮肤黏膜 困倦、疲乏和软弱无力是贫血最常见和最早出现的症状，而皮肤黏膜苍白是贫血最突出的体征，常为患者就诊的主要原因。其产生的机制主要是在贫血的状态下，机体为保证重要器官的供血、供氧（如心、脑、肾），皮肤黏膜供血相对减少。

2. 神经系统 由于脑组织缺血、缺氧，无氧代谢增强，能量合成减少，患者常会出现头昏、耳鸣、头痛、失眠、多梦、记忆减退、注意力不集中等。小儿贫血时可哭闹不安、躁动甚至影响智力发育。

3. 循环系统 轻度贫血无明显表现，仅活动后引起呼吸加快、加深，并有心悸、心率加快。贫血越严重，活动量越大，症状越明显。重度贫血时，即使在平静状态也可能有气短甚至端坐呼吸。长期贫血，心脏超负荷增加且供氧不足，会导致贫血性心脏病，此时不仅有心率变化，还可有心律失常、心绞痛和心功能不全，甚至造成全心衰竭。

4. 呼吸系统　轻度贫血患者平静时无明显表现，活动后会引起呼吸加深加快，重度贫血时，即使平静状态也可能出现气短，若并发心力衰竭导致肺淤血，患者会出现咳嗽、咳痰甚至是端坐呼吸。

5. 消化系统　贫血本身就可以影响消化系统，导致患者出现食欲缺乏、恶心、腹泻、便秘、舌炎等。

6. 泌尿生殖系统　由于肾脏、生殖系统缺氧，部分患者可出现轻度蛋白尿及尿浓缩功能减退，表现为夜尿增多。长期贫血影响睾酮的分泌，减弱男性特征；对女性，因影响女性激素的分泌而导致月经异常，如闭经或月经过多。

（三）实验室检查

1. 血常规检查　血常规检查可以确定患者有无贫血。血红蛋白和红细胞计数可以为患者贫血的严重程度提供依据。MCV、MCHC 有助于贫血的形态学分类及其病因的诊断。网织红细胞计数可以鉴别诊断及疗效。外周血涂片可以观察红细胞、白细胞及血小板数量与形态的改变以及有无异常细胞和疟原虫等。

2. 骨髓检查　骨髓检查包括骨髓活检和骨髓细胞涂片。骨髓活检反映骨髓造血组织的结构、增生程度、细胞成分和形态变化。骨髓细胞涂片提示骨髓细胞的增生程度、细胞成分、比例和形态变化。

（四）治疗方法

1. 药物治疗　如巨幼细胞性贫血补充叶酸或维生素 B_{12}，缺铁性贫血积极补充铁剂等。

2. 病因治疗　积极寻找病因，去除原发病（如功能性子宫出血、消化性溃疡出血等），才能达到纠正贫血并彻底治愈的目的。

3. 对症支持治疗　输血是纠正贫血的有效治疗措施，重度贫血患者、老年或并发心肺功能不全的贫血患者应输红细胞，改善体内缺氧状况，纠正贫血；急性大量失血患者应及时输注红细胞及血浆，迅速恢复血容量并纠正贫血；贫血并发出血者，应根据出血的机制采取相应的止血治疗，例如，血小板过低应输注血小板，弥散性血管内凝血应纠正凝血机制障碍等。

（五）护理措施

1. 休息与活动　根据患者的贫血程度和造成贫血的基础疾病，指导患者合理安排休息与活动，减少机体的耗氧量。轻度贫血者，应注意休息，避免过度疲劳；中度贫血者，应多休息，在病情允许的情况下可以进行适当的活动，若出现心慌、气促应立即停止活动；重度贫血者多伴有贫血性心脏病，缺氧症状明显，指导吸氧，可采取半坐卧位来缓解患者的呼吸困难和缺氧状况。

2. 饮食的护理　指导患者进食高蛋白、高维生素、清淡易消化饮食，如猪肝、瘦肉、奶制品、豆类、大米、苹果、绿叶蔬菜等。巨幼细胞性贫血患者可以通过多饮茶来补充叶酸、维生素 B_{12}。但缺铁性贫血者不宜饮茶，因为饮茶不利于人体对铁剂的吸取，可以适当补充酸性食物以利于铁剂的吸取。

3. 输血的护理　遵医嘱输注压积红细胞，以减轻贫血和机体的缺氧状况。在输血前必须由两名护士认真做好核对工作，输血时注意控制输血的速度，注重患者的主诉，密切观察有无输血反应，若出现输血反应则立即停止输血，通知医生并配合医生做出相应的处理。

二、缺铁性贫血

缺铁性贫血（IDA）是指机体对铁的需求与供给失衡，导致体内贮铁耗尽，继之红细胞内铁缺乏从而引起的使血红素合成量减少而形成的一种小细胞低色素性贫血。缺铁性贫血是最常见的贫血。需铁量增加而铁摄入不足、铁吸收障碍、铁丢失过多等均可引起缺铁性贫血，患者可有乏力、易倦、头晕、感染等症状，儿童可表现为生长发育迟缓、智力低下，应积极防治。

据世界卫生组织调查，成年男性缺铁性贫血发病率为10%，女性为20%，孕妇为40%，以妇女、儿童铁缺乏和缺铁性贫血的发生率较高。

（一）病因与发病机制

1. 病因

（1）需铁量增加而铁摄入不足：多见于婴幼儿、青少年、妊娠和哺乳期妇女。婴幼儿需铁量较加，若不补充蛋类、肉类等含铁量较高的辅食，易造成缺铁。青少年偏食易导致缺铁。女性月经增多、妊娠或哺乳，需铁量增加，若不补充高铁食物，易造成缺铁性贫血。

（2）铁吸收障碍：常见于胃大部切除术后，胃酸分泌不足且食物快速进入空肠，绕过铁的主要吸收部位（十二指肠），使铁吸收减少。此外，多种原因造成的胃肠道功能紊乱，如长期不明原因的腹泻、慢性肠炎、克隆氏病等均可因铁吸收障碍而发生缺铁性贫血。

（3）铁丢失过多：慢性长期铁丢失而得不到纠正则会造成缺铁性贫血。如：慢性胃肠道失血（包括痔疮、胃十二指肠溃疡、食管裂孔疝、消化道息肉、胃肠道肿瘤、寄生虫感染、食管胃底静脉曲张破裂等）、月经量过多（宫内放置节育环、子宫肌瘤及月经失调等妇科疾病）、咯血和肺泡出血（肺含铁血黄素沉着症、肺出血-肾炎综合征、肺结核、支气管扩张、肺癌等）、血红蛋白尿（阵发性睡眠性血红蛋白尿、冷抗体型自身免疫性溶血、心脏人工瓣膜等）及其他（遗传性出血性毛细血管扩张症、慢性肾衰竭行血液透析、多次献血等）。

2. 发病机制

（1）缺铁对铁代谢的影响：当体内贮铁减少，不足以补偿功能状态的铁时，铁代谢指标发生异常：贮铁指标（铁蛋白、含铁血黄素）减低、血清铁和转铁蛋白饱和度减低、总铁结合力和未结合铁的转铁蛋白升高、组织缺铁、红细胞内缺铁。转铁蛋白受体表达于红系造血细胞膜表面，其表达量与红细胞内Hb合成所需的铁代谢密切相关，当红细胞内铁缺乏时，转铁蛋白受体脱落进入血液，成为血清可溶性转铁蛋白受体（sTfR）。

（2）缺铁对造血系统的影响：红细胞内缺铁，血红素合成障碍，大量原卟啉不能与铁结合成为血红素，以游离原卟啉（FEP）形式积累在红细胞内或与锌原子结合成为锌原卟啉（ZPP），血红蛋白生成减少，红细胞胞质少、体积小，发生小细胞低色素性贫血；严重时，粒细胞、血小板的生成也受影响。

（3）缺铁对组织细胞代谢的影响：组织缺铁，细胞中含铁酶和铁依赖酶活性降低，进而影响患者精神、行为、体力、免疫功能及患儿的生长发育和智力；缺铁可引起黏膜组织病变和外胚叶组织营养障碍。

（二）临床表现

1. 缺铁原发病表现　如妇女月经量多，消化道溃疡、肿瘤、痔疮导致的黑便、血便、腹部不适，肠道寄生虫感染导致的腹痛、大便性状改变，血管内溶血的血红蛋白尿等。

2. 贫血表现　表现为：乏力、易倦，头晕、头痛、眼花、耳鸣、心悸、气短，苍白、心率增快，食欲缺乏、恶心、腹胀、便秘或腹泻，月经不调、性功能减退，多尿、少量蛋白尿，肝脾肿大等。

3. 组织缺铁表现　表现为：精神行为异常，如烦躁、易怒、注意力不集中、异食癖；体力、耐力下降；易感染；儿童生长发育迟缓、智力低下；口腔炎、舌炎、舌乳头萎缩、口角皲裂、吞咽困难；毛发干枯、脱落；皮肤干燥、皱缩；指（趾）甲缺乏光泽、脆薄易裂，重者指（趾）甲变平，甚至凹下呈勺状（反甲）。

（三）实验室检查

1. 血常规　呈小细胞低色素性贫血。平均红细胞体积（MCV）小于80fL，平均红细胞血红蛋白含量（MCH）小于27pg，平均红细胞血红蛋白浓度（MCHC）<0.32。血片中可见红细胞体积小、中心浅染区扩大。网织红细胞计数多正常或轻度增高。白细胞和血小板计数可正常或减低。

2. 骨髓象　增生活跃或明显活跃；以红系增生为主，粒系、巨核系无明显异常；红系中以中、晚幼红细胞为主，其体积小、核染色质致密、胞质少、边缘不整齐，有血红蛋白形成不良表现。

3. 铁代谢　骨髓涂片用亚铁氰化钾（普鲁士蓝反应）染色后，在骨髓小粒中无深蓝色的含铁血黄素颗粒，在幼红细胞内铁小粒减少或消失，铁粒幼细胞少于0.15；血清铁蛋白降低（<12μg/L）；血清铁降低（<8.95μmol/L），总铁结合力升高（>64.44μmol/L），转铁蛋白饱和度降低（<15%）。sTfR浓度超过8mg/L。

4. 其他检查　主要涉及与缺铁性贫血的原因或原发病诊断的相关检查，如大便常规、尿常规、肝肾功能、凝血功能、胃镜、肠镜及妇科B超等。

（四）治疗方法

治疗原则：根除病因，补足贮铁。

1. 病因治疗　婴幼儿、青少年和妊娠妇女营养不足引起的缺铁性贫血，应改善饮食。月经过多引起的缺铁性贫血应看妇科调理月经。寄生虫感染引起的缺铁性贫血应驱虫治疗。恶性肿瘤引起的缺铁性贫血应手术或放、化疗。上消化道溃疡引起的缺铁性贫血应进行抑酸治疗等。

2. 补铁治疗　①治疗性铁剂有无机铁剂和有机铁剂两类。无机铁剂以硫酸亚铁为代表，有机铁剂则包括右旋糖酐铁、葡萄糖酸亚铁、山梨醇铁、富马酸亚铁和多糖铁复合物等。无机铁剂的副反应较有机铁剂明显。②首选口服铁剂。如：硫酸亚铁0.3g，3次/天；或右旋糖酐铁50mg，2~3次/天。餐后服用，胃肠道反应小且易耐受。进食谷类、乳类和茶，抑制铁剂吸收，鱼、肉类、维生素C可加强铁剂吸收。口服铁剂有效的表现先是外周血网织红细胞增多，高峰出现在开始服药后5~10天，2周后血红蛋白浓度上升，一般2个月左右恢复正常。铁剂治疗应在血红蛋白恢复正常后持续4~6个月，待贮铁指标正常后停药。③若口服铁剂不能耐受或胃肠道正常解剖部位发生改变而影响铁的吸收，可用铁剂肌内注射。右旋糖酐铁是最常用的注射铁剂，首次给药须用 0.5ml 作为试验剂量，若 1 小时后无过敏反应，可给足量治疗，第一天给 50mg，以后每天或隔天给 100mg，直至总需量。注射用铁的总需量按公式计算：（需达到的血红蛋白浓度−患者的血红蛋白浓度）×0.33×患者体重（kg）。

（五）护理措施

1. 病情观察　观察患者原发病及贫血的症状和体征，生命体征的变化，了解红细胞计数、血红蛋白浓度和网织红细胞，铁代谢的指标变化等。

2. 饮食护理　导致铁摄入不足的主要原因是不良的饮食习惯，如偏食、挑食等，因此，应指导患者养成良好的饮食习惯，避免挑食、偏食，定时、定量，细嚼慢咽，减少进食刺激性强的食物。鼓励患者多吃含铁丰富且易吸收的食物，如动物肉类、肝脏、血，以及蛋黄、海带、菠菜、豆制品和富含维生素 C 的食物等，尽可能避免同时进食或饮用可减少食物中铁吸收的食物或饮料，如浓茶、咖啡、牛奶等。

3. 用药护理　①口服铁剂的护理：口服铁剂常见的不良反应有恶心、呕吐、胃部不适和黑便等胃肠道反应，因此为预防和减轻不良反应，可以指导患者餐后或者餐中服用。为保证铁剂能够有效吸收，应避免与牛奶、茶、咖啡和抗酸药（碳酸钙和硫酸镁）同时服用，可以服用维生素 C、乳酸或稀盐酸等酸性药物或食物。口服液体铁剂时需使用吸管，避免牙齿染黑，服用铁剂期间粪便会变成黑色，因此须向患者做好解释工作。强调要按剂量、疗程服药，定期复查，以保证治疗能够有效地进行。②注射铁剂的护理：注射铁剂的不良反应主要有注射部位疼痛、形成硬结，皮肤发黑和过敏反应。为避免不良反应，可以采取以下的措施：首次用药需用 0.5ml 的试验剂量进行深部肌内注射，同时备用肾上腺素，做好急救的准备，若 1 小时后无过敏反应，即可按医嘱给予常规剂量治疗。抽取药液后，更换注射器针头，注射铁剂时，应采用 "Z" 形注射法或留空气注射法，行深部肌内注射，并经常更换部位，可以有效地减少或避免局部疼痛和硬结的形成。

4. 心理护理　向患者讲解缺铁性贫血的病因、临床表现、相关的治疗与护理等，提高患者及其家属对疾病的认识，耐心解释缺铁性贫血是可以治愈的，且治愈后对身体无不良影响，神经精神症状是暂时的，在积极治疗消除病因后，不良症状均会消失，安慰患者，解除其心理压力。

5. 健康指导　提倡均衡饮食，荤素结合，保证足够的热量、蛋白质、维生素和铁的摄入。家庭烹饪时，可以使用铁制器皿，从中也可以得到一定量的无机铁。积极防治原发病，如慢性胃炎、消化性溃疡、长期腹泻、痔疮或月经量过多等。学会自我监测病情，例如，在静息状态下呼吸与心跳频率的变化，能否平卧，有无水肿、尿量减少等，若自觉症状加重，应及时就医。

三、巨幼细胞性贫血

巨幼细胞性贫血（MA）是指由于叶酸和（或）维生素 B_{12} 缺乏或某些影响核苷酸代谢药物的作用，导致细胞核脱氧核苷酸（DNA）合成障碍所引起的贫血。在我国，叶酸缺乏者多见于陕西、山西、河南等地进食新鲜蔬菜、肉类较少的人群。而在欧美，维生素 B_{12} 缺乏或有内因子抗体者多见。

（一）病因和发病机制

1. 叶酸缺乏的原因

（1）摄入减少：主要原因是食物加工不当，如烹调时间过长或温度过高，破坏大量叶酸；其次是偏食，缺少富含叶酸的蔬菜、肉蛋类食物。

（2）需要量增加：婴幼儿、青少年、妊娠和哺乳妇女需要量增加而未及时补充；甲状腺功能亢进症、慢性感染、肿瘤等消耗性疾病患者，叶酸的需要量也增加。

（3）吸收障碍：腹泻、小肠炎症、肿瘤和手术及某些药物（抗癫痫药物、柳氮磺吡啶）、乙醇等均会影响叶酸的吸收。

（4）利用障碍：抗核苷酸合成药物如甲氨蝶呤、甲氧苄啶、氨苯蝶啶、氨基蝶呤和乙胺嘧啶等均可干扰叶酸的利用；一些先天性酶缺陷（甲基 FH4 转移酶、N，N-甲烯基 FH4 还原酶、FH2 还原酶和亚氨甲基转移酶）可影响叶酸的利用。

2. 维生素 B_{12} 缺乏的原因

（1）摄如若减少：完全素食者因维生素 B_{12} 摄入减少导致维生素 B_{12} 缺乏。

（2）吸收障碍：这是维生素 B_{12} 缺乏最常见的原因，可见于：①内因子缺乏，如恶性贫血、胃切除、胃黏膜萎缩等。②胃酸和胃蛋白酶缺乏。③胰蛋白酶缺乏。④肠道疾病。⑤先天性内因子缺乏或维生素 B_{12} 吸收障碍。⑥药物（对氨基水杨酸、新霉素、二甲双胍、秋水仙碱和苯乙双胍等）影响。⑦肠道寄生虫（如阔节裂头绦虫病）或细菌大量繁殖可消耗维生素 B_{12}。⑧利用障碍，如先天性 TC Ⅱ 缺乏引起维生素 B_{12} 输送障碍。⑨麻醉药氧化亚氮可将钴胺氧化而抑制甲硫氨酸合成酶。

（二）临床表现

1. 血液系统表现　起病缓慢，常有面色苍白、乏力、耐力下降、头昏、心悸等贫血症状。重者全血细胞减少，反复感染和出血。少数患者可出现轻度黄疸。

2. 消化系统表现　口腔黏膜、舌乳头萎缩，舌面呈"牛肉样舌"，可伴舌痛。胃肠道黏膜萎缩可引起食欲缺乏、恶心、腹胀、腹泻或便秘。

3. 神经系统表现和精神症状　因脊髓侧束和后束有亚急性联合变性，可出现对称性远端肢体麻木，深感觉障碍如振动感和运动感消失；共济失调或步态不稳；锥体束征阳性、肌张力增加、腱反射亢进。患者味觉、嗅觉降低，视力下降，出现黑蒙征；重者可有大小便失禁。叶酸缺乏者有易怒、妄想等精神症状。维生素 B_{12} 缺乏者有抑郁、失眠、记忆力下降、谵妄、幻觉、妄想，甚至精神错乱、人格变态等。

（三）实验室检查

1. 血常规　呈大细胞性贫血，MCV、MCH 均增高，MCHC 正常。网织红细胞计数可正常。严重者全血细胞减少。血片中可见红细胞大小不等、中央淡染区消失，有大椭圆形红细胞、点彩红细胞等；中性粒细胞核分叶过多（5 叶核占 5% 以上或出现 6 叶以上的细胞核），亦可见巨杆状核粒细胞。

2. 骨髓象　骨髓增生活跃，骨髓铁染色常增多，红系增生显著，胞体大，核大，核染色质疏松细致，胞质较胞核成熟，呈"核幼质老"。粒系可见巨中、晚幼粒细胞，巨杆状核粒细胞，成熟粒细胞分叶过多；巨核细胞体积增大，分叶过多。

3. 血清维生素 B_{12}、叶酸及红细胞叶酸含量测定　血清维生素 B_{12}、叶酸及红细胞叶酸含量为诊断叶酸及维生素 B_{12} 缺乏的重要指标。红细胞叶酸浓度小于 227nmol/L（100ng/ml），血清叶酸浓度小于 6.8nmol/L（3ng/ml），血清维生素 B_{12} 浓度小于 74pmol/L（100ng/ml）可诊断为贫血。

4. 其他　如胃液分析、内因子抗体测定、维生素 B_{12} 吸收试验等，对恶性贫血的临床诊断有参考价值。

（四）治疗方法

1. 原发病的治疗　有原发病（如胃肠道疾病、自身免疫病等）的巨幼细胞性贫血，应积极治疗原发病；用药后继发的巨幼细胞性贫血，应酌情停药。

2. 补充缺乏的营养物质　①叶酸缺乏者口服叶酸，每次 5~10mg，2~3 次/天，直至贫血表现完全消失。若无原发病，不需维持治疗；如同时有维生素 B_{12} 缺乏，则需同时注射维生素 B_{12}，否则可加重神经系统损伤。②维生素 B_{12} 缺乏者肌内注射维生素 B_{12}，每次 500μg，2 次/周；无维生素 B_{12} 吸收障碍者可口服维生素 B_{12} 片剂 500μg，1 次/天；若有神经系统表现，治疗维持半年到 1 年；恶性贫血患者，治疗维持终身。

（五）护理措施

1. 饮食的护理　改变不良的饮食习惯，避免挑食，长期素食，多进食富含叶酸和维生素 B_{12} 的食物，如水果、蔬菜、谷类、动物肉类、肝及禽蛋等，婴幼儿和妊娠妇女根据需要量及时补充。为了避免食物中叶酸的破坏，在烹饪时不宜温度过高或者时间过长。对于食欲降低或吸收不良的患者可以指导其少吃多餐、细嚼慢咽，以及进食清淡易消化的饮食。

2. 用药的护理　根据医嘱正确用药，并注意观察药物疗效及不良反应，肌内注射维生素 B_{12} 偶有过敏反应，甚至休克，需密切观察并及时处理。在治疗过程中，要特别关注老年患者、心血管疾病患者、进食过少者，需密切观察血钾的含量，血钾低于下限时，需及时补充。同时还应观察患者用药后的自觉症状和外周血常规的变化。

3. 健康指导　向患者讲解巨幼细胞性贫血的病因、临床表现、对机体的危害性、相关检查的目的，提高患者及其家属对疾病的认识，从而减轻心理负担，积极主动地参与疾病的治疗。当患者四肢麻木无力、出现末梢神经炎时，应注意保暖，活动、行走时需有人陪伴，预防跌倒，避免受伤。婴幼儿要及时添加辅食，孕妇和处于发育期的青少年要多进食富含叶酸的蔬菜、水果和富含维生素 B_{12} 的动物性食物。指导患者学会自我监测，如皮肤黏膜情况和神经精神症状，贫血症状明显时要注意卧床休息，保证充足的睡眠。同时要注意口腔和皮肤的清洁。

四、再生障碍性贫血

再生障碍性贫血（AA，简称再障）是一种骨髓造血功能衰竭症，主要表现为骨髓造血功能低下、全血细胞减少和贫血、出血、感染综合征。临床上骨髓穿刺及骨髓活检等检查用于确诊再障。再障罕有自愈者，一旦确诊，应积极治疗。再障年发病率在欧美为（4.7~13.7）/10^6，日本为（14.7~24.0）/10^6，我国为 7.4/10^6，总体来说亚洲的发病率高于欧美；发病年龄呈现 10~25 岁及大于 60 岁两个发病高峰，没有明显的男女性别差异。

（一）病因和发病机制

1. 病因

（1）药物及化学物质：药物及化学物质为再障最常见的致病因素。已知具有高度危险性的药物有抗癌药、抗癫痫药、氯霉素、磺胺药、保泰松、阿司匹林、异烟肼等，其中以氯霉素最多见，但近年来随着氯霉素应用的减少，其在再障发病中的意义已不突出，氯霉素是否引发再障与剂量和疗程无关，而与个体的敏感性有关，后果较为严重，此种情况还见于应用磺胺类药及接触杀虫剂。化学物质以苯及其衍生物最常见，如油漆、塑料、杀虫剂等，这类化学物品的致病作用与剂量有关，只要接受了足够的剂量，任何人都有发病的危险。长期与苯及其衍生物接触者，比一次性大剂量接触的危险性更大。

（2）物理因素：如长期接触电离辐射，如 X 射线、γ 射线及其他放射性物质。

（3）病毒感染：风疹病毒、EB 病毒、流感病毒和肝炎病毒均可引起再障。其中病毒性肝炎与再障的关系较为明确，主要与丙型肝炎有关，其次是乙型肝炎，临床上又称为病毒性肝炎相关性再障，预后较差。

（4）其他因素：少数阵发性睡眠性血红蛋白尿、系统性红斑狼疮、慢性肾衰竭等疾病可演变成再障。

2. 发病机制 传统学说认为，在一定遗传背景下，再障作为一组异质性"综合征"可能通过三种机制发病：原、继发性造血干/祖细胞（"种子"）缺陷、造血微环境（"土壤"）及免疫（"虫子"）异常。目前认为 T 淋巴细胞功能亢进在原发性获得性再障发病机制中占重要地位，再障是 T 淋巴细胞介导的以造血系统为靶器官的自身免疫性疾病。

（二）临床表现

再障的临床表现与全血细胞减少有关，主要为进行性贫血、出血、感染，但多无肝、脾、淋巴结肿大。见表9-5。

表 9-5　重型再障和非重型再障的临床表现

分类	重型再障（SAA）	非重型再障（NSAA）
起病与进展	起病急，进展快	起病缓慢、进展慢
首发症状	感染，出血	贫血为主，偶有出血
感染的严重程度	重	轻
感染的表现	多有急性发热，难有效控制	高热少见且易控制
败血症	常见，主要死因之一	少见
感染的部位	依次为呼吸道、消化道、泌尿生殖道和皮肤黏膜	上呼吸道、口腔、牙龈
主要致病菌	G⁻杆菌、金黄色葡萄球菌、真菌	G⁻杆菌及各类球菌
出血的严重程度	重、不易控制	轻、易控制
出血的部位	早期皮肤黏膜可见出血，严重时颅内出血而致死	皮肤黏膜为主，内脏出血少见，极个别可出现颅内出血
贫血的严重程度	重，多呈进行性加重	轻，慢性过程
贫血的表现	症状明显，易发生心力衰竭	轻，少有心力衰竭发生
病程与预后	病程短，预后差，多于1年内死亡	病程长，预后较好，少数死亡

（三）实验室检查

1. 血常规　SAA 呈重度全血细胞减少，网织红细胞绝对值低于正常，其中网织红细胞小于 1.0%，绝对值小于 $15×10^9/L$，中性粒细胞小于 $0.5×10^9/L$，白细胞计数小于 $2×10^9/L$，血小板计数小于 $20×10^9/L$。NSAA 也呈全血细胞减少，但是较 SAA 好。

2. 骨髓象　骨髓象为确诊再障的主要依据，骨髓涂片可见较多脂肪滴。SAA 骨髓增生低下或极度低下，粒细胞、红细胞和巨核细胞明显减少，淋巴细胞和非造血细胞比例明显增高。NSAA 骨髓细胞增生降低，粒细胞、红细胞和巨核细胞减少，淋巴细胞相对增多。

（四）治疗方法

1. 控制感染　因感染造成高热的患者，应多次进行血液、尿液、大便的细菌培养和药敏试验，并根据检验结果给予相应的抗生素。对于重症患者，为控制病情、防止感染加重，多主张早期、足量、联合用药。若发生真菌感染可以同时给予抗真菌治疗。

2. 纠正贫血　当患者血红蛋白低于 60g/L 时可遵医嘱给予输血治疗，并指导吸氧，改善患者的缺氧状况。

3. 控制出血　可根据患者的情况选用不同的止血方法和止血药物，如女性月经过多可以肌内注射丙酸睾酮。当患者血小板计数小于 $20×10^9/L$，和（或）出现全身紫癜、出血点、内脏出血、颅内出血等，指导其输注血小板。若效果不佳可以改输与 HLA 配型相配的血小板。

4. 免疫抑制治疗　抗胸腺细胞免疫球蛋白/抗淋巴细胞免疫球蛋白（ATG/ALG）具有抑制 T 淋巴细胞或非特异性自身免疫反应的作用，主要用于 SAA 的治疗。ATG（兔）3～5mg/（kg·d），连用 5 天；ALG（马）10～15mg/（kg·d），连用 5 天，用药前需要做过敏试验，在用药过程中可以使用糖皮质激素以防止过敏反应的发生，静脉滴注 ATG 需维持 12～16 小时。环孢素（CsA）适用于任何类型的再障，剂量为 6mg/（kg·d），疗程一般在 1 年以上，使用时应根据患者的具体情况，调整剂量和疗程。

5. 雄激素类药物　雄激素类药物为目前治疗再障的首选药物，适用于全部再障。常见的雄激素类药物有：①丙酸睾酮 100mg 肌内注射，每天或隔天使用 1 次。②达那唑，0.2g/d，3 次/天。③十一酸睾酮（安特尔），每天 40～120mg，3 次/天。疗程与剂量根据患者的效果和不良反应调整。

6. 造血细胞因子　造血细胞因子主要用于 SAA，一般在免疫抑制治疗后使用。常用的药物包括粒细胞集落刺激因子、促红细胞生成素和白细胞介素-3 等。

7. 造血干细胞移植　对于 40 岁以下、无感染及其他并发症、有合适供体的 SAA 患者，可考虑造血干细胞移植。

（五）护理措施

1. 病情监测　密切观察患者的体温变化，若出现发热，应及时报告医生，准确、及时地给予抗生素治疗，并配合医生做好血液、痰液、尿液及大便等标本的采集工作。

2. 预防感染　定时开窗通风，保持病房内空气新鲜，注意保暖，防止受凉感冒，限制人员探视，避免到人群密集的地方。由于高热状态下唾液分泌较少及长期使用抗生素等，易造成细菌在口腔内滋长，因此必须注意口腔清洁，饭前、饭后、睡前、晨起时漱口。保持皮肤清洁干燥，勤换衣裤，勤剪指甲，避免造成皮肤黏膜的损伤，睡前使用 1∶5 000 的高锰酸钾溶液坐浴，每次 15~20 分钟，保持大便的通畅，避免用力排便，咳嗽，女性患者同时要注意会阴部的清洁。

3. 饮食的护理　鼓励患者进食高热量、高蛋白、富含维生素的清淡易消化食物，必要时遵医嘱静脉补充营养，对于发热的患者应鼓励多饮水。

4. 用药护理　丙酸睾酮为油剂，不易吸收，局部注射时可形成硬块，因此注射时采取深部、缓慢、分层肌内注射，并且要更换注射部位。长期应用雄激素类药物可对肝脏造成损害，用药期间应定期检查肝功能。ATG/ALG 治疗过程中可能会出现过敏反应，因此，在用药过程中应注意观察患者的病情变化，若出现不良反应及时通知医生，配合医生进行相应的处理。定期检查血常规，了解血常规变化，必要时遵医嘱给予刺激因子。当患者输血时，要认真核对，密切观察患者有无不良反应，如出现过敏反应应立即停止输血，通知医生后给予相应的处理。

5. 心理护理　再障患者常会出现一系列的负面情绪，注意观察患者的情绪及行为，注重患者的主诉，给予相应的心理疏导。向患者及家属解释雄激素类药物应用的目的、不良反应，说明待病情好转后，随着药物剂量的减少，不良反应会逐渐消失，鼓励患者与亲友、病友多交谈，保持心情愉悦，减少孤独感，增强信心，积极配合治疗。

6. 健康指导　指导患者保证充足的睡眠和休息，学会自我监测，是否出现如头晕、心慌、气促，皮肤黏膜有无出血，有无便血、血尿等，若出现上述症状或者呈进行性加重，应及时告知医生及护士。若血小板过低时应绝对卧床休息，预防跌倒，防止出血。

五、溶血性贫血

溶血性贫血（HA）是指红细胞寿命缩短，破坏加速，而骨髓造血功能代偿不足时发生的一类贫血。骨髓有相当于正常造血能力 6~8 倍的代偿潜力，当红细胞破坏增加而骨髓造血功能足以代偿时，可以不出现贫血，称为溶血性疾病。

（一）病因和发病机制

1. 病因

（1）红细胞自身异常所致的溶血性贫血

①红细胞膜异常：遗传性红细胞膜缺陷，如遗传性球形细胞增多症、遗传性椭圆形细胞增多症、遗传性棘形细胞增多症、遗传性口形细胞增多症等。获得性血细胞膜糖基磷脂酰肌醇（GPI）锚连膜蛋白异常，如阵发性睡眠性血红蛋白尿（PNH）。

②遗传性红细胞酶缺乏：戊糖磷酸途径酶缺陷，如葡萄糖-6-磷酸脱氢酶（G-6-PD）缺乏症等。无氧糖酵解途径酶缺陷，如丙酮酸激酶缺乏症等。

③遗传性珠蛋白生成障碍：珠蛋白肽链结构异常不稳定血红蛋白病，血红蛋白病 S、D、E 等。珠蛋白肽链数量异常地中海贫血。

④血红素异常：先天性红细胞卟啉代谢异常，如红细胞生成性血卟啉病，根据生成的卟啉种类，又分为原卟啉型、尿卟啉型和粪卟啉型。铅中毒影响血红素合成可发生溶血。

（2）红细胞外部异常所致的溶血性贫血

①免疫性溶血性贫血：自身免疫性溶血性贫血，温抗体型或冷抗体型（冷凝集素型、D-L抗体型），原发性或继发性（如 SLE、病毒或药物等）。同种免疫性溶血性贫血，如血型不符的输血反应、新生儿溶血性贫血等。

②血管性溶血性贫血：①微血管病性溶血性贫血，如血栓性血小板减少性紫癜、溶血尿毒症综合征（TTPlHUS）、弥散性血管内凝血（DIC）、败血症等。②瓣膜病如钙化性主动脉瓣狭窄及人工心瓣膜、血管炎等。③血管壁受到反复挤压，如行军性血红蛋白尿。

③生物因素：如蛇毒、疟疾、黑热病等。

④理化因素：如大面积烧伤、血浆中渗透压改变和化学因素（如苯肼、亚硝酸盐类等中毒），可因引起获得性高铁血红蛋白血症而溶血。

2. 发病机制

（1）红细胞破坏、血红蛋白降解

①血管内溶血：血型不合输血、输注低渗溶液或阵发性睡眠性血红蛋白尿时，溶血主要在血管内发生。受损的红细胞发生溶血，释放游离血红蛋白形成血红蛋白血症。血红蛋白有时可引起肾小管阻塞、细胞坏死。游离血红蛋白能与血液中的结合珠蛋白相结合。结合体分子质量大，不能通过肾小球排出，而是由肝细胞从血中清除。未被结合的游离血红蛋白能够从肾小球滤出，形成血红蛋白尿排出体外。部分血红蛋白在近端肾小管被重吸收，在近曲小管上皮细胞内分解为卟啉、铁及珠蛋白。反复血管内溶血时，铁以铁蛋白或含铁血黄素的形式沉积在上皮细胞内。如近曲小管上皮细胞脱落随尿排出，即形成含铁血黄素尿。

②血管外溶血：见于遗传性球形细胞增多症和温抗体型自身免疫性溶血性贫血等，起病缓慢。受损红细胞主要在脾脏由单核-吞噬细胞系统吞噬消化，释出的血红蛋白分解为珠蛋白和血红素。珠蛋白被进一步分解利用，血红素则分解为铁和卟啉。铁可再利用，卟啉则分解为游离胆红素，后者经肝细胞摄取，与葡萄糖醛酸结合形成结合胆红素从胆汁中排出。胆汁中结合胆红素经肠道细菌作用，被还原为粪胆原，大部分随粪便排出。少量粪胆原又被肠道重吸收进入血循环，重吸收的粪胆原多再次通过肝细胞重新随胆汁排泄到肠腔中去，形成"粪胆原的肠肝循环"，小部分粪胆原通过肾随尿排出，称为尿胆原。巨幼细胞性贫血、骨髓增生异常综合征等因造血有缺陷，幼红细胞在成熟前已在骨髓内破坏，称为无效性红细胞生成或原位溶血，可伴有溶血性黄疸，是一种特殊的血管外溶血。

（2）红系代偿性增生：循环红细胞减少，可引起骨髓红系代偿性增生。此时外周血网织红细胞比例增加。血涂片检查可见有核红细胞，在严重溶血时尚可见到幼粒细胞。骨髓涂片检查显示骨髓增生，红系比例增高，以中幼和晚幼红细胞为主，粒红比例可以倒置。

（3）红细胞具有缺陷或寿命缩短：可通过针对各类溶血性贫血发病机制的实验室检查来发现红细胞的缺陷。红细胞的寿命可以用放射性核素 Cr 标记红细胞的方法进行测定。

（二）临床表现

急性溶血性贫血短期内在血管内大量溶血。起病急骤，临床表现为严重的腰背及四肢酸痛，伴头痛、呕吐、寒战，随后出现高热、面色苍白、血红蛋白尿和黄疸。严重者出现周围循环衰竭和急性肾衰竭。

慢性溶血性贫血临床表现有贫血、黄疸、脾肿大。长期高胆红素血症可并发胆石症和肝功能损害。慢性重度溶血性贫血时，长骨部分的黄髓可以变成红髓。儿童时期骨髓都是红髓，严重溶血时骨髓腔可以扩大，X 线摄片示骨皮质变薄，骨骼变形。髓外造血可致肝、脾肿大。

（三）实验室检查

1. 血常规 红细胞计数和血红蛋白有不同程度的下降；网织红细胞比例明显增加，甚至可见有核红细胞。

2. 尿液检查 急性溶血的尿液颜色加深；可呈浓茶色或酱油色；尿胆原呈强阳性而尿胆素呈阴性，这是溶血性贫血的特殊表现；血管内溶血的隐血试验可为阳性，甚至是强阳性，但无镜下或肉眼血尿。

3. 血清胆红素测定 总胆红素水平增高，游离胆红素含量增高，结合胆红素/总胆红素小于 20%。

4. 骨髓象 骨髓增生活跃或极度活跃，以红系增生为主，可见大量幼稚红细胞，以中幼或晚幼细胞为主，形态多正常。

（四）治疗方法

1. 病因治疗 去除病因和诱因极为重要。如冷抗体型自身免疫性溶血性贫血应注意防寒保暖；蚕豆病患者应避免食用蚕豆和具氧化性质的药物；药物引起的溶血，应立即停药；感染引起的溶血，应给予积极抗感染治疗；继发于其他疾病者，要积极治疗原发病。

2. 糖皮质激素和其他免疫抑制剂 如自身免疫性溶血性贫血、新生儿同种免疫溶血病、阵发性睡眠性血红蛋白尿等，给予每日泼尼松 1mg/kg，每日清晨顿服，或氢化可的松每日 200~300mg，静脉滴注；如自身免疫性溶血性贫血可用环磷酰胺、硫唑嘌呤或达那唑等。

3. 脾切除术 脾切除术适应证：①遗传性球形红细胞增多症经脾切除术有良好疗效。②自身免疫性溶血性贫血应用糖皮质激素治疗无效时，可考虑脾切除术。③地中海贫血伴脾功能亢进者可做脾切除术。④其他溶血性贫血，如丙酮酸激酶缺乏、不稳定血红蛋白病等，亦可考虑做脾切除术，但效果不肯定。

4. 输血 贫血明显时，输血是主要疗法之一。但在某些溶血情况下，也具有一定的危险性，例如，给自身免疫性溶血性贫血患者输血可发生溶血反应，给阵发性睡眠性血红蛋白尿患者输血也可诱发溶血，大量输血还可抑制骨髓自身的造血功能，所以应尽量少输血。有输血必要者，最好输红细胞或用生理盐水洗涤三次后的红细胞。一般情况下，若能控制溶血，可借自身造血功能纠正贫血。

5. 其他 并发叶酸缺乏者，口服叶酸制剂；因长期血红蛋白尿而有缺铁表现者应补铁。但对 PNH 患者补充铁剂时应谨慎，因铁剂可诱使 PNH 患者发生急性溶血。

（五）护理措施

1. 病情监测 密切观察患者的生命体征、神智、自觉症状的变化，注意贫血、黄疸有无加重，尿量、尿色有无改变，记录 24 小时出入量。及时了解各项检查结果，一旦出现尿少甚至无尿，要及时通知医生，并配合医生进行相应的处理。

2. 饮食护理 避免进食一切可能加重溶血的食物或药物，不宜吃酸性食物，宜吃碱性食物，如豆腐、海带、奶类及各种蔬菜、水果等，鼓励患者多喝水，勤排尿，促进溶血后所产生的毒性物质排泄，同时也有助于减轻药物引起的不良反应。

3. 用药护理 遵医嘱正确用药，注意观察及预防药物的不良反应，如应用糖皮质激素应注意预防感染；应用环孢素应定期检查肝、肾功能等。

4. 输血的护理 输血前，由两名护士认真核对患者的床号、姓名、住院号、血型、交叉配血结果、有效期、血袋号、血量、血液种类。输血时，必须严格执行操作规程，密切观察病情，及时发现各种不良反应，并协助医生处理。

5. 健康指导 向患者及家属介绍疾病的相关知识，使患者增强预防意识，避免加重溶血的发作；加强输血管理，预防输异型血而导致溶血的发生；避免接触或服用可以引发溶血的化学物质和药物；阵发性睡眠性血红蛋白尿患者禁食酸性食物和药物，如维生素 C、阿司匹林、磺胺等。鼓励患者进行体育锻炼，增强体质和抗病能力，保证充足的休息和睡眠。溶血发作期间应卧床休息，注意保暖，多饮水，进食高蛋白、高维生素食物。

（王一鸣）

第六节 白细胞减少症

一、概述

白细胞减少症是由于各种病因引起的外周血白细胞绝对计数持续低于 $4.0 \times 10^9/L$ 的一组综合征。中性粒细胞是白细胞的主要成分，因此中性粒细胞减少常常导致白细胞减少。外周血中性粒细胞绝对值低于 $1.5 \times 10^9/L$，高于 $0.5 \times 10^9/L$ 称为中性粒细胞减少症；外周血中性粒细胞绝对值低于 $0.5 \times 10^9/L$ 或完全缺乏称为中性粒细胞缺乏症。

（一）病因和发病机制

粒细胞减少的原因可有家族性、遗传性、获得性等，其中获得性占大多数。药物、感染、毒素、放射线等都可使粒细胞减少，其中药物引起者最常见。中性粒细胞减少的机制复杂，可以是单一因素，但更多的是多因素综合作用导致的。根据病因和发病机制大致分为：粒细胞生成障碍、粒细胞破坏或消耗过多、粒细胞分布紊乱、粒细胞释放障碍。

1. 粒细胞生成障碍 化学毒物（如苯）、电离辐射（如化疗）、细胞毒类药物（如抗肿瘤药等）可直接损伤造血干细胞或者干扰粒细胞生长周期。

2. 粒细胞破坏或消耗过多

（1）与免疫有关的疾病：自身免疫性粒细胞减少症，药物所致的免疫性粒细胞减少症，新生儿同种免疫性粒细胞减少症（由于胎儿的白细胞进入母亲血液中，刺激母体产生抗婴儿白细胞抗体引起）。

（2）其他疾病：恶性组织细胞病时大量白细胞被吞噬，脾功能亢进时大量粒细胞被脾脏滞留，某些细菌、病毒感染及严重的败血症均可使粒细胞减少。血液透析时可导致暂时性粒细胞减少，可能与赛璐芬激活补体系统，使肝内白细胞滞留有关。

3. 粒细胞分布紊乱 大量粒细胞转移至边缘池，而循环池的粒细胞减少，但粒细胞总数并不减少，称为转移性或假性粒细胞减少症。多数原因不明，少数见于异体蛋白反应、内毒素血症、过敏、溶血等。

4. 粒细胞释放障碍 此类型十分少见，见于惰性白细胞减少症，粒细胞不能从骨髓向血中释放。

（二）临床表现

粒细胞减少症的临床症状的轻重因粒细胞减少的严重程度、时间长短、发病原因不同而异。

1. 粒细胞轻度减少 临床上不出现特殊症状，仅稍感无力、疲乏，易被忽略，少数患者可无症状或检查血常规时才被发现，多表现为原发病症状。常见于慢性原因不明性白细胞减少症。

2. 粒细胞中度或重度减少　起病急骤，前期症状不明显。患者常因白细胞减少而导致继发性感染。开始发作时即可出现高热、畏寒、出汗，严重的有头痛、恶心、困倦、关节及四肢酸痛，同时可伴有颈部及颌下淋巴结肿大。患者常常具有特征性的黏膜坏死改变，以扁桃体及口腔部位多见，也可见于鼻腔、肛门、直肠及阴道等处，患者感染常见于呼吸道及消化道，感染多伴发热，应予以注意，一般患者出现畏寒、发热时即有白细胞减少，中性粒细胞已明显减少或消失，随后患者可并发严重的感染且感染迅速蔓延，如不及时处理，将很快死亡。严重败血症时，肝常肿大或肝脾同时肿大，甚至出现黄疸。

二、护理

（一）护理要点

1. 心理护理　因为中性粒细胞缺乏，患者抵抗力低下，常常出现高热及口腔、肺部、肠道、肛周等部位的感染，部分患者入住层流病房实行保护性隔离，患者的生活自理能力下降，容易有恐惧、紧张及绝望心理。护士应评估患者及家属对于疾病的了解程度，家庭应对能力，家庭经济状况等，关心体贴患者，做好患者的生活护理及基础护理，耐心听取患者的主诉，及时与医生沟通合作，鼓励患者与家人之间的通信及电话联系，使患者获得家庭、社会及心理多方面的支持。

2. 保护性隔离　患者应入住层流病房或单人病房，若无条件，可保证室内空气新鲜，每日定时消毒，谢绝探视，预防交叉感染。层流病房的一切物品必须无菌，患者需要进食无菌饮食，医务人员进入层流病房必须做好消毒准备。患者每天用 1：2 000 氯己定漱口及口服肠道不吸收的抗菌药物来抑制内源性细菌感染，空气每日消毒 2 次，每次 1 小时，病房家具每日用含氯消毒水擦拭 2 次，地面每日用消毒水擦拭 2 次。加强患者口腔、皮肤及肛周的护理，协助医生做血液、尿液、大便、咽部和伤口分泌物培养。

3. 感染的预防与控制　协助患者每餐后和睡前用漱口水漱口，严重者可进行口腔擦洗，预防口腔真菌感染，可用 4% 碳酸氢钠漱口；肛周每晚用 1：1 000 碘附坐浴，排便后及时用 1：1 000 碘附坐浴，女患者经期每天冲洗会阴部；每日用呋麻滴鼻液滴鼻 3 次，用利福平滴眼液和环丙沙星滴眼液滴眼 4 次。护士治疗时应严格执行无菌操作，严格消毒。当患者发生局部或全身感染时，遵医嘱给予广谱抗生素治疗，注意抗真菌治疗，做好细菌培养和血培养。注意密切观察病情变化，尤其是观察患者体温的变化，每 4~6 小时测量一次，如发热及时通知医生并给予降温处理。还应观察患者口腔、咽喉部、肺部、肠道及肛周情况，注意败血症的发生。

4. 发热的护理

（1）休息：嘱患者卧床休息，减少机体能量的消耗。维持室温在 20℃~24℃ 以利散热，若有寒战应给予保暖。

（2）补充水分和营养：指导患者多喝水，每天至少 2 000ml，防止出汗多引起脱水及血压下降。及时补充液体及营养，鼓励患者进食高热量、高蛋白、高维生素的软食，必要时遵医嘱静脉补液，维持水和电解质的平衡。

（3）降温护理：高热患者可给予物理降温或遵医嘱给予药物降温，注意避免使用可引起粒细胞减少的药物如氨基比林、吲哚美辛等，降温阶段出汗多，应及时擦干皮肤，更换衣物防止受凉，保持床单位清洁干燥。同时注意观察患者降温后的反应，避免发生虚脱。

5. 用药护理

（1）应用升粒细胞药物的护理：常用的有 G-CSF 和 GM-CSF，在使用粒细胞刺激因子后患者可出现肌肉酸痛、发热、乏力等症状，应向患者解释这些症状为药物的不良反应，一般停药后即消失。如果肌肉酸痛不能耐受，可以遵医嘱给予镇痛剂；发热患者按发热护理常规护理；乏力患者嘱其卧床休息。在使用升粒细胞药物期间注意每日监测血常规的变化。

（2）应用抗生素的护理：遵医嘱使用抗生素，给药剂量和时间要准确，以确保有效的血药浓度，并注意观察用药后的效果。

（二）健康指导

1. 向患者及家属介绍本病的病因、临床表现、治疗方法及不良反应，并说明患者的抵抗力非常低下，容易发生严重感染，反复强调保护性隔离治疗的重要性，指导患者及家属与医护人员合作，克服治疗中的不良反应。

2. 教会患者预防感染的各种方法和措施，使患者能配合实行，教会患者和家属进行消毒隔离的基本方法。

3. 加强营养，保证充足休息，保持心情愉快，提高抵抗力，保持个人卫生，少去公共场所，防止交叉感染。

4. 告知患者以后要预防诱因的发生，要避免使用可引起白细胞减少的药物，如氨基比林、吲哚美辛等。

（王一鸣）

第七节　白细胞增多症

一、概述

白细胞增多指的是外周血中白细胞的总数或某一类型白细胞的绝对数超过正常范围。白细胞由粒细胞、淋巴细胞、单核细胞等组成。其主要功能是对抗外来的感染，起到防御作用。正常情况下骨髓中的粒细胞和外周血中的粒细胞保持动态平衡状态。但是当人体出现急性或慢性感染、创伤、中毒或肿瘤等状况时，骨髓中的粒细胞的释放会增多，从而使外周血中白细胞增加。此外，机体发生免疫、过敏反应、髓外造血时都可以引起白细胞增多。

正常成人的白细胞总数为（4.0~10.0）×10^9/L，在这个值的上下波动 0.5×10^9/L，也可以考虑为大致正常的变化。因为白细胞的变化和人个体差异有一定的关系。儿童白细胞的正常值为（5.0~12.0）×10^9/L，新生儿正常的白细胞数值为（15.0~20.0）×10^9/L，随着年龄的生长，儿童体内的白细胞水平逐渐接近成人。

通常将白细胞分为五种类型，使用仪器或人工方法对这五类细胞分别的计数，称为白细胞分类计数。在这五类白细胞中中性粒细胞占 50%~70%，淋巴细胞占 20%~40%，单核细胞占 3%~8%，嗜酸性粒细胞占 1%~5%，嗜碱性粒细胞不超过 1%。

（一）病因和发病机制

白细胞的总数高于 10.0×10^9/L 通常被认为是白细胞增多，在现实生活中往往非常关注白细胞的增多。白细胞的增多可能由生理性因素造成，也可能由病理性因素造成，我们可以不必担心生理性因素造成的白细胞的暂时性增多，但绝对不能忽视白细胞的病理性增多。

1. 生理性因素　妇女月经期和排卵期、妊娠期（特别是妊娠20周后）、产后、冷热水浴后、剧烈运动、情绪激动、儿童剧烈哭闹、体力劳动、酷热和严寒、紫外线照射、吸烟者、刺激等因素都可以导致白细胞数量的增多。除此之外，人体内的白细胞在安静和放松状态下较低、活动和餐后适当增多，并且下午较上午偏高，一天之内的变化差别很大，甚至可相差一倍。因此我们在采集血常规标本时应尽量使机体保持在平静状态下，在相同的时间段内检查，这样得出的检查结果才更具有参考价值和可比性。

2. 病理性因素

（1）粒细胞增多：多见于恶性肿瘤，恶性肿瘤细胞生长迅速，容易导致肿瘤组织的坏死，此外，有些肿瘤还能够分泌一些激素，从而引起粒细胞增多。

（2）淋巴细胞增多：患者体内粒细胞减少，使得淋巴细胞相对增多。淋巴细胞增多也常见于婴幼儿的急性传染性淋巴细胞增多症。淋巴细胞增多症也存在于由 EB 病毒引起的传染性单核细胞增多症。

（3）单核细胞增多：单核细胞增多常见于淋巴瘤、白血病、多发性骨髓瘤、卵巢癌、胃癌、乳腺癌等恶性疾病。

由此可见，白细胞增多最严重的问题是造血系统的恶性肿瘤，也就是白血病。白血病患者体内的白细胞常会明显升高，其测量结果可以是正常人的数倍或数十倍，在外周血液中可以发现大量幼稚细胞。

（4）嗜酸性粒细胞增多：多见于慢性粒细胞白血病，常伴嗜碱性粒细胞增多；急性粒细胞白血病的一些亚型也可有嗜酸性粒细胞增多；霍奇金氏淋巴瘤患者体内的血液、淋巴结和骨髓中也可见嗜酸性粒细胞增多；其他的少数癌肿，特别是能产生黏蛋白的上皮细胞来源的、转移至浆膜及骨骼的、病灶中心有坏死的癌肿和肉瘤患者体内血液中亦可见嗜酸性粒细胞增多。

3. 药物因素　许多药物也可以引起白细胞总数的增加。如某些抗生素如红霉素、头孢赛曲等；还有儿茶酚胺类药如肾上腺素、多巴胺、去甲肾上腺素、间羟胺等；另外，肾上腺皮质激素、促肾上腺皮质激素、氢化可的松、地塞米松等也可引起白细胞总数增多。抗精神病用药碳酸锂也会引起白细胞数量增多。

（二）临床表现

1. 淋巴结和肝脾大　患者的淋巴结肿大一般无触痛和粘连，中等坚硬，轻到中度肿大。局限于颈部、腋下和腹股沟等处淋巴结肿大的以急性淋巴细胞白血病为多见。纵隔淋巴结肿大则常见于 T 淋巴细胞白血病。白血病患者可有轻到中度的肝、脾肿大，慢性粒细胞白血病急性变期的患者还可能会出现巨脾。

2. 骨骼和关节　患者常会出现胸骨下端局部压痛，提示骨髓腔内白血病细胞过度增生。患者还可出现骨骼、关节的疼痛，尤其以儿童为多见。当患者发生骨髓坏死时，可以引起骨骼的剧痛。

3. 口腔和皮肤黏膜　急性单核细胞白血病和急性粒-单核细胞白血病时，由于白血病细胞的浸润患者可出现牙龈增生、肿胀，皮肤黏膜还可出现蓝灰色斑丘疹或皮肤粒细胞肉瘤，患者局部的皮肤隆起、变硬，呈现紫蓝色的皮肤结节。

4. 眼部 粒细胞白血病形成的粒细胞肉瘤常累及骨膜,以眼眶部位为最常见,还可引起眼球突出、复视或失明。

5. 生殖系统 男性的睾丸常常受浸润,出现无痛性的肿大,多为单侧,对侧的睾丸虽然不肿大,但活检时往往也会发现白血病细胞的浸润。

6. 其他 中枢神经系统的改变,如头痛、头晕、耳鸣等。

(三) 实验室检查

1. 外周血 红细胞和血小板的计数大致正常,白细胞计数多大于 $50 \times 10^9/L$。

2. 骨髓检查 可见部分患者的幼稚细胞增生,但原始细胞低于30%。

3. 粒细胞碱性磷酸酶 积分明显增高或正常。

(四) 治疗方法

1. 病因治疗 积极治疗引起白细胞增多的原发病,尽可能地找出病因。

2. 水化碱化

(1) 遵医嘱给予补液治疗,以稀释血液中的白细胞含量,促进患者血液循环,纠正水、电解质失衡,预防栓塞,也可以使用一定量的甘露醇来降低颅内压。

(2) 遵医嘱给予碳酸氢钠静脉滴注,或口服碳酸氢钠和别嘌呤醇,用以碱化尿液,预防尿酸性肾病的发生。

3. 鞘注 可以通过腰穿鞘注的方式注入甲氨蝶呤、地塞米松、阿糖胞苷等化疗药物,来减轻患者的神经系统症状。

4. 吸氧 由于白细胞增多症的患者体内白细胞增多,血液黏稠,循环障碍,存在体内组织缺血缺氧的症状,及时给予氧气吸入有助于缓解机体缺氧状况,减轻患者的痛苦。

5. 化疗 确诊为白血病的白细胞增多症的患者可以通过化疗药物的应用,来降低体内的白细胞。

6. 单采术的应用 当患者体内白细胞过高时,可以通过血细胞分离机来清除患者体内大量的白细胞。单采术可以尽快地减少白细胞,预防白细胞在体内淤滞,减轻患者的并发症。此外,由于白细胞增多症患者体内有相当数量的 G_0 期或静止期的白血病细胞,通过单采术,也可使静止期的细胞进入增殖期,有利于化疗药物充分发挥杀灭白血病细胞的作用。一般经过1~4次单采术后,当白细胞计数低于原来白细胞计数的1/3时,要停止单采术而进行化疗。

二、护理

(一) 护理要点

1. 心理护理 由于患者对疾病陌生,不了解,病程长,患者对治疗效果和预后感觉悲观,使得患者情绪低落,甚至对治疗产生抵触情绪,自暴自弃。作为医务工作者我们更应该体贴患者,为患者着想,做好基础护理和专科护理,耐心地听取患者的主诉和意见,及时跟患者家属沟通,取得家庭、社会多方面的支持。鼓励患者树立战胜疾病的信心,更快地回归社会。

2. 活动饮食指导 指导患者适当活动,注意休息,避免过度劳累。进食高蛋白、高热量、高维生素的清洁软食,并保持大便通畅。指导患者多饮水,预防尿酸性肾病的发生。

3. 单采术的护理

（1）协助医生完成患者的相关检查，如血常规、肝肾功能电解质、心电图等。单采者要熟识患者的状况，包括社会、生理和心理状态。

（2）行单采术前应该向患者讲解单采术的目的和注意事项，减轻患者和家属的心理负担，使得采集顺利进行。同时应该备齐单采所需要的药品，保证患者的安全。

（3）对于血管条件差的患者建议行股静脉插管，保证血液通道的畅通，顺利完成单采术。

（4）当患者血小板低于 $50×10^9/L$ 时，应该提前通知血库备好血小板，并且在采集过程中严密观察患者有无出血征兆，尤其是有无颅内出血的征兆，预防颅内出血的发生。

（5）采集过程中要严密观察有无不良反应的发生，尤其是枸橼酸钠中毒，注意补充钙剂，防止枸橼酸钠中毒。一般每 200ml 枸橼酸钠可补充 10% 葡萄糖酸钙 10ml，可以通过静脉或口服给药。

（6）采集完后要严格交接班，对有股静脉插管的患者要注意其股静脉置管是否妥善固定，有无松脱现象，并注意股静脉插管的接头是否牢固。做完单采前后要对股静脉插管进行维护，用 20ml 注射器抽回血后，正压封管，肝素浓度 $0~10U/ml$。

（7）单采结束后，如患者不需要再行单采术，可以考虑拔除股静脉置管，拔管后应按压穿刺部位 15~30 分钟，并用沙袋加压按压 1~2 小时，同时注意观察穿刺部位有无出血，股静脉置管拔管的当天不宜淋浴，防止穿刺部位感染。

4. 用药的护理　向患者讲解药物的作用及用药的注意事项，消除其紧张情绪，配合治疗的顺利进行。

5. 病情观察　严密观察患者生命体征的变化，预防因栓塞引起的 DIC。

（二）健康指导

1. 向患者和家属讲解白细胞增多的原因、发病机制、治疗方法和不良反应，取得患者和家属的积极配合，促进早日康复。

2. 保持病室空气清洁，每日开窗通风 1~2 次，预防感染。

3. 保证患者充足的休息，加强营养，并使患者心情愉快。

4. 指导出院患者按时服用口服药物，坚持治疗并定期复查血常规，有异常时及时就诊。

（王一鸣）

第八节　红细胞增多症

一、概述

红细胞增多症以红细胞数目、血红蛋白、红细胞比容和血液总容量显著地超过正常水平为特点。儿童时期血红蛋白超过 180g/L（16g/dl），红细胞比容大于 55% 和每公斤体重红细胞容量绝对值超过 35ml，排除因急性脱水或烧伤等所致的血液浓缩而发生的相对性红细胞增多，即可诊断。红细胞增多症可分为相对性红细胞增多症、继发性红细胞增多症和真性红细胞增多症三种类型。

二、护理

（一）护理要点

1. 一般护理　患者应卧床休息，保持病室环境温度和湿度适宜。积极治疗引起本病的原发病，注意观察患者的面色、生命体征。了解患者的血象变化。

2. 心理护理　由于起病时间久，引起的原因复杂多样，患者往往有很重的负面情绪。我们要因人而异给予不同的心理辅导，指导患者保持良好的心态，避免情绪波动，积极配合治疗，并鼓励患者家属树立对治疗的信心，进而带动患者的治疗积极性，使其更好地融入社会生活中。

3. 放血治疗的护理　在进行放血治疗前，向患者和家属做好解释工作，使其了解放血治疗的目的、方法和注意事项，消除患者的紧张情绪，取得患者的配合。在操作过程中要耐心地解释患者提出的疑问。在放血过程中要注意固定好针头，避免针头移位而引起患者的疼痛和再次穿刺。放血速度不宜过快，并随时观察患者的意识状况，监测患者的呼吸和脉搏变化，询问患者有无头昏、头痛等不适。对于有晕血症的患者，进行放血治疗时，应该分散其注意力，并包好血袋，避免引起晕血。

（二）健康指导

1. 适当做有氧运动　在病情允许的情况下多做深呼吸。在氧气充足的地方，微微张开嘴，慢慢吸气咽下。

2. 保持心情愉快，避免情绪波动。

3. 保证充足的睡眠，精力充沛。

4. 合理饮食　以植物性营养为主，定时、定量，多食用绿茶、灵芝、螺旋藻、番茄、红薯、山楂、绞股蓝、蜂蜜、蜂王浆、花粉、海带等。

（王一鸣）

第十章

神经内科疾病护理

第一节　短暂性脑缺血发作

1965 年，美国第四届脑血管病普林斯顿会议对短暂性脑缺血发作（TIA）的定义为：突然出现的局灶性或全脑的神经功能障碍，持续时间不超过 24 小时，且排除非血管源性原因。

2002 年，美国 TIA 工作组提出了新的 TIA 定义：由于局部脑或视网膜缺血引起的短暂性神经功能缺损发作，典型临床症状持续不超过 1 小时，且在影像学上无急性脑梗死的证据。

2009 年，美国卒中协会（ASA）发布的 TIA 定义：脑、脊髓或视网膜局灶性缺血所致的、不伴急性梗死的短暂性神经功能障碍。

我国 TIA 的专家共识中建议由于脊髓缺血诊断临床操作性差，暂推荐定义为：脑或视网膜局灶性缺血所致的、未伴急性梗死的短暂性神经功能障碍。

TIA 临床症状一般持续 10~15 分钟，多在 1 小时内，不超过 24 小时，不遗留神经功能缺损症状和体征，结构性影像学（CT、MRI）检查无责任病灶。

TIA 好发于 50~70 岁，男多于女，患者多伴有高血压、动脉粥样硬化、糖尿病或高脂血症等脑血管病的危险因素。

一、临床表现

TIA 起病突然，历时短暂，症状和体征出现后迅速达高峰，持续时间为数秒至数分钟、数小时，24 小时内完全恢复正常而无后遗症。各个患者的局灶性神经功能缺失症状常按一定的血管支配区而反复刻板地出现，多则一日数次，少则数周、数月甚至数年才发作 1 次，椎-基底动脉系统 TIA 发作较频繁。根据受累的血管不同，临床上将 TIA 分为两大类：颈内动脉系统和椎-基底动脉系统 TIA。

1. 颈内动脉系统 TIA　症状多样，以大脑中动脉支配区 TIA 最常见。常见的症状可有患侧上肢和（或）下肢无力、麻木、感觉减退或消失，亦可有失语、失读、失算、书写障碍，偏盲较少见，瘫痪通常以上肢和面部较重。短暂的单眼失明是颈内动脉分支眼动脉缺血的特征性症状，为颈内动脉系统 TIA 所特有。如果发作性偏瘫伴有瘫痪对侧的短暂单眼失明或视觉障碍，则临床上可诊断为失明侧颈内动脉短暂性脑缺血发作。上述症状可单独或合并出现。

2. 椎-基底动脉系统 TIA　有时仅表现为头昏、视物模糊、走路不稳等含糊症状而难以诊断，局灶性症状以眩晕为最常见，一般不伴有明显的耳鸣。若有脑干、小脑受累的症状如复视、构音障碍、吞咽困难、交叉性或双侧肢体瘫痪等感觉障碍、共济失调，则诊断较为明确，大脑后动脉供血不足可表现为皮质性盲和视野缺损。倾倒发作为椎-基底动脉系统 TIA 所特有，患者突然双下肢失去张力而跌倒在地，而无可觉察的意识障碍，患者可即刻站起，此乃双侧脑干网状结构缺血所致。枕后部头痛，猝倒，特别是在急剧转动头部或上肢运动后发作，上述症状均提示椎-基底动脉系供血不足并有颈椎病、锁骨下动脉盗血征等存在的可能。

3. 共同症状　症状既可见于颈内动脉系统，亦可见于椎-基底动脉系统。这些症状包括构音困难、同向偏盲等。发作时单独表现为眩晕（伴或不伴恶心、呕吐）、构音困难、吞咽困难、复视者，最好不要轻易诊断为 TIA，应结合其他临床检查寻找确切的病因。上述 2 种以上症状合并出现，或交叉性麻痹伴运动、感觉、视觉障碍及共济失调，即可诊断为椎-基底动脉系统 TIA 发作。

4. 发作时间　TIA 的时限短暂，持续 15 分钟以下，一般不超过 30 分钟，少数也可达 12~24 小时。

二、辅助检查

1. CT 和 MRI 检查　多数无阳性发现。恢复几天后，MRI 可有缺血改变。

2. TCD 检查　了解有无血管狭窄及动脉硬化程度。椎-基底动脉供血不足（VBI）患者早期发现脑血流量异常。

3. 单光子发射计算机断层显像（SPECT）检查　脑血流灌注显像可显示血流灌注减低区。发作和缓解期均可发现异常。

4. 其他检查　血生化检查血液成分或流变学检查等。

三、诊断

短暂性脑缺血发作的诊断主要是依据患者和家属提供的病史，而无客观检查的直接证据。临床诊断要点是：

1. 突然的、短暂的局灶性神经功能缺失发作，在 24 小时内完全恢复正常。

2. 临床表现完全可用单一脑动脉病变解释。

3. 发作间歇期无神经系统体征。

4. 常有反复发作史，临床症状常刻板地出现。

5. 起病年龄大多在 50 岁以上，有动脉粥样硬化症。

6. 脑部 CT 或 MRI 检查排除其他脑部疾病。

四、治疗

1. 病因治疗　对病因明显的患者，应针对病因进行积极治疗，如控制高血压、糖尿病、高脂血症，治疗颈椎病、心律失常、血液系统疾病等等。

2. 抗血小板聚集治疗　抗血小板聚集剂可减少微栓子的发生，预防复发，常用药物有阿司匹林和噻氯匹定（抵克立得）。

3. 抗凝治疗　抗凝治疗适用于发作次数多，症状较重，持续时间长，且每次发作症状逐渐加重，又无明显禁忌证的患者，常用药物有肝素、低分子量肝素和华法林。

4. 危险因素的干预　控制高血压、糖尿病；治疗冠状动脉性疾病和心律不齐、充血性心力衰竭、瓣膜性心脏病；控制高脂血症；停用口服避孕药；停止吸烟；减少饮酒；适量运动。

5. 手术治疗　如颈动脉狭窄超过70%或药物治疗效果较差，反复发作者可进行颈动脉内膜剥脱术或者血管内支架及血管成形术。

6. 其他治疗　还可给予钙通道阻滞剂（如尼莫地平、氟桂利嗪）、脑保护治疗和中医中药（如丹参、川芎、红花、血栓通等）治疗。

五、护理评估

1. 健康史

（1）了解既往史和用药情况：①了解既往是否有原发性高血压病、心脏病、高脂血症及糖尿病病史，临床上 TIA 患者常伴有高血压、动脉粥样硬化、糖尿病或心脏病病史。②了解患者既往和目前的用药情况，患者的血压、血糖、血脂等各项指标是否控制在正常范围之内。

（2）了解患者的饮食习惯及家族史：①了解患者是否有肥胖、吸烟、酗酒，是否偏食、嗜食，是否长期摄入高胆固醇饮食，因为长期高胆固醇饮食常使血管发生动脉粥样硬化。②了解其长辈及亲属有无脑血管病的患病情况。

2. 身体状况

（1）询问患者的起病形式与发作情况，是否症状突然发作、持续时间是否短暂，本病一般为 5~30 分钟，恢复快，不留后遗症。是否反复发作，且每次发作出现的症状基本相同。

（2）评估有无神经功能缺失：①检查有无肢体乏力或偏瘫、偏身感觉异常，因为大脑中动脉供血区缺血可致对侧肢体无力或轻偏瘫、偏身麻木或感觉减退。②有无一过性单眼黑蒙或失明、复视等视力障碍，以评估脑缺血的部位。颈内动脉分支眼动脉缺血可致一过性单眼盲，中脑或脑桥缺血可出现复视和眼外肌麻痹，双侧大脑后动脉距状支缺血因视皮质受累可致双眼视力障碍（暂时性皮质盲）。③有无跌倒发作和意识丧失，下部脑干网状结构缺血可致患者因下肢突然失去张力而跌倒，但意识清楚。④询问患者起病的时间、地点及发病过程，以了解记忆力、定向力、理解力是否正常，因为大脑后动脉缺血累及边缘系统时，患者可出现短时间记忆丧失，常持续数分钟至数十分钟，伴有对时间、地点的定向障碍，但谈话、书写和计算能力仍保持。⑤观察进食时有无吞咽困难，有无失语。脑干缺血所致延髓性麻痹或假性延髓性麻痹时，患者可出现吞咽障碍、构音不清，优势半球受累可出现失语症。⑥观察其有无步态不稳的情况，因为椎–基底动脉缺血导致小脑功能障碍可出现共济失调、步态不稳。

3. 心理-社会状况　评估患者是否因突然发病或反复发病而产生紧张、焦虑和恐惧的心理，或者患者因缺乏相关知识而麻痹大意。

六、护理诊断

1. 肢体麻木、无力　神经功能缺失所致。

2. 潜在并发症　脑梗死。

七、护理措施

1. 一般护理　发作时卧床休息，注意枕头不宜太高，以枕高 15～25cm 为宜，以免影响头部的血液供应；转动头部时动作宜轻柔、缓慢，防止颈部活动过度诱发 TIA；平时应适当运动或体育锻炼，注意劳逸结合，保证充足睡眠。

2. 饮食护理　指导患者进食低盐低脂、清淡、易消化、富含蛋白质和维生素的饮食，多吃蔬菜、水果，戒烟酒，忌辛辣油炸食物和暴饮暴食，避免过分饥饿。并发糖尿病的患者还应限制糖的摄入，严格执行糖尿病饮食。

3. 症状护理

（1）对肢体乏力或轻偏瘫等步态不稳的患者，应注意保持周围环境的安全，移开障碍物，以防跌倒；教会患者使用扶手等辅助设施；对有一过性失明或跌倒发作的患者，如厕、沐浴或外出活动时应有防护措施。

（2）对有吞咽障碍的患者，进食时宜取坐位或半坐位，喂食速度宜缓慢，药物宜压碎，以利吞咽，并积极做好吞咽功能的康复训练。

（3）对有构音不清或失语症的患者，护士在实施治疗和护理活动过程中，注意言行不要有损患者自尊，鼓励患者用有效的表达方式进行沟通，表达自己的需要，并指导患者积极进行语言康复训练。

4. 用药护理　详细告知药物的作用机制、不良反应及用药注意事项，并注意观察药物疗效情况。①血液病，有出血倾向，严重的高血压和肝、肾疾病，消化性溃疡等均为抗凝治疗禁忌证。②抗凝治疗前需检查患者的凝血机制是否正常，抗凝治疗过程中应注意观察有无出血倾向，发现皮疹、皮下淤斑、牙龈出血等立即报告医师处理。③肝素 50mg 加入生理盐水 500ml 静脉滴注时，速度宜缓慢，10～20 滴/分，维持 24～48 小时。④注意观察患者肢体无力或偏瘫程度是否减轻，肌力是否增加，吞咽障碍、构音不清、失语等症状是否恢复正常，如果上述症状呈加重趋势，应警惕缺血性脑卒中的发生；若为频繁发作的 TIA 患者，应注意观察每次发作的持续时间、间隔时间以及伴随症状，并做好记录，配合医师积极处理。

5. 心理护理　帮助患者了解本病治疗与预后的关系，消除患者的紧张、恐惧心理，保持乐观心态，积极配合治疗，并自觉改变不良生活方式，建立良好的生活习惯。

6. 安全护理

（1）使用警示牌提示患者，贴于床头呼吸带处，如小心跌倒、防止坠床。

（2）楼道内行走、如厕、沐浴有人陪伴，穿防滑鞋，卫生员清洁地面后及时提示患者。

（3）呼叫器置于床头，告知患者出现头晕、肢体无力等表现及时通知医护人员。

八、健康教育

1. 保持心情愉快、情绪稳定，避免精神紧张和过度疲劳。

2. 指导患者了解肥胖、吸烟酗酒及饮食因素与脑血管病的关系，改变不合理饮食习惯，选择低盐、低脂、充足蛋白质和丰富维生素饮食。少食甜食、限制钠盐，戒烟酒。

3. 生活起居有规律，养成良好的生活习惯，坚持适度运动和锻炼，注意劳逸结合，对经常发作的患者应避免重体力劳动，尽量不要单独外出。

4. 按医嘱正确服药，积极治疗高血压、动脉硬化、心脏病、糖尿病、高脂血症和肥胖症，定期监测凝血功能。

5. 定期门诊复查，尤其出现肢体麻木乏力、眩晕、复视或突然跌倒时应随时就医。

（孙锐航）

第二节 脑梗死

脑梗死是指各种原因所致脑部血液供应障碍，导致局部脑组织缺血、缺氧性坏死软化而出现相应神经功能缺损的一类临床综合征。脑梗死又称缺血性脑卒中，包括脑血栓形成、脑栓塞和腔隙性脑梗死等。脑梗死是卒中最常见类型，约占 70% ~ 80%。好发于 60 岁以上的老年人，男女无明显差异。

脑梗死的基本病因为动脉粥样硬化，并在此基础上发生血栓形成，导致血液供应区域和邻近区域的脑组织血供障碍，引起局部脑组织软化、坏死；其次为血液成分改变和血流动力学改变等。本病常在静息或睡眠中起病，突然出现偏瘫、感觉障碍、失语、吞咽障碍和意识障碍等。其预后与梗死的部位、疾病轻重程度以及救治情况有关。病情轻、救治及时，能尽早获得充分的侧支循环，则患者可以基本治愈，不留后遗症；重症患者，因受损部位累及重要的中枢，侧支循环不能及时建立，则常常留有失语、偏瘫等后遗症；更为严重者，常可危及生命。

一、动脉粥样硬化性血栓性脑梗死

（一）病因

血栓性脑梗死最常见病因为动脉粥样硬化，其次为高血压、糖尿病和血脂异常，另外，各种性质的动脉炎、高半胱氨酸血症、血液异常或血流动力学异常也可视为脑血栓形成的病因。

（二）临床表现

中老年患者多见，常于静息状态或睡眠中起病，约 1/3 患者的前驱症状表现为反复出现 TIA。根据动脉血栓形成部位不同，出现不同的临床表现。

1. 颈内动脉形成血栓　病灶侧单眼一过性黑蒙，偶可为永久性视物障碍（因眼动脉缺血）或病灶侧 Horner 征（因颈上交感神经节后纤维受损）；颈动脉搏动减弱，眼或颈部血管杂音；对侧偏瘫、偏身感觉障碍和偏盲等（大脑中动脉或大脑中、前动脉缺血）；主侧半球受累可有失语症，非主侧半球受累可出现体象障碍；亦可出现晕厥发作或痴呆。

2. 大脑中动脉形成血栓

（1）主干闭塞：①三偏症状，病灶对侧中枢性面舌瘫及偏瘫、偏身感觉障碍和偏盲或象限盲，上下肢瘫痪程度基本相等。②可有不同程度的意识障碍。③主侧半球受累可出现失语症，非主侧半球受累可见体象障碍。

（2）皮质支闭塞：①上分支包括至眶额部、额部、中央回、前中央回及顶前部的分支，闭塞时可出现病灶对侧偏瘫和感觉缺失，面部及上肢重于下肢，Broca 失语（主侧半球）和体象障碍（非主侧半球）。②下分支包括至颞极及颞枕部，颞叶前、中、后部的分支，闭塞时常出现 Wernicke 失语、命名性失语和行为障碍等，而无偏瘫。

（3）深穿支闭塞：①对侧中枢性上下肢均等性偏瘫，可伴有面舌瘫。②对侧偏身感觉障碍，有时可伴有对侧同向性偏盲。③主侧半球病变可出现皮质下失语。

3. 大脑前动脉形成血栓

（1）主干闭塞：发生于前交通动脉之前，因对侧代偿可无任何症状。发生于前交通动脉之后可有：①对侧中枢性面舌瘫及偏瘫，以面舌瘫及下肢瘫为重，可伴轻度感觉障碍。②尿潴留或尿急（旁中央小叶受损）。③精神障碍如淡漠、反应迟钝、欣快、始动障碍和缄默等（额极与胼胝体受累），常有强握与吸吮反射（额叶病变）。④主侧半球病变可见上肢失用，亦可出现 Broca 失语。

（2）皮质支闭塞：①对侧下肢远端为主的中枢性瘫，可伴感觉障碍（胼周和胼缘动脉闭塞）。②对侧肢体短暂性共济失调、强握反射及精神症状（眶动脉及额极动脉闭塞）。

4. 大脑后动脉形成血栓

（1）主干闭塞：对侧偏盲、偏瘫及偏身感觉障碍（较轻），丘脑综合征，主侧半球病变可有失读症。

（2）皮质支闭塞：①因侧支循环丰富而很少出现症状，仔细检查可见对侧同向性偏盲或象限盲，而黄斑视力保存（黄斑回避现象）；双侧病变可有皮质盲。②主侧颞下动脉闭塞可见视觉失认及颜色失认。③顶枕动脉闭塞可见对侧偏盲，可有不定型的光幻觉痫性发作，主侧病损可有命名性失语；矩状动脉闭塞出现对侧偏盲或象限盲。

（3）深穿支闭塞：①丘脑穿通动脉闭塞产生红核丘脑综合征（病侧小脑性共济失调、意向性震颤、舞蹈样不自主运动，对侧感觉障碍）。②丘脑膝状体动脉闭塞可见丘脑综合征（对侧感觉障碍，深感觉为主，以及自发性疼痛、感觉过度、轻偏瘫、共济失调和不自主运动，可有舞蹈、手足徐动症和震颤等锥体外系症状）。③中脑支闭塞出现韦伯综合征（同侧动眼神经麻痹，对侧中枢性偏瘫），或贝内迪克特综合征（同侧动眼神经麻痹，对侧不自主运动）。

（4）后脉络膜动脉闭塞：罕见，主要表现对侧象限盲。

5. 基底动脉形成血栓

（1）主干闭塞：常引起脑干广泛梗死，出现脑神经、锥体束及小脑症状，如眩晕、呕吐、共济失调、瞳孔缩小、四肢瘫痪、肺水肿、消化道出血、昏迷、高热等，常因病情危重死亡。

（2）基底动脉尖综合征（TOB）：基底动脉尖端分出两对动脉即小脑上动脉和大脑后动脉，其分支供应中脑、丘脑、小脑上部、额叶内侧及枕叶，故可出现以中脑病损为主要表现的一组临床综合征。临床表现：①眼动障碍及瞳孔异常，一侧或双侧动眼神经部分或完全麻痹、眼球上视不能（上丘受累）及一个半综合征，瞳孔对光反射迟钝而调节反应存在（顶盖前区病损）。②意识障碍，一过性或持续数天，或反复发作（中脑或丘脑网状激活系统受累）。③对侧偏盲或皮质盲。④严重记忆障碍（颞叶内侧受累）。

（3）其他：中脑支闭塞出现 Weber 综合征（动眼神经交叉瘫）、Benedikt 综合征（同侧动眼神经麻痹、对侧不自主运动）；脑桥支闭塞出现米亚尔-谷布勒综合征（Millard-Gubler syndrome）（外展、面神经麻痹，对侧肢体瘫痪）、福维尔综合征（Foville syndrome）（同侧凝视麻痹、周围性面瘫、对侧偏瘫）。

6. 椎动脉形成血栓　若双侧椎动脉粗细差别不大，当一侧闭塞时，因对侧供血代偿多不出现明显症状。当双侧椎动脉粗细差别较大时，优势侧闭塞多表现为小脑后下动脉闭塞综合征［瓦伦贝格综合征（Wallenberg syndrome）］，主要表现：①眩晕、呕吐、眼球震颤（前庭神经核受损）。②交叉性感觉障碍（三叉神经脊束核及对侧交叉的脊髓丘脑束受损）。③同侧 Horner 综合征（交感神经下行纤维受损）。④吞咽困难和声音嘶哑（舌咽、迷走神经受损）。⑤同侧小脑性共济失调（绳状体或小脑受损）。由于小脑后下动脉的解剖变异较大，临床常有不典型的临床表现。

（三）辅助检查

1. 血液检查　包括血常规、血流变、血糖、血脂、肾功能、凝血功能等。这些检查有助于发现脑梗死的危险因素并对病因进行鉴别。

2. 头颅 CT 检查　是最常用的检查。脑梗死发病 24 小时内一般无影像学改变，24 小时后梗死区呈低密度影像。发病后尽快进行 CT 检查，有助于早期脑梗死与脑出血的鉴别。脑干和小脑梗死及较小梗死灶，CT 难以检出。

3. MRI 检查　与 CT 相比，此检查可以发现脑干、小脑梗死及小灶梗死。功能性 MRI，如弥散加权成像（DWI）可以早期（发病 2 小时以内）显示缺血组织的部位、范围，甚至可显示皮质下、脑干和小脑的小梗死灶，诊断早期梗死的敏感性为 88%～100%，特异性达 95%～100%。

4. 血管造影检查　DSA 和 MRA 可以发现血管狭窄、闭塞和其他血管病变，如动脉炎、动脉瘤和动静脉畸形等。其中 DSA 是脑血管病变检查的金标准，但因对人体有创且检查费用、技术条件要求高，临床不作为常规检查项目。

5. TCD 检查　对评估颅内外血管狭窄、闭塞、血管痉挛或侧支循环建立的程度有帮助。用于溶栓治疗监测，对判断预后有参考意义。

（四）诊断

根据以下临床特点可明确诊断。

1. 中、老年患者，存在动脉粥样硬化、高血压、高血糖等脑卒中的危险因素。

2. 静息状态下或睡眠中起病，病前有反复的 TIA 发作史。

3. 偏瘫、失语、感觉障碍等局灶性神经功能缺损的症状和体征在数小时或数日内达高峰，多无意识障碍。

4. 结合 CT 或 MRI 可明确诊断。应注意与脑栓塞和脑出血等疾病鉴别。

（五）治疗

治疗流程实行分期、分型的个体化治疗。

1. 超早期溶栓治疗　包括静脉溶栓和动脉溶栓治疗。静脉溶栓操作简便，准备快捷，费用低廉。动脉溶栓因要求专门（介入）设备，准备时间长，费用高而推广受到限制，其优点是溶栓药物用药剂量小，出血风险比静脉溶栓时低。

2. 脑保护治疗　如尼莫地平、吡拉西坦、维生素 E 及其他自由基清除剂。

3. 其他治疗 超早期治疗时间窗过后或不适合溶栓患者，可采用降纤、抗凝、抗血小板凝聚、扩血管、扩容药物、中医药、各种脑保护剂治疗，并及早开始康复训练。

（六）护理评估

1. 健康史

（1）了解既往史和用药情况：①询问患者的身体状况，了解既往有无脑动脉硬化、原发性高血压、高脂血症及糖尿病病史。②询问患者是否进行过治疗，目前用药情况怎样，是否按医嘱正确服用降压、降糖、降脂及抗凝药物。

（2）询问患者的起病情况：①了解起病时间和起病形式。②询问患者有无明显的头晕、头痛等前驱症状。③询问患者有无眩晕、恶心、呕吐等伴随症状，如有呕吐，了解是使劲呕出还是难以控制地喷出。

（3）了解生活方式和饮食习惯：①询问患者的饮食习惯，有无偏食、嗜食爱好，是否喜食腊味、肥肉、动物内脏等，是否长期摄入高盐、高胆固醇饮食。②询问患者有无烟酒嗜好及家族中有无类似疾病史或有卒中、原发性高血压病史。

2. 身体状况

（1）观察神志、瞳孔和生命体征情况：①观察神志是否清楚，有无意识障碍及其类型。②观察瞳孔大小及对光反射是否正常。③观察生命体征：起病初始体温、脉搏、呼吸一般正常，病变范围较大或脑干受累时可见呼吸不规则等。

（2）评估有无神经功能受损：①观察有无精神、情感障碍。②询问患者双眼能否看清眼前的物品，了解有无眼球运动受限、眼球震颤及眼睑闭合不全，视野有无缺损。③观察有无口角㖞斜或鼻唇沟变浅，检查伸舌是否居中。④观察有无言语障碍、饮水反呛等。⑤检查患者四肢肌力、肌张力情况，了解有无肢体活动障碍、步态不稳及肌萎缩。⑥检查有无感觉障碍。⑦观察有无尿便障碍。

3. 心理-社会状况 观察患者是否存在因疾病所致焦虑等心理问题；了解患者和家属对疾病发生的相关因素、治疗和护理方法、预后、如何预防复发等知识的认知程度；了解患者家庭条件与经济状况及家属对患者的关心和支持度。

（七）护理诊断

1. 躯体活动障碍 与运动中枢损害致肢体瘫痪有关。
2. 语言沟通障碍 与语言中枢损害有关。
3. 吞咽障碍 与意识障碍或延髓麻痹有关。
4. 有失用综合征的危险 与意识障碍、偏瘫所致长期卧床有关。
5. 焦虑/抑郁 与瘫痪、失语、缺少社会支持及担心疾病预后有关。
6. 知识缺乏 缺乏疾病治疗、护理、康复和预防复发的相关知识。

（八）护理措施

1. 一般护理 急性期不宜抬高患者床头，宜取头低位或放平床头，以改善头部的血液供应；恢复期枕头也不宜太高，患者可自由采取舒适的主动体位；应注意患者肢体位置的正确摆放，指导和协助家属被动运动和按摩患侧肢体，鼓励和指导患者主动进行有计划的肢体功能锻炼，如指导和督促患者进行 Bobath 握手和桥式运动，做到运动适度，方法得当，防止运动过度而造成肌腱牵拉伤。

2. 生活护理　卧床患者应保持床单位整洁和皮肤清洁，预防压疮的发生。尿便失禁的患者，应用温水擦洗臀部、肛周和会阴部皮肤，更换干净衣服和被褥，必要时洒肤疾散类粉剂或涂油膏以保护局部皮肤黏膜，防止出现湿疹和破损；对尿失禁的男患者可考虑使用体外导尿，如用接尿套连接引流袋等；留置导尿管的患者，应每日更换引流袋，接头处要避免反复打开，以免造成逆行感染，每4小时松开开关定时排尿，促进膀胱功能恢复，并注意观察尿量、颜色、性质是否有改变，发现异常及时报告医师处理。

3. 饮食护理　饮食以低脂、低胆固醇、低盐（高血压者）、适量糖类、丰富维生素为原则。少食肥肉、猪油、奶油、蛋黄、带鱼、动物内脏及糖果甜食等；多吃瘦肉、鱼虾、豆制品、新鲜蔬菜、水果和含碘食物，提倡食用植物油，戒烟酒。

有吞咽困难的患者，药物和食物宜压碎，以利吞咽；教会患者用吸水管饮水，以减轻或避免饮水呛咳；进食时宜取坐位或半坐位，予以糊状食物从健侧缓慢喂入；必要时鼻饲流质，并按鼻饲要求做好相关护理。

4. 安全护理　对有意识障碍和躁动不安的患者，床铺应加护栏，以防坠床，必要时使用约束带加以约束。对步行困难、步态不稳等运动障碍的患者，应注意其活动时的安全保护，地面保持干燥平整，防湿防滑，并注意清除周围环境中的障碍物，以防跌倒；通道和卫生间等患者活动的场所均应设置扶手；患者如厕、沐浴、外出时需有人陪护。

5. 用药护理　告知药物的作用与用法，注意观察药物的疗效与不良反应，发现异常情况，及时报告医师处理。

（1）使用溶栓药物进行早期溶栓治疗需经 CT 扫描证实无出血灶，患者无出血。溶栓治疗的时间窗为症状发生后 3 小时或 3~6 小时以内。使用低分子量肝素、巴曲酶、降纤酶、尿激酶等药物治疗时可发生变态反应及出血倾向，用药前应按药物要求做好皮肤过敏试验，检查患者凝血机制，使用过程中应定期查血常规及注意观察有无出血倾向，发现皮疹、皮下淤斑、牙龈出血或女患者经期延长等立即报告医师处理。

（2）卡荣针扩血管作用强，需缓慢静脉滴注，6~8 滴/分，100ml 液体通常需 4~6 小时滴完。如输液速度过快，极易引起面部潮红、头晕、头痛及血压下降等不良反应。前列腺素 E 滴速为 10~20 滴/分，必要时加利多卡因 0.1g 同时静脉滴注，可以减轻前列腺素 E 对血管的刺激，如滴注速度过快，则可导致患者头痛、穿刺局部疼痛、皮肤发红，甚至发生条索状静脉炎。葛根素连续使用时间不宜过长，以 7~10 天为宜。因据报道此药连续使用时间过长时，易出现发热、寒战、皮疹等超敏反应，故使用过程中应注意观察患者有无上述不适。

（3）使用甘露醇脱水降颅内压时，需快速静脉滴注，常在 15~20 分钟内滴完，必要时还需加压快速滴注。滴注前需确定针头在血管内，因为该药漏在皮下，可引起局部组织坏死。甘露醇的连续使用时间不宜过长，因为长期使用可致肾功能损害和低血钾，故应定期检查肾功能和电解质。

（4）右旋糖酐 40 可出现超敏反应，使用过程中应注意观察患者有无恶心、苍白、血压下降和意识障碍等不良反应，发现异常及时通知医师并积极配合抢救。必要时，于使用前取本药 0.1ml 做过敏试验。

6. 心理护理　疾病早期，患者常因突然出现瘫痪、失语等产生焦虑、情感脆弱、易激惹等情感障碍；疾病后期，则因遗留症状或生活自理能力降低而形成悲观抑郁、痛苦绝望等不良心理。应针对患者不同时期的心理反应予以心理疏导和心理支持，关心患者的生活，尊重他（她）们的人格，耐心告知病情、治疗方法及预后，鼓励患者克服焦虑或抑郁心理，保持乐观心态，积极配合治疗，争取达到最佳康复水平。

（九）健康教育

1. 保持正常心态和有规律的生活，克服不良嗜好，合理饮食。

2. 康复训练要循序渐进，持之以恒，要尽可能做些力所能及的家务劳动，日常生活活动不要依赖他人。

3. 积极防治原发性高血压、糖尿病、高脂血症、心脏病。原发性高血压患者服用降压药时，要定时服药，不可擅自服用多种降压药或自行停药、换药，防止血压骤降骤升；使用降糖、降脂药物时，也需按医嘱定时服药。

4. 定期门诊复查，检查血压、血糖、血脂、心脏功能以及智力、瘫痪肢体、语言的恢复情况，并在医师的指导下继续用药和进行康复训练。

5. 如果出现头晕、头痛、视物模糊、言语不利、肢体麻木、乏力、步态不稳等症状时，请随时就医。

二、脑栓塞

脑栓塞是各种栓子随血流进入颅内动脉使血管腔急性闭塞，引起相应供血区脑组织坏死及功能障碍。根据栓子来源可分为：①心源性，占 60%～75%，常见病因为慢性心房纤颤、风湿性心瓣膜病等。②非心源性，动脉粥样硬化斑块脱落、肺静脉血栓、脂肪栓、气栓、脓栓等。③来源不明，约 30% 的脑栓塞不能明确原因。

（一）临床表现

脑栓塞临床表现特点有：

1. 可发生于任何年龄，以青壮年多见。

2. 多在活动中发病，发病急骤，数秒至数分钟达高峰。

3. 多表现为完全性卒中，意识清楚或轻度意识障碍；栓塞血管多为主干动脉，大脑中动脉、基底动脉尖常见。

4. 易继发出血。

5. 前循环的脑栓塞占 4/5，表现为偏瘫、偏身感觉障碍、失语或局灶性癫痫发作等。

6. 后循环的脑栓塞占 1/5，表现为眩晕、复视、交叉瘫或四肢瘫、共济失调、饮水呛咳及构音障碍等。

（二）辅助检查

1. 头颅 CT 检查　可显示脑栓塞的部位和范围。CT 检查在发病后 24～48 小时内病变部位呈低密度影像。发生出血性梗死时，在低密度梗死区可见 1 个或多个高密度影像。

2. 脑脊液检查　大面积梗死脑脊液压力增高，如非必要，应尽量避免此检查。亚急性感染性心内膜炎所致脑脊液含细菌栓子，白细胞增多；脂肪栓塞所致脑脊液可见脂肪球；出血性梗死时脑脊液呈血性或镜检可见红细胞。

3. 其他检查　应常规进行心电图、胸部 X 线和超声心动图检查。疑为感染性心内膜炎时，应进行血常规和细菌培养等检查。心电图检查可作为确定心律失常的依据和协助诊断心肌梗死；超声心动图检查有助于证实是否存在心源性栓子。

（三）诊断

既往有风湿性心脏病、心房颤动及大动脉粥样硬化、严重骨折等病史，突发偏瘫、失语等局灶性神经功能缺损，症状在数秒至数分钟内达高峰，即可做出临床诊断。头颅 CT 和 MRI 检查可确定栓塞的部位、数量及是否伴发出血，有助于明确诊断。应注意与脑血栓形成和脑出血等鉴别。

（四）治疗

1. 原发病治疗　积极治疗引起栓子产生的原发病，如风湿性心脏病、颈动脉粥样硬化斑块、长骨骨折等，给予对症处理。心脏瓣膜病的介入和手术治疗、感染性心内膜炎的抗生素治疗和控制心律失常等，可消除栓子来源，防止复发。

2. 脑栓塞治疗　与脑血栓形成的治疗相同，包括急性期的综合治疗，尽可能恢复脑部血液循环，进行物理治疗和康复治疗等。因本病易并发脑出血，溶栓治疗应严格掌握适应证。

（1）心源性栓塞：因心源性脑栓塞容易再复发，所以，急性期应卧床休息数周，避免活动量过大，减少再发的危险。

（2）感染性栓塞：感染性栓塞应用足量有效的抗生素，禁行溶栓或抗凝治疗，以防感染在颅内扩散。

（3）脂肪栓塞：应用肝素、低分子右旋糖酐、5%$NaHCO_3$ 及脂溶剂（如酒精溶液）等静脉点滴溶解脂肪。

（4）空气栓塞：指导患者采取头低左侧卧位，进行高压氧治疗。

3. 抗凝和抗血小板聚集治疗　应用肝素、华法林、阿司匹林，能防止被栓塞的血管发生逆行性血栓形成和预防复发。研究证据表明，脑栓塞患者抗凝治疗导致的梗死区出血，很少对最终转归带来不利影响。

当发生出血性梗死时，应立即停用溶栓、抗凝和抗血小板聚集的药物，防止出血加重，并适当应用止血药物、脱水降颅内压、调节血压等。脱水治疗过程应中注意保护心功能。

（五）护理评估

1. 健康史　评估患者的既往史和用药情况。询问患者是否有慢性心房纤颤、风湿性心瓣膜病等心源性疾病，是否有动脉粥样硬化斑块脱落、肺静脉血栓、脂肪栓、气栓、脓栓等非心源性疾病。

询问患者是否进行过治疗，目前用药情况怎样，是否按医嘱正确服用降压、降糖、降脂及抗凝药物。

2. 身体状况　评估患者是否有轻度意识障碍或偏瘫、偏身感觉障碍、失语或局灶性癫痫发作等症状。是否有眩晕、复视、交叉瘫或四肢瘫、共济失调、饮水呛咳及构音障碍等。

3. 心理-社会状况　观察患者是否存在因疾病所致焦虑等心理问题；了解患者和家属对疾病发生的相关因素、治疗和护理方法、预后、如何预防复发等知识的认知程度；了解患者家庭条件与经济状况及家属对患者的关心和支持度。

（六）护理诊断

参见"本节一、动脉粥样硬化性血栓性脑梗死"。

（七）护理措施

1. 个人卫生的护理　个人卫生是脑栓塞患者自身护理的关键，定时擦身，更换衣裤，晒被褥等。并且注意患者的口腔卫生也是非常重要的。

2. 营养护理　患者需要多补充蛋白质、维生素、纤维素和电解质等营养。如果有吞咽障碍尚未完全恢复的患者，可以吃软的固体食物。多吃新鲜的蔬菜和水果，少吃油腻不消化、辛辣刺激的食物。

3. 心理护理　老年脑栓塞患者生活处理能力较弱，容易出现情绪躁动的情况，甚至会有失去治疗信心的情况，此时患者应保持良好的心理素质，提升治疗病患的信心，以有利于疾病的治愈，身体的康复。

（八）健康教育

1. 疾病预防指导　对有发病危险因素或病史者，指导进食高蛋白、高维生素、低盐、低脂、低热量清淡饮食，多食新鲜蔬菜、水果、谷类、鱼类和豆类，保持能量供需平衡，戒烟、限酒；应遵医嘱规则用药，控制血压、血糖、血脂和抗血小板聚集；告知改变不良生活方式，坚持每天进行 30 分钟以上的慢跑、散步等运动，合理休息和娱乐；对有 TIA 发作史的患者，指导在改变体位时应缓慢，避免突然转动颈部，洗澡时间不宜过长，水温不宜过高，外出时有人陪伴，气候变化时注意保暖，防止感冒。

2. 疾病知识指导　告知患者和家属本病的常见病因和控制原发病的重要性；指导患者遵医嘱长期抗凝治疗，预防复发；在抗凝治疗中定期门诊复诊，监测凝血功能，及时在医护人员指导下调整药物剂量。

3. 康复指导　告知患者和家属康复治疗的知识和功能锻炼的方法，帮助分析和消除不利于疾病康复的因素，落实康复计划，并与康复治疗师保持联系，以便根据康复情况及时调整康复训练方案。如吞咽障碍的康复方法包括：唇、舌、颜面肌和颈部屈肌的主动运动和肌力训练；先进食糊状或胶冻状食物，少量多餐，逐步过渡到普通食物；进食时取坐位，颈部稍前屈（易引起咽反射）；软腭冰刺激；咽下食物练习呼气或咳嗽（预防误咽）；构音器官的运动训练（有助于改善吞咽功能）。

4. 鼓励生活自理　鼓励患者从事力所能及的家务劳动，日常生活不过度依赖他人；告知患者和家属功能恢复需经历的过程，使患者和家属克服急于求成的心理，做到坚持锻炼，循序渐进。嘱家属在物质和精神上对患者提供帮助和支持，使患者体会到来自多方面的温暖，树立战胜疾病的信心。同时，也要避免患者产生依赖心理，增强自我照顾能力。

三、腔隙性脑梗死

腔隙性脑梗死是长期高血压引起脑深部白质及脑干穿通动脉病变和闭塞，导致缺血性微梗死，缺血、坏死和液化的脑组织由吞噬细胞移走而形成腔隙，约占脑梗死的 20%。病灶直径小于 2cm 的脑梗死，病灶多发可形成腔隙状态。

（一）临床表现

常见临床综合征有：①纯感觉性卒中。②纯运动性卒中。③混合性卒中。④共济失调性轻偏瘫。⑤构音障碍-手笨拙综合征。

（二）辅助检查

1. 血液生化检查　可见血糖、血清总胆固醇、血清三酰甘油和低密度脂蛋白增高。

2. TCD 检查　可发现颈动脉粥样硬化斑块。

3. 影像学检查　头部 CT 扫描可见深穿支供血区单个或多个病灶，呈腔隙性阴影，边界清晰。MRI 显示腔隙性病灶呈 T_1 等信号或低信号、T_2 高信号，是最有效的检查手段。

（三）诊断

目前诊断标准尚未统一，以下标准可供参考：①中老年发病，有长期高血压病史。②临床表现符合常见腔隙综合征之一。③CT 或 MRI 检查可证实存在与神经功能缺失一致的病灶。④预后良好，多在短期内恢复。

（四）治疗

目前尚无有效的治疗方法，主要是预防疾病的复发。

1. 有效控制高血压及各种类型脑动脉硬化是预防本病的关键。

2. 阿司匹林等抑制血小板聚集药物效果不确定，但常应用。

3. 活血化瘀类中药对神经功能恢复有益。

4. 控制其他可干预危险因素，如吸烟、糖尿病、高脂血症等。

（五）护理评估

1. 健康史

（1）了解既往史和用药史：询问患者既往是否有原发性高血压病、高脂血症、糖尿病病史；是否针对病因进行过治疗，能否按医嘱正确用药。

（2）了解患者的生活方式：询问患者的工作情况，是否长期精神紧张、过度疲劳，询问患者日常饮食习惯，有无嗜食、偏食习惯，是否长期进食高盐、高胆固醇饮食，有无烟酒嗜好等，因为上述因素均可加速动脉硬化，加重病情。

（3）评估起病形式：询问患者起病时间，了解是突然起病还是缓慢发病，起病常较突然，多为急性发病，部分为渐进性或亚急性起病。

2. 身体状况

（1）评估有无神经功能受损：询问患者有无肢体乏力、感觉障碍现象，询问患者进食、饮水情况，了解有无饮水反呛、进食困难或构音障碍现象。病灶位于内囊后肢、脑桥基底部或大脑脚时，常可出现一侧面部和上下肢无力，对侧偏身或局部感觉障碍；病变累及双侧皮质延髓束时可出现假性延髓性麻痹的症状，如构音障碍、吞咽困难、进食困难、面部表情呆板等。

（2）评估患者的精神与智力情况：询问患者日常生活习惯，与患者进行简单的语言交流，以了解患者有无思维、性格的改变，有无智力的改变，脑小动脉硬化造成多发性腔隙性脑梗死时，患者表现出思维迟钝，理解能力、判断能力、分析能力和计算能力下降，常有性格改变和行为异常，少数患者还可出现错觉、幻觉、妄想等。

3. 心理-社会状况　本疾病可导致患者产生语言障碍，评估患者是否有情绪焦躁、痛苦的表现。

（六）护理诊断

参见"本节一、动脉粥样硬化性血栓性脑梗死"。

（七）护理措施

1. 一般护理　轻症患者注意生活起居有规律，坚持适当运动，劳逸结合；晚期出现智力障碍时，要引导患者在室内或固定场所进行活动，外出时一定要有人陪伴，防止受伤和走失。

2. 饮食护理　予以富含蛋白质和维生素的低脂饮食，多吃蔬菜和水果，戒烟酒。

3. 症状护理

（1）对有肢体功能障碍和感觉障碍的患者，应鼓励和指导患者进行肢体功能锻炼，尽量坚持生活自理，并注意用温水擦洗患侧皮肤，促进感觉功能恢复。

（2）对有延髓性麻痹进食困难的患者，应给予制作精细的糊状食物，进食时取坐位或半坐位，进食速度不宜过快，应给患者充分的进餐时间，避免进食时看电视或与患者谈笑，以免分散患者注意力，引起窒息。

（3）对有精神症状的患者，床应加护栏，必要时加约束带固定四肢，以防坠床、伤人或自伤。

（4）对有智力障碍的患者，外出时需有人陪护，并在其衣服口袋中放置填写患者姓名、联系电话等个人简单资料的卡片，以防走失。

（5）对缺乏生活自理能力的患者，应加强生活护理，协助其沐浴、进食、修饰等，保持皮肤和外阴清洁。对有延髓性麻痹致进食呛咳的患者，如果体温增高，应注意是否有吸入性肺炎发生；同时还应注意观察患者是否有尿频、尿急、尿痛等现象，防止发生尿路感染。

4. 用药护理　告知药物的作用与用法，注意观察药物的疗效与不良反应，发现异常情况及时报告医师处理。

（1）对有痴呆、记忆力减退或精神症状的患者应注意督促按时服药并看到服下，同时注意观察药物疗效与不良反应。

（2）静脉注射尼莫同等扩血管药物时，尽量使用微量输液泵缓慢注射（8~10ml/h），并注意观察患者有无面色潮红、头晕、血压下降等不适，如有异常应报告医师及时处理。

（3）服用安理申的患者应注意观察有无肝、肾功能受损的表现，定时检查肝、肾功能。

5. 心理护理　关心体贴患者，鼓励患者保持情绪稳定和良好的心态，避免焦躁、抑郁等不良心理，积极配合治疗。

（八）健康教育

1. 避免进食过多动物油、黄油、奶油、动物内脏、蛋黄等高胆固醇饮食，多吃豆制品、鱼等优质蛋白食品，少吃糖。

2. 做力所能及的家务，以防自理能力快速下降；坚持适度的体育锻炼和体力劳动，以改善血液循环，增强体质，防止肥胖。

3. 注意安全，防止跌倒、受伤或走失。

4. 遵医嘱正确服药。

5. 定期复查血压、血脂、血糖等，如有症状加重须及时就医。

（孙锐航）

第三节　脑出血

脑出血（ICH）是指原发性非外伤性脑实质内的出血，也称自发性脑出血。我国发病率占急性脑血管病的30%，急性期病死率占30%~40%。绝大多数是高血压病伴发的脑小动脉病变在血压骤升时破裂所致，称为高血压性脑出血。老年人是脑出血发生的主要人群，以40~70岁为最主要的发病年龄。

脑出血最常见的病因是高血压并发小动脉硬化。血管的病变与高血脂、糖尿病、高血压、吸烟等密切相关。通常所说的脑出血是指自发性脑出血。患者往往于情绪激动、用力时突然发病。脑出血发病的主要原因是长期高血压、动脉硬化。绝大多数患者发病当时血压明显升高，导致血管破裂，引起脑出血。其次是脑血管畸形、脑淀粉样血管病、溶栓抗凝治疗所致脑出血等。

一、临床表现

1. 基底节区出血　约占全部脑出血的70%，其中以壳核出血最为常见，其次为丘脑出血。由于此区出血常累及内囊，并以内囊损害体征为突出表现，故又称内囊区出血；壳核出血又称内囊外侧型出血，丘脑出血又称内囊内侧型出血。

（1）壳核出血：系豆纹动脉尤其是其外侧支破裂所致。表现为对侧肢体轻偏瘫、偏身感觉障碍和同向性偏盲（"三偏"），优势半球出血常出现失语。凝视麻痹，呈双眼持续性向出血侧凝视。也可出现失用、体像障碍、记忆力和计算力障碍、意识障碍等。大量出血患者可迅速昏迷，反复呕吐，尿便失禁，在数小时内恶化，出现上部脑干受压征象，双侧病理征，呼吸深快不规则，瞳孔扩大固定，可出现去脑强直发作以至死亡。

（2）丘脑出血：系丘脑膝状动脉和丘脑穿通动脉破裂所致。临床表现与壳核出血相似，亦有突发对侧偏瘫、偏身感觉障碍、偏盲等。但与壳核出血不同处为偏瘫多为均等或基本均等，对侧半身深浅感觉减退，感觉过敏或自发性疼痛；特征性眼征表现为眼球向上注视麻痹，常向内下方凝视、眼球会聚障碍和无反应性小瞳孔等；可有言语缓慢而不清、重复言语、发音困难、复述差，朗读正常等丘脑性失语及记忆力减退、计算力下降、情感障碍、人格改变等丘脑性痴呆；意识障碍多见且较重，出血波及丘脑下部或破入第Ⅲ脑室可出现昏迷加深、瞳孔缩小、去皮质强直等中线症状。本型死亡率较高。

（3）尾状核头出血：较少见，临床表现与蛛网膜下隙出血相似，常表现为头痛、呕吐，有脑膜刺激征，无明显瘫痪，可有对侧中枢性面、舌瘫。有时可因头痛在CT检查时偶然发现。

2. 脑干出血　脑桥是脑干出血的好发部位，偶见中脑出血，延髓出血极少见。

（1）脑桥出血：表现为突然头痛、呕吐、眩晕、复视、注视麻痹、交叉性瘫痪或偏瘫、四肢瘫等。出血量较大时，患者很快进入意识障碍、针尖样瞳孔、去大脑强直、呼吸障碍，并可伴有高热、大汗、应激性溃疡等；出血量较少时可表现为一些典型的综合征，如Foville综合征、Millard-Gubler综合征和闭锁综合征等。

（2）中脑出血：表现为：①突然出现复视、上睑下垂。②一侧或两侧瞳孔扩大、眼球不同轴、水平或垂直眼震、同侧肢体共济失调，也可表现为Weber或Benedikt综合征。③严重者很快出现意识障碍、去大脑强直。

（3）延髓出血：表现为：①重症可突然出现意识障碍，血压下降，呼吸节律不规则，心律失常，继而死亡。②轻者可表现为不典型的 Wallenberg 综合征。

3. 小脑出血　小脑出血好发于小脑上动脉供血区，即半球深部齿状核附近，发病初期患者大多意识清楚或有轻度意识障碍，表现为眩晕、频繁呕吐、枕部剧烈头痛和平衡障碍等，但无肢体瘫痪是其常见的临床特点；轻症者表现出一侧肢体笨拙、行动不稳、共济失调和眼球震颤，无瘫痪；两眼向病灶对侧凝视，吞咽及发音困难，四肢锥体束征，病侧或对侧瞳孔缩小、对光反射减弱；晚期瞳孔散大，中枢性呼吸障碍，最后枕大孔疝死亡；暴发型则常突然昏迷，在数小时内迅速死亡。如出血量较大，病情迅速进展，发病时或发病后 12~24 小时出现昏迷及脑干受压征象，可有面神经麻痹、两眼凝视病灶对侧、肢体瘫痪及病理反射出现等。

4. 脑叶出血　脑叶出血也称为皮质下白质出血，可发生于任何脑叶。一般症状均略轻，预后相对较好。脑叶出血除表现为头痛、呕吐外，不同脑叶的出血，临床表现亦有不同。

（1）额叶出血：前额疼痛、呕吐、痫性发作较多见；对侧偏瘫、共同偏视、精神异常、智力减退等；优势半球出血时可出现 Broca 失语。

（2）顶叶出血：偏瘫较轻，而对侧偏身感觉障碍显著；对侧下象限盲；优势半球出血时可出现混合性失语，左右辨别障碍，失算、失认、失写 ［格斯特曼综合征（Gerstmann syndrome）］。

（3）颞叶出血：表现为对侧中枢性面舌瘫及上肢为主的瘫痪；对侧上象限盲；有时有同侧耳前部疼痛；优势半球出血时可出现 Wernicke 失语；可有颞叶癫痫、幻嗅、幻视。

（4）枕叶出血：主要症状为对侧同向性偏盲，并有黄斑回避现象，可有一过性黑蒙和视物变形；有时有同侧偏瘫及病理征。

5. 脑室出血　脑室出血一般分为原发性和继发性两种。原发性脑室出血为脑室内脉络丛动脉或室管膜下动脉破裂出血，较为少见，占脑出血的 3%~5%。继发性者是由于脑内出血量大，穿破脑实质流入脑室，常伴有脑实质出血的定位症状和体征。根据脑室内血肿大小可将脑室出血分为全脑室积血（Ⅰ型）、部分性脑室出血（Ⅱ型）以及新鲜血液流入脑室内，但不形成血凝块者（Ⅲ型）3 种类型。Ⅰ型因影响脑脊液循环而急剧出现颅内压增高、昏迷、高热、四肢弛缓性瘫痪或呈去皮质状态，呼吸不规则。Ⅱ型及Ⅲ型仅有头痛、恶心、呕吐、脑膜刺激征阳性，无局灶性神经体征。出血量大、病情严重者迅速出现昏迷或昏迷加深，早期出现去皮质强直，脑膜刺激征阳性。常出现丘脑下部受损的症状及体征，如上消化道出血、中枢性高热、大汗、应激性溃疡、急性肺水肿、血糖增高、尿崩症等，病情多严重，预后不良。

二、辅助检查

1. 血常规及血液生化检查　白细胞可增多，超过 $10×10^9/L$ 者占 60%~80%，甚至可达 $(15~20)×10^9/L$，并可出现蛋白尿、尿糖、血尿素氮和血糖浓度升高。

2. 脑脊液检查　脑脊液（CSF）压力常增高，多为血性脑脊液。应注意重症脑出血患者，如诊断明确，不宜行腰穿检查，以免诱发脑疝导致死亡。

3. CT 检查　CT 检查可显示血肿部位、大小、形态、是否破入脑室，血肿周围有无低密度水肿带及占位效应、脑组织移位等。24 小时内出血灶表现为高密度，边界清楚。48 小时以后，出血灶高密度影周围出现低密度水肿带。

4. 数字减影血管造影（DSA）检查　对血压正常疑有脑血管畸形等的年轻患者，可考虑行 DSA 检查，以便进一步明确病因，积极针对病因治疗，预防复发。脑血管 DSA 对颅内动脉瘤、脑血管畸形等的诊断，均有重要价值。颈内动脉造影正位像可见大脑前、中动脉间距在正常范围，豆纹动脉外移。

5. MRI 检查　MRI 具有比 CT 更高的组织分辨率，且可直接多方位成像，无颅骨伪影干扰，又具有血管流空效应等特点，使对脑血管疾病的显示率及诊断准确性，比 CT 更胜一筹。CT 能诊断的脑血管疾病，MRI 均能做到；而对发生于脑干、颞叶和小脑等的血管性疾病，MRI 比 CT 更佳；对脑出血、脑梗死的演变过程，MRI 比 CT 显示更完整；对 CT 较难判断的脑血管畸形、烟雾病等，MRI 比 CT 更敏感。

6. TCD 检查　多普勒超声检查最基本的参数为血流速度与频谱形态。血流速度增加可表示高血流量、动脉痉挛或动脉狭窄；血流速度减慢则可能是动脉近端狭窄或循环远端阻力增高的结果。

三、诊断

脑出血的诊断要点为：①多为中老年患者。②多数患者有高血压病史，因某种因素血压急骤升高而发病。③起病急骤，多在兴奋状态下发病。④有头痛、呕吐、偏瘫，多数患者有意识障碍，严重者昏迷和脑疝形成。⑤脑膜刺激征阳性。⑥多数患者为血性脑脊液。⑦头颅 CT 和 MRI 可见出血病灶。

四、治疗

1. 保持呼吸通畅　注意气道管理，清理呼吸道分泌物，保证正常换气功能，有肺部感染时应用抗生素，必要时气管切开。

2. 降低颅内压　可选用 20% 甘露醇 125~250ml 静脉滴注，每 6~8 小时 1 次和（或）甘油果糖注射液 250ml 静脉滴注，12 小时 1 次或每日 1 次。呋塞米 20~40mg 静脉注射，每 6 小时、8 小时或 12 小时 1 次。也可根据病情应用白蛋白 5~10g 静脉滴注，每天 1 次。

3. 血压的管理　应平稳、缓慢降压，不能降压过急、过快，否则易致脑血流灌注不足，出现缺血性损害加重病情。

4. 高血压性脑出血的治疗　可不用止血药。有凝血障碍的可酌情应用止血药，如巴曲酶、6-氨基己酸、氨甲苯酸等。

5. 亚低温疗法　应用冰帽等设备降低头部温度，降低脑耗氧量，保护脑组织。

6. 中枢性高热者的治疗　可物理降温。

7. 预防性治疗　下肢静脉血栓形成及肺栓塞建议穿弹力袜进行预防。

8. 防治并发症　脑出血的并发症有应激性溃疡、电解质紊乱等。可根据病情选用质子泵阻滞剂（如奥美拉唑等）或 H_2 受体阻滞剂（如西咪替丁、法莫替丁等），根据患者出入量调整补液量，并补充氯化钾等，维持水电解质平衡，痫性发作可给予地西泮 10~20mg 缓慢静脉注射或苯巴比妥钠 100~200mg 肌内注射控制发作，一般不需长期治疗。

9. 外科手术治疗　必要时进行外科手术治疗。对于内科非手术治疗效果不佳，或出血量大，有发生脑疝征象的，或怀疑为脑血管畸形引起出血的，可外科手术治疗（去骨瓣减压术、小骨窗开颅血肿清除术、钻孔血肿抽吸术、脑室外引流术、微创穿刺颅内血肿碎吸引流术等）。手术指征：①基底节中等量以上出血（壳核出血≥30ml，丘脑出血≥15ml）。②小脑出血≥10ml或直径≥3cm或出现明显脑积水。③重症脑室出血。

五、护理评估

1. 健康史

（1）了解患者的既往史和用药情况：①询问患者既往是否有原发性高血压、动脉粥样硬化、高脂血症、血液病病史。②询问患者曾经进行过哪些治疗，目前用药情况怎样，是否持续使用过抗凝、降压等药物，发病前数日有无自行停服或漏服降压药的情况。

（2）询问患者的起病情况：①了解起病时间和起病形式：询问患者起病时间，当时是否正在活动，或者是在生气、大笑等情绪激动时，或者是在用力排便时。脑出血患者多在活动和情绪激动时起病，临床症状常在数分钟至数小时内达到高峰，观察患者意识状态，重症患者数分钟内可转入意识模糊或昏迷。②询问患者有无明显的头晕、头痛等前驱症状：大多数脑出血患者病前无预兆，少数患者可有头痛、头晕、肢体麻木等前驱症状。③了解有无头痛、恶心、呕吐等伴随症状：脑出血患者因血液刺激以及血肿压迫脑组织引起脑组织缺血、缺氧，发生脑水肿和颅内压增高，可致剧烈头痛和喷射状呕吐。

（3）了解患者的生活方式和饮食习惯：①询问患者工作与生活情况，是否长期处于紧张忙碌状态，是否缺乏适宜的体育锻炼和休息时间。脑出血患者常在活动和情绪激动时发病。②询问患者是否长期摄取高盐、高胆固醇饮食，高盐饮食可致水钠潴留，使原发性高血压加重；高胆固醇饮食与动脉粥样硬化密切相关。③询问患者是否有嗜烟、酗酒等不良习惯以及家族卒中病史。

2. 身体状况

（1）观察患者的神志、瞳孔和生命体征情况：①观察神志是否清楚，有无意识障碍及其类型：无论轻症或重症脑出血患者起病初时均可以意识清楚，随着病情加重，意识逐渐模糊，常常在数分钟或数十分钟内神志转为昏迷。②观察瞳孔大小及对光反射是否正常，瞳孔的大小与对光反射是否正常，与出血量、出血部位有密切关联，轻症脑出血患者瞳孔大小及对光反射均可正常；"针尖样"瞳孔为脑桥出血的特征性体征；双侧瞳孔散大可见于脑疝患者；双侧瞳孔缩小、凝视麻痹伴严重眩晕，意识障碍呈进行性加重，应警惕脑干和小脑出血的可能。③观察生命体征的情况，重症脑出血患者呼吸深沉带有鼾声，甚至呈潮式呼吸或不规则呼吸；脉搏缓慢有力，血压升高；当脑桥出血时，丘脑下部对体温的正常调节被阻断而使体温严重上升，甚至呈持续高热状态。如脉搏增快，体温升高，血压下降，则有生命危险。

（2）观察有无神经功能受损：①观察有无"三偏征"，大脑基底核为最常见的出血部位，当累及内囊时，患者常出现偏瘫、偏身感觉障碍和偏盲。②了解有无失语及失语类型，脑出血累及大脑优势半球时，常出现失语症。③有无眼球运动及视力障碍，除了内囊出血可发生"偏盲"外，枕叶出血可引起皮质盲；丘脑出血可压迫中脑顶盖，产生双眼上视麻痹而固定向下注视；脑桥出血可表现为交叉性瘫痪，头和眼转向非出血侧，呈"凝视瘫肢"状；小脑出血可有面神经麻痹，眼球震颤、两眼向病变对侧同向凝视。④检查有无肢体瘫痪及瘫痪类型，除内囊出血、丘脑出血和额叶出血引起"偏瘫"外，脑桥小量出血还可引起交叉性瘫痪，脑桥大量出血（血肿>5ml）和脑室大出血可迅即发生四肢瘫痪和去皮质强直发作。⑤其他，颞叶受累除了发生 Wernicke 失语外，还可引起精神症状；小脑出血则可出现眩晕、眼球震颤、共济失调、行动不稳、吞咽障碍。

3. 心理-社会状况　评估脑出血患者是否因有偏瘫、失语等后遗症，而产生抑郁、沮丧、烦躁、易怒、悲观失望等情绪反应；评估这些情绪是否对日后生活有一定的影响。

六、护理诊断

1. 并发症　压疮、吸入性肺炎、泌尿系感染、深静脉血栓。
2. 生活自理能力缺陷　与脑出血卧床有关。
3. 潜在并发症　脑疝、上消化道出血。
4. 其他问题　吞咽障碍、语言沟通障碍。

七、护理措施

1. 一般护理　患者绝对卧床休息 4 周，抬高床头 15°~30°，以促进脑部静脉回流，减轻脑水肿；取侧卧位或平卧头侧位，防止呕吐物反流引起误吸。脑出血急性期患者应尽量就地治疗，避免不必要的搬动，并注意保持病房安静，严格限制探视。翻身时，注意保护头部，动作宜轻柔缓慢，以免加重出血，避免咳嗽和用力排便。神经系统症状稳定 48~72 小时后，患者即可开始早期康复锻炼，但应注意不可过度用力或憋气。恢复期的康复训练不可急于求成，应循序渐进、持之以恒。

2. 饮食护理　急性期患者给予高蛋白、高维生素、高热量饮食，并限制钠盐摄入（<3g/d）。有意识障碍、消化道出血的患者宜禁食 24~48 小时，然后酌情给予鼻饲流质，如牛奶、豆浆、藕粉、蒸蛋或混合匀浆等，4~5 次/日，每次约 200ml。恢复期患者应给予清淡、低盐、低脂、适量蛋白质、高维生素食物，戒烟酒，忌暴饮暴食。

3. 症状护理

（1）对神志不清、躁动或有精神症状的患者，床应加护栏，并适当约束，防止跌伤。

（2）注意保持呼吸道通畅：及时清除口鼻分泌物，协助患者轻拍背部，以促进痰痂的脱落排出，但急性期应避免刺激咳嗽，必要时可给予负压吸痰、吸氧及定时雾化吸入。

（3）协助患者完成生活护理：按时翻身，保持床单干燥整洁，保持皮肤清洁卫生，预防压疮的发生；如有闭眼障碍的患者，应涂四环素眼膏，并用湿纱布盖眼，保护角膜；昏迷和鼻饲患者应做好口腔护理，2 次/日。有尿便失禁的患者，注意及时用温水擦洗外阴及臀部，保持皮肤清洁、干燥。

（4）有吞咽障碍的患者，喂饭喂水时不宜过急，遇呕吐或反呛时应暂停喂食喂水，防止食物呛入气管引起窒息或吸入性肺炎，对昏迷等不能进食的患者可酌情予以鼻饲流质。

（5）注意保持瘫痪肢体功能位置，防止足下垂，被动运动关节和按摩患肢，防止手足挛缩、变形及神经麻痹，病情稳定后应尽早开始肢体功能锻炼和语言康复训练，以促进神经功能的早日康复。

（6）中枢性高热的患者先行物理降温，如温水擦浴、酒精浴、冰敷等，效果不佳时可给予退热药，并注意监测和记录体温的情况。

（7）密切观察病情，尤其是生命体征、神志、瞳孔的变化，及早发现脑疝的先兆表现，一旦出现，应立即报告医师及时抢救。

4. 用药护理　告知药物的作用与用法，注意观察药物的疗效与不良反应，发现异常情况，及时报告医师处理。

（1）颅内高压使用20%甘露醇静脉滴注脱水时，要保证绝对快速输入，20%的甘露醇50～100ml要在15～30分钟内滴完，注意防止药液外漏，并注意尿量与血电解质的变化，尤其应注意有无低血钾发生。①患者每日补液量可按尿量加500ml计算，在1 500～2 000ml以内，如有高热、多汗、呕吐或腹泻者，可适当增加入液量。②每日补钠50～70mmol/L，补钾40～50mmol/L。防止低钠血症，以免加重脑水肿。

（2）严格遵医嘱服用降压药，不可骤停和自行更换，亦不宜同时服用多种降压药，避免血压骤降或过低致脑供血不足。应根据患者的年龄、基础血压、病后血压等情况判定最适血压水平，缓慢降压，不宜使用强降压药（如利舍平）。

（3）用地塞米松消除脑水肿时，因其易诱发上消化道应激性溃疡，应观察有无呃逆、上腹部饱胀不适、胃痛、呕血、便血等，注意胃内容物或呕吐物的性状，以及有无黑便；鼻饲流质的患者，注意观察胃液的颜色是否为咖啡色或血性，必要时可做隐血试验检查，如发现异常及时通知医师处理。

（4）躁动不安的患者可根据病情给予小量镇静、镇痛药；患者有抽搐发作时，可用地西泮静脉缓慢注射，或苯妥英钠口服。

5. 心理护理　主动关心患者与家属，耐心介绍病情及预后，消除其紧张焦虑、悲观抑郁等不良情绪，保持患者及家属情绪稳定，积极配合抢救与治疗。

八、健康教育

1. 避免情绪激动，去除不安、恐惧、愤怒、抑郁等不良情绪，保持正常心态。

2. 给予低盐低脂、适量蛋白质、富含维生素与纤维素的清淡饮食，多吃蔬菜、水果，少食辛辣刺激性强的食物，戒烟酒。

3. 生活有规律，保持排便通畅，避免排便时用力过度和憋气。

4. 坚持适度锻炼，避免重体力劳动。如坚持做保健体操、慢散步、打太极拳等。

5. 尽量做到日常生活自理，康复训练时注意克服急于求成的心理，做到循序渐进、持之以恒。

6. 定期复查血压、血糖、血脂、血常规等项目，积极治疗原发性高血压、糖尿病、心脏病等原发疾病。如出现头痛、呕吐、肢体麻木无力、进食困难、饮水呛咳等症状时需及时就医。

（孙锐航）

第四节　蛛网膜下隙出血

蛛网膜下隙出血（SAH）一般分为原发性蛛网膜下隙出血和继发性蛛网膜下隙出血。其中，原发性蛛网膜下隙出血是指脑底部或脑表面血管破裂后，血液流入蛛网膜下隙的急性出血性脑血管病；继发性蛛网膜下隙出血是指脑实质内出血、脑室出血、硬膜外或硬膜下血管破裂，血液穿破脑组织和蛛网膜，流入蛛网膜下隙。本节主要讨论原发性蛛网膜下隙出血。

一、常见病因

1. 颅内动脉瘤　最常见的病因（占 50%~80%）。其中先天性粟粒样动脉瘤约占 75%，还可见高血压、动脉粥样硬化所致梭形动脉瘤及感染所致的真菌性动脉瘤等。

2. 血管畸形　约占 SAH 病因的 10%，其中动静脉畸形（AVM）占血管畸形的 80%。多见于青年人，90% 以上位于幕上，常见于大脑中动脉分布区。

3. 其他　如烟雾病（占儿童 SAH 的 20%）、颅内肿瘤、垂体卒中、血液系统疾病、颅内静脉系统血栓和抗凝治疗并发症等。

二、临床表现

1. 头痛　动脉瘤性 SAH 的典型表现是突发异常剧烈全头痛，头痛不能缓解或呈进行性加重。多伴发一过性意识障碍和恶心、呕吐。约 1/3 的动脉瘤性 SAH 患者发病前数日或数周有轻微头痛的表现，可持续数日不变，2 周后逐渐减轻，如头痛再次加重，常提示动脉瘤再次出血。但动静脉畸形破裂所致 SAH 头痛常不严重。局部头痛常可提示破裂动脉瘤的部位。

2. 脑膜刺激征　患者出现颈强直、Kernig 征和布鲁津斯基征（Brudzinski sign）等脑膜刺激征，以颈强直最多见，而老年、衰弱患者或小量出血者，可无明显脑膜刺激征。脑膜刺激征常于发病后数小时出现，3~4 周后消失。

3. 眼部症状　20% 患者眼底可见玻璃体下片状出血，发病 1 小时内即可出现，是急性颅内压增高和眼静脉回流受阻所致，对诊断具有提示作用。此外，眼球活动障碍也可提示动脉瘤所在的位置。

4. 精神症状　约 25% 的患者可出现精神症状，如欣快、谵妄和幻觉等，常于起病后 2~3 周内自行消失。

5. 其他症状　部分患者可出现脑心综合征、消化道出血、急性肺水肿和局限性神经功能缺损症状等。

三、常见并发症

1. 再出血　是 SAH 主要的急性并发症，指病情稳定后再次发生剧烈头痛、呕吐、痫性发作、昏迷甚至去脑强直发作，颈强直、Kernig 征加重，复查脑脊液为鲜红色。20% 的动脉瘤患者病后 10~14 天可发生再出血，使死亡率约增加一倍；动静脉畸形急性期再出血者较少见。

2. 脑血管痉挛（CVS）　发生于蛛网膜下隙中血凝块环绕的血管，痉挛严重程度与出血量相关，可导致约 1/3 以上病例脑实质缺血。临床症状取决于发生痉挛的血管，常表现为波动性的轻偏瘫或失语，有时症状还受侧支循环和脑灌注压的影响，对载瘤动脉无定位价值，是死亡和致残的重要原因。病后 3~5 天开始发生，5~14 天为迟发性血管痉挛高峰期，2~4 周逐渐消失。TCD 或 DSA 可帮助确诊。

3. 急性或亚急性脑积水　起病 1 周内约 15%~20% 的患者发生急性脑积水，血液进入脑室系统和蛛网膜下隙形成血凝块阻碍脑脊液循环通路所致。轻者出现嗜睡、思维缓慢、短时记忆受损、上视受限、展神经麻痹、下肢腱反射亢进等体征，严重者可造成颅内高压，甚至脑疝。亚急性脑积水发生于起病数周后，表现为隐匿出现的痴呆、步态异常和尿失禁。

4. 其他 5%~10%的患者发生癫痫发作，不少患者发生低钠血症。

四、辅助检查

1. 三大常规检查 起病初期常有白细胞增多，尿糖常可呈阳性但血糖大多正常，偶可出现蛋白尿。

2. 脑脊液检查 脑脊液（CSF）为均匀一致血性，压力增高（>200mmH$_2$O），蛋白含量增加。

3. 影像学检查 颅脑 CT 是确诊 SAH 的首选诊断方法，可见蛛网膜下隙高密度出血灶，并可显示出血部位、出血量、血液分布、脑室大小和有无再出血；MRI 检查可发现动脉瘤或动静脉畸形。

4. 数字减影血管造影（DSA）检查 DSA 检查可为 SAH 的病因诊断提供可靠依据，如发现动脉瘤的部位、显示解剖行程、侧支循环和血管痉挛情况；还可发现动静脉畸形、烟雾病、血管性肿瘤等。

5. 经颅多普勒超声检查 TCD 检查可作为追踪监测 SAH 后脑血管痉挛的一个方法，具有无创伤性。

五、诊断

突然发生的持续性剧烈头痛、呕吐、脑膜刺激征阳性，伴或不伴意识障碍，检查无局灶性神经系统体征，应高度怀疑 SAH。同时 CT 证实脑池和蛛网膜下隙高密度征象或腰穿检查示压力增高和血性脑脊液等可临床确诊。

六、治疗

急性期治疗原则为防治再出血、制止继续出血，防治继发性脑血管痉挛，减少并发症，寻找出血原因，治疗原发病和预防复发。

1. 一般处理 住院监护，绝对卧床 4~6 周，镇静、镇痛，避免引起颅内压增高的因素，如用力排便、咳嗽、喷嚏和情绪激动等，可选用足量镇静镇痛药、缓泻剂等对症处理。

2. 脱水降颅内压 可选甘露醇、呋塞米、清蛋白等。

3. 预防再出血 可给予6-氨基己酸（EACA）等抗纤溶药物治疗，维持 2~3 周。

4. 应用尼莫地平等钙通道阻滞剂 预防脑血管痉挛发生，推荐尼莫地平 30~40mg 口服，每日 4~6 次，连用 3 周。

5. 放脑脊液疗法 腰穿缓慢放出血性脑脊液，每次 10~20ml，每周 2 次，可有效缓解头痛症状，并可减少脑血管痉挛及脑积水发生，但有诱发脑疝、动脉瘤破裂再出血、颅内感染等可能，应严格掌握适应证。

6. 外科手术或介入治疗 对于动脉瘤或动静脉畸形引起的 SAH，可外科手术治疗或考虑介入栓塞等治疗，是根除病因预防复发的有效方法。

七、护理评估

1. 健康史

（1）了解既往史及用药情况：①询问患者既往身体状况，了解有无颅内动脉瘤、脑血管畸形和高血压动脉硬化病史。②询问患者有无冠心病、糖尿病、血液病、颅内肿瘤、脑炎病史。③询问患者是否进行过治疗，过去和目前的用药情况怎样。④了解患者有无抗凝治疗史等。

（2）询问患者起病的情况：①了解起病的形式：询问患者起病时间，了解是否在剧烈活动或情绪大悲大喜时急性起病，SAH 起病很急，常在剧烈活动或情绪激动时突然发病。②了解有无明显诱因和前驱症状：询问患者起病前数日内是否有头痛等不适症状，部分患者在发病前数日或数周有头痛、恶心、呕吐等"警告性渗漏"的前驱症状。③询问患者有无伴随症状：多见的有短暂意识障碍、项背部或下肢疼痛、畏光等伴随症状。

2. 身体状况

（1）观察神志、瞳孔及生命体征的情况，询问患者病情，了解患者有无神志障碍。少数患者意识始终清醒，瞳孔大小及对光反射正常；半数以上患者有不同程度的意识障碍，轻者出现神志模糊，重者昏迷逐渐加深。监测患者血压、脉搏状况，了解患者血压、脉搏有无改变。起病初期患者常可出现血压上升、脉搏加快、有时节律不齐，但呼吸和体温均可正常；由于出血和脑动脉痉挛对下丘脑造成的影响，24 小时以后患者可出现发热、脉搏不规则、血压波动、多汗等症状。

（2）评估有无神经功能受损：①活动患者头颈部，了解脑膜刺激征是否阳性，大多数患者在发病后数小时内即可出现脑膜刺激征，以颈强直最具特征性，Kernig 征及 Brudzinski 征均呈阳性。②了解患者有无瘫痪、失语及感觉障碍，这与出血引起脑水肿、血肿压迫脑组织，或出血后迟发性脑血管痉挛导致脑缺血、脑梗死等有关；大脑中动脉瘤破裂可出现偏瘫、偏身感觉障碍及抽搐；椎-基底动脉瘤可引起面瘫等脑神经瘫痪。③观察患者瞳孔，了解有无眼征：后交通动脉瘤可压迫动眼神经而致上睑下垂、瞳孔散大、复视等麻痹症状，有时眼内出血亦可引起严重视力减退。④观察患者有无精神症状，少数患者急性期可出现精神症状，如烦躁不安、谵妄、幻觉等，且 60 岁以上的老年患者精神症状常较明显，大脑前动脉瘤可引起精神症状。⑤有无癫痫发作，脑血管畸形患者常有癫痫发作。

3. 心理-社会状况　评估患者的心理状态，主动与患者进行交谈，了解患者有无恐惧、紧张、焦虑及悲观绝望的心理。患者常因起病急骤，对病情和预后的不了解以及害怕进行 DSA 检查和开颅手术，易出现上述不良心理反应。

八、护理诊断

1. 疼痛：头痛　与脑水肿、颅内高压、血液刺激脑膜或继发性脑血管痉挛有关。
2. 恐惧　与起病急骤，对病情和预后的不了解以及剧烈头痛、担心再出血有关。
3. 自理缺陷　与长期卧床（医源性限制）有关。
4. 潜在并发症　再出血、脑疝。

九、护理措施

1. 一般护理 头部稍抬高（15°～30°），以减轻脑水肿；尽量少搬动患者，避免振动其头部；即使患者神志清楚，无肢体活动障碍，也必须绝对卧床休息4～6周，在此期间，禁止患者洗头、如厕、淋浴等一切下床活动；避免用力排便、咳嗽、喷嚏，情绪激动，过度劳累等诱发再出血的因素。

2. 安全护理 对有精神症状的患者，应注意保持周围环境的安全，对烦躁不安等不合作的患者，床应加护栏，防止跌床，必要时遵医嘱予以镇静。有记忆力、定向力障碍的老年患者，外出时应有人陪护，注意防止患者走失或其他意外发生。

3. 饮食护理 给予清淡易消化、含丰富维生素和蛋白质的饮食，多食蔬菜水果。避免辛辣等刺激性强的食物，戒烟酒。

4. 头痛护理 注意保持病室安静舒适，避免声、光刺激，减少探视，指导患者采用放松术减轻疼痛，如缓慢深呼吸，听轻音乐，全身肌肉放松等。必要时可遵医嘱给予镇痛药。

5. 运动和感觉障碍的护理 应注意保持良好的肢体功能位，防止足下垂、爪形手、髋外翻等后遗症，恢复期指导患者积极进行肢体功能锻炼，用温水擦洗患肢，改善血液循环，促进肢体知觉的恢复。

6. 心理护理 关心患者，耐心告知病情、特别是绝对卧床与预后的关系，详细介绍DSA检查的目的、程序与注意事项，鼓励患者消除不安、焦虑、恐惧等不良情绪，保持情绪稳定，安静休养。

7. 用药护理 告知药物的作用与用法，注意观察药物的疗效与不良反应，发现异常情况，及时报告医师处理。

（1）使用20%甘露醇脱水治疗时，应快速静脉滴入，并确保针头在血管内。

（2）尼莫同静脉滴注时常刺激血管引起皮肤发红和剧烈疼痛，应通过三通阀与5%葡萄糖注射液或生理盐水溶液同时缓慢滴注，5～10ml/h，并密切观察血压变化，如果出现不良反应或收缩压<90mmHg，应报告医师适当减量、减速或停药处理；如果无三通阀联合输液，一般将50ml尼莫同针剂加入5%葡萄糖注射液500ml中静脉滴注，速度为15～20滴/分，6～8小时输完。

（3）使用6-氨基己酸止血时应特别注意有无双下肢肿胀疼痛等临床表现，谨防深静脉血栓形成，有肾功能障碍者应慎用。

十、健康教育

1. 预防再出血 告知患者情绪稳定对疾病恢复和减少复发的意义，使患者了解，并能遵医嘱绝对卧床并积极配合治疗和护理。指导家属关心、体贴患者，在精神和物质上对患者给予支持，减轻患者的焦虑、恐惧等不良心理反应。告知患者和家属再出血的表现，发现异常，及时就诊。女性患者1～2年内避免妊娠和分娩。

2. 疾病知识指导 向患者和家属介绍疾病的病因、诱因、临床表现、应进行的相关检查、病程和预后、防治原则和自我护理的方法。SAH患者一般在首次出血后3天内或3～4周后进行DSA检查，以避开脑血管痉挛和再出血的高峰期。应告知数字减影血管造影的相关知识，使患者和家属了解进行DSA检查以明确和去除病因的重要性，积极配合。

（孙锐航）

第五节　中枢神经系统感染性疾病

中枢神经系统（CNS）感染性疾病是指各种生物病原体侵犯中枢神经系统实质、脑膜和血管等引起的急性或慢性炎症性（或非炎症性）疾病。引起疾病的生物病原体包括病毒、细菌、螺旋体、寄生虫、真菌、立克次体和朊蛋白等。临床上根据中枢神经系统感染的部位不同可分为：脑炎、脊髓炎或脑脊髓炎，主要侵犯脑和（或）脊髓实质；脑膜炎、脊膜炎或脑脊膜炎，主要侵犯脑和（或）脊髓软膜；脑膜脑炎：脑实质和脑膜合并受累。生物病原体主要通过血行感染、直接感染和神经干逆行感染等途径进入中枢神经系统。

一、病毒性脑膜炎患者的护理

病毒性脑膜炎是一组由各种病毒感染引起的脑膜急性炎症性疾病。多为急性起病，出现病毒感染的全身中毒症状如发热、头痛、畏光、恶心、呕吐、肌痛、食欲减退、腹泻和全身乏力等，并伴有脑膜刺激征，通常儿童病程超过1周，成人可持续2周或更长。本病大多呈良性过程。

（一）专科护理

1. 护理要点　急性期患者绝对卧床休息，给予高热量、高蛋白、高维生素、易消化的流质或半流质饮食，不能进食者给予鼻饲。密切观察病情变化，除生命体征外，必须观察瞳孔、精神状态、意识改变、有无呕吐、抽搐症状，及时发现是否有脑膜刺激征和脑疝的发生。

2. 主要护理问题

（1）急性疼痛：头痛与脑膜刺激征有关。

（2）潜在并发症：脑疝与脑水肿导致颅内压增高有关。

（3）体温过高：与病毒感染有关。

（4）有体液不足的危险：与反复呕吐、腹泻导致失水有关。

3. 护理措施

（1）一般护理

①为患者提供安静、温湿度适宜的环境，避免声光刺激，以免加重患者的烦躁不安、头痛及精神方面的不适感。

②衣着舒适，患者内衣以棉制品为宜，勤洗勤换，且不易过紧；床单保持清洁、干燥、无渣屑。

③提供高热量、高蛋白质、高维生素、低脂肪的易消化饮食，以补充高热引起的营养物质消耗。鼓励患者增加饮水量，1 000~2 000ml/d。

④做好基础护理，给予口腔护理，减少患者因高热、呕吐引起的不适感，并防止感染；加强皮肤护理，防止降温后大量出汗带来的不适。

（2）病情观察及护理

①严密观察患者的意识、瞳孔及生命体征的变化，及时准确地报告医生。积极配合医生治疗，给予降低颅内压的药物，减轻脑水肿引起的头痛、恶心、呕吐等，防止脑疝的发生。

保持呼吸道通畅，及时清除呼吸道分泌物，定时叩背、吸痰，预防肺部感染。

②发热患者应减少活动，以减少氧耗量，缓解头痛、肌痛等症状。发热时可采用物理方法降温，可用温水擦浴、冰袋和冷毛巾外敷等措施物理降温。必要时遵医嘱使用药物降温，使用时注意药物的剂量，尤其对年老体弱及伴有心血管疾病者应防止出现虚脱或休克现象；监测体温应在行降温措施 30 分钟后进行。

③评估患者头痛的性质、程度及规律，恶心、呕吐等症状是否加重。患者头痛时指导其卧床休息，改变体位时动作要缓慢。讲解减轻头痛的方法，如深呼吸、倾听音乐、引导式想象、生物反馈治疗等。

④意识障碍患者给予侧卧位，备好吸引器，及时清理口腔，防止呕吐物误入气管而引起窒息。观察患者呕吐的特点，记录呕吐的次数，呕吐物的性质、量、颜色、气味，遵医嘱给予止吐药，帮助患者逐步恢复正常饮食和体力。指导患者少量多次饮水，以免引起恶心呕吐；剧烈呕吐不能进食或严重水电解质失衡时，给予外周静脉营养，准确记录 24 小时出入量，观察患者有无失水征象，依失水程度不同，患者可出现软弱无力、口渴、皮肤黏膜干燥和弹性减低，尿量减少、尿比重增高等表现。

⑤抽搐的护理：抽搐发作时，应立即松开衣领和裤带，取下活动性义齿，及时清除口鼻腔分泌物，保持呼吸道通畅；放置压舌板于上、下臼齿之间，防止舌咬伤，必要时用舌钳将舌拖出，防止舌后坠阻塞呼吸道；谵妄躁动时给予约束带约束，勿强行按压肢体，以免造成肢体骨折或脱臼。

（二）健康指导

1. 疾病知识指导

（1）概念：病毒性脑膜炎又称无菌性脑膜炎，是一组由各种病毒感染引起的脑膜急性炎症性疾病，主要表现为发热、头痛和脑膜刺激征。

（2）形成的主要原因：85%~95% 的病毒性脑膜炎由肠道病毒引起，主要经粪-口途径传播，少数经呼吸道分泌物传播。

（3）主要症状：多为急性起病，出现病毒感染全身中毒症状，如发热、畏光、头痛、肌痛、食欲减退、腹泻和全身乏力等，并伴有脑膜刺激征。幼儿可出现发热、呕吐、皮疹等，而颈项强直较轻微甚至缺如。

（4）常用检查项目：血常规、尿常规、腰椎穿刺术、脑电图、头 CT、头 MRI。

（5）治疗：主要治疗原则是对症治疗、支持治疗和防治并发症。对症治疗如剧烈头痛可用止痛药，癫痫发作可首选卡马西平或苯妥英钠，抗病毒治疗可用阿昔洛韦，脑水肿可适当应用脱水药。

（6）预后：预后良好。

（7）其他：如疑为肠道病毒感染应注意粪便处理，注意手部卫生。

2. 饮食指导

（1）给予高蛋白、高热量、高维生素等营养丰富的食物，如鸡蛋、牛奶、豆制品、瘦肉，有利于增强抵抗力。

（2）长期卧床的患者易引起便秘：用力屏气排便、过多的水钠潴留都易引起颅内压增高，为保证大便通畅，患者应多食粗纤维食物，如芹菜、韭菜等。

（3）应用甘露醇、呋塞米等脱水剂期间，患者应多食含钾高的食物如香蕉、橘子等，并要保证水分摄入。

（4）不能经口进食者，遵医嘱给予鼻饲，制订鼻饲饮食计划表。

3. 用药指导

（1）脱水药：保证药物滴注时间、剂量准确，注意观察患者的反应及患者皮肤颜色、弹性的变化，记录24小时出入量，注意监测肾功能。

（2）抗病毒药：应用阿昔洛韦时注意观察患者有无谵妄、皮疹、震颤及血清转氨酶暂时增高等不良反应。

4. 日常生活指导

（1）保持室内环境安静、舒适、光线柔和。

（2）高热的护理

①体温上升阶段：寒战时注意保暖。

②发热持续阶段：给予物理降温，必要时遵医嘱使用退热药，并要注意补充水分。

③退热阶段：要及时更换汗湿衣服，防止受凉。

（3）腰椎穿刺术后患者取去枕平卧位4~6小时，以防止低颅压性头痛的发生。

（三）循证护理

病毒性脑膜炎是由各种病毒引起中枢神经系统的炎症性疾病，其发病机制可能与病毒感染和感染后的免疫反应有关。而症状性癫痫是由脑损伤或全身性疾病引起脑代谢失常引发的癫痫，病毒性脑膜炎是引起癫痫发作的因素之一。针对病毒性脑膜炎并发症状性癫痫患者的临床特点，有学者研究得出病毒性脑炎并发症状性癫痫患者的护理重点应做好精神异常、癫痫发作、腰椎穿刺术和用药的观察及护理。

使用头孢菌素类和硝基咪唑类抗生素后服用含有酒精类的液体或食物时会引发双硫仑样反应。双硫仑样反应表现为面部潮红、头痛、眩晕、恶心、呕吐、低血压、心率加快、呼吸困难，严重者可致急性充血性心力衰竭、呼吸抑制、意识丧失、肌肉震颤等。据报道，一个高压电烧伤者，术后给予头孢哌酮抗感染，用75%乙醇处理创面，反复出现双硫仑样反应。说明应用上述药物的患者接触任何含乙醇的制品都有导致双硫仑样反应的可能，医护人员应提高警惕，并将有关注意事项告知患者。

二、化脓性脑膜炎患者的护理

化脓性脑膜炎即细菌性脑膜炎，又称软脑膜炎，是由化脓性细菌所致脑脊膜的炎症反应，脑和脊髓的表面轻度受累，是中枢神经系统常见的化脓性感染疾病。病前可有上呼吸道感染史，主要临床表现为发热、头痛、呕吐、意识障碍、偏瘫、失语、皮肤瘀点及脑膜刺激征等。通常起病急，好发于婴幼儿和儿童。

（一）专科护理

1. 护理要点　密切观察患者的病情变化，定时监测患者的生命体征、意识、瞳孔的变化及颅内压增高表现。做好高热患者的护理。对有肢体瘫痪及失语的患者，给予康复训练，预防并发症。加强心理护理，帮助患者树立战胜疾病的信心。

2. 主要护理问题

（1）体温过高：与细菌感染有关。

（2）急性疼痛：头痛与颅内感染有关。

（3）营养失调——低于机体需要量：与反复呕吐及摄入不足有关。

（4）潜在并发症——脑疝：与颅内压增高有关。

（5）躯体活动障碍：与神经功能损害所致的偏瘫有关。

（6）有皮肤完整性受损的危险：与散在的皮肤瘀点有关。

3. 护理措施

（1）一般护理

①环境：保持病室安静，经常通风，用窗帘适当遮挡窗户，避免强光对患者的刺激，减少患者家属的探视。

②饮食：给予清淡、易消化且富含营养的流质或半流质饮食，多吃水果和蔬菜。意识障碍的患者给予鼻饲饮食，制订饮食计划表，保证患者摄入足够的热量。

③基础护理：给予口腔护理，保持口腔清洁，减少因发热、呕吐等引起的口腔不适；加强皮肤护理，保持皮肤清洁干燥，特别是皮肤有瘀点、瘀斑时避免搔抓破溃。

（2）病情观察及护理

①加强巡视，密切观察患者的意识、瞳孔、生命体征及皮肤瘀点、瘀斑的变化，婴儿应注意观察囟门。若患者意识障碍加重、呼吸节律不规则、双侧瞳孔不等大、对光反射迟钝、躁动不安等，提示脑疝的发生，应立即通知医生，配合抢救。

②备好抢救药品及器械：抢救车、吸引器、简易呼吸器、氧气装置及硬脑膜下穿刺包等。

（3）用药护理

①抗生素：给予抗生素皮试前，询问有无过敏史。用药期间监测患者的血常规、血培养、血药敏等检查结果。用药期间了解患者有无不适主诉。

②脱水药：保证药物按时、准确滴注，注意观察患者的反应及皮肤颜色、弹性的变化，注意监测肾功能。避免药液外渗，如有外渗，可用硫酸镁湿热敷。

③糖皮质激素：严格遵医嘱用药，保证用药时间、剂量的准确，不可随意增量、减量，询问患者有无心悸、出汗等不适主诉；用药期间监测患者的血常规、血糖变化；注意保暖，预防交叉感染。

（4）心理护理：根据患者及家属的文化水平，介绍患者的病情及治疗和护理的方法，使其积极主动配合。关心和爱护患者，及时解除患者的不适，增强其信任感，帮助患者树立战胜疾病的信心。

（5）康复护理：有肢体瘫痪和语言沟通障碍的患者可以进行如下的康复护理。

①保持良好的肢体位置，根据病情，给予床上运动训练。

a. 桥式运动：患者仰卧位，双上肢放于体侧，或双手十指交叉，双上肢上举；双腿屈膝，足支撑于床上，然后将臀部抬起，并保持骨盆成水平位，维持一段时间后缓慢放下。也可以将健足从治疗床上抬起，以患侧单腿完成桥式运动。

b. 关节被动运动：为了预防关节活动受限，主要进行肩关节外旋、外展，肘关节伸展，腕和手指伸展，髋关节外展，膝关节伸展，足背屈和外翻。

c. 起坐训练。

②对于清醒患者，要更多关心、体贴患者，增强自我照顾能力和信心。经常与患者进行

交流，促进其语言功能的恢复。

（二）健康指导

1. 疾病知识指导

（1）概念：化脓性脑膜炎是由化脓性细菌感染所致的脑脊膜炎症，脑和脊髓的表面轻度受累。通常急性起病，是中枢神经系统常见的化脓性感染疾病。

（2）形成的主要原因：化脓性脑膜炎最常见的致病菌为肺炎链球菌、脑膜炎双球菌及B型流感嗜血杆菌。这些致病菌可通过外伤、直接扩延、血液循环或脑脊液等途径感染软脑膜和（或）蛛网膜。

（3）主要症状：寒战、高热、头痛、呕吐、意识障碍、腹泻和全身乏力等，有典型的脑膜刺激征。

（4）常用检查项目：血常规、尿常规、脑脊液检查、头CT、头MRI、血细菌培养。

（5）治疗

①抗菌治疗：未确定病原菌时首选三代头孢曲松或头孢噻肟，因其可透过血脑屏障，在脑脊液中达到有效浓度。如确定病原菌为肺炎球菌，首选青霉素，对其耐药者，可选头孢曲松，必要时联合万古霉素治疗；如确定病原菌为脑膜炎球菌，首选青霉素；如确定病原菌为铜绿假单胞菌可选头孢他啶。

②激素治疗。

③对症治疗。

（6）预后：病死率及致残率较高，但预后与机体情况、病原菌和是否尽早应用有效的抗生素治疗有关。

（7）宣教：搞好环境和个人卫生。

2. 饮食指导　给予高热量、清淡、易消化的流质或半流质饮食，按患者的热量需要制订饮食计划，保证足够热量的摄入。注意食物的搭配，增加患者的食欲，少食多餐。频繁呕吐不能进食者，给予静脉输液，维持水电解质平衡。

3. 用药指导

（1）应用脱水药时，保证输液速度。

（2）应用激素类药物时不可随意减量，以免发生"反跳"现象，激素类药物最好在上午输注，避免由于药物不良反应引起睡眠障碍。

4. 日常生活指导

（1）协助患者洗漱、如厕、进食及个人卫生等生活护理。

（2）做好基础护理，及时清除大小便，保持臀部皮肤清洁干燥，间隔1~2小时更换体位，按摩受压部位，必要时使用气垫床，预防压疮。

（3）偏瘫的患者确保有人陪伴，床旁安装护栏，地面保持平整干燥、防湿、防滑，注意安全。

（4）躁动不安或抽搐的患者，床边备牙垫或压舌板，必要时在患者家属知情同意下用约束带，防止患者舌咬伤及坠床。

（三）循证护理

化脓性脑膜炎是小儿时期较为常见的由化脓性细菌引起的神经系统感染的疾病，婴幼儿发病较多。本病预后差，病死率高，后遗症多。相关学者通过对 78 例化脓性脑膜炎患儿的护理资料进行研究，分析总结得出做好病情的观察和加强临床护理是促进患儿康复的重要环节。

对小儿化脓性脑膜炎的临床护理效果的探讨，得出结论：提高理论知识水平、业务水平、对疾病的认识，对病情发展变化作出及时、正确的抢救和护理措施，可以提高患儿治愈率，降低并发症和后遗症发生，提高生命质量，促进患儿早日康复。

三、结核性脑膜炎患者的护理

结核性脑膜炎（TMD）是由结核杆菌引起的脑膜和脊髓膜的非化脓性炎症性疾病，是最常见的神经系统结核病。主要表现为结核中毒症状、发热、头痛、脑膜刺激征、脑神经损害及脑实质改变，如意识障碍、癫痫发作等。本病好发于幼儿及青少年，冬春季较多见。

（一）专科护理

1. 护理要点　密切观察患者的病情变化，观察有无意识障碍、脑疝及抽搐加重的发生。做好用药指导，定期监测抗结核药物的不良反应。对抽搐发作、肢体瘫痪及意识障碍的患者加强安全护理，防止外伤，同时给予相应的对症护理，促进患者康复。

2. 主要护理问题

（1）体温过高：与炎性反应有关。

（2）有受伤害的危险：与抽搐发作有关。

（3）有窒息的危险：与抽搐发作时口腔和支气管分泌物增多有关。

（4）营养失调——低于机体需要量：与机体消耗及食欲减退有关。

（5）疲乏：与结核中毒症状有关。

（6）意识障碍：与中枢神经系统、脑实质损害有关。

（7）潜在并发症：脑神经损害、脑梗死等。

（8）知识缺乏：与缺乏相关医学知识有关。

3. 护理措施

（1）一般护理

①休息与活动：患者出现明显结核中毒症状，如低热、盗汗、全身无力、精神萎靡不振时，应以休息为主，保证充足的睡眠，生活规律。病室安静，温湿度适宜，床铺舒适，重视个人卫生护理。

②饮食护理：保证营养及水分的摄入。提供高蛋白、高热量、高维生素的饮食，每天摄入鱼、肉、蛋、奶等优质蛋白，多食新鲜的蔬菜、水果，补充维生素。高热或不能经口进食的患者给予鼻饲饮食或肠外营养。

③戒烟、酒。

（2）用药护理

①抗结核治疗：早期、联合、足量、全程、顿服是治疗结核性脑膜炎的关键。强调正确用药的重要性，督促患者遵医嘱服药，养成按时服药的习惯，使患者配合治疗。告知药物可能出现的不良反应，密切观察，出现如眩晕、耳鸣、巩膜黄染、肝区疼痛、胃肠不适等不良反应时，及时报告医生，并遵医嘱给予相应的处理。

②全身支持：减轻结核中毒症状，可使用皮质类固醇等抑制炎症反应，减轻脑水肿。使

用皮质类固醇时要逐渐减量，以免发生"反跳"现象。注意观察皮质类固醇药物的不良反应，正确用药，减少不良反应。

③对症治疗：根据患者的病情给予相应的抗感染、脱水降颅压、解痉治疗。

（3）体温过高的护理

①重视体温的变化，定时测量体温，给予物理或药物降温后，观察降温效果，患者有无虚脱等不适出现。

②采取降温措施

a. 物理降温：使用冰帽、冰袋等局部降温，温水擦浴全身降温，注意用冷时间，观察患者的反应，防止继发效应抵消治疗作用及冻伤的发生。身体虚弱的患者在降温过程中，控制时间，避免能量的消耗。

b. 药物降温：遵医嘱给予药物降温，不可在短时间内将体温降得过低，同时注意补充水分，防止患者虚脱。儿童避免使用阿司匹林，以免诱发 Reye 综合征，即患者先出现恶心、呕吐，继而出现中枢神经系统症状，如嗜睡、昏睡等。小心谨慎使用金刚烷胺类药物，以免中枢神经系统不良反应的发生。

（4）意识障碍的护理

①生活护理：使用床挡等保护性器具。保持床单位清洁、干燥、无渣屑，减少对皮肤的刺激，定时给予翻身、叩背，按摩受压部位，预防压疮的发生。注意口腔卫生，保持口腔清洁。做好大小便护理，满足患者的基本生活需求。

②饮食护理：协助患者进食，不能经口进食时，给予鼻饲饮食，保障营养及水分的摄入。

③病情监测：密切观察患者的生命体征及意识、瞳孔的变化，出现异常及时报告医生，并配合医生处理。

（二）健康指导

1. 疾病知识指导

（1）病因及发病机制：结核杆菌通过血行直接播散或经脉络丛播散至脑脊髓膜，形成结核结节，结节破溃后结核菌进入蛛网膜下隙，导致结核性脑膜炎。此外，结核菌可因脑实质、脑膜干酪灶破溃所致，脊柱、颅骨、乳突部的结核病灶也可直接蔓延引起结核性脑膜炎。

（2）主要症状：多起病隐袭，病程较长，症状轻重不一。

①结核中毒症状：低热、盗汗、食欲减退、疲乏、精神萎靡。

②颅内压增高和脑膜刺激症状：头痛、呕吐、视神经盘水肿及脑膜刺激征。

③脑实质损害：精神萎靡、淡漠、谵妄等精神症状或意识状态的改变；部分性、全身性的痫性发作或癫痫持续状态；偏瘫、交叉瘫、截瘫等脑卒中样表现。

④脑神经损害：动眼、外展、面及视神经易受累及，表现为视力下降、瞳孔不等大、眼睑下垂、面神经麻痹等。

（3）常用检查项目：脑脊液检查、头 CT、头 MRI、血沉等。

（4）治疗

①抗结核治疗：异烟肼、利福平、吡嗪酰胺、链霉素、乙胺丁醇等。至少选择 3 种药物联合治疗，根据所选药物给予辅助治疗，防止药物不良反应。

②皮质类固醇：用于减轻中毒症状、抑制炎症反应、减轻脑水肿、抑制纤维化，可用地塞米松或氢化可的松等。

③对症治疗：降颅压、解痉、抗感染等。

（5）预后：与患者的年龄、病情轻重、治疗是否及时彻底有关。部分患者预后较差，甚至死亡。

2. 饮食指导　提供高蛋白、高热量、高维生素、易消化吸收的食物，每天摄入鱼、肉、蛋、奶等优质蛋白，多食新鲜的蔬菜、水果，补充维生素。保证水分的摄入。

3. 用药指导

（1）使用抗结核药物时要遵医嘱正确用药：早期、足量、联合、全程、顿服是治疗本病的关键。药物不良反应较多，如使用异烟肼时需补充维生素 B_6 以预防周围神经病；使用利福平、异烟肼、吡嗪酰胺时需监测肝酶水平，及时发现肝脏损伤；使用链霉素时定期进行听力检测，及时应对前庭毒性症状。

（2）使用皮质类固醇药物时：观察用药效果，合理用药，减少不良反应的发生。

（3）应用脱水、降颅压药物时注意电解质的变化，保证水分的摄入；使用解痉、抗感染等药物时给予相应的护理，如注意观察生命体征的变化等。

4. 日常生活指导

（1）指导患者注意调理，合理休息，生活规律，增强抵抗疾病的能力，促进身体康复。

（2）减少外界环境不良刺激，注意气候变化，预防感冒发生。

（3）保持情绪平稳，积极配合治疗，树立战胜疾病的信心。

（三）循证护理

结核性脑膜炎早期出现头痛、双目凝视、精神呆滞、畏光；中期出现脑膜刺激征、颅内压高、呕吐（以喷射性呕吐为主）、嗜睡；晚期出现失明、昏睡、呼吸不规则、抽搐，危重时发生脑疝而死亡的临床特点。研究表明，严密观察患者的病情变化，针对性地做好一般护理、病情观察、康复护理、饮食护理、用药护理、心理护理、康复护理和健康教育，对结核性脑膜炎患者的康复起到重要的作用。

（孙锐航）

第六节　中枢神经系统脱髓鞘疾病

中枢神经系统脱髓鞘疾病是一组脑和脊髓以神经髓鞘脱失为主，神经细胞及其轴突为特征的疾病，包括遗传性和获得性两大类。中枢神经系统的髓鞘是由少突胶质细胞的片状突起包绕髓神经纤维轴突而形成的脂质细胞膜，它具有保护轴索、帮助传导神经冲动和绝缘等作用。遗传性脱髓鞘疾病主要指脑白质营养不良，是由于髓鞘形成缺陷而引起神经髓鞘磷脂代谢紊乱。获得性中枢神经系统脱髓疾病又可分为原发性免疫介导的炎性脱髓鞘病和继发的于其他疾病的脱髓鞘病。

一、多发性硬化患者的护理

多发性硬化（MS）是以中枢神经系统白质炎性脱髓鞘病变为主要特点的自身免疫疾病。本病多发于青壮年，女性多于男性，临床多见亚急性起病，其特点为时间上的多发性（即反复缓解、复发的病程）和空间上的多发性（即病变部位的多发）。临床症状和体征多种多样，可有肢体无力、感觉异常、眼部症状、共济失调、发作性症状、精神症状等临床表现。本病越远离赤道，发病率越高，我国属于低发病区，约为5/10万。

（一）专科护理

1. 护理要点　患者病情反复发作，临床表现多种多样，观察患者有无运动障碍、感觉障碍、眼部症状、精神症状、膀胱功能障碍等，根据患者的疾病特点进行有的放矢的护理。做好患者安全防护，给予营养支持，加强各项基础护理工作，关注患者的心理问题。

2. 主要护理问题

（1）生活自理缺陷：与肢体无力、共济失调或视觉、触觉障碍等有关。

（2）尿潴留/尿失禁：与膀胱反射功能障碍有关。

（3）排便异常：与自主神经功能障碍有关。

（4）有感染的危险：与免疫功能低下、机体抵抗力降低有关。

（5）预感性悲哀：与疾病多次缓解复发、神经功能缺损有关。

（6）知识缺乏：缺乏本病的相关知识。

3. 护理措施

（1）一般护理

①环境：病室环境安静舒适，光线明暗适宜，物品摆放合理，呼叫器置于伸手可及处，餐具、便器、纸巾等可随时取用；床铺设有护栏、床档；地面平整无障碍物，防湿、防滑；走廊、卫生间等设置扶手；必要时配备轮椅等辅助器具。

②活动与休息：协助患者取舒适体位，自行变换体位困难者给予定时翻身，并注意保暖，肢体运动障碍的患者，应保持肢体的功能位，指导患者进行主动运动或被动运动。活动时注意劳逸结合，避免活动过度。

③生活护理：鼓励患者做力所能及的事情，协助患者洗漱、进食、穿脱衣物和如厕，做好安全防护。感觉障碍的患者，避免高温和过冷刺激，防止烫伤、冻伤的发生。

④饮食护理：保证患者每日的热量摄入，给予高蛋白、低糖、低脂，易消化吸收的清淡食物。食物富含纤维素，以促进肠蠕动，达到预防或缓解便秘的作用。吞咽障碍的患者可给予半流食或流食，必要时给予鼻饲饮食或肠外高营养，并做好相关护理。

（2）用药护理：指导患者了解常用药物及用法、不良反应及注意事项等。

①皮质类固醇：急性发作时的首选药物，目的是抗感染和免疫调节，常用药物有甲泼尼龙和泼尼松。大剂量短程疗法时，监测血钾、血钠、血钙，防止电解质紊乱，长期应用不能预防复发，且不良反应严重。

②β-干扰素：具有免疫调节作用。常见不良反应为流感样症状，部分药物可出现注射部位红肿及疼痛，严重时出现肝功能损害、过敏反应等。注意观察注射部位有无红肿、疼痛等不良反应。

③免疫球蛋白：降低复发率。常见的不良反应有发热、面红，偶有肾衰竭、无菌性脑膜炎等不良反应发生。

④免疫抑制剂：多用于继发进展型多发性硬化，主要不良反应有白细胞减少、胃肠道反应、皮疹等。

（3）心理护理：因疾病反复发作，且进行性加重，患者易出现焦虑、抑郁、恐惧等心理障碍，护士应加强与患者沟通，了解其心理状态，取得信赖，帮助患者树立战胜疾病的信心。

（4）对症护理

①感染：患者出现高热、肺炎等并发症时，严密监测病情变化，采取降温措施，注意休息，保证足够的热量和液体摄入，必要时吸氧。

②排泄功能：保持患者大小便通畅。便秘患者，指导其进食富含纤维素的食物，适量增加饮水量，顺时针按摩腹部，促进肠蠕动，必要时遵医嘱给予缓泻剂或灌肠。评估患者有无排尿异常，尿失禁患者可遵医嘱给予留置导尿，尿潴留患者可采用听流水声、按摩腹部、热敷等方法促进排尿，若效果不佳，可遵医嘱给予留置导尿，观察并记录尿液的颜色、性质和量，严格无菌操作，加强会阴护理，预防感染。

③压疮：做好皮肤护理，保持皮肤清洁干燥，定时协助更换体位，强患者的全身营养状态。

④视力障碍：提供安静、方便的病室环境，灯光强度适宜，减少眼部刺激，生活用品放置于随手可及处。

（二）健康指导

1. 疾病知识指导

（1）流行病学：本病好发于北半球的温带和寒带地区，多发于青壮年，女性稍多，与西方国家相比我国急性多发性硬化较多。

（2）主要原因：病因目前尚不完全清楚，目前认为可能与免疫反应、病毒感染、遗传因素及环境因素等有关。

（3）主要症状：病程中症状发作与缓解是本病的重要特点，复发次数可达数十次，每次复发后易残留部分症状和体征，病情逐渐加重。部分患者为进展型，无明显缓解期。病变累及视神经、脊髓、脑干、小脑或大脑半球白质时，可出现多样的临床症状，如运动障碍、感觉障碍、视觉障碍、膀胱功能障碍、构音障碍、疼痛、精神症状等。核间性眼肌麻痹和旋转性眼球震颤为高度提示本病的体征。

（4）常用检查项目：脑脊液检查、电生理检查、头 CT 检查、头 MRI 检查。

（5）治疗：在急性期首选皮质类固醇治疗，进展型多发性硬化可使用免疫抑制剂。缓解期为预防复发和治疗残留症状，可采用β-干扰素疗法和免疫球蛋白输注。出现运动障碍、尿便异常、精神障碍等症状时对症治疗。

（6）预后：多数患者呈缓解-复发病程，在数月或数年内死亡；部分患者复发次数不多或在首次发作后完全缓解，预后较好；个别患者病情发展快，初次发病即死亡。

2. 日常生活指导　鼓励患者做力所能及的事情，适当进行体育锻炼，通过良好的膳食增进营养，避免疲劳、感冒、感染、发热、妊娠、分娩、拔牙、冷热刺激等因素引起复发。

3. 饮食指导

（1）改变不良的饮食习惯：进食高蛋白、低糖、低脂、易消化吸收的清淡食物，保障液体的摄入。多食新鲜的蔬菜、水果及富含维生素的食物，促进肠蠕动，预防便秘发生。

（2）吞咽障碍的患者给予半流食或流食：预防呛咳及窒息的发生，必要时遵医嘱给予留置胃管，保障营养的摄入，并做好相关护理。

4. 用药指导

（1）应用皮质类固醇药物时显效较快：常见的不良反应有电解质紊乱、向心性肥胖、胃肠道不适、骨质疏松等。定期测量血压、监测血糖、离子变化，做好皮肤及口腔护理。应用免疫抑制剂时，常见白细胞减少、胃肠道反应、肝肾功能损害、出血性膀胱炎等不良反应。

（2）按时服用口服药：皮质类固醇药物不能突然减药、加药，擅自停药，防止发生"反跳现象"，引起病情波动。

（3）静脉输液时根据病情和药物性质调节滴速：密切观察患者的病情变化，如有异常及时报告医生，并做好相关记录。

5. 照顾者指导　与家属做好沟通，因患者的病情反复发作，容易出现焦虑、抑郁、厌世等情绪，家属应配合医务人员，共同给予关爱和支持。

6. 预防复发

（1）避免感冒、疲劳、手术、感染、体温升高、拔牙等诱因。

（2）遵医嘱正确用药，定期复诊。

（3）生活规律、适当进行体育锻炼，注意营养均衡，增强抵抗力。

（4）女性患者首次发作后 2 年内避免妊娠。

（三）循证护理

由于多发性硬化的主要临床特点呈时间上的多发性和空间上的多发性，临床中尚没有行之有效的方法可以治愈。多发性硬化的护理与康复治疗是神经科护理研究的重点。通过对多发性硬化患者的护理与康复治疗进行研究，结果表明多发性硬化患者在系统性的整体护理下可以大大提高生活质量及独立能力。将一般护理、心理护理与健康教育相结合，对患者的功能障碍给予及时、积极的康复治疗，可以减轻患者疾病导致的痛苦并增强康复效果，提高其生存质量。护士是与患者及其家庭的直接接触者，在患者及其家庭、医生及相关医疗工作者之间起着至关重要的纽带作用。多发性硬化的护理需要通过患者及其家庭和护士之间的合作，来提高患者自我护理的能力。

二、视神经脊髓炎患者的护理

视神经脊髓炎（NMO）是一种视神经和脊髓同时或相继受累的急性或亚急性起病的炎性脱髓鞘疾病。表现为视神经炎以及脊髓炎，该病由 Devic 首次描述，又称 Devic 病或 Devic 综合征，有学者认为视神经脊髓炎是多发性硬化的一个变异型。本病多发于青壮年，男女均可罹患。

（一）专科护理

1. 护理要点　急性期注意观察患者的视力变化，做好眼部的护理，防止用眼过度，满足患者的基本生活需要，做好安全防护。脊髓损害时根据病变部位的不同，观察患者有无肢体瘫痪、麻木、痉挛，皮肤营养障碍、膀胱功能障碍等。患者出现截瘫时密切观察病变平面的变化，保持患者呼吸道通畅，患者出现呼吸困难、吞咽困难时及时给予相应的护理措施。

2. 主要护理问题

（1）生活自理缺陷：与视力丧失或截瘫等有关。

（2）感知改变：与视觉和视神经损伤有关。

（3）有受伤害的危险：与短时间内失明或截瘫有关。

（4）知识缺乏：缺乏本病的相关知识。

3. 护理措施

（1）一般护理

①环境：病室环境安静，光线明暗适宜，床铺设有床档，地面无障碍物，去除门槛。床单位清洁、干燥、无渣屑，生活必需品置于伸手可及处。

②生活护理：满足患者的基本需要，协助患者清洁卫生，预防感染。卧床的患者给予气垫床保护皮肤，指导或协助患者取舒适体位，保持肢体功能位，定时更换体位，防止压疮的发生。协助患者被动运动，防止肌肉萎缩。视力部分或全部丧失时做好眼部保护，防止并发症。

③饮食护理：给予高蛋白、高维生素、易消化吸收的饮食，多食蔬菜、水果及富含纤维素的食物，保证热量与水分的摄入，预防便秘的发生。

④病情观察：急性起病时视力可在数小时或数日内丧失，注意评估患者的视力变化，有无疼痛、视神经盘水肿、视神经萎缩。出现截瘫时，病变平面是否上升，有无尿潴留、尿失禁等自主神经症状。

（2）用药护理：指导患者了解常用药物、用法、不良反应及注意事项等。首选药物为大剂量皮质类固醇，如甲泼尼龙或地塞米松冲击疗法，使用时严密观察不良反应，如继发感染，血压、血糖、尿糖的变化等。

（3）心理护理：因视力部分或全部丧失，可出现焦虑、急躁等情绪，告知患者本病多数患者视力在数日或数周后可恢复，要积极配合治疗；出现运动、感觉及自主神经功能损害时，应稳定患者的情绪，帮助患者树立战胜疾病的信心。

（4）康复护理

①急性期康复：保持良好的肢体功能位置，协助被动运动和按摩，促进血液循环，防止关节畸形和肌肉萎缩，定时更换体位，预防压疮的发生。

②恢复期康复：根据患者的病情，制订恢复期康复计划，由易入难，循序渐进，如翻身训练、坐起训练、转移训练、站立训练、步行训练等。

（二）健康指导

1. 疾病知识指导

（1）流行病学：本病在我国多见，男女均可发病，女性稍多，多见于 20~40 岁，一般急性或亚急性起病。

（2）形成的主要原因：病因及发病机制目前尚不完全清楚，可能是多发性硬化的一种临床亚型或临床上的一个阶段。

（3）主要症状：起病前可有上呼吸道或消化道的感染史，少数患者有低热、头痛、咽痛、周身不适等前驱症状，同时或相继出现视神经损害及脊髓损害。在短时间内连续出现较严重的视神经炎和脊髓炎预示为单相病程，也可有缓解-复发，多数复发病程间隔期为 5 个月左右。

①视神经损害表现：为视神经炎及球后视神经炎，双眼同时或先后受累。急性起病时，受累侧眼数小时或数日内视力部分或完全丧失，伴眼球胀痛。视神经炎眼底检查可见早期有

视神经盘水肿，晚期有视神经萎缩；球后视神经炎眼底检查可见早期眼底正常，晚期视神经萎缩。大部分患者视力可在数日或数周后有显著恢复。

②脊髓损害表现：临床常表现为播散性脊髓炎，体征呈不对称和不完全性。首发症状为肢体麻木、肩痛或背痛，继而出现截瘫或四肢瘫，感觉障碍等。自主神经损害时可出现尿便异常、皮肤营养障碍等。

（4）常用检查项目：脑脊液检查、诱发电位、MRI 检查等。

（5）治疗：首选皮质类固醇治疗，大剂量冲击疗法，再改为口服逐渐减量至停药。皮质类固醇治疗无效时，可用血浆置换来改善症状。出现运动、感觉和自主神经功能障碍时对症治疗。

（6）预后：多因连续发作而加剧，预后与脊髓炎的严重程度及并发症有关。

2. 日常生活指导　进行功能锻炼的同时，保证足够的休息，劳逸结合。鼓励患者保持情绪平稳，防止感冒、外伤、疲劳等诱发因素，加强营养，增强机体抵抗力。

3. 用药指导　对药物的使用进行详细的指导，做好药物不良反应与病情变化的区分。应用皮质类固醇药物时注意观察药物效果及不良反应。口服给药时，按时服用，不能擅自减量、加量，甚至停药，防止"反跳现象"的发生。

4. 饮食指导　保持营养均衡，保证热量与水分的摄入，多食新鲜的蔬菜和水果，减少并发症的发生。

5. 预防复发　遵医嘱正确用药，定期门诊复查，预防各类诱发因素的发生，适量运动，如出现病情变化及时就诊。

三、急性播散性脑脊髓炎患者的护理

急性播散性脑脊髓炎（ADEM）是一种广泛累及中枢神经系统白质的急性炎症性脱髓鞘疾病，通常发生在感染、出疹或疫苗接种后，故又被称为感染后、出疹后、疫苗接种后脑脊髓炎，主要病理特点为多灶性或弥漫性脱髓鞘。好发于儿童及青壮年，无季节性，散发病例多见，通常为单项病程。

急性出血性白质脑炎（AHLE）被认为是急性播散性脑脊髓炎的暴发型，起病急骤，病情凶险，死亡率较高。

（一）专科护理

1. 护理要点　监测患者的生命体征，密切观察患者瞳孔、意识的变化，患者有无痫性发作、脑膜刺激征、脑疝等的发生。急性期特别关注患者有无呼吸肌麻痹，保持呼吸道通畅，维持生命功能，加强安全护理，避免患者受伤。

2. 主要护理问题

（1）急性意识障碍：与大脑功能受损有关。

（2）体温过高：与感染、免疫反应等有关。

（3）低效性呼吸型态：与呼吸肌麻痹有关。

（4）有皮肤完整性受损的危险：与脊髓受累所致瘫痪有关。

（5）躯体活动障碍：与脊髓受累所致瘫痪有关。

3. 护理措施

（1）一般护理

①生活护理：急性期指导患者卧床休息，保持病室安静。满足患者的生理需要，做好各项清洁卫生工作，如皮肤的护理、头发的护理、口腔护理、会阴护理等。

②饮食护理：给予高蛋白、高维生素，易消化吸收的食物，保证水分的摄入。患者不能经口进食时，给予肠外营养或留置胃管，并做好相关护理工作。

③病情观察：密切观察患者的意识、瞳孔及生命体征变化并详细记录。出现病情变化时及时报告医生，并配合抢救。

（2）发热的护理

①针对病因进行药物治疗。

②物理降温：给予酒精、温水擦浴等，局部使用冰帽、冰袋、冰槽等降温，小心谨慎，防止冻伤发生。

③适量增加液体摄入。

④注意保暖。

⑤监测体温。

（3）用药护理

①使用肾上腺皮质类固醇药物时，早期、足量、短程、合理使用，注意观察用药效果及不良反应。

②使用免疫抑制剂时易出现白细胞减少、胃肠道反应、肝肾功能损害等不良反应。用药期间需严密观察，监测血常规及肝肾功能。

③保持水、电解质及酸碱平衡。

（4）心理护理：及时了解患者的心理状况，关心体贴患者，树立信心，取得患者的信任与配合。

（5）安全护理

①意识障碍或躯体移动障碍的患者给予床档保护。

②患者出现痫性发作时要尽快控制发作，遵医嘱正确用药，保持呼吸道通畅，维持生命功能，预防外伤及其他并发症的发生。

（6）呼吸肌麻痹的护理：给予持续吸氧。保持呼吸道通畅，勤翻身、叩背，及时清理口鼻分泌物，鼓励患者深呼吸及有效咳嗽。出现呼吸困难、动脉血氧饱和度下降或血气分析指标改变时要及时报告医生，必要时遵医嘱给予机械通气，根据患者的病情实施面罩吸氧、气管插管、气管切开等措施。

（二）健康指导

1. 疾病知识指导

（1）流行病学：本病好发于儿童及青壮年，散发病例多见，四季均可发病，男女发病率差异不大。

（2）形成的主要原因：发病机制尚不清楚，可能与感染、疫苗接种或某些药物所引起的免疫反应有关。

（3）主要症状：多在感染或疫苗接种后1~2周急性起病，突然出现高热、头痛、呕吐、癫痫发作、意识障碍等，脊髓受损平面以下的截瘫或四肢瘫；急性出血性白质脑炎起病呈暴发式，表现为高热、头痛、意识障碍进行性加重、精神异常、瘫痪等，症状和体征迅速发展，死亡率高。

（4）常用检查项目：血常规、血沉、脑脊液、脑电图、肌电图、CT 检查、MRI 检查等。

（5）急性播散性脑脊髓炎的治疗：早期使用肾上腺皮质类固醇，抑制炎症脱髓鞘，减轻脑和脊髓的充血和水肿，保护血脑屏障。无效者考虑使用血浆置换和免疫球蛋白。部分治疗效果不明显的患者使用免疫抑制剂。

（6）急性播散性脊髓炎的预后：大多数患者可明显恢复，预后与发病诱因及病情的严重程度有关，部分患者遗留有功能障碍。急性出血性白质脑炎死亡率高。

2. 用药指导

（1）使用肾上腺皮质类固醇药物时，早期、足量、短程治疗，合理用药，减少不良反应。密切观察药物效果，减量过程中，注意药物剂量的变化。

（2）口服药按时服用：不要根据自己感受减药、加药，忘记服药或在下次服药时补上忘记的药量会导致病情波动；不能擅自停药，以免造成"反跳"现象。

3. 日常生活指导　指导患者自我护理的方法，提高患者的自理能力，满足患者的各项生理需求。定时更改体位，防止皮肤破损。深呼吸、有效咳嗽，勤翻身、叩背、吸痰，防止肺感染。保障营养摄入，促进疾病康复。

（三）循证护理

急性脊髓炎发病急，病变水平以下的运动、感觉神经功能障碍，多伴有多种并发症。尤其以颈段性和上升性脊髓炎危害更严重，威胁青壮年的健康和生存质量。通过对 29 例急性脊髓炎患者的病情进行有针对性的观察并积极采取预见性的护理措施，能使并发症的发生明显降低，并提高抢救成功率。结论证明进行针对性的观察病情及采取预见性的护理措施在积极预防并发症，降低致残率、病死率，提高疗效，减轻疾病所致痛苦等方面有着至关重要的作用。

（孙锐航）

第十一章

普外科疾病护理

第一节 腹外疝

腹外疝是由腹腔内某一脏器或组织连同腹膜壁层，经腹壁薄弱点或空隙向体表突出所形成。常见腹股沟斜疝、腹股沟直疝、股疝、脐疝及切口疝。临床表现为患者站立、行走、劳动或腹内压突然增高时疝内容物向体表突出，平卧时可推送回纳至腹腔，患者多无自觉症状。若疝内容物不能还纳入腹腔可造成嵌顿或绞窄性疝，出现剧烈疼痛、机械性肠梗阻表现。治疗上常采用疝修补手术。

一、护理措施

（一）术前护理

1. 观察有无引起腹内压力增高。避免重体力劳动和活动。
2. 遵医嘱行术前检查，有慢性基础疾病者应积极治疗。
3. 嵌顿疝和绞窄疝应禁食、补液、胃肠减压、抗生素治疗等术前准备。
4. 手术前嘱患者排尿，以免术中损伤膀胱。
5. 术前指导患者进行床上排尿练习，避免术后出现尿潴留。

（二）术后护理

1. 预防血肿 一般选择合适的沙袋在伤口处加压 24 小时左右，减少伤口出血。腹股沟疝修补术后可用绷带托起阴囊，并密切观察阴囊肿胀情况。
2. 术后取平卧位 膝下垫一软枕使髋关节屈曲，以减少局部张力。2~3 天后可取半卧位。术后3~5 天可考虑下床活动，无张力疝修补术患者可以早期下床活动。年老体弱、复发性疝、绞窄疝、巨大疝患者应适当延迟下床活动时间。
3. 术后 1 天进流质饮食，次日进高热量、高蛋白、高维生素的软食或普食，多食蔬菜、水果、多饮水，以防便秘。行肠切除术者暂禁食，待肠蠕动恢复后方可进流质饮食。
4. 避免腹内压过高，预防感冒、咳嗽，避免活动过度、便秘等。
5. 按医嘱应用抗生素，保持敷料清洁，严格无菌操作，防止切口感染。

二、健康教育

1. 注意避免增加腹腔压力的各种因素。

2. 手术后 14 天可恢复一般性工作，3 个周避免重体力劳动。

3. 复发应及早诊治。

（郑　月）

第二节　急性阑尾炎

急性阑尾炎是外科常见病，是最多见的急腹症之一，多发生于青壮年，男性发病率高于女性。

一、护理评估

1. 术前评估

（1）健康史：了解患者既往病史，尤其注意有无急性阑尾炎发作史，了解有无与急性阑尾炎鉴别的其他器官病变如胃十二指肠溃疡穿孔、右侧输尿管结石、胆石症及妇产科疾病等。了解患者发病前是否有剧烈活动、不洁饮食等诱因。

（2）身体状况：了解患者发生腹痛的时间、部位、性质、程度及范围等，了解有无转移性右下腹痛、右下腹固定压痛、压痛性包块及腹膜刺激征等。了解患者的精神状态、饮食、活动及生命体征等改变，有无乏力、脉速、寒战、高热、黄疸及感染性休克等表现。查看血、尿常规检查结果，了解其他辅助检查结果如腹部 X 线、B 超等。

（3）心理-社会状况：本病发病急，腹痛明显，需急诊手术治疗，患者常感突然而焦虑、不安。应了解患者的心理状态、患者和家属对疾病及治疗的认知和心理承受能力，了解家庭的经济承受能力。

2. 术后评估　了解麻醉和手术方式、术中情况、病变情况，对放置腹腔引流管的患者，应了解引流管放置的位置及作用。了解术后切口愈合情况、引流管是否通畅及引流液的颜色、性状及量等；有无并发症发生。患者对于术后康复知识的了解和掌握程度。

二、护理诊断

1. 疼痛　与阑尾炎炎症刺激、手术切口等有关。

2. 体温过高　与急性阑尾炎有关。

3. 焦虑　与突然发病、缺乏术前准备及术后康复等相关知识有关。

4. 潜在并发症　出血、切口感染、粘连性肠梗阻、腹腔脓肿等。

三、护理目标

1. 患者主诉疼痛程度减轻或缓解。

2. 体温逐渐降至正常范围。

3. 焦虑程度减轻或缓解，情绪平稳。

4. 护士能及时发现并发症的发生并积极配合处理。

四、护理措施

(一) 术前护理

1. 病情观察　加强巡视、观察患者精神状态，定时测量体温、脉搏、血压和呼吸；观察患者的腹部症状和体征，尤其注意腹痛的变化。患者体温一般低于 38℃，高热则提示阑尾穿孔；若患者腹痛加剧，出现腹膜刺激征，应及时通知医师。

2. 对症处理　疾病观察期间，通知患者禁食；按医嘱静脉输液、保持水电解质平衡，应用抗生素控制感染。为减轻疼痛，患者可取右侧屈曲被动体位，屈曲可使腹肌松弛。禁服泻药及灌肠，以免肠蠕动加快，增高肠内压力，导致阑尾孔或炎症扩散。诊断未明确之前禁用镇静止痛剂，如吗啡等，以免掩盖病情。

3. 术前准备　做好血、尿、便常规、出凝血时间及肝、肾、心、肺功能等检查，清洁皮肤，遵医嘱行手术区备皮。做好药物过敏试验并记录。嘱患者术前禁食 12 小时，禁水 4 小时。按手术要求准备麻醉床、氧气及监护仪等用物。

4. 心理护理　在与患者和家属建立良好沟通的基础上，做好解释安慰工作，稳定患者的情绪，减轻其焦虑；向患者和家属介绍有关急性阑尾炎的知识，讲解手术的必要性和重要性，提高他们的认识，消除不必要的紧张和担忧，使之积极配合治疗和护理。

(二) 术后护理

1. 一般护理

(1) 休息与活动：患者回室后，应根据不同麻醉，选择适当卧位休息，全身麻醉术后清醒、连续硬膜外麻醉患者可取平卧位，6 小时后，血压脉搏平稳者，改为半卧位，利于呼吸和引流。鼓励患者术后在床上翻身、活动肢体，术后 24 小时可起床活动，促进肠蠕动恢复，防止肠粘连，同时可增进血液循环，加速伤口愈合。老年患者术后注意保暖，协助咳嗽咳痰，预防坠积性肺炎。

(2) 饮食护理：患者手术当天禁食，经静脉补液。术后第 1 天可进少量清流质，待肠蠕动恢复，第 3~4 天可进易消化的普食。少数病情重的坏疽、穿孔性阑尾炎，术后饮食恢复较缓慢。

2. 病情观察　密切监测生命体征及病情变化遵医嘱定时测量体温、脉搏、血压及呼吸；加强巡视，倾听患者的主诉，观察患者腹部体征的变化，尤其注意观察有无粘连性肠梗阻、腹腔感染或脓肿等术后并发症的表现，及时发现异常，通知医生并积极配合治疗。

3. 切口和引流管的护理　保持切口敷料清洁、干燥，及时更换渗血、渗液污染的敷料；观察切口愈合情况，及时发现出血及切口感染的征象。对于腹腔引流的患者，应妥善固定引流管，防止扭曲、受压，保持通畅；经常从近端至远端方向挤压引流管，防止因血块或脓液而堵塞；观察并记录引流液的量、颜色、性状等。当引流液量逐渐减少、颜色逐渐变淡至浆液性，患者体温及血常规正常，可考虑拔管。

4. 用药护理　遵医嘱术后应用有效抗生素，控制感染，防止并发症发生。术后 3~5 天禁用强泻剂和刺激性强的肥皂水灌肠，以免增加肠蠕动，而使阑尾残端结扎线脱落或缝合伤口裂开，如术后便秘可口服轻泻剂。

5. 并发症的预防和护理

（1）切口感染：是阑尾术后最常见的并发症。多见于化脓或穿孔性急性阑尾炎，表现为术后 2~3 天体温升高，切口胀痛或跳痛，局部红肿、压痛等，可先行试穿抽出脓汁，或于波动处拆除缝线，排出脓液，放置引流，定期换药。手术中加强切口保护、彻底止血、消灭无效腔等措施可预防切口感染。

（2）粘连性肠梗阻：较常见的并发症。病情重者须手术治疗。早期手术，早期离床活动可适当预防此并发症。

五、健康教育

1. 对于非手术治疗的患者，应向其解释禁食的目的和重要性，教会患者自我观察腹部症状和体征变化的方法。

2. 对于手术治疗的患者，指导患者术后饮食的种类及量，鼓励患者循序渐进，避免暴饮暴食；向患者介绍术后早期离床活动的意义，鼓励患者尽早下床活动，促进肠蠕动恢复，防止术后肠粘连。

3. 出院指导，若出现腹痛、腹胀等不适，应及时就诊。

六、护理评价

1. 患者的疼痛程度是否减轻或消失，腹壁切口是否愈合。

2. 体温是否恢复到正常范围。

3. 焦虑程度是否缓解，情绪是否稳定。

4. 术后并发症是否被及时发现并积极处理。

（郑　月）

第三节　肠梗阻

肠内容物不能正常、顺利通过肠道称为肠梗阻，是常见的外科急腹症之一。发病后不但可引起肠管本身解剖和功能的改变，并可导致全身性的生理紊乱，可出现腹痛、呕吐、腹胀、肛门停止排便排气等症状。临床表现复杂多变，病情变化比较快，在临床外科中具有特殊的重要性。

一、护理措施

（一）术前护理

1. 禁食，胃肠减压　口服液状石蜡（有胃管者给予胃管内注入，注入后夹管半小时）。

2. 无休克者可取半卧位。

3. 禁食期间，严格记录出入量，静脉补充液体及营养，纠正水、电解质紊乱和酸碱失衡。

4. 密切观察生命体征及腹部症状的变化　了解有无脱水及休克症状，如发生绞窄性肠梗阻应立即手术。

5. 给予心理护理，减轻焦虑。

（二）术后护理

1. 病情观察　密切观察生命体征的变化。监测腹部体征。
2. 卧位　全身麻醉清醒后取半卧位。
3. 管道护理　做好胃肠减压及腹腔引流管护理。
4. 切口护理　观察腹部切口有无渗血、渗液及感染征象，如有渗血应及时换药。
5. 活动　鼓励患者早期活动，预防皮肤并发症及肠粘连的发生。
6. 饮食　禁食期间遵医嘱给予营养支持，注意补液原则。观察尿量，维持水、电解质平衡。肠蠕动恢复以后，可进食少量流汁，根据患者情况逐渐过渡为半流质至普食。
7. 并发症的观察及护理　如术后出现腹部胀痛、持续发热、白细胞计数增高，腹壁切口红肿或腹腔引流管周围流出粪臭味液体时应警惕腹腔内、切口感染及肠瘘的可能。

二、健康教育

1. 注意饮食卫生，多吃易消化的食物，少食多餐，避免暴饮暴食。
2. 避免腹部受凉或饭后剧烈活动；保持大便通畅。
3. 有腹痛等不适时要及时就诊。

（郑　月）

第四节　急性化脓性腹膜炎

腹膜受到细菌、化学性刺激或损伤所引起的腹膜急性炎症性病变，称为急性腹膜炎。主要表现为急性腹痛、恶心、呕吐、腹膜刺激征和全身感染症状。

一、解剖

腹膜是一层很薄的浆膜，分相互连续的脏腹膜和壁腹膜两部分。壁腹膜贴附于腹壁内面；脏腹膜覆盖在腹腔脏器的表面，成为内脏的浆膜层。腹膜腔是壁腹膜和脏腹膜之间的潜在腔隙，是人体最大的体腔。腹膜腔分大、小腹膜腔两部分，即大腹膜腔和网膜囊，两者经网膜孔相连。男性腹膜腔是密闭的，女性腹膜腔经输卵管、子宫、阴道与外界相通。

腹膜具有润滑、吸收和渗出、防御和修复等生理功能，能吸收大量积液、血液、空气和毒素，腹膜能渗出大量液体稀释毒素和减少刺激，当大量毒素需要腹膜吸收时可导致感染性休克。

二、临床表现

（一）急性腹膜炎

根据病因不同，腹膜炎的症状可以是突然发生，也可以是逐渐出现的。空腔脏器损伤破裂或穿孔引起的腹膜炎发病较突然。

1. 症状

（1）腹痛：是最主要的临床表现，疼痛的性质与发病的原因、炎症的轻重、年龄、身体素质等有关。剧烈腹痛，难以忍受，呈持续性。深呼吸、咳嗽、改变体位是疼痛加重。腹痛先从原发病变部位开始，随炎症扩散而波及全腹。

（2）恶心、呕吐：腹膜受到刺激，可引起反射性恶心、呕吐，呕吐物为胃内容物，发生麻痹性肠梗阻时呕吐物为黄绿色胆汁，甚至是褐色粪水样内容物。

（3）体温、脉搏：骤然发病的病例，体温由正常逐渐升高、脉搏逐渐加快；年老体弱者体温可不升高，多数患者脉搏加速与体温成正比，若脉搏快体温反而下降，常提示病情恶化。

（4）感染中毒表现：患者可相继出现寒战、高热、脉速、呼吸浅快及口干；随着病情进展，可出现面色苍白、口唇发绀、肢端发冷、呼吸急促、血压下降、神志恍惚等全身感染、中毒表现。严重者可出现代谢性酸中毒及感染性休克。

2. 体征　腹胀，腹式呼吸减弱或消失。腹部压痛、腹肌紧张和反跳痛是腹膜炎的标志性体征。腹胀加重是病情恶化的重要标志。胃肠或胆囊穿孔引起强烈的腹肌紧张，甚至呈"木板样"强直。婴幼儿、老年人或极度虚弱的患者腹肌紧张不明显，易被忽视。

（二）腹腔脓肿

1. 膈下脓肿　脓液积聚于膈肌以下、横结肠及其系膜以上的间隙内，统称为膈下脓肿。膈下脓肿的临床特点是出现明显的全身症状，发热初为弛张热，脓肿形成后呈持续性高热。脓肿刺激膈肌可引起呃逆。感染波及胸膜时可出现胸腔积液、气促、咳嗽和胸痛等表现。

2. 盆腔脓肿　盆腔处于腹腔最低位置，腹膜炎时，腹腔内炎性渗物及脓液易积聚于此而形成盆腔脓肿。因盆腔腹膜面积较小，吸收能力较低，故盆腔脓肿的特点是局部症状明显而全身中毒症状较轻。

三、辅助检查

1. 实验室检查　血常规检查示白细胞计数及中性粒细胞比例增高，可出现中毒颗粒。病情危重或机体反应能力低下者，白细胞计数不升高反而降低，仅有中性粒细胞比例增高。

2. 影像学检查

（1）腹部 X 线检查：立、卧位平片见小肠普遍胀气并有多个小液平；胃肠穿孔时，立位平片多数可见膈下游离气体；膈下脓肿时，患侧膈肌升高，肋膈角模糊或胸腔积液。

（2）B 超检查：显示腹腔内积液量，但不能鉴别液体性质。

（3）CT 检查：对腹腔内实质性脏器的病变有诊断价值，也可明确脓肿的大小及部位。

3. 诊断性腹腔穿刺或腹腔灌洗　根据抽出液性状、气味、浑浊度，涂片、细菌培养以及淀粉酶测定等有助于诊断。

四、治疗

1. 非手术治疗　对病情较轻或病程较长已超过 24 小时、腹部体征已减轻或炎症已局限以及原发性腹膜炎者可行非手术治疗。

（1）禁食和胃肠减压。

（2）静脉输液、纠正水、电解质紊乱；补充热量或提供营养支持。

（3）合理应用抗菌药。

（4）对症处理：镇静、止痛和吸氧等。

（5）物理治疗：盆腔脓肿未形成或较小时，可辅助热水坐浴、温盐水保留灌肠等治疗。

2. 手术治疗

（1）手术适应证：经非手术治疗 6~8 小时后（一般不超过 12 小时），腹膜炎症状加重和体征器官破裂等；腹腔内炎症较重，出现严重的肠麻痹或中毒症状，并发休克；腹膜炎病因不明且无局限趋势者。

（2）手术处理：剖腹探查，明确病因，处理原发病灶；清理腹腔，充分引流；引流以形成的腹腔脓肿。

五、护理评估

1. 术前评估

（1）健康史：询问既往史，尤其注意有无胃、十二指肠溃疡病史，慢性阑尾炎发作史，其他腹腔内脏器官疾病和手术史；近期有无腹部外伤史。儿童应注意近期有无呼吸道、泌尿道感染史、营养不良或其他导致抵抗力低下的原因。

（2）身体状况：了解患者腹痛的性质、程度、是否周期性发作；是否有呕血、黑便等症状；是否有腹部刺激征，程度及范围。患者的生命体征是否平稳、有无感染或休克的表现。便血前后是否有心悸、头晕、目眩、甚至晕厥。患者是否有恶心、呕吐及发生的时间，了解呕吐物的性质。患者是否有水、电解质失衡及营养不良。

（3）心理-社会状况：了解患者对疾病的态度；情绪是否稳定；对疾病、检查、治疗及护理是否配合；对医院环境是否适应；对手术是否接受及程度；是否了解康复知识及掌握程度。了解家属及亲友的心理状态；家庭经济承受能力等。

2. 术后评估

（1）向手术医生、麻醉师了解患者手术经过、生命体征的平稳、手术方式，腹腔炎症情况，发病类型及输液情况。

（2）了解患者术后留置各种引流管的位置、用途，引流情况。切口渗血情况，引流液的颜色、性质和量。

（3）了解患者术后伤口疼痛程度，腹部肠蠕动情况，食欲、康复知识掌握程度及功能锻炼完成情况，以及家属、亲友的配合情况等。

六、护理诊断

1. 体温过高　与腹膜炎毒素吸收有关。
2. 腹痛、腹胀　与腹膜炎炎症反应和刺激、毒素吸收有关。
3. 体液不足　与腹膜腔大量渗出、高热或体液丢失有关。
4. 潜在并发症　腹腔脓肿或切口感染。

七、护理目标

1. 患者体温逐渐降至正常范围。
2. 患者腹痛、腹胀等不适症状减轻或缓解。
3. 患者水、电解质平衡得以维持，未发生酸碱失衡。
4. 并发症得到预防或及时处理。

八、护理措施

（一）术前护理

1. 心理护理　安慰患者，减轻腹胀、腹痛，促进患者舒适。

2. 体位　患者取半卧位，促进腹腔内渗出液流向盆腔，以减少毒素吸收、减轻中毒症状、利于引流和局限感染。避免腹胀所致的膈肌抬高，减轻腹胀对呼吸循环的影响。休克患者应取中凹卧位。

3. 禁食、胃肠减压　吸出胃肠道内容物和气体，改善胃、肠壁的血液循环和减少消化道内容物继续流入腹腔，减轻腹胀和腹痛。

4. 止痛　明确诊断的患者，可用哌替啶类止痛剂镇痛。诊断不明或需要继续观察的患者，慎用止痛药物，以免掩盖真实病情。做好急诊手术的准备工作。

（二）控制感染，加强支持治疗

1. 合理应用抗生素　继发性腹膜炎多为混合性感染，应根据细菌培养及药敏结果选择广谱抗生素。但抗生素的使用不能完全替代手术治疗。

2. 降温　高热患者，应给予药物降温协同物理降温。

3. 支持治疗　急性腹膜炎的患者由于炎症、机体应激反应和长时间禁食的原因所致营养不良及贫血，应给予肠内外营养支持，提高机体防御能力和愈合能力。

（三）维持体液平衡和生命体征平稳

1. 输液　迅速建立静脉通路，补充液体和电解质等，纠正电解质及酸碱失衡。尽量选择上肢粗大血管穿刺，必要时留置中心静脉。根据病情输入全血或血浆提高胶体渗透压，维持有效循环血量。

2. 准确记录出入量　维持每小时尿量 30~50ml。

3. 抗休克治疗　患者发生休克时，加快补液速度的同时应定时监测中心静脉压、血气分析、肾功、离子血糖等指标。

（四）术后护理

1. 一般护理　全身麻醉清醒或硬膜外麻醉患者去枕平卧，术后 6 小时后，生命体征平稳改半卧位。若患者病情允许，鼓励患者早期活动，活动量因人而异。

2. 术后并发症的预防和护理

（1）严密观察病情：术前或术后密切观察心率、血压、血氧饱和度、中心静脉压数值等。

（2）术后 6 小时鼓励患者尽早下床活动，预防肠管粘连。

（3）妥善固定胃管、尿管、引流管等，保持引流通畅，避免管路扭曲、受压、打折、脱出。每 24 小时更换负压引流器、尿袋、引流袋一次，严格无菌操作，防止管路逆行感染。准确记录引流液的颜色、性状、引流量。

（4）遵医嘱为患者做雾化吸入，稀释痰液，及时为患者叩背，预防肺部感染。

（5）遵医嘱应用血液循环治疗仪，预防下肢静脉血栓的形成。

（6）做好口腔护理、尿管护理、皮肤护理，预防感染。

（7）密切观察切口敷料情况，如有渗出及时通知医生更换敷料。保持切口敷料清洁干燥。

九、护理评价

1. 恐惧（焦虑）是否减轻或缓解，情绪是否稳定。

2. 疼痛是否减轻或缓解，睡眠状况是否改善。

3. 营养状况是否改善，体重是否稳定或增加，低蛋白血症及贫血是否得到纠正。

4. 水、电解质是否维持平衡，生命体征是否平稳，皮肤弹性是否良好。

5. 术后并发症是否得到预防，是否及时发现和处理并发症。

十、健康教育

1. 有消化系统疾病者及时就诊。

2. 告知患者注意休息、避免过劳，保持乐观的情绪，同时劝告患者放弃喝酒、吸烟等对身体有危害性的不良习惯。

3. 告知患者及家属有关手术后期可能出现的并发症的相关知识。

（郑　月）

第五节　胃和十二指肠溃疡

胃、十二指肠局限性圆形或椭圆形的全层黏膜缺损，称为胃十二指肠溃疡。因溃疡的形成与胃酸-蛋白酶的消化作用有关，也称为消化性溃疡。纤维内镜技术的不断完善、新型制酸剂和抗幽门螺杆菌药物的应用使得溃疡病诊断和治疗发生了很大改变。外科治疗主要用于急性穿孔、出血、幽门梗阻或药物治疗无效的溃疡患者以及胃溃疡恶性变等情况。

一、解剖

（一）胃的解剖

1. 胃的位置和分区　胃位于食管和十二指肠之间，上端与食管相连的入口部位称贲门，距离门齿约40cm，下端与十二指肠相连接的出口为幽门。腹段食管与胃大弯的交角称贲门切迹，该切迹的黏膜面形成贲门皱襞，有防止胃内容物向食管逆流的作用。幽门部环状肌增厚，浆膜面可见一环形浅沟，幽门前静脉沿此沟的腹侧面下行，是术中区分胃幽门与十二指肠的解剖标志。将胃小弯和胃大弯各作三等份，再连接各对应点可将胃分为三个区域，上1/3为贲门胃底部U区；中1/3是胃体部M区，下1/3即幽门部L区。

2. 胃的韧带　胃与周围器官有韧带相连接，包括胃膈韧带、肝胃韧带、脾胃韧带、胃结肠韧带和胃胰韧带，胃凭借韧带固定于上腹部。

3. 胃的血管　胃的动脉血供丰富，来源于腹腔动脉。胃小弯动脉弓供血胃小弯。胃大弯的动脉弓供血胃大弯。胃短动脉供应胃底。胃后动脉分布于胃体上部与胃底的后壁。胃有丰富的黏膜下血管丛，静脉回流汇集到门静脉系统。胃的静脉与同名动脉伴行，胃短静脉、胃网膜左静脉均回流入脾静脉；胃网膜右静脉则回流入肠系膜上静脉；胃左静脉（即冠状静脉）的血液可直接注入门静脉或汇入脾静脉；胃右静脉直接注入门静脉。

4. 胃的淋巴引流　胃黏膜下淋巴管网丰富，并经贲门与食管、经幽门与十二指肠交通。

胃周淋巴结，沿胃的主要动脉及其分支分布，淋巴管回流逆动脉血流方向走行，经多个淋巴结逐步向动脉根部聚集。胃周共有 16 组淋巴结。按淋巴的主要引流方向可分为以下四群：①腹腔淋巴结群。引流胃小弯上部淋巴液。②幽门上淋巴结群。引流胃小弯下部淋巴液。③幽门下淋巴结群。引流胃大弯右侧淋巴液。④胰脾淋巴结群。引流胃大弯上部淋巴液。

5. 胃的神经　胃受自主神经支配，支配胃的运动神经包括交感神经与副交感神经。胃的交感神经主要抑制胃的分泌和运动并传出痛觉；胃的副交感神经主要促进胃的分泌和运动。交感神经与副交感神经纤维共同在肌层间和黏膜下层组成神经网，以协调胃的分泌和运动功能。

6. 胃壁的结构　胃壁从外向内分为浆膜层、肌层、黏膜下层和黏膜层。胃壁肌层外层是沿长轴分布的纵行肌层，内层由环状走向的肌层构成。胃壁肌层由平滑肌构成，环行肌纤维在贲门和幽门处增厚形成贲门和幽门括约肌。黏膜下层为疏松结缔组织，血管、淋巴管及神经丛丰富。由于黏膜下层的存在，使黏膜层与肌层之间有一定的活动度，因而在手术时黏膜层可以自肌层剥离开。

（二）胃的生理

胃具有运动和分泌两大功能，通过其接纳、储藏食物，将食物与胃液研磨、搅拌、混匀，初步消化，形成食糜并逐步分次排入十二指肠为其主要的生理功能。此外，胃黏膜还有吸收某些物质的功能。

（三）十二指肠的解剖和生理

十二指肠是幽门和十二指肠悬韧带（Treitz 韧带）之间的小肠，长约 25cm，呈 C 形，是小肠最粗和最固定的部分。十二指肠分为四部分：①球部。长约 4~5cm，属腹膜间位，活动度大，黏膜平整光滑，球部是十二指肠溃疡好发部位。胆总管、胃十二指肠动脉和门静脉在球部后方通过。②降部。与球部呈锐角下行，固定于后腹壁，腹膜外位，仅前外侧有腹膜遮盖，内侧与胰头紧密相连，胆总管和胰管开口于此部中下 1/3 交界处内侧肠壁的十二指肠乳头，距幽门 8~10cm，距门齿约 75cm。从降部起十二指肠黏膜呈环形皱襞。③水平部。自降部向左走行，长约 10cm，完全固定于腹后壁，属腹膜外位，横部末端的前方有肠系膜上动、静脉跨越下行。④升部。先向上行，然后急转向下、向前，与空肠相接，形成十二指肠空肠曲，由十二指肠悬韧带（Treitz 韧带）固定于后腹壁，此韧带是十二指肠空肠分界的解剖标志。整个十二指肠环抱在胰头周围。十二指肠的血供来自胰十二指肠上动脉和胰十二指肠下动脉，两者分别起源于胃十二指肠动脉与肠系膜上动脉。胰十二指肠上、下动脉的分支在胰腺前后吻合成动脉弓。

十二指肠接受胃内食糜以及胆汁、胰液。十二指肠黏膜内有 Brunner 腺，分泌的十二指肠液含有多种消化酶如蛋白酶、脂肪酶、蔗糖酶、麦芽糖酶等。十二指肠黏膜内的内分泌细胞能够分泌胃泌素、抑胃肽、胆囊收缩素、促胰液素等肠道激素。

二、胃和十二指肠溃疡急性穿孔

急性穿孔是胃十二指肠溃疡严重并发症，为常见的外科急腹症。起病急、病情重、变化快，需要紧急处理，若诊治不当可危及生命。近来溃疡穿孔的发生率呈上升趋势，发病年龄渐趋高龄化。十二指肠溃疡穿孔男性患者较多，胃溃疡穿孔则多见于老年妇女。

（一）临床表现

多数患者既往有溃疡病史，穿孔前数日溃疡病症状加剧。情绪波动、过度疲劳、刺激性饮食或服用皮质激素药物等常为诱发因素。

1. 症状 穿孔多在夜间空腹或饱食后突然发生，表现为骤起上腹部刀割样剧痛，迅速波及全腹，患者疼痛难忍，可有面色苍白、出冷汗、脉搏细速、血压下降等表现。常伴恶心、呕吐。当胃内容物沿右结肠旁沟向下流注时，可出现右下腹痛，疼痛也可放射至肩部。当腹腔有大量渗出液稀释漏出的消化液时，腹痛可略有减轻。由于继发细菌感染，出现化脓性腹膜炎，腹痛可再次加重。偶尔可见溃疡穿孔和溃疡出血同时发生。溃疡穿孔后病情的严重程度与患者的年龄、全身情况、穿孔部位、穿孔大小和时间以及是否空腹穿孔密切有关。

2. 体征 体检时患者表情痛苦，仰卧微屈膝，不愿移动，腹式呼吸减弱或消失；全腹压痛、反跳痛，腹肌紧张呈"板样"强直，尤以右上腹最明显。叩诊肝浊音界缩小或消失，可有移动性浊音；听诊肠鸣音消失或明显减弱。患者有发热，实验室检查示白细胞计数增加，血清淀粉酶轻度升高。在站立位 X 线检查时，80%的患者可见膈下新月状游离气体影。

（二）治疗

1. 非手术治疗 适用于一般情况好，症状体征较轻的空腹穿孔；穿孔超过 24 小时，腹膜炎已局限者；或是经水溶性造影剂行胃十二指肠造影检查证实穿孔已封闭的患者。非手术治疗不适用于伴有出血、幽门梗阻、疑有癌变等情况的穿孔患者。治疗措施主要包括：①持续胃肠减压，减少胃肠内容物继续外漏。②输液以维持水、电解质平衡并给予营养支持。③全身应用抗生素控制感染。④经静脉给予 H_2 受体阻断剂或质子泵拮抗剂等制酸药物。非手术治疗 6~8 小时后病情仍继续加重，应立即转手术治疗。非手术治疗少数患者可出现膈下或腹腔脓肿。痊愈的患者应胃镜检查排除胃癌，根治幽门螺杆菌感染并采用制酸剂治疗。

2. 手术治疗

（1）单纯穿孔缝合术：单纯穿孔修补缝合术的优点是操作简便，手术时间短，安全性高。一般认为：穿孔时间超出 8 小时，腹腔内感染及炎症水肿严重，有大量脓性渗出液；以往无溃疡病史或有溃疡病史未经正规内科治疗，无出血、梗阻并发症，特别是十二指肠溃疡患者；有其他系统器质性疾病不能耐受急诊彻底性溃疡手术，为单纯穿孔缝合术的适应证。穿孔修补通常采用经腹手术，穿孔以丝线间断横向缝合，再用大网膜覆盖，或以网膜补片修补；也可经腹腔镜行穿孔缝合大网膜覆盖修补。对于所有的胃溃疡穿孔患者，需做活检或术中快速病理检查除外胃癌，若为恶性病变，应行根治性手术。单纯穿孔缝合术术后溃疡病仍需内科治疗，HP 感染阳性者需要抗 HP 治疗，部分患者因溃疡未愈仍需行彻底性溃疡手术。

（2）彻底性溃疡手术：优点是一次手术同时解决了穿孔和溃疡两个问题，如果患者一般情况良好，穿孔在 8 小时内或超过 8 小时，腹腔污染不严重；慢性溃疡病特别是胃溃疡患者，曾行内科治疗，或治疗期间穿孔；十二指肠溃疡穿孔修补术后再穿孔，有幽门梗阻或出血史者可行彻底性溃疡手术。手术方法包括胃大部切除术外，对十二指肠溃疡穿孔可选用穿孔缝合术加高选择性迷走神经切断术或选择性迷走神经切断术加胃窦切除术。

胃溃疡常用的手术方式是远端胃大部切除术（图 11-1），胃肠道重建以胃十二指肠吻合的 Billroth I 式（图 11-2）为宜。I 型胃溃疡通常采用远端胃大部切除术，胃的切除范围在50%左右，行胃十二指肠吻合；II、III 型胃溃疡宜采用远端胃大部切除加迷走神经干切断术，Billroth Ⅰ式吻合，如十二指肠炎症明显或是有严重瘢痕形成，则可行 Billroth Ⅱ式胃空肠吻合；Ⅳ型，即高位小弯溃疡处理困难。根据溃疡所在部位的不同可采用切除溃疡的远端胃大部切除术，可行 Billroth Ⅱ式（图 11-3）胃空肠吻合，为防止反流性食管炎也可行 Roux-en-Y 胃空肠吻合。溃疡位置过高可以采用旷置溃疡的远端胃大部切除术或近端胃大部切除术治疗。术前或术中应对溃疡做多处活检以排除恶性溃疡的可能。对溃疡恶变病例，应行胃癌根治术。

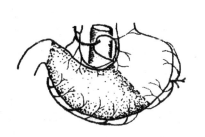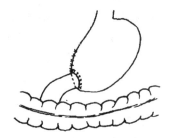

图 11-1　胃大部切除范围　　　　　图 11-2　Billroth Ⅰ式胃切除示意图

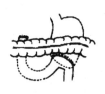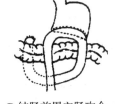

A.结肠后胃肠吻合　　　B.结肠前胃空肠吻合

图 11-3　Billroth Ⅱ式胃切除术

三、胃和十二指肠溃疡大出血

胃十二指肠溃疡患者有大量呕血、柏油样黑便，引起红细胞、血红蛋白和血细胞比容明显下降，脉率加快，血压下降，出现为休克前期症状或休克状态，称为溃疡大出血。胃十二指肠溃疡出血，是上消化道大出血中最常见的原因，约占 50%以上。

（一）临床表现

胃十二指肠溃疡大出血的临床表现取决于出血量和出血速度。患者的主要症状是呕血和解柏油样黑便，多数患者只有黑便而无呕血，迅猛的出血则为大量呕血与紫黑血便。呕血前常有恶心，便血前后可有心悸、眼前发黑、乏力、全身疲软，甚至出现晕厥。患者过去多有典型溃疡病史，近期可有服用阿司匹林等情况。如出血速度缓慢则血压、脉搏改变不明显。短期内失血量超过 800ml，可出现休克症状。患者焦虑不安、四肢湿冷、脉搏细速、呼吸急促、血压下降。如血细胞比容在 30%以下，出血量已超过 1 000ml。大出血通常指的是每分钟出血量超过 1ml 且速度较快的出血。患者可呈贫血貌、面色苍白，脉搏增快；腹部体征不明显，腹部稍胀，上腹部可有轻度压痛，肠鸣音亢进。腹痛严重的患者应注意有无伴发溃疡穿孔。大量出血早期，由于血液浓缩，血常规变化不大，以后红细胞计数、血红蛋白值、血细胞比容均呈进行性下降。

（二）治疗

治疗要点是补充血容量防治失血性休克，尽快明确出血部位并采取有效止血措施。

1. 补充血容量　建立可靠畅通的静脉通道，快速滴注平衡盐液，作输血配型试验。同时严密观察血压、脉搏、尿量和周围循环状况，并判断失血量指导补液。失血量达全身总血量的20%时，应输注羟乙基淀粉、右旋糖酐或其他血浆代用品，用量在1 000ml左右。出血量较大时可输注浓缩红细胞，也可输全血，并维持血细胞比容不低于30%。输入液体中晶体与胶体之比以3∶1为宜。监测生命体征，测定中心静脉压、尿量，维持循环功能稳定和良好呼吸、肾功能十分重要。

2. 留置鼻胃管　用生理盐水冲洗胃腔，清除血凝块，直至胃液变清，持续低负压吸引，动态观察出血情况。可经胃管注入200ml含8mg去甲肾上腺素的生理盐水溶液，每4~6小时一次。

3. 急诊纤维胃镜检查　可明确出血病灶，还可同时施行内镜下电凝、激光灼凝、注射或喷洒药物等局部止血措施。检查前必须纠正患者的低血容量状态。

4. 止血、制酸、生长抑素等药物的应用　经静脉或肌内注射巴曲酶；静脉给予 H_2 受体拮抗剂（西咪替丁等）或质子泵抑制剂（奥美拉唑等）；静脉应用生长抑素（善宁、施他宁等）。

5. 急症手术止血　多数胃十二指肠溃疡大出血，可经非手术治疗止血，约10%的患者需急症手术止血。手术指征为：①出血速度快，短期内发生休克，或较短时间内（6~8小时）需要输入较大量血液（>800ml）方能维持血压和血细胞比容者。②年龄在60岁以上伴动脉硬化症者自行止血机会较小，对再出血耐受性差，应及早手术。③近期发生过类似的大出血或并发穿孔或幽门梗阻。④正在进行药物治疗的胃十二指肠溃疡患者发生大出血，表明溃疡侵蚀性大，非手术治疗难以止血。⑤纤维胃镜检查发现动脉搏动性出血，或溃疡底部血管显露再出血危险很大。急诊手术应争取在出血48小时内进行，反复止血无效，拖延时间越长危险越大。胃溃疡较十二指肠溃疡再出血机会高3倍，应争取及早手术。

四、胃和十二指肠溃疡瘢痕性幽门梗阻

胃、十二指肠溃疡患者因幽门管、幽门溃疡或十二指肠球部溃疡反复发作形成瘢痕狭窄，并发幽门痉挛水肿可以造成幽门梗阻。

（一）临床表现

腹痛与反复呕吐是幽门梗阻的主要表现。早期，患者有上腹部膨胀不适、阵发性胃收缩痛，伴有嗳气、恶心与呕吐。呕吐多在下午或夜间发生，量大一次可达1 000~2 000ml，呕吐物含大量宿食有腐败酸臭味，但不含胆汁。呕吐后自觉胃部饱胀改善，故患者常自行诱发呕吐以减轻症状。患者常有少尿、便秘、贫血等慢性消耗表现。体检时，患者营养不良性消瘦、皮肤干燥、弹性消失、上腹部隆起可见胃型和蠕动波，上腹部可闻及振水声。

（二）治疗

怀疑幽门梗阻患者可先行盐水负荷试验，空腹情况下置胃管，注入生理盐水700ml，30分钟后经胃管回吸，回收液体超过350ml提示幽门梗阻。经过一周包括胃肠减压、全肠外营养以及静脉给予制酸药物的治疗后，重复盐水负荷试验。如幽门痉挛水肿明显改善，可以继

续保守治疗；如无改善则应考虑手术。瘢痕性梗阻是外科手术治疗的绝对适应证。术前需要充分准备，包括禁食，留置鼻胃管以温生理盐水洗胃，直至洗出液澄清。纠正贫血与低蛋白血症，改善营养状况；维持水、电解质平衡，纠正脱水、低钾低氯性碱中毒。手术目的在于解除梗阻，消除病因。术式以胃大部切除为主，也可行迷走神经干切断术加胃窦部切除术。如老年患者、全身情况极差或并发其他严重内科疾病者可行胃空肠吻合加迷走神经切断术治疗。

五、护理

（一）护理评估

1. 术前评估

（1）健康史：了解患者的年龄、性别、职业及饮食习惯等；了解患者发病过程、治疗及用药情况，特别是非甾体类抗感染药加阿司匹林、吲哚美辛，以及肾上腺皮质激素、胆汁酸盐等。了解患者既往是否有溃疡病史及胃手术病史等。

（2）身体状况：了解患者是否有上消化道症状；评估患者腹痛的性质、程度、是否周期性发作；是否有呕血、黑便等症状；是否有腹部刺激征、程度及范围。患者的生命体征是否平稳、有无感染或休克的表现。便血前后是否有心悸、头晕、目眩甚至晕厥。患者是否有恶心、呕吐及发生的时间，了解呕吐物的性质。患者是否有水、电解质失衡及营养不良。

（3）心理-社会状况：了解患者对疾病的态度；情绪是否稳定；对疾病、检查、治疗及护理是否配合；对医院环境是否适应；对手术是否接受及程度；是否了解康复知识及掌握程度。了解家属及亲友的心理状态；家庭经济承受能力等。

2. 术后评估

（1）了解患者麻醉方式，手术方法，术中出血量、补液量及性质，放置引流管位置、数量、目的，麻醉及手术经过是否顺利。

（2）了解生命体征、切口、胃肠减压及引流情况；肠蠕动恢复及进食情况；是否发生并发症。

（3）了解患者术后各种不适的心理反应。患者和家属是否配合术后治疗、护理、饮食、活动及相关的康复知识的掌握情况。

（二）护理诊断

1. 恐惧、焦虑　与疾病知识缺乏、环境改变及担心手术有关。
2. 疼痛　与胃十二指肠黏膜受侵蚀或胃肠内容物对腹膜的刺激及手术创伤有关。
3. 营养失调：低于机体需要量　与摄入不足及消耗增加有关。
4. 有体液不足的危险　与禁食、穿孔后大量腹腔渗出液、幽门梗阻患者呕吐而致水、电解质丢失等有关。
5. 潜在并发症　出血、感染、吻合口破裂或瘘、术后梗阻、倾倒综合征等。

（三）护理目标

1. 患者恐惧（焦虑）减轻或缓解。
2. 疼痛减轻或缓解。
3. 营养状况得到改善。

4. 体液维持平衡。

5. 并发症得到预防、及时发现与处理。

（四）护理措施

1. 术前护理

（1）一般护理：急症患者立即禁食、禁饮；择期手术患者给予高蛋白、高热量、富含维生素、易消化、无刺激的食物；穿孔患者取半卧位；休克患者取休克体位。

（2）病情观察：密切监测生命体征、腹痛、腹膜刺激征及肠鸣音等变化。若患者有休克症状，根据医嘱及时补充液体和应用抗生素，维持水、电解质平衡和抗感染治疗；做好急症手术前的准备工作。

（3）用药护理：严格遵医嘱使用解痉及抗酸的药物，减少胃酸分泌，并观察药物疗效，防止并发症的发生。

（4）溃疡大出血患者的护理：严密观察呕血、便血情况，并判断记录出血量；监测生命体征变化，观察有无口渴、四肢发冷、尿少等循环血量不足的表现；患者应取平卧位；禁食、禁饮；若患者过度紧张，应给予镇静剂；遵医嘱，及时输血、补液、应用止血药物，以纠正贫血和休克；同时，做好急症手术前的准备工作。

（5）幽门梗阻患者的护理：完全性梗阻患者禁食、禁饮，不完全性梗阻者，给予无渣半流质，以减少胃内容物潴留。遵医嘱输血补液，改善营养状况，纠正低氯、低钾性碱中毒。做好术前准备，术前3天，每晚用300~500ml温生理盐水洗胃，以减轻胃壁水肿和炎症，以利于术后吻合口愈合。

（6）对拟行迷走神经切除术患者的护理：术前测定患者的胃酸，包括夜间12小时分泌量、最大分泌量及胰岛素试验分泌量，以供选择手术方法参考。

（7）术前准备：包括皮肤准备、药物敏感试验、术前插胃管、尿管等。

（8）心理护理：及时安慰患者，缓解紧张、恐惧情绪，解释相关的疾病和手术的知识。

2. 术后护理

（1）患者术后取平卧位：严密监测生命体征，血压平稳后取低半卧位。卧床期间，协助患者翻身。若患者病情允许，鼓励患者早期活动，活动量因人而异。对年老体弱或病情较重者，活动量适当减少。

（2）术后禁食：待肠功能恢复拔除胃管当日进食。注意维持水、电解质平衡；及时应用抗生素；准确记录24小时出入水量，以便保证合理补液；若患者营养状况差或贫血，应补充血浆或全血，以利于吻合口和切口的愈合。

（3）饮食饮水方法：患者拔除胃管当日可饮少量水或米汤，第2天进半量流质饮食，若患者无腹痛、腹胀等不适，第3天进全量流质，第4天可进半流质饮食，以稀饭为好，第10~14天可进软食。少进食牛奶、豆类等产气食物，忌生、冷、硬及刺激性食物。进食应少量多餐，循序渐进，每日5~6餐，逐渐减少进餐次数并增加每次进餐量，逐渐过渡为正常饮食。拔除胃管当日可少量饮水，每次4~5汤勺，每1~2小时一次。

（4）妥善固定胃肠减压管和引流管，保持通畅，尤其是胃管应保持负压状态。观察并记录胃管和引流管引流液体的颜色、性质和量。

（5）安全管理：加强风险评估，根据需要给予保护措施及警示标志。

（6）并发症的观察和护理

1）吻合口出血常在术后 24 小时内发生，可从胃管不断吸出新鲜血液，患者有脉搏增快、血压下降等低血容量的表现。应立即报告医生，加快输液。遵医嘱应用止血药物和输新鲜血。通过非手术治疗止血效果不佳或出血量大于 500ml/h，应行手术止血。

2）十二指肠残端破裂多发生于术后 3~6 天，是毕罗Ⅱ式胃切除术后早期最严重的并发症。原因一是患者术前营养不良未有效纠正；二是术中处理不当；三是术后胃管引流不畅。患者表现为突发上腹部剧痛，发热、腹膜刺激征及白细胞计数增加，腹腔穿刺可有胆汁样液体。一旦诊断，应立即手术治疗。并加强营养支持，局部引流。

3）吻合口破裂或瘘多发生于术后 5~7 天。贫血、水肿、低蛋白血症的患者更易发生。如患者出现高热、脉速、腹痛及弥漫性腹膜炎的表现，应及时通知医生。

4）胃排空障碍胃切除术后，患者出现上腹持续性饱胀、钝痛、伴呕吐含有食物和胆汁的胃液。X 线上消化道造影检查显示：残胃扩张，无张力，蠕动波少而弱，胃肠吻合口通过欠佳。

多数患者经保守治疗而好转，包括禁食、胃肠减压，肠外营养，纠正低蛋白，维持水、电解质和酸碱平衡，应用促胃动力药物等。若患者经保守治疗，症状不改善，应考虑可能并发机械性梗阻。

5）术后梗阻主要原因有吻合口缝合组织内翻过多、肠系膜间隙处理不当、局部粘连和水肿。根据梗阻部位分吻合口梗阻、输入襻梗阻和输出襻梗阻，后两者见于毕罗Ⅱ式胃切除术后。

a. 输入襻梗阻：完全梗阻，表现上腹部剧烈疼痛、频繁呕吐伴上腹部压痛，呕吐物量少，多不含胆汁，上腹部有时可扪及包块。急性完全性输入襻梗阻属于闭襻性肠梗阻易发生肠绞窄，病情不缓解者应行手术解除梗阻。慢性不完全性输入襻梗阻，也称"输入襻综合征"，表现为餐后半小时左右上腹胀痛或绞痛，伴大量呕吐，呕吐物为胆汁，几乎不含食物，呕吐后症状缓解消失。不完全性输入襻梗阻应采取保守治疗，包括：禁食、胃肠减压、营养支持等方法。若无缓解，可行手术治疗。

b. 输出襻梗阻：进食后患者上腹部饱胀、呕吐含胆汁的胃内容物。若保守治疗无效，应行手术治疗。

c. 吻合口梗阻：吻合口过小或吻合口的胃壁或肠壁内翻太多，或因术后吻合口炎症水肿出现暂时性梗阻。若非手术治疗无效，应行手术解除梗阻。

6）倾倒综合征：根据症状出现的早晚而分两种类型。

a. 早期倾倒综合征：多于进食后 30 分钟内，患者出现心悸、心动过速、出汗、无力、面色苍白等表现，伴有恶心、呕吐、腹部绞痛、腹泻等消化道症状。多数患者经调整饮食后，症状能减轻或消失。处理方法：少量多餐，避免过甜、过咸、过浓流质食物，宜进食低糖类、高蛋白饮食。进餐时限制饮水。进餐后平卧 10~20 分钟。饮食调整后症状不缓解，应用生长抑素治疗。手术治疗应慎重。

b. 晚期倾倒综合征：又称低血糖综合征。患者表现为餐后 2~4 小时出现头晕、心慌、无力、出冷汗、脉细弱甚至晕厥，也可导致虚脱。处理方法：饮食调整、食物中加入果胶延缓糖类吸收等措施，症状即可缓解。症状严重者，可应用生长抑素奥曲肽 0.1mg 皮下注射，每日 3 次，能改善症状。

7）碱性反流性胃炎患者表现为上腹或胸骨后烧灼痛、呕吐胆汁样液体及体重减轻。抑酸剂治疗无效，较顽固。一般应用胃黏膜保护剂、胃动力药及胆汁酸结合药物。症状严重者，应考虑手术治疗。

8）溃疡复发患者再次出现溃疡病症状、腹痛、出血等症状。可采取保守治疗，无效者可再次手术。

9）营养性并发症：患者表现为体重减轻、营养不良、贫血等症状。患者应调节饮食，给予高蛋白、低脂饮食，补充铁剂和丰富的维生素。饮食调整结合药物治疗，营养状况可改善。

10）残胃癌：胃十二指肠溃疡患者行胃大部切除术后5年以上，残留胃发生的原发癌，好发于术后20~25年。患者表现为上腹部疼痛不适、进食后饱胀、消瘦、贫血等症状，纤维胃镜可明确诊断。

（五）护理评价

1. 恐惧（焦虑）是否减轻或缓解，情绪是否稳定。

2. 疼痛是否减轻或缓解，睡眠状况是否改善。

3. 营养状况是否改善，体重是否稳定或增加，低蛋白血症及贫血是否得到纠正。

4. 水、电解质是否维持平衡，生命体征是否平稳，皮肤弹性是否良好。

5. 术后并发症是否得到预防，是否及时发现和处理并发症。

（六）健康教育

1. 告诉患者术后一年内胃容量受限，饮食应定时，定量，少量多餐，营养丰富，逐步过渡为正常饮食。少食腌、熏制食品，避免进食过冷、过硬、过烫、过辣及油煎炸的食物。

2. 告知患者注意休息、避免过劳，保持乐观的情绪，同时劝告患者放弃喝酒、吸烟等对身体有危害性的不良习惯。

3. 遵医嘱指导患者服用药物时间、方法、剂量及药物不良反应。避免服用对胃黏膜有损害性的药物，如阿司匹林、吲哚美辛、皮质类固醇等药物。

4. 告知患者及家属有关手术后期可能出现的并发症，如有不适及时就诊。

（郑　月）

第六节　结、直肠癌

大肠癌包括结肠癌及直肠癌，是常见的消化道恶性肿瘤，仅次于胃癌、食管癌，好发年龄41~50岁。在我国直肠癌比结肠癌发生率高，约1.5∶1。随着饮食结构、生活习惯的改变，我国尤其是大都市，发病率明显上升，且有超过直肠癌的趋势。

一、临床表现

1. 结肠癌　早期多无明显症状，随着病程的发展可出现一系列症状。

（1）排便习惯和粪便性状改变：常为最早出现的症状，多表现为大便次数增多、粪便不成形或稀便；当出现部分肠梗阻时，可出现腹泻与便秘交替现象。由于癌性溃疡可致出血及感染，故常表现为血性、脓性或黏液性便。

（2）腹痛：也是早期症状。疼痛部位常不确切，程度多较轻，为持续性隐痛或仅为腹部不适、腹胀感；当癌肿并发感染或肠梗阻时腹痛加重，甚至出现阵发性绞痛。

（3）腹部肿块：肿块较硬似粪块，位于横结肠或乙状结肠的癌肿可有一定的活动度。若癌肿穿透肠壁并发感染，可表现为固定压痛的肿块。

（4）肠梗阻：多为晚期症状。一般呈慢性、低位、不完全性肠梗阻，表现为便秘、腹胀，有时伴腹部胀痛或阵发性绞痛，进食后症状加重。当发生完全性梗阻时，症状加剧，部分患者可出现呕吐，呕吐物为粪汁样。

（5）全身症状：由于长期慢性失血、癌肿溃破、感染以及毒素吸收等，患者可出现贫血、消瘦、乏力、低热等全身性表现。部分结肠癌穿透肠壁后，引起肠内瘘和营养物质的流失，致使患者出现水、电解质、酸碱失衡和营养不良，乃至恶病质。

由于癌肿病理类型和部位不同，临床表现也各异。一般右侧结肠癌以全身症状、贫血、腹部肿块为主要表现；左侧结肠癌则以肠梗阻、腹泻、便秘、便血等症状为显著。

2. 直肠癌　早期仅有少量便血或排便习惯改变，易被忽视。当病情严重时才出现显著症状。

（1）直肠刺激症状：癌肿刺激直肠产生频繁便意，便前常有肛门下坠、里急后重和排便不尽感；晚期可出现下腹部痛。

（2）黏液血便：为直肠癌患者最常见的临床症状，多数患者在早期即出现便血。癌肿溃破后，可出现血性和（或）黏液性大便，多附于粪便表面；严重感染时可出现脓血便。

（3）粪便形状变细和排便困难：癌肿增大引起肠腔缩窄，表现为肠蠕动亢进，腹痛、腹胀、粪便形状变细和排便困难等慢性肠梗阻症状。

（4）转移症状：当癌肿侵犯前列腺、膀胱时可发生尿道刺激征、血尿、排尿困难等；侵及骶前神经则发生骶尾部、会阴部时续性剧痛、坠胀感；女性直肠癌可侵及阴道后壁，引起白带增多，若穿透阴道后壁，则可导致直肠阴道瘘，可见粪质及血性分泌物从阴道排出。

二、辅助检查

1. 直肠指检　是诊断直肠癌的最直接和主要的方法。女性直肠癌患者应行阴道检查及双合诊检查。

2. 实验室检查

（1）大便隐血试验：可作为高危人群的初筛级普查的方法。持续阳性者应进一步检查。

（2）血液检查：癌胚抗原（CEA）测定对大肠癌的诊断有一定的价值，但特异度不高，有助于判断患者疗效及预后。

3. 影像学检查

（1）X线钡剂灌肠或气钡双重对比造影检查：是诊断结肠癌的重要检查，可观察到结肠壁僵硬、皱襞消失、存在充盈缺损及小龛影。但对直肠癌诊断价值不大。

（2）B超和CT检查：有助于了解直肠癌的浸润深度及淋巴转移情况，以及提示有无腹腔种植转移、是否侵犯邻近组织器官或肝、肺转移灶等。

4. 内窥镜检查　可通过直肠镜、乙状结肠镜或结肠镜，观察病灶的部位、大小、形态、肠腔狭窄程度等。并可在直视下获取活组织行病理学检查，是诊断结直肠癌最有效、可靠的方法。

三、治疗

手术切除是治疗大肠癌的主要方法，同时辅以放疗、化疗等综合治疗。

（一）手术治疗

手术方式的选择应根据癌肿的部位、大小、病理类型等因素来考虑。

1. 结肠癌

（1）结肠癌根治手术切除范围包括癌肿所在的肠襻及其系膜和区域淋巴结。术式包括右半结肠切除术、横结肠切除术、左半结肠切除术及乙状结肠切除术（图11-4）。

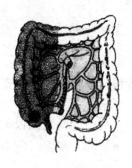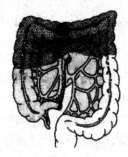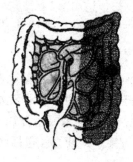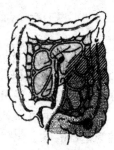

图11-4 结肠癌根治术切除范围示意图

（2）结肠癌并发急性肠梗阻的手术：左半结肠癌发生梗阻是右半结肠的9倍。右半结肠癌梗阻较适合做一期切除肠吻合术；若患者全身情况差，可先行切除肿瘤、肠道造瘘或短路手术；待病情稳定后，再行二期手术。分期手术常适用于左半结肠癌致完全性肠梗阻的患者。

2. 直肠癌　凡能切除的直肠癌，又无其他手术禁忌证，都应尽早施行直肠癌根治术。手术方式的选择根据癌肿所在部位、大小、活动度等因素综合判断。

（1）局部切除术：适用于早期瘤体小、局限于黏膜或黏膜下层、分化程度高的直肠癌。

（2）腹会阴联合直肠癌根治术（Miles手术）：主要适用于腹膜返折以下的直肠癌（图11-5）。

（3）经腹腔直肠癌切除术（直肠前切除术，Dixon手术）适用于直肠癌下缘距肛缘5cm以上的直肠癌（图11-6）。

（4）经腹直肠癌切除、近端造口、远端封闭手术（Hartmann手术）适用于身体状况差，不能耐受Miles手术或因急性肠梗阻不宜行Dixon手术的患者（图11-7）。

（5）姑息性手术：晚期直肠癌患者若排便困难或发生肠梗阻，可行乙状结肠双腔造口。

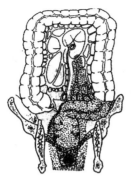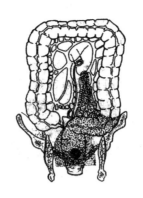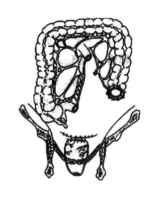

图 11-5　Miles 手术　　　图 11-6　Dixon 手术　　　图 11-7　Hartmann 手术

（二）非手术治疗

1. 放疗　术前放疗可缩小癌肿、降低癌肿细胞活力及淋巴结转移，提高手术切除率及生存率。术后放疗多用于晚期癌肿、手术无法根治或局部复发者，以降低局部复发率。

2. 化疗　用于处理残存癌细胞或隐性病变，以提高术后生存率。目前，常采用以氟尿嘧啶为基础的联合化疗方案。给药途径包括区域动脉灌注、门静脉给药、静脉给药、术后腹腔留置管灌注给药等方法。

3. 局部介入等治疗　对于不能手术切除且发生肠管缩窄的大肠癌患者，可局部放置金属支架扩张肠腔；对直肠癌患者亦可用电灼、液氮冷冻和激光烧灼等治疗。

4. 其他治疗　中医治疗、基因治疗、导向治疗、免疫治疗等方法。

四、护理评估

（一）术前评估

1. 健康史　了解患者年龄、性别、饮食习惯。既往是否患过结、直肠慢性炎性疾病，结、直肠腺瘤；以及手术治疗史。有无家族性结肠息肉病，家族中有无患大肠癌或其他恶性肿瘤者。

2. 身体状况　了解疾病的性质、发展程度、重要器官状态及营养状况等。患者是否有大便习惯和粪便形状的改变；是否有大便表面带血及黏液或脓血便；是否有腹痛、腹胀、肠鸣音亢进等症状；腹部是否有肿块等。患者有无贫血、消瘦、乏力、低热、恶病质等症状；有无腹腔积液、肝大、黄疸等肝转移的症状。大便潜血试验、直肠指诊、内镜检查、影像学检查及 CEA 测定等结果是否阳性。

3. 心理-社会状况　患者和家属是否了解疾病和手术治疗的相关知识；患者及家属对有关结肠、直肠癌的健康教育内容了解和掌握程度等。患者和家属是否接受手术及手术可能导致的并发症；了解患者和家属的焦虑和恐惧程度。家庭对患者手术及进一步治疗的经济承受能力。

（二）术后评估

评估患者实施手术方式、麻醉方式、术中情况、术后恢复情况、并发症及预后的情况。

五、护理诊断

1. 焦虑　与恐惧癌症、手术及担心造口影响生活、工作等有关。

2. 知识缺乏　与缺乏疾病和手术的相关知识有关。

3. 自理能力缺陷综合征　与手术创伤、术后引流及结肠造口有关。

4. 自我形象紊乱　与结肠造口的建立和排便方式改变有关。

5. 潜在并发症　出血、感染、吻合口瘘、造口缺血坏死或狭窄及造口周围皮炎等并发症。

六、护理目标

1. 患者焦虑缓解或减轻。

2. 了解疾病、手术及康复的相关知识。

3. 能自理或自理能力提高。

4. 能适应自我形象的变化。

5. 术后并发症能得到预防或及时发现和处理。

七、护理措施

（一）术前护理

1. 心理护理

（1）通过交流，针对患者的特殊心理进行状态评估，并行有效性的心理疏导。

（2）讲解治疗过程，术后护理技巧，消除手术顾虑。必要时请患者现身说法。

（3）需做永久性人工肛门时，会给患者带来工作和生活上的不便，会因自我形象的改变而自卑。应耐心倾听关心患者，使能以最佳心理状态接受手术。

2. 饮食　加强营养，纠正贫血，增强机体抵抗力。补充高蛋白、高热量、丰富维生素、易消化的少渣饮食。对于贫血、低蛋白血症的患者，应给予少量多次输血。对于脱水明显的患者，应注意纠正水、电解质及酸、碱平衡的紊乱，以提高患者对手术的耐受力。

3. 肠道准备　术前大量不保留清洁灌肠，是大肠手术必不可少的重要准备，目的是避免术中污染、术后腹胀和切口感染等。

（1）传统肠道准备法

1）控制饮食术前 3 日进少渣半流质饮食，术前 2 日起进流质饮食。

2）清洁肠道术前 3 日番泻叶 6g 泡茶饮用或术前 2 日口服泻剂硫酸镁 15~20g 或蓖麻油 30ml，每日上午服用。术前 2 日每晚用 1%~2% 肥皂水灌肠 1 次，术前 1 日晚清洁灌肠。

3）使用肠道抗生素：可抑制肠道细菌，减少术后感染。如卡那霉素 1g，每日 2 次，甲硝唑 0.4g，每日 4 次。

4）补充肠道维生素：因控制饮食及服用肠道杀菌剂，使维生素 K 的合成及吸收减少，故患者术前应补充维生素 K。

5）需行肛管直肠全切的患者，术前 3 天用 1 : 5 000 的高锰酸钾温水坐浴，每天 2 次。

（2）全肠道灌洗法：患者手术前 12~14 小时开始服用 37℃左右等渗平衡电解质液（由氯化钠、氯化钾、碳酸氢钠配制），造成容量性腹泻，以达到清洁肠道目的。一般 3~4 小时完成灌洗全过程，灌洗液量不少于 6 000ml。可根据情况，在灌洗液中加入抗生素。对于年老体弱，心肾等器官功能障碍和肠梗阻者，不宜使用。

（3）口服甘露醇肠道准备法：患者术前 1 日午餐后 0.5~2 小时内口服 5%~10% 的甘露醇 1 500ml 左右。高渗性甘露醇，口服后可吸收肠壁水分，促进肠蠕动，起到有效腹泻而达到清洁肠道的效果。此方法可不改变患者饮食或术前 2 日进少渣半流质饮食。另外，甘露醇在肠道内被细菌酵解，因此术中使用电刀，能产生易引起爆炸的气体。对于年老体弱，心、肾功能不全者禁用。

4. 其他　术日晨放置胃管和留置导尿管，若患者有梗阻症状，应早期放置胃管，减轻腹胀。如癌肿已侵及女患者的阴道后壁，患者术前 3 日每晚应行阴道冲洗。

（二）术后护理

1. 体位　病情平稳者取半卧位，以利于呼吸和腹腔引流。

2. 饮食　患者术后禁食水，行胃肠减压，由静脉补充水和电解质。2~3 日后肛门排气或造口开放后即可停止胃肠减压，进流质饮食。若无不良反应，进半流质饮食，1 周后改进少渣饮食，2 周左右可进普食。食物应以高热量、高蛋白、丰富维生素、低渣饮食为主。

3. 病情观察　每半小时监测血压、脉搏、呼吸一次，病情平稳后延长监测的间隔时间；观察腹部及会阴部切口敷料，若渗血较多，应估计量，做好记录，并通知医生给予处理。

4. 引流管的护理　保持腹腔及骶前引流管通畅，妥善固定，避免扭曲、受压、堵塞及脱落；观察记录引流液的颜色、质、量；及时更换引流管周围渗湿和污染的敷料。骶前引流管一般保持 5~7 天，引流液量减少、色变淡，方考虑拔除。

5. 结肠造口的护理　结肠造口又称人工肛门，是近端结肠固定于腹壁外而形成的粪便排出通道。

（1）造口开放前护理

1）保护外露肠管：用生理盐水纱布或凡士林纱布敷在外露肠管表面，及时更换外层渗湿的敷料，防止感染。

2）保持造口通畅：置造口引流者，术后及时将引流管接引流装置，保持通畅。

3）注意观察：观察外露肠管有无肠段回缩、出血、苍白、淤血、坏死等现象。

（2）造口开放护理：造口一般于术后 2~3 天，肠蠕动恢复后开放。

1）患者应取造口侧卧位，防止造口流出物污染腹部切口敷料。用塑料薄膜隔开造口与腹壁切口，保护腹壁切口。

2）保持造口周围皮肤清洁、干燥，及时用中性皂液或 0.5% 氯己定（洗必泰）溶液清洁造口周围皮肤，再涂上氧化锌软膏。

3）观察造口周围皮肤有无红、肿、破溃等现象。每次造口排便，以凡士林纱布覆盖外翻的肠黏膜，外盖厚敷料，起到保护作用。

（3）正确使用人工肛门袋

1）选择袋口合适的造口袋。

2）及时更换造口袋，造口袋内充满 1/3 排泄物，应更换造口袋。

3）除使用一次性造口袋外，患者可备 3~4 个造口袋用于更换。

4）每次换袋，注意观察有无肠黏膜颜色变暗、发紫、发黑等异常，防止造口肠管坏死、感染。

（4）造口并发症的观察与预防

1）造口狭窄术后由于瘢痕挛缩，可致造口狭窄。因此，造口处拆线愈合后，每日扩肛1次。方法：戴上指套，外涂液状石蜡，沿肠腔方向逐渐深入，动作轻柔，避免暴力，以免损伤造口或肠管。

2）肠梗阻观察患者有无恶心、呕吐、腹痛、腹胀、停止排气排便等症状。

3）便秘患者术后1周后，应下床活动，锻炼定时排便习惯。若进食后3~4天未排便或因粪块堵塞发生便秘，可将粗导尿管插入造口，一般深度不超过10cm灌肠，常用液状石蜡或肥皂水，但注意压力不能过大，以防肠道穿孔。

6. 饮食　避免进食胀气性、刺激性气味、腐败及易引起便秘的食物。

7. 帮助患者接受造口现实，提高自护能力

（1）帮助患者及家属逐渐接受造口，并参与造口护理。

（2）鼓励患者逐渐适应造口，恢复正常生活，参加适量的运动和社交活动。

（3）护理过程中保护患者的隐私和自尊。

（4）指导患者自我护理的步骤，使能尽快回归家庭和社会。

8. Miles 手术护理　不宜过早半卧位，以免致脏器下垂。胃管、尿管待功能恢复后拔出。做好会阴部和患者的基础护理。

9. 并发症的预防和护理

（1）切口感染：①监测体温变化及局部切口情况。②及时应用抗生素。③保持切口周围清洁、干燥，尤其会阴部切口。④会阴部切口可于术后4~7天用1∶5 000高锰酸钾温水坐浴，每日2次。

（2）吻合口瘘：①观察有无吻合口瘘。②术后7~10天不能灌肠，以免影响吻合口的愈合。③一旦发生吻合口瘘，应行盆腔持续滴注、吸引，同时患者禁食，胃肠减压，给予肠外营养支持。

八、护理评价

1. 患者焦虑是否缓解或减轻，如情绪是否稳定，食欲、睡眠状况是否改善。
2. 是否掌握与疾病有关的知识，能否主动配合治疗和护理工作。
3. 能否自理，或自理能力是否提高，能否正确护理造口。
4. 对造口的态度，能否接受造口，及有无不良情绪反应。
5. 术后并发症是否得到预防，是否及时发现和处理并发症。

九、健康教育

1. 帮助患者及家属了解结、直肠癌的癌前期病变，如结直肠息肉、腺瘤、溃疡性结肠炎等；改变高脂肪、高蛋白、低纤维的饮食习惯。维持均衡的饮食，定时进餐，避免生、冷、硬及辛辣等刺激性食物；避免进食易引起便秘的食物，如芹菜、玉米、核桃及煎的食物；避免进食易引起腹泻的食物，如洋葱、豆类、啤酒等。

2. 对疑有结、直肠癌或有家族史及癌前病变者，应行筛选性及诊断性检查。鼓励参加适量活动和一定社交活动，保持心情舒畅。

3. 做好造口护理的健康宣教　①介绍造口护理方法和护理用品。②指导患者出院后扩

张造口，每1~2周一次，持续2~3个月。③若出现造口狭窄，排便困难，及时就诊。④指导患者养成习惯性的排便行为。

4. 出院后，3~6个月复查一次。指导患者坚持术后化疗。注意观察造口排便通畅情况。避免过度增加腹压，以免引起人工肛门的黏膜脱出。Miles手术后排便次数会增多，排便控制功能较差者，指导做缩肛运动。

（吴丽娟）

第七节　肠瘘

肠瘘是指肠管与其他脏器、体腔或体表之间存在病理性通道，肠内容物经此进入其他脏器、体腔或至体外，引起严重感染、体液失衡、营养不良等改变。肠瘘是腹部外科中常见重症疾病之一，可引起一系列病理生理紊乱及严重并发症，甚至危及患者生命。

一、临床表现

肠瘘的临床表现可因瘘管的部位及其所处的病理阶段不同而异。

1. 腹膜炎期　多在创伤或手术后3~5日。

（1）局部：由于肠内容物外漏，对周围组织器官产生强烈刺激，患者有腹痛、腹胀、恶心呕吐或由于麻痹性肠梗阻而停止排便、排气。肠外瘘者，可于体表找到瘘口，并见消化液、肠内容物及气体排出，周围皮肤被腐蚀，出现红肿、糜烂、剧痛，甚至继发感染，破溃出血。

瘘口排出物的性状与瘘管位置有关。如高流量的高位小肠瘘漏出的肠液中往往含有大量胆汁、胰液等，多呈蛋花样、刺激性强，腹膜刺激征明显；而结肠瘘等低位肠瘘，若瘘口小，其漏出液排出量小，也可形成局限性腹膜炎。因漏出液内含有粪渣，有臭气。

（2）全身：继发感染的患者体温升高，达38℃以上；患者可出现严重水、电解质及酸碱平衡失调，严重脱水者可出现低血容量性休克。若未得到及时、有效处理，则有可能并发脓毒症、多器官功能障碍综合征（MODS），甚至死亡。

2. 腹腔内脓肿期　多发生于瘘形成后7~10日。排至腹腔的肠内容物引起腹腔内纤维素性渗出等炎性反应，若漏出物和渗出液得以局限，则形成腹腔内脓肿。患者可因脓肿所在部位的不同而表现为恶心呕吐、腹泻、里急后重等；瘘口排出大量的脓性液体甚至脓血性液体。全身可继续表现为发热，若引流通畅，全身症状可逐渐减轻。

3. 瘘管形成期　在引流通畅的情况下，腹腔脓肿逐渐缩小，沿肠内容物排出的途径形成瘘管。这时患者的感染基本已控制，仅留有瘘口局部刺激症状及肠粘连表现，全身症状较轻甚至消失，营养状况逐渐恢复。

4. 瘘管闭合　瘘管炎症反应消失，瘢痕愈合，患者临床症状消失。

二、辅助检查

1. 实验室检查　血常规检查可出现血红蛋白值、红细胞计数下降；严重感染时白细胞计数及中性粒细胞比例升高。血生化检查可有血清Na^+、K^+浓度降低等电解质紊乱的表现；反映营养及免疫状态的血清蛋白、转铁蛋白、前清蛋白水平和总淋巴细胞计数下降；肝酶谱及胆红素值升高。

2. 特殊检查 ①口服染料或药用炭：是最简便实用的检查手段。适用于肠外瘘形成初期。通过口服或胃管内注入亚甲蓝、骨炭末等染料后，观察和记录其从瘘口排出的情况，包括部位、排出量及时间等，以初步判断瘘的部位和瘘口大小。②瘘管组织活检及病理学检查：可明确是否存在结核、肿瘤等病变。

3. 影像学检查 ①B 超及 CT 检查：有助于发现腹腔深部脓肿、积液、占位性病变及其与胃肠道的关系等。②瘘管造影：适用于瘘管已形成者，有助于明确瘘的部位、长度、走向、大小、脓腔范围及引流通畅程度，同时还可了解其周围肠管或与其相通的肠管情况。

三、治疗

1. 非手术治疗 主要采用输液、营养支持、控制感染、药物治疗的方法。

（1）输液及营养支持：给予补液，纠正水、电解质及酸碱平衡失调；根据病情给予肠外或肠内营养支持。

（2）控制感染：根据肠瘘的部位及其常见菌群或药物敏感性试验结果选择抗生素。

（3）药物治疗：生长抑素制剂如奥曲肽等，能显著降低胃肠分泌量，从而降低瘘口肠液的排出量，以减少液体丢失。当肠液明显减少时，改用生长激素，可促进蛋白质合成，加速组织修复。

（4）经皮穿刺置管引流：对肠瘘后腹腔感染比较局限或者少数脓肿形成而患者全身情况差、不能耐受手术引流者，可在 B 超或 CT 引导下，经皮穿刺置管引流。

（5）封堵处理：对于瘘管比较直的单个瘘，可用胶片、胶管、医用胶等材料进行封堵瘘口，也能取得一定疗效。

2. 手术治疗 主要采用腹腔引流、瘘口造口等方法。

（1）早期腹腔引流术：肠瘘发生后，腹膜炎症状明显，甚至有明显中毒症状者，及有局限性腹腔内脓肿或瘘管形成早期经皮穿刺置管引流有困难者，应早期行腹腔引流术。术中可在瘘口附近放置引流管或双套管，以有效引流外溢肠液、促进局部炎症消散、组织修复及瘘管愈合。

（2）瘘口造口术：对于瘘口大、腹腔污染严重、不能耐受一次性彻底手术者，可行瘘口造口术。待腹腔炎症完全控制、粘连组织大部分吸收、患者全身情况改善后再行二次手术，切除瘘口，肠管行端端吻合。

（3）肠段部分切除吻合术：对经以上处理不能自愈的肠瘘均需进一步手术治疗。可切除瘘管附近肠襻后行肠段端端吻合，该方法最常用且效果最好。

（4）肠瘘局部楔形切除缝合术：较简单，适合于瘘口较小且瘘管较细的肠瘘。

四、护理诊断

1. 体液不足 与禁食、肠液大量外漏有关。

2. 体温过高 与腹腔感染有关。

3. 营养失调：低于机体需要量 与肠液大量丢失、炎症和创伤引起的机体高消耗状态有关。

4. 皮肤完整性受损 与瘘口周围皮肤被消化液腐蚀有关。

5. 潜在并发症　出血、腹腔感染、粘连性肠梗阻。

五、护理措施

（一）术前护理

1. 维持体液平衡　补充液体和电解质，纠正水、电解质及酸碱平衡失调，并根据患者生命体征、皮肤弹性、黏膜湿润情况、出入液量、血电解质及血气分析检测结果，及时调整液体与电解质的种类与量。

2. 控制感染　通过合适的体位，合理应用抗生素等方法减少感染的发生。

（1）体位：取低半坐卧位，以利漏出液积聚于盆腔，减少毒素的吸收，同时有利于呼吸及引流。

（2）合理应用抗生素：遵医嘱合理应用抗生素。

（3）负压引流的护理：经手术切口或瘘管内放置双套管行腹腔灌洗并持续负压吸引，以充分稀释肠液，保持引流通畅，减少肠液的溢出，减轻瘘口周围组织的受侵蚀程度，促进局部炎症消散、肉芽组织生长，从而为瘘管的愈合创造有利条件。

1）调节负压大小：一般情况下负压以 75～150mmHg（10～20kPa）为宜，具体应根据肠液黏稠度及日排出量调整。注意避免负压过小致引流不充分，或负压太大造成肠黏膜吸附于管壁引起损伤、出血。当瘘管形成、漏出液少时，应降低压力。

2）保持引流管通畅：妥善固定引流管，保持各处连接紧密，避免扭曲、脱落。定时挤压引流管，并及时清除双腔套管内的血凝块、坏死组织等，避免堵塞。可通过灌洗的声音判断引流效果，若冲洗过程中听到明显气过水声，表明引流效果好。若出现管腔堵塞，可沿顺时针方向缓慢旋转松动外套管，若无效，应通知医师，另行更换引流管。

3）调节灌洗液的量及速度：灌洗液的量及速度取决于引流液的量及性状。一般每日的灌洗量为2 000～4 000ml 左右，速度为 40～60 滴/分钟，若引流量多且黏稠，可适当加大灌洗的量及速度；而在瘘管形成，肠液溢出减少后，灌洗量可适当减少。灌洗液以等渗盐水为主，若有脓腔形成或腹腔内感染严重，灌洗液中可加入敏感抗生素。注意保持灌洗液的温度在30～40℃，避免过冷对患者造成不良刺激。

4）观察和记录：观察并记录引流液的量及性状，并减去灌洗量，以计算每日肠液排出量。多发瘘者常多根引流管同时冲洗和引流，应分别标记冲液瓶和引流瓶，并分别观察和记录。通过灌洗量和引流量判断进出量是否平衡。若灌洗量大于引流量，常提示吸引不畅，须及时处理。灌洗过程中应观察患者有无畏寒、心慌气急、面色苍白等不良反应，一旦出现应立即停止灌洗，对症处理。

3. 营养支持　在肠瘘发病初期原则上应停止经口进食，可通过中心静脉置管行全胃肠外营养，达到既迅速补充所需热量又减少肠液分泌的目的。应注意输液的速度和中心静脉导管的护理，避免导管性感染。随着病情的好转，漏出液的减少和肠功能的恢复，逐渐恢复肠内营养，以促进肠蠕动及胃肠激素释放，增加门静脉系统血流，增强肠黏膜屏障功能。可通过胃管或空肠喂养管给予要素饮食，但应注意逐渐增加灌注的量及速度，避免引起渗透性腹泻。

4. 瘘口周围皮肤的护理　由于从瘘管渗出的肠液具有较强的腐蚀性，造成周围皮肤糜烂，甚至溃疡、出血。因此须保持充分有效的腹腔引流，减少肠液漏出；及时清除漏出的肠液，保持皮肤清洁干燥，可选用中性皂液或 0.5% 氯己定清洗皮肤；局部清洁后涂抹复方氧化锌软膏、皮肤保护粉或皮肤保护膜加以保护。若局部皮肤发生糜烂，可采取红外线或超短波等进行理疗。

5. **瘘口堵塞护理** 对应用堵片治疗的患者，须注意观察堵片有无发生移位或松脱。若发现异常，及时通知医师，予以调整或更换合适的堵片。

6. **心理护理** 由于肠瘘多发生于术后，且疾病初期患者的局部及全身症状严重，病情易反复，因此患者容易产生悲观、失望情绪。通过集体讲座、个别辅导等方法向患者及其家属解释肠瘘的发生、发展过程和治疗方法，并向患者介绍愈合良好的康复患者，通过患者间的经验交流，消除心理顾虑，增强对疾病治疗的信心，以积极配合各项治疗和护理。

7. **术前准备** 除胃肠道手术前的常规护理外，还应加强以下护理措施。①肠道准备：术前 3 日进少渣半流质饮食，并口服肠道不吸收抗生素；术前 2 日进无渣流质，术前 1 日禁食。术前 3 日起每日以生理盐水灌洗瘘口 1 次，术日晨从肛门及瘘管行清洁灌肠。②皮肤准备：术前认真清除瘘口周围皮肤的污垢及油膏，保持局部清洁。③保持口腔卫生：由于患者长期未经口进食，易发生口腔溃疡等，应予生理盐水或漱口液漱口 2 次/日，并观察口腔黏膜改变，及时处理口腔病变。

（二）术后护理

除肠道手术后常规护理，还应注意以下几点。

1. **饮食** 为避免再次发生肠瘘，可适当延长禁食时间至 4~6 日，禁食期间继续全胃肠外营养支持，并做好相应护理。

2. **引流管护理** 肠瘘术后留置的引流管较多，包括腹腔负压引流管、胃肠减压管、导尿管等。应妥善固定并标志各种管道，避免扭曲、滑脱；更换引流袋时严格无菌技术操作，注意连接紧密；保持各管道引流通畅，负压引流管须根据引流情况及时调整负压；观察并记录各引流液的颜色、性状和量。

3. **并发症的观察与护理** 主要预防术后出血、腹腔感染及粘连性肠梗阻的发生。

（1）术后出血：①术中止血不彻底，引起创面渗血。②创面感染侵蚀到血管，引起出血。③负压吸引力过大，损伤肠黏膜。应严密监测生命体征，观察切口渗血、渗液情况，以及各引流液的性状、颜色和量。若发现出血，及时通知医师，并协助处理。

（2）腹腔感染：由于肠瘘患者营养物质大量流失，全身状况较差，术后容易发生切口及腹腔感染，甚至再次发生肠瘘，应加强监测。除保持引流通畅、预防性应用抗生素外，尚需注意观察有无切口局部或腹部疼痛、腹胀、恶心呕吐等不适，切口有无红肿、发热；腹部有无压痛、反跳痛、肌紧张等腹膜刺激征表现以及生命体征的变化，及早发现感染征象。

（3）粘连性肠梗阻：若术后患者体质虚弱，活动少，或并发术后腹腔感染，均可导致肠粘连。术后患者麻醉反应消失、生命体征平稳，可予半坐卧位。指导患者在术后早期进行床上活动，如多翻身、肢体伸屈运动；在病情许可的前提下，鼓励其尽早下床活动，以促进肠蠕动，避免术后发生肠粘连。观察患者有无腹痛、腹胀、恶心呕吐、停止排便排气等肠梗阻症状，若发生，应及时汇报医师，并按医嘱给予相应的处理。

（吴丽娟）

第八节 直肠肛管良性疾病

一、痔

痔是影响人类健康的常见病、多发病，可发生于任何年龄，且发病率随年龄增长而增高。

（一）病因和发病机制

痔的发生与多种因素有关，目前得到广泛认可的学说主要如下。

1. 肛垫下移学说　肛垫起着肛门垫圈的作用，协助括约肌完全封闭肛门，也是痔的好发部位。正常情况下，肛垫在排便时被推挤下移，排便后可自行回缩至原位；若存在反复便秘、妊娠等引起腹内压增高的因素，则肛垫内正常纤维弹力结构破坏伴有肛垫内静脉的曲张和慢性炎症纤维化，肛垫出现病理性肥大并向远侧移位后形成痔。

2. 静脉曲张学说　直肠静脉是门静脉系统的属支，其解剖特点是无静脉瓣；其次，直肠上下静脉丛管壁薄、位置表浅，末端直肠黏膜下组织松弛。任何引起腹内压增高的因素如久坐久立、用力排便、妊娠、腹腔积液及盆腔巨大肿瘤等均可阻碍直肠静脉回流，导致血液淤滞、静脉扩张以及痔的形成。

此外，长期饮酒和进食大量刺激性食物可使局部充血；肛周感染可引起静脉周围炎使肛垫肥厚；营养不良可使局部组织萎缩无力，以上因素都可诱发痔的发生。

（二）病理和分类

根据痔所在部位的不同分为内痔、外痔及混合痔。

1. 内痔　内痔是肥大、移位的肛垫而不是曲张的直肠上静脉终末支，这一观点已获得认同。肛垫内正常纤维弹力结构的破坏伴有肛垫内静脉的曲张和慢性炎症纤维化，肛垫出现病理性肥大并向远侧移位后形成痔。表面覆盖直肠黏膜。痔的位置多位于直肠下端、直肠上动脉分支处，即截石位3、7、11点，基底较宽。

2. 外痔　外痔由齿状线下方的直肠下静脉丛形成，表面覆盖肛管皮肤；分为血栓性外痔、结缔组织性外痔（皮赘）、静脉曲张性外痔，其中最常见的是血栓性外痔。

3. 混合痔　由内痔通过静脉丛和相应部位外痔静脉丛互相吻并发扩张而成。位于齿状线上、下，表面被直肠黏膜和肛管皮肤覆盖。内痔发展到Ⅱ度以上时多形成混合痔。

（三）临床表现

1. 内痔　主要临床表现是便血及痔块脱出。其便血的特点是无痛性间歇性便后出鲜血。便血较轻时表现为粪便表面附血或便纸带血，严重时则可出现喷射状出血，长期出血患者可发生贫血。若发生血栓、感染及嵌顿，可伴有肛门剧痛。内痔分为4度：Ⅰ度，排便时出血，无痔块脱出，肛门镜检查可见齿状线以上直肠柱结节状突出；Ⅱ度，便血常见，痔块在排便时脱出肛门，排便后可自行回纳；Ⅲ度，偶有便血，痔排便时脱出，或在劳累后、步行过久、咳嗽时脱出，无法自行回纳，需用手辅助；Ⅳ度，偶见便血，痔块长期脱出于肛门外，无法回纳或回纳后又立即脱出。

2. 外痔　主要临床表现是肛门不适感、常有黏液分泌物流出、有时伴局部瘙痒。若发生血栓性外痔，疼痛剧烈，排便、咳嗽时加剧，数日后可减轻，可在肛周看见暗紫色椭圆形肿物，表面皮肤水肿、质硬、压痛明显。

3. 混合性痔　兼有内痔及外痔的表现。严重时可呈环状脱出肛门，在肛周呈梅花状，称环状痔。脱出痔块若发生嵌顿，可引起充血、水肿甚至坏死。

（四）辅助检查

肛门镜检查可确诊，不仅可见到痔的情况，还可观察到直肠黏膜有无充血、水肿、溃疡、肿块，以及排除其他直肠疾患。

（五）治疗

痔的治疗遵循 3 个原则：①无症状痔无须治疗。②有症状的痔，治疗旨在减轻及消除症状，而非根治。③首选保守治疗，失败或不宜保守治疗时才考虑手术治疗。

1. 非手术治疗

（1）一般治疗：适用于痔初期及无症状静止期的痔。主要措施包括：①增加膳食纤维的摄入，改变不良排便习惯。②热水坐浴以改善局部血液循环。③肛管内注入抗生素油膏或栓剂，以润滑肛管、促进炎症吸收、减轻疼痛。④血栓性外痔有时经局部热敷，外敷消炎止痛药物，疼痛可缓解而不需行手术。⑤嵌顿痔初期，也可采用一般治疗，用手轻轻将脱出的痔块推回肛内，阻止其脱出。

（2）注射疗法：用于治疗Ⅱ度、Ⅲ度出血性内痔的效果较好。方法是在痔核上方的黏膜下层注入硬化剂使痔及其周围产生无菌性炎症反应，黏膜下组织发生纤维增生，小血管闭塞，痔块硬化、萎缩。

（3）胶圈套扎疗法：可用于治疗Ⅱ、Ⅲ度内痔。应用器械在内痔根部套入一特制胶圈，利用胶圈的弹性回缩力将痔的血供阻断，使痔缺血、坏死、脱落而治愈。

（4）红外线凝固疗法：适用于Ⅰ、Ⅱ度内痔。通过红外线直接照射痔块基底部，引起蛋白凝固、纤维增生，痔块硬化萎缩脱落。术后常有少量出血，且复发率高，临床少用。

（5）多普勒超声引导下痔动脉结扎术：适用于Ⅱ～Ⅳ度内痔。采用带有多普勒超声探头的直肠镜，于齿状线上方探测痔上方的动脉并结扎，通过阻断痔的血液供应以达到缓解症状的目的。

（6）其他：包括冷冻疗法、枯痔钉疗法等，原理类似红外线凝固疗法。

2. 手术治疗　当保守治疗效果不满意、痔脱出严重、套扎治疗失败时，手术切除痔是最好的方法。手术方法包括：①痔切除术，主要用于Ⅱ～Ⅳ度内痔和混合痔的治疗。②吻合器痔上黏膜环行切除术，主要适用于Ⅲ～Ⅳ度内痔、环形痔和部分Ⅱ度大出血内痔。③激光切除痔核。④血栓性外痔剥离术，用于治疗血栓性外痔。

（六）护理诊断

1. 急性疼痛　与血栓形成、痔块嵌顿、术后创伤等有关。
2. 便秘　与不良饮食、排便习惯等有关。
3. 潜在并发症　贫血、肛门狭窄、尿潴留、创面出血、切口感染等。

（七）护理措施

1. 非手术治疗护理/术前护理

（1）饮食与活动：嘱患者多饮水，多吃新鲜水果和蔬菜、多吃粗粮，少饮酒，少吃辛辣刺激食物。养成良好生活习惯，养成定时排便的习惯。适当增加运动量，促进肠蠕动，切忌久站、久坐、久蹲。

（2）热水坐浴：便后及时清洗，保持局部清洁舒适，必要时用 1 ∶ 5 000 高锰酸钾溶液 3 000ml 坐浴，控制温度在 43~46℃，每日 2~3 次，每次 20~30 分钟，以预防病情进展及并发症。

（3）痔块回纳：痔块脱出时应及时回纳，嵌顿性痔应尽早行手法复位，注意动作轻柔，避免损伤；血栓性外痔者局部应用抗生素软膏。

（4）术前准备：缓解患者的紧张情绪，指导患者进少渣食物，术前排空大便，必要时灌肠，做好会阴部备皮及药敏试验，贫血患者应及时纠正贫血。

2. 术后护理

（1）饮食与活动：术后 1~2 日应以无渣或少渣流质、半流质为主。术后 24 小时内可在床上适当活动四肢、翻身等，24 小时后可适当下床活动，逐渐延长活动时间，并指导患者进行轻体力活动。伤口愈合后可以恢复正常工作、学习和劳动，但要避免久站或久坐。

（2）控制排便：术后早期患者会存在肛门下坠感或便意，告知其是敷料刺激所致；术后 3 日尽量避免解大便，促进切口愈合，可于术后 48 小时内口服阿片酊以减少肠蠕动，控制排便。之后应保持大便通畅，防止用力排便，崩裂伤口。如有便秘，可口服液状石蜡或其他缓泻剂，但切忌灌肠。

（3）疼痛护理：大多数肛肠术后患者创面疼痛剧烈，是由于肛周末梢神经丰富，或因括约肌痉挛、排便时粪便对创面的刺激、敷料堵塞过多等导致。判断疼痛原因，给予相应处理，如使用镇痛药、去除多余敷料等。

（4）并发症的观察与护理：常见并发症主要有尿潴留、创面出血、切口感染、肛门狭窄，应尽早预防。

1）尿潴留：术后 24 小时内，每 4~6 小时嘱患者排尿 1 次。避免因手术、麻醉刺激、疼痛等原因造成术后尿潴留。若术后 8 小时仍未排尿且感下腹胀痛、隆起时，可行诱导排尿、针刺或导尿等。

2）创面出血：由于肛管直肠的静脉丛丰富，术后容易因为止血不彻底、用力排便等导致创面出血。通常术后 7 日内粪便表面会有少量出血，如患者出现恶心、呕吐、心慌、出冷汗、面色苍白等并伴肛门坠胀感和急迫排便感进行性加重，敷料渗血较多，应及时通知医师行相应处理。

3）切口感染：直肠肛管部位由于易受粪便、尿液等的污染，术后易发生切口感染。应注意术前改善全身营养状况；术后 2 日内控制好排便；保持肛门周围皮肤清洁，便后用 1 ∶ 5 000 高锰酸钾溶液坐浴；切口定时换药，充分引流。

4）肛门狭窄：术后观察患者有无排便困难及大便变细，以排除肛门狭窄。如发生狭窄，及早行扩肛治疗。

二、直肠肛管周围脓肿

直肠肛管周围脓肿是指直肠肛管周围间隙内或其周围软组织内的急性化脓性感染，并发展成为脓肿。

（一）病因和病理

绝大多数直肠肛管周围脓肿源于肛腺感染，少数可继发于外伤、肛裂或痔疮药物注射治疗等。肛腺开口于肛窦底部，由于肛窦呈袋状开口向上，可因粪便损伤或者嵌入发生感染而累及肛腺。肛腺形成脓肿后可蔓延至直肠肛管周围间隙，其间所含的疏松脂肪结缔组织使感染极易扩散，从而形成不同部位的脓肿。多数脓肿可穿破皮肤或在手术切开后形成肛瘘。在直肠肛管周围炎症病理过程中的急性期表现为脓肿，慢性期则表现为肛瘘。

（二）临床表现

1. 肛门周围脓肿　以肛门周围皮下脓肿最为常见，占40%~48%，位置多表浅，以局部症状为主。疼痛、肿胀和局部压痛为主要表现。疼痛为持续跳动性，可因排便、局部受压、摩擦或咳嗽而疼痛加剧，患者坐立不安，行动不便。早期局部红肿、发硬，压痛明显，脓肿形成后则波动明显，若自行穿破皮肤，则脓液排出。全身感染症状不明显。

2. 坐骨肛管间隙脓肿（坐骨直肠窝脓肿）　较为多见，占20%~25%，该间隙空间较大，因此形成的脓肿较大且深，全身感染症状明显。患者在发病初期就可出现寒战、发热、乏力、食欲缺乏、恶心等全身表现。早期局部症状不明显，之后出现持续性胀痛并逐渐发展为明显持续性跳痛，排便或行走时疼痛加剧。有的患者可出现排尿困难，里急后重。感染初期无明显局部体征，以后出现患处红肿，双臀不对称。局部触诊或直肠指诊时患侧有深压痛，甚至波动感，有时可扪及局部隆起。

3. 骨盆直肠间隙脓肿（骨盆直肠窝脓肿）　较前两者少见。此处位置深、空间大，因此全身感染症状严重而无明显局部表现。早期即出现持续高热、寒战、头痛、疲倦等全身中毒症状。局部症状为直肠坠胀感、便意不尽等，常伴排尿困难。会阴部多无异常体征，直肠指诊可在直肠壁上触及肿块隆起，有深压痛和波动感。

4. 其他　肛管括约肌间隙脓肿、直肠后间隙脓肿、高位肌间脓肿、直肠壁内脓肿（黏膜下脓肿）。由于位置较深，局部症状多不明显，主要表现为会阴、直肠坠胀感，排便时疼痛加重，患者同时有不同程度的全身感染症状。直肠触诊可扪及疼痛性肿块。

（三）辅助检查

1. 局部穿刺　抽脓有确诊价值，且可将抽出的脓液行细菌培养检查。

2. 实验室检查　有全身感染症状的患者血常规可见白细胞计数和中性粒细胞比例增高，严重者可出现核左移及中毒颗粒。

3. 直肠超声、MRI检查　直肠超声可协助诊断。MRI检查对肛周脓肿的诊断很有价值，可明确与括约肌的关系及有无多发脓肿，部分患者可观察到内口。

（四）治疗

1. 非手术治疗　脓肿未形成时可应用抗生素治疗，控制感染；温水坐浴；局部理疗；为缓解患者排便时疼痛，可口服缓泻剂或液状石蜡促进排便。

2. 手术治疗　脓肿形成后应及早行手术切开引流。现有许多学者采取脓肿切开引流并挂线术，取得良好的临床效果。

（五）护理诊断

1. 急性疼痛　与肛周炎症及手术有关。

2. 便秘　与疼痛、惧怕排便有关。

3. 体温过高　与脓肿继发全身感染有关。

（六）护理措施

根据医嘱全身应用抗生素控制感染，有条件时穿刺抽取脓液，并根据药敏试验结果选择合适的抗生素治疗；行脓肿切开引流者，密切观察引流液颜色、量及性状并记录；予以甲硝唑或中成药液等定时冲洗脓腔，当脓液变稀，引流量小于 50ml/d 时，可考虑拔管；告知患者忌食辛辣刺激食物，多食蔬菜、水果、蜂蜜等，鼓励排便；协助患者采取舒适体位，避免局部受压加重疼痛；对高热患者给予物理降温。

其护理措施参见痔的围术期护理。

三、肛瘘

肛瘘是肛管或直肠与肛周皮肤相通的肉芽肿性管道，是常见的直肠肛管疾病之一，多见于青壮年男性。

（一）病因和病理

大多数肛瘘由直肠肛管周围脓肿发展而来。肛瘘由内口、瘘管及外口组成。内口即原发感染灶，外口为脓肿破溃处或手术切开引流部位，内、外口之间由脓腔周围增生的纤维组织包绕的管道即瘘管，近管腔处有炎性肉芽组织。由于致病菌不断由内口进入，而瘘管迂曲，少数存在分支，常引流不畅，且外口皮肤生长速度较快，常发生假性愈合并形成脓肿。脓肿可从原外口溃破，也可从他处穿出形成新的外口，反复发作，发展为有多个瘘管和外口的复杂性肛瘘。

（二）分类

1. 根据瘘口与瘘管的数目　①单纯性肛瘘：只存在单一瘘管。②复杂性肛瘘：存在多个瘘口和瘘管，甚至有分支。

2. 根据瘘管所在的位置　①低位肛瘘：瘘管位于外括约肌深部以下，包括低位单纯性肛瘘和低位复杂性肛瘘。②高位肛瘘：瘘管位于外括约肌深部以上，包括高位单纯性肛瘘和高位复杂性肛瘘。

3. 按瘘管与括约肌的关系　①肛管括约肌间型。②经肛管括约肌型。③肛管括约肌上型。④肛管括约肌外型。

（三）临床表现

1. 症状　肛门部潮湿、瘙痒，甚至出现湿疹。较大的高位肛瘘外口可排出粪便及气体。当外口因假性愈合而暂时封闭时，脓液积存，再次形成脓肿，可出现直肠肛管周围脓肿症状，脓肿破溃或切开引流后，脓液排出，症状缓解。上述症状反复发作是肛瘘的特点。

2. 体征　在肛周皮肤可见单个或多个外口，呈红色乳头状隆起，挤压可排出少量脓液或脓血性分泌物。直肠指诊：在内口处有轻压痛，瘘管位置表浅时可触及硬结样内口及条索样瘘管。

（四）辅助检查

确定内口位置对明确肛瘘诊断非常重要。常用的辅助检查如下。①内镜检查：肛门镜检查有时可发现内口。②特殊检查：若无法判断内口位置，可将白色纱布条填入肛管及直肠下端，并从外口注入亚甲蓝溶液，根据白色纱布条染色部位确定内口。③实验室检查：当发生直肠肛管周围脓肿时，患者血常规检查可出现白细胞计数及中性粒细胞比例增高。④影像学检查：碘油瘘管造影是临床常规检查方法，可明确瘘管分布；MRI 检查可清晰显示瘘管位置及与括约肌之间的关系。

（五）治疗

由于肛瘘无法自愈，必须及时治疗以避免反复发作。具体方法有下述两种。

1. **堵塞法** 瘘管用 1%甲硝唑、生理盐水冲洗后，自外口注入生物蛋白胶。该方法适用于单纯性肛瘘，但治愈率较低。

2. **手术治疗** 手术切开或切除瘘管，术中应避免损伤肛门括约肌，防止肛门失禁。手术方法主要有下述几种，可酌情选择。

（1）瘘管切开术：适用于低位肛瘘。瘘管全部切开，靠肉芽组织生长使切口愈合。

（2）肛瘘切除术：适用于低位单纯性肛瘘。切除全部瘘管壁直至健康组织，创面敞开，使其逐渐愈合。

（3）挂线治疗：适用于距肛缘 3~5cm 内，有内、外口的低位单纯性肛瘘、高位单纯性肛瘘或作为复杂性肛瘘切开、切除的辅助治疗。是利用橡皮筋或有腐蚀作用的药线的机械性压迫作用，使结扎处组织发生血运障碍而坏死，以缓慢切开肛瘘。

（六）护理诊断

1. **急性疼痛** 与肛周炎症及手术有关。

2. **皮肤完整性受损** 与肛周脓肿破出皮肤、皮肤瘙痒、手术治疗等有关。

3. **潜在并发症** 肛门狭窄、肛门松弛。

（七）护理措施

1. **挂线疗法护理**

（1）皮肤护理：保持肛门皮肤清洁，嘱患者局部皮肤瘙痒时不可搔抓，避免皮肤损伤感染。术前清洁肛门及周围皮肤；术后每次便后采用高锰酸钾或中成药坐浴，创面换药至药线脱落后 1 周。

（2）饮食护理：挂线治疗前 1 日晚餐进半流质，术晨可进流质。术后予清淡、易消化食物，保持大便通畅。

（3）温水坐浴：术后第 2 日开始每日早晚及便后采用 1∶5 000 高锰酸钾或中药坐浴，既可缓解局部疼痛，又有利于局部炎症的消散、吸收。

（4）健康教育

1）收紧药线：嘱患者每 5~7 日至门诊收紧药线，直到药线脱落。脱线后局部可涂生肌散或抗生素软膏，以促进伤口愈合。

2）扩肛或提肛运动：为防止肛门狭窄，术后 5~10 日内可用示指扩肛，每日 1 次。肛门括约肌松弛者，术后 3 日起可指导患者进行提肛运动。

2. **围术期护理** 同痔的痔围术期护理。

四、肛裂

肛裂是指齿状线以下肛管皮肤层裂伤后形成的经久不愈的缺血性溃疡，多见于青、中年人。

(一) 病因

病因尚不清楚，可能与多种因素有关，但直接原因大多是因长期便秘、粪便干结致排便时损伤肛管及其皮肤层。

(二) 病理

肛裂好发部位为肛管后正中线，此处肛管外括约肌浅部在肛管后方形成的肛尾韧带较坚硬、伸缩性差，此区域血供亦差；且排便时，肛管后壁承受压力最大。急性肛裂大多病程短，裂口边缘整齐，底浅、色红并有弹性，未形成瘢痕。而慢性肛裂因反复损伤与感染，基底深且不整齐，呈灰白色，质硬，边缘纤维化增厚。肛裂常为单发的纵行、梭形溃疡或感染裂口。裂口上端的肛瓣和肛乳头水肿，形成肥大乳头；下端皮肤因炎症水肿及静脉、淋巴回流受阻，形成外观似外痔的袋状皮垂向下突出于肛门外，由于体检时多先见到此皮垂后见到肛裂，故称"前哨痔"。前哨痔、肛裂与乳头肥大常同时存在，合称肛裂"三联症"。

(三) 临床表现

1. 症状　肛裂患者多有长期便秘史，典型的临床表现为疼痛、便秘、出血。

(1) 疼痛：为主要症状，一般较剧烈，有典型的周期性。由于排便时干硬粪便刺激裂口内神经末梢，肛门出现烧灼样或刀割样疼痛；便后数分钟可缓解；随后因肛门括约肌反射性痉挛，再次发生疼痛，时间较长，常持续半小时至数小时，直到括约肌疲劳、松弛后，疼痛缓解，以上称为肛裂疼痛周期。

(2) 便秘：肛裂形成后患者往往因惧怕疼痛而不愿排便，故而加重便秘，粪便更加干结，便秘又加重肛裂，形成恶性循环。

(3) 出血：由于排便时粪便擦伤溃疡面或撑开肛管撕拉裂口，故创面常有少量出血。鲜血可见于粪便表面、便纸上或排便过程中滴出，大量出血少见。

2. 体征　典型体征是肛裂"三联症"，若在肛门检查时发现此体征，即可明确诊断。对肛裂患者行肛门检查时，常会引起剧烈疼痛，有时需在局部麻醉下进行。

(四) 辅助检查

已确诊者，一般不宜行直肠指诊或肛镜检查，避免增加患者痛苦。可以取活组织做病理检查，以明确诊断。

(五) 治疗

软化大便，保持大便通畅；解除肛门括约肌痉挛，缓解疼痛，中断恶性循环，促进局部创面愈合。

1. 非手术治疗　具体措施有：服用通便药物、局部坐浴及扩肛疗法。扩肛疗法时患者侧卧位，局部麻醉后，用示指和中指循序渐进、持续地扩张肛管，使括约肌松弛、疼痛消失，创面扩大，促进溃疡愈合。

2. 手术治疗　适用于经久不愈、非手术治疗无效且症状较重的陈旧性肛裂。手术方法有肛裂切除术和肛管内括约肌切断术，现在前者已较少使用。

（六）护理诊断

1. 急性疼痛　与粪便刺激及肛管括约肌痉挛、手术创伤有关。
2. 便秘　与患者惧怕疼痛不愿排便有关。
3. 潜在并发症　出血、排便失禁等。

（七）护理措施

1. 心理支持　向患者详细讲解肛裂的相关知识，鼓励患者克服因惧怕疼痛而不敢排便的情绪，配合治疗。
2. 保持大便通畅　长期便秘是引起肛裂的主要病因。指导患者养成每日定时排便的习惯，进行适当的户外锻炼，必要时可服缓泻剂或液状石蜡等，也可选用蜂蜜、番泻叶等泡茶饮用，以润滑、松软大便利于排便。
3. 调理饮食　增加膳食中新鲜蔬菜、水果及粗纤维食物的摄入，少食或忌食辛辣和刺激食物，多饮水，以促进胃肠蠕动，防止便秘。
4. 术后常见并发症的预防和护理　包括对切口出血和排便失禁的预防和护理。

（1）切口出血：多发生于术后1~7日，常见原因多为术后便秘、猛烈咳嗽等导致创面裂开、出血。预防措施包括：保持大便通畅，防止便秘；预防感冒；避免腹内压增高的因素如剧烈咳嗽、用力排便等。密切观察创面的变化，一旦出现切口大量渗血，紧急压迫止血，并报告医师处理。

（2）排便失禁：多由于术中不慎切断肛管直肠环所致。询问患者排便前有无便意，每日的排便次数、量及性状。若仅为肛门括约肌松弛，可于术后3日开始指导患者进行提肛运动；若发现患者会阴部皮肤常有黏液及粪便沾染，或无法随意控制排便时，立即报告医师，及时处理。

（吴丽娟）

第九节　肛裂

肛裂（anal fissure）是指齿状线以下肛管皮肤全层裂伤后形成的经久不愈的小溃疡，是一种常见的肛管疾病之一，多见于青、中年人。

一、病因

病因尚未明确，可能与多种因素有关，但直接的原因大多是由于慢性便秘、粪便干结导致排便时肛管及其皮肤层的损伤。肛裂好发部位为肛管后正中线，此处肛管外括约肌浅部在肛管后方形成的肛尾韧带较坚硬，伸缩性差，且排便时肛管后壁承受压力最大。

二、临床表现

急性肛裂大多病程短，裂口新鲜，边缘整齐，底浅、色红、无瘢痕；而慢性肛裂因反复发作、感染，基底深且不整齐，呈灰白色，质硬，边缘纤维化增厚。肛裂常为单发的纵行、梭形溃疡或感染裂口，裂口上端的肛瓣和肛乳头水肿，形成肥大肛乳头；下端皮肤因炎性水肿及静脉、淋巴回流受阻，形成袋状皮垂突出于肛门外，形似外痔，称"前哨痔"。肛裂、"前哨痔"、肥大肛乳头常同时存在，称肛裂"三联征"。

1. 症状　肛裂患者大多有长期便秘病史，典型的临床表现为疼痛、便秘和便血。

（1）疼痛：为肛裂主要症状，疼痛剧烈，有典型的周期性。由于排便时干硬粪块刺激神经末梢，立刻引起肛门烧灼样或刀割样疼痛，称为排便时疼痛；便后数分钟疼痛缓解，称疼痛间歇期。随后因肛门括约肌出现反射性痉挛，再次发生剧痛，时间较长，持续30分钟至数小时，直到括约肌疲劳、松弛后疼痛缓解，以上称肛裂疼痛周期。

（2）便秘：肛裂形成后患者因惧怕疼痛而不愿排便，故而加重便秘，粪便更加干结，便秘又可使肛裂加重，形成恶性循环。

（3）便血：由于排便时粪便擦伤溃疡面或撑开撕拉裂口，故创面常有少量出血，可见粪便表面有少量新鲜血迹或滴血，大出血少见。

2. 体征　典型体征是肛裂"三联征"，若在肛门检查时发现此体征，可明确诊断。已确诊者一般不宜行直肠指诊或肛门镜检查，以免增加患者痛苦，如确需检查时，需在局部麻醉下进行。

三、治疗要点

软化大便，保持大便通畅；解除肛门括约肌痉挛，缓解疼痛，中断恶性循环，促使创面愈合。

1. 非手术治疗　具体措施：服用通便药物，如口服缓泻剂或石蜡油，润滑干硬的粪便；局部坐浴，用1∶5 000的高锰酸钾溶液温热水坐浴，保持肛门周围清洁，改善局部血液循环，解除括约肌痉挛及其所致疼痛，促进炎症吸收；肛管扩张，方法为局部麻醉后，用示指和中指循序渐进、持续地扩张肛管，使括约肌松弛，疼痛消失，创面扩大，促进溃疡愈合。

2. 手术治疗　适用于经久不愈、非手术治疗无效且症状较重的陈旧性肛裂，手术方法包括肛裂切除术和肛管内括约肌切断术（internal anal sphincterotomy），现临床上已较少使用肛裂切除术。

四、常见护理诊断/问题

1. 疼痛　与排便时肛门扩张及肛管括约肌痉挛、手术创伤有关。
2. 便秘　与患者惧怕疼痛不愿排便有关。
3. 潜在并发症　出血、尿潴留、大便失禁等。

五、护理措施

1. 给予心理支持　向患者讲解肛裂相关知识，给予患者安慰及心理支持，鼓励患者克服因惧怕疼痛而不敢或不愿排便的情绪，使其能配合治疗。

2. 保持大便通畅　长期便秘是肛裂的主要原因，因此，应鼓励并指导患者养成每日定时排便的习惯，进行适量的户外锻炼，必要时可服用缓泻剂，服用缓泻剂，如液状石蜡、果导片等，也可选用中药大黄、番泻叶等泡茶饮用，以润滑、松软大便并促进排便。

3. 饮食调整　鼓励患者多饮水，增加膳食中新鲜水果、蔬菜及含粗纤维食物，少饮酒，少吃或忌食辛辣和刺激性食物，少食高热量零食，以促进胃肠蠕动，防止便秘。

4. 术后常见并发症的预防和护理 如下所述。

（1）切口出血：多发生于术后1~7天，多因术后便秘、猛烈咳嗽等导致创面裂口、出血。预防措施：保持大便通畅，防止便秘；注意保暖，预防感冒；避免腹内压升高的因素如剧烈咳嗽、用力排便等。同时观察伤口敷料是否有渗血，渗血较多时应紧急压迫止血并及时通知医生。

（2）尿潴留：鼓励患者术后尽早自行排尿，对尿潴留的患者应给予诱导排尿，或肌内注射氨甲酰胆碱、针刺等，必要时给予导尿。

（3）排便失禁：注意观察患者每天排便次数、量及性状。若有肛门括约肌松弛，可于术后第3天开始指导患者进行提肛运动；如为完全大便失禁，则应做好臀部皮肤护理，保持局部清洁、干燥，及时更换床单位，避免压疮发生，必要时行肛门成形手术。

其余参考痔围术期护理。

六、健康指导

1. 养成良好的饮食和定时排便习惯，平时多吃新鲜蔬菜、水果保持大便通畅。忌酒和辛辣食物。

2. 出院时如创面尚未完全愈合，应坚持每日热水坐浴，保持创面干净，促进伤口早日愈合。

3. 出院后发现异常，应及时去医院就诊。

（吴丽娟）

第十节 肛瘘

肛瘘（anal fistula）是肛管或直肠与肛周皮肤相同的肉芽肿性管道，由内口、瘘管和外口三部分组成，是常见的直肠肛管疾病之一，多见于青壮年男性。

一、病因

肛瘘绝大多数由直肠肛管周围脓肿发展而来，多为化脓性感染所致。肛瘘有原发性内口、瘘管和外口。内口即原发感染灶，多在肛窦内及其附近，后正中线的两侧多见，也可在直肠下部或肛管的任何部位。外口即脓肿溃破处或切开引流的部位，内、外口之间由脓腔周围增生的纤维组织包绕的管道即瘘管，近管腔处有炎性肉芽组织。由于致病菌不断经内口进入，且外口皮肤愈合较快，常致引流不畅而发生假性愈并发再次形成脓肿；脓肿可从原外口溃破，也可从另处穿出形成新的外口，反复发作，可发展为瘘管迂曲、少数存在分支、有多个瘘口的复杂性肛瘘。

二、分类

1. 按瘘口与瘘管的数目分类 ①单纯性肛瘘：只存在一个内口、一个瘘管和一个外口。②复杂性肛瘘：存在多个瘘口和瘘管，甚至有分支。

2. 按瘘管所在的位置分类 ①低位肛瘘：瘘管位于肛管外括约肌深部以下，包括低位单纯性肛瘘和低位复杂性肛瘘。②高位肛瘘：瘘管位于外括约肌深部以上，包括高位单纯性肛瘘和高位复杂性肛瘘。

三、临床表现

1. 症状　肛门部潮湿、瘙痒，甚至出现湿疹。较大的高位肛瘘外口可排出粪便或气体。若外口假性愈合而暂时封闭时，脓液积存，可再次形成脓肿，出现局部红肿、胀痛等直肠肛管周围脓肿症状；脓肿破溃后脓液排出，则症状缓解。上述症状反复发作是肛瘘的特点。

2. 体征　①肛门视诊：可见肛门周围有单个或多个外口，呈乳头状突起或肉芽组织隆起，压之有少量脓性、血性或黏液性分泌物流出，可有压痛。②直肠指诊：在瘘管位置表浅时可以摸到硬结样内口和硬条索状瘘管，在内口处有轻度压痛。

四、实验室及其他检查

确定内口位置对肛瘘诊断非常重要，常用的辅助检查有①X线造影：自瘘管内注入30%~40%碘油，进行碘油造影可明确瘘管分布，多用于高位及蹄铁形肛瘘。②内镜检查：肛门镜检查有时可发现内口。③特殊检查：若无法判断内口位置，可将白色纱条填入肛管及直肠下端，并从外口注入亚甲蓝溶液，根据染色部位确定内口。④实验室检查：当发生直肠肛管周围脓肿时，患者可出现血白细胞计数及中性粒细胞比例增高。

五、处理原则

肛瘘不能自愈，只能手术治疗（包括挂线疗法）以避免反复发作。原则是切开瘘管，敞开创面，促进愈合。手术方式包括：

1. 肛瘘切开术　适用于低位肛瘘。瘘管全部切开，并取出切口两侧边缘的瘢痕组织，保持引流通畅。

2. 肛瘘切除术　适用于低位单纯性肛瘘。全部切除瘘管壁直至健康组织，创面敞开，使其逐渐愈合。

3. 挂线疗法　适用于高位单纯性肛瘘。是利用橡皮筋或有腐蚀作用的药线的机械性压迫作用，使结扎处组织发生血运障碍而坏死，以缓慢切开肛瘘。优点是随着缓慢切割过程，其基底部创面已开始愈合，因此括约肌不会因过度收缩而发生移位，可有效避免术后肛门失禁。

六、常见护理诊断/问题

1. 急性疼痛　与肛周炎症及手术创伤有关。
2. 皮肤完整性受损　与肛周脓肿破溃穿透皮肤、皮肤瘙痒及手术治疗有关。
3. 潜在并发症　肛门狭窄、肛门失禁等。

七、护理措施

1. 挂线疗法护理　如下所述。

（1）温热水坐浴，缓解疼痛：术前及术后第2日开始每日早晚及便后采用1：5 000的高锰酸钾溶液或中药坐浴，以缓解疼痛，促进局部炎症消退、吸收。

（2）饮食：挂线治疗前1日晚进半流食，术日晨可进流食。术后给予清淡、易消化食物，保持大便通畅。

（3）皮肤护理：保持肛周皮肤清洁、干燥，嘱患者局部皮肤瘙痒时不可搔抓，避免皮肤损伤和感染；术前清洁肛门及周围皮肤；术后每次排便后或换药前均用 1 ∶ 5 000 的高锰酸钾溶液温热水坐浴，创面换药至药线脱落后 1 周。

（4）术后并发症的预防及护理：定期进行直肠指诊，以便及时观察伤口愈合情况；为防止肛门狭窄，术后 5～10 日内可用示指扩肛，每日一次。肛门失禁的观察及护理：手术中如切断肛门直肠环，将造成肛门失禁，肛门失禁后粪便自行外溢，粪便及分泌物刺激肛周引起局部皮肤潮湿、糜烂。一旦发生应保持肛周清洁、干燥，局部涂氧化锌软膏保护，勤换内裤。轻度失禁者，手术 3 日起指导患者进行提肛运动。严重失禁者，行肛门成形术。

2. 围术期护理　同痔围术期护理。

八、健康指导

1. 术后由于创面容易渗血或结扎线脱落造成出血，故应注意观察伤口敷料渗液、渗血情况。嘱患者每 5～7 天到门诊收紧药线，脱落后局部可涂生肌散或抗生素软膏，以促进其愈合。

2. 扩肛或提肛运动：为防止肛门狭窄，术后 5～10 日内可用示指扩肛，每日一次；肛门括约肌松弛者，术后 3 日起可指导患者进行提肛运动。

（吴丽娟）

第十二章

胸外科疾病护理

第一节 肺癌

肺癌大多数起源于支气管黏膜上皮，亦称支气管癌。近50年来许多国家都报道肺癌的发病率明显增高，在男性癌瘤患者中，肺癌已居首位。肺癌的病因至今尚不完全明确，大量资料表明，长期大量吸纸烟是肺癌的一个重要致病因素。多年吸纸烟每日40支以上者，肺鳞癌和未分化癌的发病率比不吸烟者高4~10倍，城市居民肺癌的发病率比农村高，这可能与大气污染和烟尘中含有致癌物质有关。目前，肺癌是我国发病率增长最快的恶性肿瘤之一，在欧美某些国家和我国大城市中，发病率已跃居男性各种肿瘤的首位。肺癌患者以男性居多，男女之比为（3~5）∶1，目前女性肺癌的发病率增长要快于男性。发病年龄多在40岁以上。

一、病因与发病机制

肺癌的确切病因至今尚未完全清楚。认为下列因素与肺癌的发生有密切关系。

1. 吸烟　根据各国的大量调查资料都说明肺癌的病因与吸纸烟关系极为密切。肺癌发病率的增长与纸烟销售量增多呈平行关系。纸烟中含有苯并芘等多种致癌物质。实验动物吸入纸烟烟雾或涂抹焦油可诱发呼吸道和皮肤癌肿。有吸烟习惯者肺癌发病率比不吸烟者高10倍，吸烟量大者发病率更高，比不吸烟者高20倍。临床确诊的肺癌病例中，每日吸纸烟20支以上，历时30年以上者，约占80%以上。长期吸烟可引致支气管黏膜上皮细胞增生，鳞状上皮化生，诱发鳞状上皮癌或未分化小细胞癌。无吸烟嗜好者，虽然也可患肺癌，但腺癌较为常见。

2. 大气污染　工业发达国家肺癌的发病率高，城市比农村高，厂矿区比居住区高，主要原因是工业和交通发达地区，石油、煤和内燃机等燃烧后和沥青公路尘埃产生的含有苯并芘致癌烃等有害物质污染大气有关。调查材料说明大气中苯并芘浓度高的地区，肺癌的发病率也增高。大气污染与吸纸烟对肺癌的发病率可能互相促进，起协同作用。

3. 职业因素　20世纪30年代文献上就有欧洲 Schneeberg 矿区肺癌发病率高的报道。经过多年的研究，认为长期接触铀、镭等放射性物质及其衍化物、致癌性碳氢化合物、砷、铬、镍、铜、锡、铁、煤焦油、沥青、石油、石棉、芥子气等物质，均可诱发肺癌，主要是鳞癌和未分化小细胞癌。

4. 肺部慢性疾病 如肺结核、矽肺、尘肺等可与肺癌并存。这些病例癌肿的发病率高于正常人。此外肺支气管慢性炎症以及肺纤维瘢痕病变，在愈合过程中可能引起鳞状上皮化生或增生，在此基础上，部分病例可发展成为癌肿。

5. 人体内在因素 如家族遗传，以及免疫功能降低，代谢活动、内分泌功能失调等也可能对肺癌的发病起一定的促进作用。

二、病理

肺癌起源于支气管黏膜上皮，癌肿可向支气管腔内、外、邻近的肺组织生长，并可通过淋巴、血行或经支气管转移扩散。1998 年 7 月国际肺癌研究协会与 WHO 对肺癌病理分类进行修改，按细胞类型将肺癌分为 9 类：鳞状细胞癌，小细胞癌，腺癌，大细胞癌，腺鳞癌，多型性、肉瘤样或含肉瘤成分癌，类癌，唾液腺型癌，未分类癌。临床上最常见为下列 4 种。

1. 鳞状细胞癌（又称鳞癌） 在各种类型肺癌中最为常见，约占 50%，患病年龄大多在 50 岁以上，男性占多数。大多起源于较大的支气管，常为中央型肺癌。虽然鳞癌的分化程度有所不同，但一般生长发展速度比较缓慢，病程较长，对放射和化学疗法较敏感。首先经淋巴转移，血行转移发生较晚。

2. 小细胞癌（未分化小细胞癌） 发病率仅次于鳞癌，多见于男性，发病年龄较轻。一般起源于较大支气管，属于中央型肺癌。未分化癌恶性度高，生长快，而且较早地出现淋巴和血行广泛转移，对放射和化学疗法较敏感，在各型肺癌中预后最差。

3. 腺癌 起源于支气管黏膜上皮，少数起源于大支气管的黏液腺。发病率比鳞癌和未分化癌低。发病年龄较小，女性相对多见。多数腺癌起源于较小的支气管，为周围型肺癌。早期一般没有明显的临床症状，往往在胸部 X 线检查时被发现，表现为圆形或椭圆形肿块，一般生长较慢但有时早期即发生血行转移，淋巴转移则发生较晚。

4. 大细胞癌 此型肺癌甚为少见，约半数起源于大支气管。大细胞癌分化程度低，常在发生脑转移后才被发现。预后很差。

此外，少数病例是不同类型的癌组织并存的混合型肺癌。

三、临床表现

肺癌的症状与癌肿的部位、大小、是否压迫和侵犯邻近器官以及有无转移等情况有关。

1. 肺癌的早期表现 早期肺癌特别是周围型肺癌往往无任何症状，大多在胸部 X 线检查时发现。癌肿在较大的支气管内长大后，常出现刺激性咳嗽，极易误诊为伤风感冒。当癌肿继续长大影响引流，继发肺部感染时，可以有脓性痰液，痰量也较前增多。另一常见症状是血痰，通常为痰中带血点、血丝或继续地少量咯血；大量咯血则很少见。有的肺癌患者，由于肿瘤造成较大的支气管不同程度的阻塞，可以在临床上出现胸闷、哮鸣、气促、发热和胸疼等症状。

2. 肺癌的晚期表现 肺癌晚期压迫侵犯邻近器官组织或发生远处转移时，可以产生下列症状。

（1）压迫或侵犯喉返神经，引起声带麻痹，声音嘶哑。

（2）压迫上腔静脉，引起面部、颈部、上肢和上胸部静脉怒张，组织水肿，上肢静脉压升高。

（3）上叶顶部肺癌，可侵入和压迫位于胸廓上口的器官组织。如第一肋骨、锁骨下动静脉、臂丛神经、颈交感神经等，产生剧烈胸痛，上肢静脉怒张、水肿、臂痛和上肢运动障碍，同侧上眼睑下垂、瞳孔缩小、眼球内陷、面部无汗等颈交感神经综合征。

（4）侵犯胸膜，可引起胸膜腔积液，往往为血性。大量积液可以引起气促。此外，癌肿侵犯胸膜及胸壁，可以引起持续剧烈的胸痛。

（5）癌肿侵入纵隔，压迫食管，可引起吞咽困难。

（6）压迫或侵犯膈神经，引起同侧膈肌麻痹。

少数患者由于癌肿产生内分泌物质，出现肺部以外非转移性症状，如骨关节综合征、库欣综合征、重症肌无力及男性乳腺增大等。这些症状在切除肺癌后可能消失。

四、实验室及其他检查

1. X线　这是诊断肺癌的一个重要手段。早期中心型肺癌X线可以无异常改变，当癌肿阻塞支气管后出现肺不张、肺炎征象。X线片上可辨认直径大于0.5cm的周围型肺癌。

2. CT与MRI　容易发现微小病灶和X线检查不易发现隐蔽区（如肺尖、脑上、脊柱旁、心脏后、纵隔等处）的病变。

3. 痰细胞学检查　中心型肺癌，特别是伴有血痰者，痰中易发现癌细胞。

4. 纤维支气管镜检查　对中心型肺癌诊断非常有价值。可直接观察到肿瘤及管腔外受压、狭窄等，同时可取得病变组织、获取肿瘤表面细胞或吸取支气管内分泌物进行病理检查。

5. 经胸壁肺穿刺检查　主要适用于周围型肺癌。在胸部X线或CT监视下穿刺，容易确定病灶的位置。

6. 正电子发射断层扫描（PET）　对于鉴别肺内肿块的良恶性、纵隔淋巴结肿大是否转移有帮助。

五、诊断

1. 早期症状不明显，随着病程进展，可出现咳嗽、血痰、胸痛、发热、气促等症状。

2. 晚期患者出现神疲乏力，进行性消瘦和肿瘤压迫周围组织而产生的相应症状，如喉返神经受压出现声音嘶哑等。

3. 胸部透视及摄片，可见多变的圆形阴影及肺炎、肺不张、胸腔积液等。胸部X线片、CT及MRI检查，可了解肿瘤的大小与肺叶、肺段、支气管的关系。必要时可进行支气管碘油造影。

4. 反复痰中查癌细胞，可获阳性结果，有确诊价值。

5. 支气管镜检查，可直接观察病变情况，同时可取活组织病理检查及取支气管分泌物涂片查癌细胞。

6. 肺穿刺定位准确者，穿刺物涂片检查一般可获得阳性结果，有确诊价值。

7. 浅表淋巴结穿刺或活检，当肺部病变尚待证实的肺癌或伴有上纵隔增宽时，可作颈部、锁骨上可扪及的淋巴结、皮下可疑肿块及其他部位可疑癌性淋巴结穿刺抽吸细胞检查或摘取活检，以取得病理组织学的确诊。

六、治疗

治疗方法主要有 3 种：手术疗法、放射疗法和化学疗法。肺癌的治疗应以手术治疗或争取手术治疗为主导，依据不同期别、病理组织类型，酌加放射治疗、化学治疗和免疫治疗的综合治疗。而小细胞肺癌的治疗指征，方案有待临床实践不断修正完善。

1. **手术疗法** 适于肺癌病灶较小，局限在支气管肺内，即现远处转移者一般需切除病变所在的肺叶或整个一侧肺及其局部区域的淋巴结。

（1）手术适应证：①无远处转移者，包括实质脏器，如肝、脑、肾上腺、骨骼、胸腔外淋巴结等。②癌组织未向胸内邻近脏器或组织侵犯扩散者，如主动脉、上腔静脉、食管和癌性胸腔积液等。③无喉返神经、膈神经麻痹。④无严重心肺功能低下或近期内心绞痛发作者。⑤无重症肝、肾疾患及严重糖尿病者。

（2）手术禁忌证：①年迈体衰，心、肺功能欠佳者。②小细胞肺癌除Ⅰ期外，宜先行化疗或放疗后再确定能否手术治疗。③X 线所见除原发灶外，纵隔亦有几处可疑转移者。

（3）肺癌术式的选择

A. 局部切除术：指楔形癌块切除和肺段切除，即对于体积很小的原发癌，年老体弱肺功能差或癌分化好，恶性度较低者等，均可考虑作肺局部切除术。

B. 肺叶切除术：对于孤立性周围型肺癌局限于一个肺叶内，无明显淋巴结肿大，可行肺叶切除术。若癌瘤累及两叶或中间支气管，可行上、中叶或下、中叶两叶肺切除。

C. 袖状肺叶切除和楔形袖状肺叶切除术：这种术式多应用于右肺上、中叶肺癌，如癌瘤位于叶支气管，且累及叶支气管开口者，可行袖状肺叶切除；如未累及叶支气管开口，可行楔形袖状肺叶切除。

D. 全肺切除术（一般尽量不做右全肺切除）：凡病变广泛，用上述方法不能切除病灶时，可慎重考行全肺切除术。

E. 隆突切除和重建术：癌瘤超过主支气管累及隆突或气管侧壁但未超过 2cm 时，①可做隆突切除重建术或袖式全肺切除。②若还保留一叶肺时，则力争保留，术式可根据当时情况而定。

2. **放射疗法** 这是消灭局部肺癌病灶的一种手段，主要用于手术后残留病灶的处理或配合化疗，晚期病例放疗可减轻局部症状。放疗对小细胞癌最佳，鳞状细胞癌次之，腺癌最差。放疗的适应证根据治疗的目的分为根治治疗、姑息治疗、术前放疗、术后放疗及腔内放疗等。

3. **化学疗法** 对于分化程度低的肺癌，特别是小细胞癌，疗效较好。对晚期肺癌可减轻症状及延缓病情进展。目前，对肺癌多采用手术与放疗或化疗结合的综合疗法。

七、预防

1. **禁止和控制吸烟** 禁止和控制吸烟，首先要着眼于减少吸烟者在人群中的比例，需要制定一定的法律或条例限制人们，特别是限制青少年吸烟。

2. **控制大气污染** 做好环境保护工作，有效地控制大气污染，从而达到预防肺癌的目的。

3. **职业防护** 对开采放射性矿石的矿区，应采取有效的防护措施，尽量减少工作人员受辐射的量。对暴露于致癌化合物的工人，必须采取各种切实有效的劳动防护措施，避免或减少与致癌因子的接触。

4. 防治慢性支气管炎　由于慢性支气管炎患者的肺癌发病率高于无慢性支气管炎者，所以积极防治慢性支气管炎对预防肺癌有一定的意义。特别是要劝导患慢性支气管炎的吸烟者戒烟，因为患慢性支气管炎在吸烟人群的肺癌发病率更高。

5. 早期发现、早期诊断与早期治疗　对早期肺癌的筛检手段至今仍不令人满意，在人群中普查肺癌的费用非常昂贵，而对降低肺癌死亡率的可能性很小。

八、常见护理诊断/问题

1. 气体交换受损　与肺不张、切除肺组织、胸腔积液有关。
2. 清理呼吸道无效　与术后疼痛、痰液黏稠不易咳出有关。
3. 心排血量减少　与心功能不全或出血有关。
4. 焦虑　与久咳不愈、咯血及担心预后有关。
5. 疼痛　与手术、癌症晚期有关。
6. 潜在并发症　肺不张、急性肺水肿、心律失常。
7. 知识缺乏　缺乏肺癌治疗、护理、康复知识。

九、护理措施

1. 术前护理

（1）戒烟：患者术前应戒烟，咳痰量多者记录痰量。

（2）用药护理：伴有慢性支气管炎、肺内感染、肺气肿的患者，结合痰液及咽部分泌物细菌培养，应用抗生素、支气管扩张剂、祛痰剂等药物。

（3）稳定情绪：随时观察患者的情绪变化，多与患者交流，给予发问的机会和心理上的支持，以减轻焦虑情绪和对手术的担心。

（4）腹式呼吸与有效咳嗽训练

①腹式呼吸是以膈肌运动为主的呼吸。患者采用鼻吸气，吸气时将腹部向外膨起，屏气1~2秒，以使肺泡张开，呼气时让气体从口中慢慢呼出。开始训练时，护理人员可同患者一起练习。护士将双手放在腹部肋弓之下，患者吸气时将双手顶起，呼气时双手轻轻施加压力，使膈肌尽量上升。以后让患者自己练习，并逐渐除去手的辅助作用。术前每天均应坚持训练数次。

②咳嗽训练时，患者尽可能坐直，进行深而慢的腹式呼吸，咳嗽时口型呈半开状态，吸氧后，屏气3~5秒后用力从肺部深处咳嗽，不要从口腔后面或咽喉部咳嗽，用两次短而有力的咳嗽将痰咳出。对术后胸痛、呼吸肌疲劳的患者，可先轻轻地进行肺深处咳嗽，将痰引至大气管时，再用力咳出。咳嗽后要休息片刻以恢复体力。

2. 术后护理

（1）安排合适体位：麻醉清醒、血压平稳后改为半卧位，肺叶切除患者可取侧卧位，一侧全肺切除患者，避免完全侧卧，以防止纵隔移位压迫健侧肺，可采取1/4侧卧位。

（2）观察生命体征：术后密切检测血压、心率、呼吸等变化，注意有无血容量不足和心功能不全的发生。

（3）呼吸道护理

A. 术后带气管插管返回病房的患者，应严密观察导管的位置，防止滑出或移向一侧支气管，造成通气量不足。观察呼吸深度、频率、动脉血氧饱和度的变化。

B. 对于术前心肺功能差、术后动脉血氧饱和度过低者，术后早期可短时间使用呼吸机辅助呼吸。通气时，应及时清除呼吸道分泌物。吸痰操作宜轻柔敏捷，每次吸痰不超过 15 秒，吸痰前吸氧浓度调至 70% 以上。

C. 鼓励并协助患者深呼吸及咳嗽，每 1~2 小时叩背排痰 1 次。术后早期由护士协助完成，方法如下：①护士站在患者健侧，双手抱在伤口部位以支托固定胸部伤口。固定胸部时，手掌张开，手指并拢。指导患者先慢慢轻咳，再用力将痰咳出。②护士站在患者患侧，一手放在术侧肩膀上并向下压，另一手置于伤口下支托胸部协助。当患者咳嗽时，护士的头在患者身后，可保护自己避免被咳出的分泌物溅到。

D. 雾化吸入疗法：痰液黏稠时可采用超声雾化吸入，在吸入液体中加入抗生素、激素效果更佳。

（4）胸腔闭式引流护理：定时观察胸腔闭式引流是否通畅，术后早期特别注意观察引流量。当患者翻身时，注意保护引流管避免牵拉、受压或外脱。

（5）术后上肢功能康复训练：适时早期活动可促进呼吸运动、防止肺不张和患侧肩关节僵硬及手臂挛缩。

（6）术后并发症预防及护理

①肺不张与肺部感染：多发生于手术后 48 小时内，预防的主要措施是术后早期协助患者深呼吸、咳痰及床上运动，避免限制呼吸的胸廓固定和绑扎。发生肺不张或感染后，协助患者排痰，雾化吸入，或用支气管镜吸痰。

②急性肺水肿：肺切除术后特别是伴有心、肾功能不全的患者，避免补液过快、过多，以减少急性肺水肿的发生。一旦出现急性肺水肿，应立即减慢输液速度，迅速采取利尿、强心等治疗措施。

③心律失常：高龄、冠心病患者胸部手术后心律失常发生率较高，对这样的患者术后要及时去除并发心律失常的诱因，严重的心律失常应用抗心律失常的药物治疗。

3. 放射治疗肺部并发症的护理 照射量越大或照射体积越大，越容易产生放射性肺损伤。肺损伤早期为放射性肺炎阶段，后期为肺纤维化阶段。放射性肺损伤一旦发现，应减小剂量或停止照射，同时应用抗生素预防或控制肺内感染。对于有慢性阻塞性肺疾病、肺结核、肺尘病以及肺功能障碍的肺癌患者，选择放射疗法应慎重。

4. 肺癌末期患者护理 末期患者可出现肺不张、大量胸腔积液、骨转移等，表现为胸闷、气短或持续性疼痛，此时，除给予相应的治疗及护理措施外，注意从细微方面改善患者的呼吸状况：①使患者获得一个身心安静、空气流通的环境。②减少衣服和被子的压迫。③限制患者过多谈话。④吸氧。⑤止痛。

十、健康指导

1. 术后需要化疗或放疗时，应使患者理解治疗意义，并按时接受治疗。

2. 出院返家后数星期内，活动量逐渐增加，以不出现心悸、气短、乏力等症状为标准。

3. 患者必须知道预防呼吸道感染的重要性。术后一段时间内避免出入公共场所或与上呼吸道感染者接触，避免与烟雾、化学刺激物接触，万一发生呼吸道感染，应尽早返院就医。了解吸烟的危害，鼓励戒烟。

4. 若出现伤口疼痛、剧烈咳嗽及咯血等症状时，应返院治疗。

（韩　玲）

第二节　肺大泡

一、概述

（一）定义

肺大泡是指发生在肺实质内的直径超过 1cm 的气肿性肺泡。一般继发于细小支气管的炎性病变，如肺炎、肺气肿和肺结核，临床最常见与肺气肿并存。

（二）病因

肺大泡一般继发于细小支气管的炎性病变，如肺炎、肺气肿和肺结核，临床上最常与肺气肿并存。

（三）临床表现及并发症

1. 临床表现　小的肺大泡可无任何症状，巨大肺大泡可使患者感到胸闷、气短。当肺大泡破裂，产生自发性气胸，可引起呼吸困难、胸痛。

2. 并发症　自发性气胸、自发性血气胸。

（四）主要辅助检查

1. 胸片 X 线检查　是诊断肺大泡的主要方法。

2. CT 检查　能显示大疱的大小，有助于与气胸的鉴别诊断。

（五）诊断和鉴别诊断

1. 诊断　根据临床表现及辅助检查可诊断。

2. 鉴别诊断　局限性气胸、肺结核空洞、膈疝。

（六）治疗原则

1. 体积小的肺大泡多采用非手术治疗，如戒烟、抗感染治疗等。

2. 体积大的肺大泡，并发自发性气胸或感染等，应采取手术治疗。

二、常见护理诊断

1. 气体交换受损　与疼痛、胸部损伤、胸廓活动受限或肺萎陷有关。

2. 疼痛　与组织损伤有关。

3. 潜在并发症　肺部或胸腔感染。

三、护理措施

1. 术前护理

（1）戒烟：术前戒烟 2 周，减少气管分泌物，预防肺部并发症。

（2）营养：提供高蛋白、高热量、高维生素饮食，鼓励患者摄取足够的水分。

（3）呼吸功能锻炼：练习腹式呼吸与有效咳嗽。

（4）用药护理：遵医嘱准确用药。

（5）心理护理：与患者交流，减轻焦虑情绪和对手术的担心。

（6）术前准备：①术前2~3日训练患者床上排尿、排便的适应能力。②术前清洁皮肤，常规备皮（备皮范围：上过肩，下过脐，前后过正中线，包括手术侧腋窝），做药物过敏试验。③术前一日晚给予开塞露或辉力纳肛，按医嘱给安眠药，术前6~8小时禁饮食。④手术日早晨穿病员服，戴手腕带，摘除眼镜、活动性义齿及饰物等。备好水封瓶、胸带、X线片、病历等。

2. 术后护理

（1）全麻术后护理常规：麻醉未清醒前去枕平卧位，头偏向一侧，以防误吸而窒息，意识恢复血压平稳后取半卧位。

（2）生命体征监测：术后密切监测生命体征变化，特别是呼吸、血氧饱和度的变化，注意有无血容量不足和心功能不全的发生。

（3）呼吸道护理：①鼓励并协助深呼吸及咳嗽，协助叩背咳痰。②雾化吸入疗法。③必要时用鼻导管或支气管镜吸痰。

（4）胸腔闭式引流的护理：按胸腔闭式引流常规进行护理。

（5）上肢功能康复训练：早期手臂和肩关节的运动训练可防止患侧肩关节僵硬及手臂挛缩。

（6）疼痛的护理：给予心理护理，分散患者的注意力；给予安置舒适体位；咳嗽时协助患者按压手术切口减轻疼痛，必要时遵医嘱应用止痛药物。

四、健康教育

1. 休息与运动　适当活动，避免剧烈运动，防止并发症发生。

2. 饮食指导　加强营养，多食水果、蔬菜，忌食辛辣油腻，防止便秘。

3. 用药指导　遵医嘱准确用药。

4. 心理指导　了解患者思想状况，解除顾虑，增强战胜疾病信心。

5. 康复指导　戒烟，注意口腔卫生，继续进行手术侧肩关节和手臂的锻炼。

6. 复诊须知　告知患者术后定期门诊随访。若出现胸痛、呼吸困难等症状应及时与医生联系。

（韩　玲）

第三节　支气管扩张

一、概述

（一）定义

支气管扩张是由于支气管壁及其周围组织的炎性破坏所造成的一根或多根支气管异常性、永久性扩张的慢性呼吸道疾病。

（二）病因

支气管扩张的主要病因是支气管-肺组织感染和支气管阻塞。可能与先天发育障碍、遗传因素、免疫失衡或解剖缺陷等因素有关。

（三）临床表现及并发症

1. 临床表现　主要为咳痰、咯血。慢性咳嗽、大量脓痰和反复咯血为典型的症状。

2. 并发症　胸膜炎、慢性肺源性心脏病、肺脓肿。

（四）主要辅助检查

1. CT检查　为支气管扩张的主要诊断方法。特征性表现为管壁增厚的柱状扩张或成串、成簇的囊样改变。

2. 纤维支气管镜　有助于支气管扩张的直观或病因诊断。

3. 支气管造影　可明确扩张的部位、范围和形状。

（五）诊断和鉴别诊断

1. 诊断　根据临床表现及CT影像学的改变与支气管造影，即可明确诊断支气管扩张。

2. 鉴别诊断　肺脓肿、慢性支气管炎。

（六）治疗原则

支气管扩张症的内科治疗主要是控制感染和促进痰液引流；必要时应考虑外科手术切除。

二、常见护理诊断

1. 清理呼吸道无效　与肺部感染、肺组织破坏等有关。

2. 营养失调：低于机体需要量　与营养素摄入不足、消耗增大有关。

3. 潜在并发症　窒息、肺部感染或胸腔感染。

三、护理措施

1. 术前护理

（1）控制感染，减少痰液，清除慢性感染灶。

（2）保持呼吸道通畅，指导患者体位引流，咯血患者除外。

（3）戒烟：术前戒烟2周，减少气管分泌物，预防肺部并发症。

（4）营养：提供高蛋白、高热量、高维生素饮食，鼓励患者摄取足够的水分。

（5）呼吸功能锻炼：练习腹式呼吸与有效咳嗽。

（6）心理护理：多与患者交流，减轻焦虑情绪和对手术的担心。

（7）术前准备：①术前2~3日训练患者床上排尿、排便的适应能力。②术前清洁皮肤，常规备皮（备皮范围：上过肩，下过脐，前后过正中线，包括手术侧腋窝）。③术前一日晚给予开塞露或辉力纳肛，按医嘱给安眠药。术前6~8小时禁饮食。④术晨穿病员服，戴手腕带、摘除眼镜、活动性义齿及饰物等，备好水封瓶、胸带、X线片、病历等。

2. 术后护理

（1）按全麻术后护理常规。

（2）生命体征监测：术后密切监测生命体征变化，特别是呼吸、血氧饱和度的变化，注意有无血容量不足和心功能不全的发生。

（3）呼吸道护理：①鼓励并协助深呼吸及咳嗽，协助叩背咳痰。②雾化吸入疗法。③必要时用鼻导管或支气管镜吸痰。

（4）胸腔闭式引流的护理：按胸腔闭式引流常规进行护理。

（5）上肢功能康复训练：早期手臂和肩关节的运动训练可防止患侧肩关节僵硬及手臂挛缩。

四、健康教育

1. 休息与运动　术后尽早下床活动，活动量逐渐增加，劳逸结合。

2. 饮食指导　维持良好的进食环境及口腔清洁，提供高蛋白、高热量、富含维生素、易消化的食物。

3. 用药指导　遵医嘱准确用药。

4. 心理指导　了解患者思想状况，解除顾虑，树立信心。

5. 康复指导　戒烟，注意口腔卫生，避免感冒。继续进行手术侧肩关节和手臂的锻炼，多做深呼吸以扩大肺活量。

6. 复诊须知　告知患者术后定期门诊随访。若出现发热、血痰、胸痛等表现应及时与医生联系。

（韩　玲）

第四节　肺隔离症

一、概述

（一）定义

肺隔离症也称为有异常动脉供血的肺囊肿症，简称"隔离肺"，是临床上相对多见的先天性肺发育畸形。

（二）病因

肺动脉发育不全是导致肺隔离症的主要因素。

（三）临床表现及并发症

1. 临床表现　一般无任何症状。继发感染后可出现反复性、持续性肺部感染，表现为寒战、发热、胸痛、咳嗽、咳痰及咯血，体重减轻。

2. 并发症　肺炎、肺脓肿。

（四）主要辅助检查

1. CT 检查　可较清楚地显示病变的形态及异常动脉的存在。

2. 血管造影　可观察到异常动脉分支供应的病变部位肺组织。

（五）诊断和鉴别诊断

1. 诊断　根据临床表现及辅助检查可诊断。

2. 鉴别诊断　肺囊肿、肺脓肿、肺肿瘤。

(六) 治疗原则

肺隔离症可反复继发肺部感染，应手术治疗。

二、常见护理诊断

1. 气体交换受损　与疼痛、胸廓活动受限和肺萎陷有关。
2. 疼痛　与手术创伤、留置胸腔引流管有关。
3. 焦虑与恐惧　与担心手术、疼痛、疾病的预后等因素有关。
4. 潜在并发症　出血、感染、肺不张、心律失常。

三、护理措施

1. 术前护理

（1）戒烟：术前戒烟2周，减少气管分泌物，预防肺部并发症。

（2）营养：提供高蛋白、高热量、高维生素饮食，鼓励患者摄取足够的水分。

（3）呼吸功能锻炼：练习腹式呼吸与有效咳嗽。

（4）用药护理：遵医嘱准确用药。

（5）心理护理：与患者交流，减轻焦虑情绪和对手术的担心。

（6）术前准备：①术前2~3日训练患者床上排尿、排便的适应能力。②术前清洁皮肤，常规备皮（备皮范围：上过肩，下过脐，前后过正中线，包括手术侧腋窝）。③术前一日晚给予开塞露或辉力纳肛，按医嘱给安眠药，术前6~8小时禁饮食。④手术日早晨穿病员服，戴手腕带，摘除眼镜、活动性义齿及饰物等。备好水封瓶、胸带、X线片、病历等。

2. 术后护理

（1）按全麻术后护理常规。

（2）生命体征监测：术后密切监测生命体征变化，特别是呼吸、血氧饱和度的变化，注意有无血容量不足和心功能不全的发生。

（3）呼吸道护理：①鼓励并协助深呼吸及咳嗽，协助叩背咳痰。②雾化吸入疗法。③必要时用鼻导管或支气管镜吸痰。

（4）胸腔闭式引流的护理：按胸腔闭式引流常规进行护理。

（5）上肢功能康复训练：早期手臂和肩关节的运动训练可防止患侧肩关节僵硬及手臂挛缩。

四、健康教育

1. 休息与运动　术后尽早下床活动，活动量逐渐增加，劳逸结合。

2. 饮食指导　维持良好的进食环境及口腔清洁，提供高蛋白、高热量富含维生素、易消化食物。

3. 用药指导　遵医嘱准确用药。

4. 心理指导　了解患者思想状况，解除顾虑，树立信心。

5. 康复指导　戒烟，注意口腔卫生，继续进行手术侧肩关节和手臂的锻炼，多做深呼吸以扩大肺活量。

6. 复诊须知　告知患者术后定期门诊随访。若出现发热、血痰、胸痛等表现应及时与医生联系。

（韩　玲）

第五节　食管癌

食管癌是发生在食管上皮组织的恶性肿瘤，是引起食管阻塞最常见的原因之一。占所有恶性肿瘤的 2%。全世界每年约有 20 万人死于食管癌，我国是食管癌高发区，因食管癌死亡者仅次于胃癌居第二位，发病年龄多在 40 岁以上，男性多于女性，但近年来 40 岁以下发病者有增长趋势。食管癌的发生与亚硝胺慢性刺激、炎症与创伤、遗传因素以及饮水、粮食和蔬菜中的微量元素含量有关。但确切原因不甚明了，有待研究探讨。

一、病因与发病机制

食管癌的病因，目前尚不完全清楚，下列情况被认为是重要的致癌因素。

1. 亚硝胺类化合物和真菌毒素　现已知有近 30 种亚硝胺类化合物能诱发动物肿瘤。国内也已成功地应用甲苄亚硝胺、肌胺酸乙酯亚硝胺、甲戊亚硝胺和二乙基胡胺等诱发大鼠的食管癌。我国调查发现，在高发区的粮食和饮水中，硝酸盐、亚硝酸盐和二级胺含量显著增高，且和食管癌和食管上皮重度增生的患病率呈正相关，这些物质在胃内易合成致癌物质亚硝胺。

2. 食管损伤、食管疾病以及食物的刺激作用　食管损伤及某些食管疾病可以促发食管癌。在腐蚀性食管灼伤和狭窄、食管贲门失弛缓症、食管憩室或反流性食管炎患者中，食管癌的发病率较一般人群为高。可能是由于食管内食物滞留而致的慢性炎症、溃疡等慢性刺激，引起食管上皮增生，最后导致癌变。流行病学调查发现，食管癌高发地区的居民有进食很烫的饮食、饮烈酒、吃大量胡椒、咀嚼槟榔或烟丝的习惯，这些食管黏膜的慢性理化刺激，均可引起局部上皮细胞增生。动物实验证明，弥漫性或局灶性上皮增生可能是食管癌的癌前期病变。

3. 某些微量元素缺乏　钼、铁、锌、氟、硒等在食物中含量偏低。摄入动物蛋白、新鲜蔬菜、水果不足和维生素 A、维生素 B_2、维生素 C 缺乏，是食管癌高发区居民饮食的共同特点。

4. 遗传因素　食管癌的发病常表现为家庭性聚集现象。在我国山西、山东、河南等省的调查发现，有阳性家族史者占 1/4~1/2。在高发区内有阳性家族史的比例更高，其中父系最高，母系次之，旁系最低。

二、病理

食管癌的病变部位，我国各地报告不一，但均以中段最多，下段次之，上段最少。

1. 临床病理分期及分型

（1）临床病理分期：食管癌的临床病理对治疗方案的选择及治疗效果的评定有重要意义。1976 年全国食管癌工作会议制订的临床病理分期标准。见表 12-1。

表 12-1　食管癌的临床病理分期

分期	病变长度	病变范围	转移情况
0	不规定	限于黏膜层	无转移
1	<3cm	侵入黏膜下层	无转移
2	3~5cm	侵入部分肌层	无转移
3	>5cm	侵透肌层或外层	局部淋巴结转移
4	>5cm	有明显外侵	远处淋巴结或器官转移

（2）病理形态分型：可分为髓质型、蕈伞型、溃疡型、缩窄型。

（3）组织学分型

①鳞状细胞癌：最多见。

②腺癌：较少见，又可分为单纯腺癌、腺鳞癌、黏液表皮样癌和腺样囊性癌。

③未分化癌：较少见，但恶性程度高。

食管上、中段癌肿绝大多数为鳞状细胞癌，食管下段癌肿则多为腺癌。

2. 食管癌的扩散和转移方式

（1）食管壁内扩散：食管癌旁上皮的底层细胞癌变成原位癌，是癌瘤的表面扩散方式之一。

（2）直接浸润邻近器官：食管上段癌可侵入喉部、气管及颈部软组织，甚至侵入支气管，形成支气管-食管瘘；也可侵入胸导管、奇静脉、肺门及肺组织，部分可侵入主动脉而形成食管-主动脉瘘，引起大出血。下段食管癌常可累及贲门及心包。

（3）淋巴转移：比较常见，约占病例的 2/3。中段食管癌常转移至食管旁或肺门淋巴结，也可转移至颈部、贲门周围及胃左动脉旁淋巴结。下段食管癌常可转移至食管旁、贲门旁、胃左动脉旁及腹腔等淋巴结，偶可至上纵隔及颈部淋巴结。淋巴转移部位依次为纵隔、腹部、气管及气管旁、肺门及支气管旁。

（4）血行转移：多见于晚期患者。最常见转移至肝（约占 1/4）与肺（约占 1/5），其他脏器依次为骨、肾、肾上腺、胸膜、网膜、胰腺、心、肺、甲状腺和脑等。

三、临床表现

1. 食管癌早期表现　目前发现，食管癌早期可以没有明显症状或仅表现如下。

（1）轻微的或偶尔的食物下咽哽噎感，常有唾液增多，吞咽不适症状，主要是由于病变部位的炎性水肿导致患者在吞咽食物时食管痉挛，产生哽噎感，无须处理可自行消失，但这种症状往往会反复发作，且发作频率逐渐增加，程度日渐加重。

（2）进食时约 1/2 的食管癌患者在早期可出现胸骨后疼痛、胸后牵拉感、闷胀不适或剑突下及上腹部烧灼样疼痛，当进食刺激性较强的食物时症状加剧，此症状发作较短暂，往往可反复出现。

（3）与进食无关的食管内异物感：可感到食管内有类似米粒或蔬菜贴附于食壁，咽不下又吐不出来，此症状为进食时出现，进食后消失，与进食无关。即使不做吞咽动作也有异物感觉，异物感的部位与食管病变部位一致。这种症状往往与食管壁上的癌肿刺激深层神经有关。

（4）咽部干燥及颈部紧缩感：大约 1/3 的食管癌早期患者可有咽部干燥、咽食不利，有时伴有咽部轻微疼痛，可能与咽部炎症及食管病变引起的腺体分泌减少及食物收缩有关。

（5）进食时在食管行经的某一部位有食物停滞感。

（6）胸骨后闷胀不适感。

上述不适的感觉可以单独存在，也可以数种并存；可持续存在，也可间断发生。总之，这些表现既不明显又不严重，且大多时隐时现，不易引起患者甚至某些非专业医生的警惕，以致延误诊断和治疗，丧失完全康复的机会。若能在有以上感觉时就去就诊，便能抓住生存的机会。

2. 食管癌中晚期表现

（1）进行性吞咽困难：吞咽食物时有哽咽感。常有唾液增多、吞咽不适症状，一般能进普食，不影响健康，有时吞咽食物时有停滞感。症状发生常与患者情绪波动有关。

（2）病灶反射性疼痛：约半数患者咽下食物时胸骨后有轻微疼痛或闷胀不适，多在吞咽粗糙硬食、热食或具有刺激性食物时疼痛明显，进流质、温食疼痛较轻，咽下食物时疼痛，食后疼痛减轻或消失，疼痛呈进行性发展，后期疼痛呈持续性，食物咽下会立即吐出来。

（3）中期可有营养不良、消瘦症状，至晚期，营养不良加重，消瘦、脱水。出现肿瘤转移所引起的体征，如锁骨上淋巴结肿大，压迫上腔静脉，引起上腔静脉压迫综合征；肝转移引起黄疸、腹腔积液等。

（4）食管癌的神经压迫症状：食管癌肿压迫喉返神经可出现声音嘶哑症状；侵犯膈神经亦引起呃逆或膈神经麻痹；压迫气管或支气管可出现气急和干咳；侵蚀主动脉则可产生致命性出血。

（5）患者体重减轻、贫血，最后呈现恶病质状态。

（6）食管癌晚期转移症状：由于晚期食管癌会出现扩散和转移，晚期食管癌的症状也包括转移和扩散后的症状。食管癌晚期经全身广泛转移出现相应症状及体征，出现黄疸、腹腔积液、肝功能异常、呼吸困难、咳嗽、头痛、昏迷等，严重时可造成死亡。

四、实验室及其他检查

1. X 线食管钡餐检查　这是诊断食管癌并确定病变部位、病变范围和侵犯程度的主要手段，确诊率在 80% 以上。吞钡后进行食管 X 线气钡双重对比造影，将有利于观察食管黏膜的形态、食管舒张度改变及癌瘤形态的观察。食管癌的 X 线表现有食管黏膜增粗、中断、紊乱以至消失；龛影形成；管腔狭窄及充盈缺损，狭窄上下段食管可有不同程度的扩张；管腔僵硬，蠕动减弱甚至消失；软组织肿块致密阴影；钡剂流速减慢或排空障碍等。

2. 食管拉网脱落细胞学检查　此种检查方法简便、安全，患者痛苦小，大多数患者均能耐受，是诊断食管癌并确定其组织分类和分化程度的重要方法，阳性率可达 90% 以上，对早期食管癌的诊断和普查尤为适用，但对食管癌有出血及出血倾向者，或伴有食管静脉曲张者，应禁忌做食管拉网脱落细胞学检查；对 X 线片示食管有深溃疡或并发高血压、心脏病及晚期妊娠者应慎行。鳞癌细胞的诊断指标是核增大明显，核直径大于细胞直径的 1/3，核染色质增多，成明显的粗颗粒状，分布不均，大小不一。

3. 食管镜检查　早期诊断阳性率可达 95% 以上，可在直视下观察肿瘤大小、形态和部位。食管镜检查与脱落细胞学检查相结合是食管癌理想的诊断方法。

内镜检查特征：早期食管癌主要是黏膜局限性充血肿胀、病变处黏膜糜烂、粗糙不平、边界不清、颜色变深、触之易出血，有散在小溃疡，表面附有黄白色或灰白色坏死组织，病变处黏膜有类似白斑样改变。进展期食管癌病灶直径一般在 3cm 以上，在镜下可分为肿块型、溃疡型和狭窄型等。

4. CT检查　可以清晰显示食管与邻近器官的关系，可观察测量食管壁的厚度、肿瘤的大小、外侵程度及淋巴结转移情况。外侵在 CT 扫描上表现为食管与邻近器官间的脂肪层消失，器官间分界不清。CT 不能诊断正常大小转移淋巴结，难以诊断食管周围淋巴结，因此 CT 对淋巴结转移的诊断价值有限。由于食管黏膜不能在 CT 扫描中显示，故不能发现早期食管癌。

五、诊断

1. 临床表现

（1）进行性吞咽困难是本病最典型的症状，表现为进食不顺或困难，一般为经常性，但时轻时重。至病灶侵及食管全周时，则常为进行性吞咽困难，甚至滴水不入。

（2）咽下疼痛：进食后出现吞咽困难的同时，可有胸骨后灼痛、钝痛，特别在摄入过热或酸性食物后为明显，片刻后自行缓解。

（3）食管反流多出现在晚期。

（4）消瘦、脱水、恶病质、声哑及食管癌穿孔引起的并发症均为晚期症状。

2. 实验室检查

（1）X 线食管钡餐检查：食管黏膜紊乱、断裂，局部管腔狭窄或充盈缺损，食管管壁僵直，蠕动消失，或见软组织阴影。

（2）食管脱落细胞学检查：咽下困难的患者应列为常规检查，对早期诊断有重要意义，阳性率可达 90% 以上。

（3）食管镜及活组织病理检查：食管镜检查总是放在 X 线钡餐检查和食管脱落细胞学检查之后仍不能定性或定位的时候方才进行。

（4）颈部淋巴结活检阳性。

总之，凡年龄在 40 岁以上，出现进食后胸骨后停滞感或咽下困难者，应及时作有关检查。如果实验室检查三项中任何一项阳性即可明确诊断。

六、治疗

正常食管上皮细胞的增生周期在人体消化道中是最长的。食管基底细胞由重度增生到癌变的过程需要 1~2 年的时间；早期食管癌（细胞学检查发现癌细胞，而 X 线食管黏膜造影正常或仅有轻度病变）变成晚期浸润癌，通常需要 2~3 年，甚至更长时间；个别病例甚至可"带癌生存"达 6 年以上。因此，食管癌的早期治疗效果良好。即使是晚期，若治疗得当，也可向好的方面转化。一般对较早期病变宜采用手术治疗；对较晚期病变，且病变位于食管中、上段而高龄或有手术禁忌证者，则以放射治疗为佳。

1. 手术治疗 外科手术是治疗食管癌的首选方法。下段癌手术切除率在90%，中段癌在50%，上段癌手术切除率平均在56.3%~92.9%。

手术的禁忌证：

（1）临床 X 线等检查证实食管病变广泛并累及邻近器官，如气管、肺、纵隔、主动脉等。

（2）有严重心肺或肝肾功能不全或恶病质不能耐受手术者。

除上述情况外，一经确诊，身体条件允许即应采取手术治疗。另外，根据病情可分姑息手术和根治手术两种。姑息手术主要对晚期不能根治或放疗后的患者，为解决进食困难而采用食管胃转流术、胃造瘘术、食管腔内置管术等。根治性手术根据病变部位和患者具体情况而定。原则上应切除食管大部分，食管切除范围至少应距肿瘤5cm以上。

2. 放射治疗 食管癌放射治疗包括根治性和姑息性两大类。颈段和上胸段食管癌手术的创伤大，并发症发生率高，而放疗损伤小，疗效优于手术，应以放疗为首选。凡患者全身状况尚可、能进半流质或顺利进流质饮食、胸段食管癌而无锁骨上淋巴结转移及远处转移、无气管侵犯、无食管穿孔和出血征象、病灶长度<7~8cm而无内科禁忌证者，均可作根治性放疗。其他患者则可进行旨在缓解食管梗阻、改善进食困难、减轻疼痛、提高患者生存质量和延长患者生存期的姑息性放疗。

3. 化学治疗 最常用的药物有博来霉素（BIM）、丝裂霉素 C（MMC）、阿霉素（ADM）、5-氟尿嘧啶（5-Fu）、甲氨蝶呤（MTX）、洛莫司汀（CCNU）、丙咪腙（MGAG）、长春花碱酰胺（VDS）等。

4. 中药治疗 目前多采用主方加辨证施治，扶正与活血化瘀相结合的方法。我国华北地区应用冬凌草和冬凌草素，实验证明对人体食管鳞癌细胞 CaEs-17 株有明显细胞毒作用，对多种动物移植性肿瘤有一定作用。临床应用也证明有一定疗效。

5. 综合治疗 综合治疗的目的在于将手术和放射治疗的优点结合起来，以达到提高手术切除率，减少局部和手术中的种植和播散，从而提高生存率。

七、常见护理诊断/问题

1. 营养失调 与进食减少和癌肿消耗有关。
2. 清理呼吸道无效 与手术麻醉有关。
3. 焦虑 对疾病的预后、术后能否正常进食表示担忧。
4. 有感染的危险 与食物反流、手术污染有关。
5. 口腔黏膜受损 与食物反流、术后一段时间内不能进食有关。
6. 潜在并发症 水、电解质紊乱，肺内感染，吻合口瘘。

八、护理措施

（一）术前护理

1. 一般护理 术前评估患者的营养状况，指导患者进高热量、高蛋白和维生素丰富的流食或半流食，纠正低蛋白血症。对不能进流食而营养状况差的患者，采取静脉高营养疗法，补充水分、电解质及热量。低蛋白血症的患者，应输血或血浆蛋白给予纠正，亦可考虑空肠造瘘进食以改善全身状况。

2. 口腔护理

（1）不能进食的患者每日用淡盐水或漱口液漱口。

（2）餐后呕吐后，马上给予漱口或口腔清洁。

（3）术后不能进食期间，每天检查口腔卫生，黏膜有无破损，定时进行口腔护理。

3. 术前准备

（1）呼吸道准备：术前戒烟，对患者有慢性支气管炎、肺气肿的患者，应用抗生素、支气管扩张剂并改善肺功能。术前学会有效咳嗽，并练习腹式呼吸。

（2）胃肠道准备

①术前 3 天改为流质饮食，术前 1 天禁食，对梗阻明显者给予食管冲洗，用庆大霉素、甲硝唑加生理盐水 100ml 经鼻胃管冲洗，以减轻梗阻局部充血水肿，减少术中污染。

②结肠代食管手术患者，术前 3~5 天口服新霉素、庆大霉素或甲硝唑，术前 2 天进无渣流食，术前日晚进行清洁灌肠。

③术前留置胃管，如果通过梗阻部位困难时，不能强行置入，以免戳穿食管，可将胃管留在梗阻上方的食管内，待手术中再放入胃内。

4. 术前练习　教会患者深呼吸、有效咳嗽、排痰、床上排便等活动。

5. 心理护理　患者有进行性吞咽困难、消瘦，对手术的耐受能力差，对治疗缺乏信心，同时对手术存在着一定程度的恐惧心理。向患者说明手术治疗的意义、效果，建立充分信赖的护患关系，使患者认识到手术是彻底的治疗方法，使其乐于接受手术；晚期的患者在接受综合治疗的基础上，共同商讨解决进食的方法。

（二）术后护理

1. 做好全身麻醉术后患者的护理

（1）备好术后监护室及各种抢救物品、药品及器材：如备好麻醉床、氧气、吸痰器、胃肠减压器、血压计、输液架、急救车等，使患者回房后能得到及时的安置与监护。

（2）体位：患者回房后，麻醉清醒前，给予去枕平卧位，头偏向一侧，以防呕吐物、分泌物误吸，堵塞呼吸道发生窒息；若有舌后坠应置口咽通气道，待患者清醒后取出，躁动不安者应设专人监护，防止损伤、坠床及身上所带管道的脱落，必要时给予地西泮 10mg 静脉注射。患者清醒，血压、心率稳定后，给予半卧位，抬高床头 30°~45°以利呼吸及胸腔闭式引流，及时排出胸腔内的积液、积气，促使肺复张。

（3）生命体征监测：密切观察患者的神志、体温、脉搏、呼吸、血压、心率、血氧饱和度的变化及胸腔闭式引流量及引流液性质，并及时了解患者术中情况。

（4）吸氧：给予鼻导管或鼻塞持续吸氧，流量为 2~4L/min，监测血氧饱和度变化，根据病情及血氧饱和度变化应持续吸氧 12~18 小时，以改善组织缺氧状况。

（5）妥善固定好各种引流管：如胸管、尿管、鼻导管。

2. 对胸腔闭式引流管患者的观察及护理

（1）经常观察胸管引流是否通畅，负压波动是否明显，并定时做管外挤压，若波动消失，引流量骤减，则有胸管堵塞的可能。

（2）密切观察引流液的颜色、量及性质并记录 24 小时总引流量：若术后引流量较多，血性黏稠、色鲜红，且连续 4~6 小时每小时引流超过 200ml，则提示胸内有活动性出血的可能，应加快输液、输血速度，严密观察生命体征变化，为二次开胸做好准备。若引流不畅，可致胸内积液、积气，压迫肺组织引起肺不张而致心悸、胸闷、呼吸困难等症状，且胸内出血不能及时被发现而引起失血性休克，老年人还可致心率增快，引起心力衰竭、心律失常等心血管并发症。

（3）观察胸腔闭式引流引流液的性质：引流液呈鲜红色，量多则有胸内出血的可能，若呈咖啡色或黄绿色混浊样，脓性有臭味，则证明已发生吻合口瘘，若呈淡红色每日在1 000ml左右，则有胸导管损伤的可能。

3. 对血压、心率的监测和体温的观察

（1）对血压、心率的观察：应用心电监测仪严密监测血压、心率的变化，及时记录。老年人术后常伴有血压偏高，可酌情减慢输液速度，并根据医嘱应用硝酸甘油静滴，若血压偏低或有波动，应密切观察引流量，加快输液速度，必要时输血。发现心率增快、期前收缩、异位心律、房颤时应及时通知医生，及时给予处理。

（2）对体温的观察：术后每4小时测量体温1次，体温恢复正常3天后改为每日2次。若术后体温持续在38.5℃左右或更高，则有术后并发吻合口瘘的可能，应密切观察引流液的性质、颜色、气味，如发现异常，及时报告医生。注意观察切口有无红肿、疼痛、灼热，定时换药，观察切口敷料有无渗出，注意保护切口，避免局部受压过久。

4. 保持呼吸道通畅　术后在保证患者充分休息的情况下，鼓励其做有效的咳嗽及深呼吸，及时将痰液排出，防止发生肺不张，痰液黏稠不易咳出时，给予雾化吸入，每4小时1次，使呼吸道湿润，痰液稀释，易于咳出。

5. 保持胃肠减压持续通畅　患者术后需行持续胃肠减压，及时抽出胃内液体及气体，保持胃处于空虚状态，以减少胃与食管吻合口的张力，促进切口愈合，并可防止胃过度扩张压迫肺，影响呼吸功能。应密切观察胃液的量、颜色及性质，防止胃管脱落，若致脱落，可将营养管拔出10cm左右，以代替胃管，效果良好。

6. 做好口腔及皮肤护理　术后禁食期间，给予口腔护理，每日用生理盐水漱口4次，保持口腔清洁、舒适、口唇湿润，防止口唇干裂及口腔感染。患者从入手术室后一直处于被动体位，回病房血压、心率稳定后，应及时更换体位，防止局部皮肤受压过久产生压疮。

7. 饮食护理　食管癌术后需禁饮食3~4天，肠蠕动恢复后，拔除胃管，术后第5天可进无渣流质饮食。以水为主，每次50ml，每2小时一次。第6天进流质饮食，以米汁为主，每3小时一次，每次100ml。第7天以鸡蛋汤，稀饭为主，每次200ml，每4小时一次。一般于术后第12天进半流质饮食，以清淡、易消化的食物为主。食管癌患者手术后饮食应循序渐进、少量多餐，促进消化功能的恢复。

食管癌术后，患者消化道的正常生理状态改变，患者的消化功能会出现一定的改变，所以饮食习惯上要作出相应的调整：术中迷走神经切断，术后患者往往没有饱和饿的感觉，故饮食应少量多餐，不能等到饥饿才进食，视情况一天进食6~7次；患者术后胃的排空功能可能会较差，故餐后适当散步，促进消化和排空。患者正常的胃食管抗反流机制在手术中被破坏，胃内容物容易反流，易引起吻合口炎、吻合口出血，严重者可能出现误吸反流物引起肺炎甚至窒息，故餐后避免卧床，晚上睡前2小时禁食，睡觉时尽量把床头抬高15°，避免胃内容物反流。如术后恢复顺利，一般3周左右可以逐渐过渡到正常饮食。术后有可能出现吻合口狭窄，但进食固体食物时对吻合口有一定的扩张作用，故术后不要长期半流质饮食，应逐渐过渡到普食。

8. 维持水、电解质平衡　由于患者术前存在不同程度的进食障碍，术后 5~7 天内不能进食，所以术后早期即可出现水、电解质失调，应及时补充纠正。术后早期亦可发生低钾血症，应尽早防治。

9. 早期活动　术后早期活动，可促进肺复张和肺功能的恢复，有利于胸腔闭式引流，促进肠蠕动的恢复，减轻腹胀和防止下肢静脉血栓形成，振奋患者精神，术后应根据患者的病情逐渐增加活动量和活动时间。

10. 并发症的预防与护理

（1）肺不张、肺内感染：由于胃上提使胸腔受压、疼痛限制患者呼吸、咳嗽等因素，术后易发生肺不张、肺内感染。患有慢性肺疾病者，术前戒烟、控制肺内感染；术后加强呼吸道管理，叩背、协助患者有效咳嗽。

（2）吻合口瘘：吻合口瘘是食管癌术后最严重的并发症。其次是吻合口周围感染、低蛋白血症、进食不当等。吻合口瘘发生后患者表现为呼吸困难、胸腔积气、积液、恶寒、高热，严重时发生休克。吻合口瘘多发生在术后 5~10 天。应注意以下几方面的治疗与护理：①矫正低蛋白血症。②保证胃管通畅，避免胃排空不畅增加吻合口张力。③加强患者饮食的护理与监控。吻合口瘘发生后，患者应立即禁饮食，行胸腔闭式引流，抗感染治疗及营养支持疗法。

（三）放疗、化疗护理

放疗 2~3 周时易出现放射性食管炎，表现为进食烧灼痛。此时患者应避免进干、硬食物，以免发生食管穿孔。放疗期间因病变部位水肿使进食困难加重，应预先向患者作好解释工作。化疗患者常出现恶心、呕吐、脱发、骨髓抑制等反应，要鼓励患者坚持完成化疗，并采取降低不良反应的措施。

（四）胃造瘘患者的护理

对于食管癌后期出现食管完全阻塞，而又不能手术切除癌肿的患者，实施胃造瘘术是解决进食问题简单、有效的方法。

胃造瘘术：在腹部切口，进入腹腔后切开胃前壁，置入一根橡胶管。手术 72 小时后，胃与腹壁的腹膜开始粘连，即可由导管小心灌食。护理方法如下：

1. 饮食准备　患者及家属学会选择合适的食物及配制方法。通常一天需要 2 000~2 500ml 流质饮食，每 3~4 小时管饲一次，每次 300~500ml，可灌食牛奶、蛋花、果汁、米汤、肉沫汤等。备用的饮食存放在冰箱内，灌食前取出，放在热水中加热到与体温相同的温度。

2. 用物准备及灌食的环境　治疗盘上放置灌食物品，包括灌食器、温水、导管、纱布、橡皮筋。患者取半卧位。如果患者不能适应这种摄食方式，可用屏风围挡。灌食前评估患者的肠蠕动状况，以便决定灌入多少。

3. 灌食操作

（1）将导管一端连在瘘口内的管子上，另一端连接灌食器。

（2）将食物放入灌食器，借重力作用使食物缓慢流入胃内。

（3）借助灌食器的高度或卡压管子来调节进食的流速，速度勿过快，一次勿灌食过多。

（4）灌完后用 20~30ml 温水冲洗导管以免残留食物凝固阻塞，并能保持管内清洁，减少细菌滋生。

（5）取下灌食器，将瘘口内的管子折曲，纱布包裹，用橡皮筋绑紧，再适当地固定在腹壁上。

4. 胃造瘘管护理　灌食初期胃造瘘管可数天更换一次，管子只要求清洁，不需无菌。几个星期后也可以拔去管子，在灌食前插入导管即可。

5. 胃造瘘口周围皮肤护理　每次灌食后用温水拭净皮肤，必要时在瘘口周围涂氧化锌软膏，以减少胃液对皮肤的刺激。

九、健康指导

1. 术后患者应注意饮食成分的调配，每天摄取高营养食物，以保持机体处于良好的营养状态。

2. 告诉患者术后进干、硬食物时可能会出现轻微哽噎症状，与吻合口扩张程度差有关。如进半流食仍有咽下困难，应来院复诊。

3. 告知患者加强口腔卫生护理。结肠代食管的患者可能嗅到粪便气味，该症状与结肠液逆蠕动有关，一般半年后症状逐渐缓解。

4. 术后反流症状严重者，睡眠时最好取半卧位，并服用减少胃酸分泌的药物。

（韩　玲）

第十三章

老年病护理

第一节 老年骨质疏松症

一、概述

世界卫生组织（WHO）认为，骨质疏松症（osteoporosis，OP）是一种以骨量低下，骨微结构损坏，导致骨脆性增加，易发生骨折为特征的全身性骨病。OP 分为绝经后 OP（Ⅰ型）、老年 OP（Ⅱ型）和特发性 OP（包括青少年型）3 类。老年 OP 一般指老年人 70 岁后发生的骨质疏松。2003 年至 2006 年我国一次全国性大规模流行病学调查显示，50 岁以上人群以椎体和股骨颈骨密度值为基础的 OP 的总患病率：女性为 20.7%，男性为 14.4%。60 岁以上人群中 OP 的患病率明显增高，女性尤为突出。OP 的严重后果是发生骨质疏松性骨折（脆性骨折），指在受到轻微创伤或日常活动中即可发生的骨折。骨质疏松性骨折的危害很大，导致病残率和病死率增加。OP 及骨质疏松性骨折的治疗和护理，需要投入巨大的人力和物力，造成巨大的家庭、社会和经济负担。

二、护理评估

（一）健康史

应详细询问老年人有无腰痛，以及疼痛的性质，有无骨折史等，同时详细评估有无 OP 的危险因素。老年人随着年龄的增长，由于破骨细胞的吸收增加和成骨细胞功能的衰减导致骨代谢中的骨重建处于负平衡状态，从而引起 OP。此外，老年 OP 的发生还与多种因素有关：

1. 遗传因素 遗传因素决定个人峰值骨量和骨骼大小，峰值骨量越高，到老年发生 OP 的危险性就越小。家族中患本病较多者，本人患本病的危险性明显增高。不同人种的发病率也不同，白种人和黄种人患骨质疏松的危险性高于黑人。

2. 性激素 性激素在骨生成和维持骨量方面起着重要的作用。老年人随着年龄的增长，性激素功能减退，激素水平下降，骨的形成减慢，吸收加快，导致骨量下降，尤其是绝经后女性。

3. 营养 老年人由于牙齿脱落及消化功能降低，进食少，多有营养缺乏，蛋白质、钙、磷、维生素及微量元素等摄入不足，导致骨的形成减少。

4. 生活方式 体力活动是刺激骨形成的基本方式。老年人户外运动减少，缺乏阳光照射，尤其是长期卧床的老年人更易发生 OP。此外，吸烟、酗酒、蛋白质摄入过多或不足、高盐饮食、大量饮用咖啡都是 OP 的易发因素。

5. 药物因素 长期使用类固醇激素、甲状腺素、肝素等，均可影响钙的吸收，促使骨量丢失。

（二）身体状况

1. 疼痛 是 OP 患者早期出现的症状，最常见的症状是腰背痛，其他可有周身骨骼疼痛，负荷增加时疼痛加重或活动受限，严重时翻身、起坐及行走有困难。

2. 脊柱变形 骨质疏松严重者可有身高缩短和驼背，脊柱畸形和伸展受限。胸椎压缩性骨折会导致胸廓畸形，影响心肺功能；腰椎骨折可能会改变腹部解剖结构，导致便秘、腹痛、腹胀、食欲减低和过早饱胀感等。

3. 骨折 是导致老年骨质疏松症患者活动受限、寿命缩短的最常见和最严重的并发症。老年骨质疏松症患者发生的骨折多为脆性骨折，常因轻微活动或创伤诱发，如打喷嚏、弯腰、负重、挤压或摔倒等。骨折的常见部位为胸、腰椎，髋部，桡、尺骨远端和肱骨近端。

（三）辅助检查

1. 骨密度检查 临床上采用骨密度（BMD）测量作为诊断骨质疏松，预测骨质疏松性骨折风险，监测自然病程，以及评价药物干预疗效的最佳定量指标。常用方法包括：双能 X 线吸收测定法（DXA）、外周双能 X 线吸收测定法（PDXA），以及定量计算机断层照相术（QCT）等。其中 DXA 测量值是目前国际学术界公认的骨质疏松症诊断的金标准。骨密度值（常用 T 值表示）低于同性别、同种族正常成人的骨峰值不足 1 个标准差（SD）属正常；降低 1~2.5SD 为骨量低下（或骨量减少）；降低程度等于和大于 2.5SD 可诊断为骨质疏松症。

2. 骨骼 X 线检查 X 线检查是最简单易行的检查方法，但该方法只能定性，不能定量，且不够灵敏。一般在骨量丢失 30% 以上时，才能在 X 线平片上显示出骨质疏松。骨质疏松的 X 线表现为皮质变薄、骨小梁减少变细、骨密度减低、透明度加大，晚期出现骨变形及骨折。

3. 生化检查 骨形成标志物和骨吸收标志物的测定，可作为诊断 OP 的参考。国际骨质疏松基金会（IOF）推荐的骨形成标志物中 1 型原胶原 N-端前肽（PINP）和骨吸收标志物中血清 Ⅰ 型胶原交联 C-末端肽（CTX-Ⅰ）的敏感性相对较好。

（四）心理-社会状况

疼痛、脊柱变形或骨折常给老年人带来心理和躯体上的压力，从而产生担忧、焦虑、抑郁等负面情绪。OP 及相关并发症的治疗和较长的护理周期给老年人的家庭及社会带来沉重的负担。老年人还会因身体活动不便或担心骨折而减少或拒绝锻炼，不利于身体功能的改善。

三、治疗要点

骨质疏松的预防比治疗更重要，应积极避免和及时处理各种危险因素。对于老年人，应合理膳食，摄入足够的维生素 D 和钙，少饮酒和咖啡，不吸烟，不滥服镇静药，适量运动，加强保护意识，预防骨质疏松和骨折。药物治疗包括使用钙剂和维生素 D，剂量不宜过大或过小。绝经后女性如无禁忌证，可用少量雌激素替代治疗 5~10 年。不适用雌激素替代治疗的患者或男性原发性骨质疏松症可用二磷酸盐或降钙素，此两类药物可抑制骨吸收，减慢骨丢失，并有镇痛、增进活动的功能。

四、主要的护理问题

1. 慢性疼痛　与骨质疏松、骨折及肌肉疲劳、痉挛有关。
2. 躯体活动障碍　与骨痛、骨折引起的活动受限有关。
3. 潜在并发症　骨折。
4. 营养失调：低于机体需要量　与钙的摄入不足、激素水平改变、不良饮食习惯等有关。
5. 自我形象改变　与椎体骨折引起的身长缩短或驼背有关。
6. 知识缺乏　缺乏疾病的有关知识。

五、护理措施

（一）一般护理

1. 环境及安全　老年人因生理性老化，视力、听力减退，平衡功能差，自我保护应变能力减退，加之骨骼脆性增加，常易造成跌倒而致骨折。因此，为老年人提供安全的生活环境很重要。如家具、室内物品要合理摆放，容易取放；座椅高度不宜太低，沙发不宜过度松软、凹陷；使用坐厕而不用蹲厕；穿舒适、耐磨、防滑的鞋，必要时使用辅助器具等。

2. 休息与活动　嘱老年人多晒太阳，适当运动，促进机体钙、磷的吸收。教导颈、腰椎退行性变的患者，在使用支架、颈托、腰围及其他骨科器械的情况下适当运动。对于骨折需卧床休息的患者，协助其维持关节的功能位，鼓励床上活动及训练关节，训练肌肉等长、等张收缩，严防关节、肌肉的功能失用。

3. 饮食　①钙及维生素 D：对于老年骨质疏松症患者，应补充足够的钙，尤其是老年人应进食富含钙和维生素 D 的食物，才能平衡体内钙的代谢。②蛋白质与维生素 C：研究表明，进食高蛋白和富含维生素 C 的食物可有效增加机体钙的吸收，而体内蛋白质或维生素 C 缺乏均会影响骨骼的生长发育，导致 OP；但应控制蛋白质的摄入量，因为蛋白质摄入过少或过多都会增加骨钙的流失。大豆蛋白可减少骨吸收，增加其摄入量对预防 OP 有利。因此，护理人员应向患者推荐富含蛋白质（鱼、虾、奶制品、豆类等）和维生素 C（蔬菜、水果）的饮食，保证患者每天摄入优质蛋白的含量在 0.92g/（kg·d），维生素 C 的含量为 300mg/d。③均衡饮食：老年 OP 患者，饮食要适量，营养要均衡，避免暴饮、暴食。注意不宜多吃糖，否则会影响钙质吸收，导致 OP。要多吃新鲜的蔬菜水果，其所含的钾、镁、铁、维生素 C、维生素 A 等有利于提高骨量。但是菠菜、竹笋和茭白等含草酸量高，在烹饪时宜先在开水中焯一下，使部分草酸溶解于水而降低草酸的含量，避免降低钙的吸收。高盐饮食是 OP 的高危因素，食盐摄入过多会促进尿钙排泄，食盐摄入量平均应低于 5g/d。④此外，还应戒烟、限酒、限咖啡及浓茶。

（二）用药护理

1. 钙剂　使用钙剂时应注意：①增加饮水量，以增加尿量，减少泌尿系统结石的形成。

②空腹服用，同时服用维生素 D，利于钙剂的充分吸收。③避免同时进食如菠菜、竹笋和茭白等含草酸高的绿叶蔬菜，以免形成钙螯合剂而减少钙的吸收。

2. 双磷酸盐类药物　此类药物宜晨起空腹服用，用 200~300ml 温开水将完整药物服下，不能咀嚼；服药时取立位或坐位，避免平卧，以减轻药物对食管的刺激；服药后半小时内不能进食或喝饮料；一旦出现咽下困难、吞咽痛或胸骨后疼痛，应警惕发生食管炎、食管溃疡和食管糜烂等，应立即停药，并及时通知医师。

3. 降钙素　使用时若观察到有食欲减退、恶心、颜面潮红等症状，应及时通知医生，必要时调整药物剂量。

4. 雌激素　雌激素应在医生的指导下服用，使用剂量要准确，宜与钙剂、维生素 D 同时使用，以达到更好的效果。雌激素服用期间嘱患者至少每 3~6 月做妇科检查和乳腺检查 1 次；每半年测量骨密度 1 次；每 3~6 月做阴道 B 超检查 1 次，观察子宫内膜厚度的变化，如子宫内膜>5mm，应加用孕激素；反复阴道出血者宜减量或停药；肝功能不良者应慎用。

5. 慎用诱发或加重 OP 的药物　如糖皮质激素、利尿剂、抗癫痫药、甲状旁腺素等，这些药物可直接或间接影响维生素 D 的活化，加快钙盐的排泄，妨碍钙盐在骨内沉积。OP 患者禁止使用上述药物，如因疾病需要，必须在医师的指导下用药。

（三）病情观察

密切观察患者骨、关节疼痛的部位、性质、持续时间，疼痛是否放射，疼痛与活动的关系，疼痛加重的诱因或缓解的方式；观察药物的作用及不良反应。

（四）疼痛护理

症状较轻者可予以轻柔按摩或热敷，较重者应适当限制活动，避免长时间坐立及肢体负重，必要时卧床休息。对于卧床患者，应卧于加薄垫的木板或硬棕床上，仰卧时头不可过高，在腰下垫一薄枕，在膝关节下垫软枕，保持患者膝关节于功能位。疼痛剧烈不能忍受者，可口服镇痛药。骨折者应通过牵引或手术方法最终缓解疼痛。

（五）心理护理

经常与患者交谈，鼓励其表达内心的感受；明确患者忧虑的根源，有效调节患者的情绪，使其适应自我形象的改变。向患者宣传 OP 的预防及护理常识，使患者树立战胜疾病的信心，以减轻身心负担。

（六）康复锻炼

1. 运动锻炼　①负重的有氧运动：此类活动较舒缓，可以锻炼下肢及脊柱下部的骨骼，减少骨骼矿物质的流失，十分适合老年患者，阳光下进行更佳，包括散步、慢跑、跳舞、爬楼梯等。②力量训练（包括器械训练）：可以增强上臂和脊柱力量，减慢 OP 的进展，如游泳等。③柔韧性训练：能增加关节活动度，有助于身体平衡，增加耐力和肌力，还可以舒缓精神压力，保持愉快心情，如瑜伽、太极拳等。伸展运动应在肌肉充分活动后缓慢、温和地进行，应避免过度弯腰，以免发生压缩性骨折。

2. 骨科辅助用具的使用　如背架、腰痛保护带、颈托等可以限制脊椎的活动度并给予支持，从而减轻疼痛。

3. 物理疗法　①湿热敷：可以促进血液循环，减轻肌肉痉挛，缓解疼痛。②推拿按摩：可舒缓僵直的肌肉而止痛。③其他，如超短波、微波、低频、中频电疗法，磁疗法和激光均可以达到消炎止痛的效果。

六、健康教育

1. 疾病知识指导　通过不同的方式，如书籍、图片、健康处方、影像资料等，向老年人讲解骨质疏松发生的危险因素、表现、辅助检查结果及治疗方法。

2. 日常生活指导　每日适当运动和户外日光照晒，注意环境安全，防止跌倒，避免过度用力，必要时通过辅助工具协助完成各种活动。

3. 饮食指导　为老年人制订每日饮食计划单，教会老年人各种营养素的合理搭配，尤其应多摄入富含钙和维生素 D 的食物。

4. 用药指导　指导老年人务必遵医嘱服药，向老年人讲解各类药物的作用、使用方法及疗程，教会其观察药物的不良反应，出现不良反应时能及时告知医护人员。

七、护理评价

患者疼痛是否减轻或消失，每日能否合理地进食和用药，躯体功能是否有所改善，有无骨折等并发症发生，情绪是否稳定。

八、特色中医治疗及护理

本病属中医"骨痹""骨痿""腰痛""骨折"等范畴。老年骨质疏松症的病位在骨，与肾精不足密切相关。其病机主要为肾精不足、气血两虚、寒湿凝滞、瘀血阻络。本病治疗以补肾填精、益气补血、强筋壮骨为主要治法。

（一）常用中成药

可根据证候选用河车大造丸、健步虎潜丸、左归丸、右归丸、人参养荣丸等。

（二）针灸推拿

1. 体针　肾精不足者，选取肾俞、太溪；脾肾阳虚者，取中脘、气海、命门；肝肾阴虚者，取肾俞、照海、三阴交等，以上均施以补法。血瘀气滞者，取气海、足三里、三阴交等，施以泻法。腰背痛甚者，加刺委中、腰阳关。

2. 耳针　选取神门、交感、肝俞、肾俞、卵巢、肾上腺、内分泌等。

3. 灸法　取关元、气海、脾俞、肾俞、三阴交、足三里，每穴施灸 5~7 分钟，每日 1 次，10 日为 1 疗程。

4. 按摩　患者宜平立，以两手自摩肾俞、命门穴，每日 1 次。

（三）外治

取防风、威灵仙、川乌、草乌、透骨草、续断、狗脊各 100g，红花、川椒各 60g，将诸药粉碎成细末，每次用量 50~100g，用醋调成稀面状，放入纱布袋中，置患处皮肤上，并将热水袋放在药袋上热敷 30 分钟，每日 1~2 次。适用于因骨质疏松导致的疼痛。

（张　芳）

第二节 老年性关节炎

一、概述

骨性关节炎（osteoarthritis，OA）是一种以关节软骨的变性、破坏及骨质增生为特征的慢性非炎症性关节病，老年期多为退行性改变，又称老年性关节炎、退行性骨关节炎等。此病好发于膝关节、髋关节、脊柱关节、颈椎及手指间关节，主要以承重关节和多活动的关节明显，如膝骨性关节炎在老年人群中最为常见，易致关节功能障碍，对老年人的日常生活影响较大。60岁以上人群中，50%的人群在X线片上有骨性关节炎的表现，其中35%~50%临床表现；75岁以上人群中80%有骨性关节炎症状。因此我们应早发现、早诊断、早治疗，以提高老年期生活和生存的质量。

二、病因

本病临床上分为两类：原发性骨关节炎和继发性骨关节炎。两者之间病理、症状和治疗虽然相同，但发病年龄、好发部位、发病机制却不尽一样。本节重点介绍最常见的原发性骨关节炎。

原发性骨关节炎多见于老年人，是一种老年人骨关节生理性的退行性变的表现。病因尚不清楚，其发生往往受体质的影响，被认为与年龄及肥胖有密切关系，如体重超重的老年人下肢承重关节特别是膝关节易得此病。老年性关节组织变化，再加上长期的慢性创伤，使关节过多地承重和牵拉是本病重要的发病因素。

三、护理评估

（一）健康史

询问老年人关节不适发生的时间，疼痛的频率、性质、发作或持续时间，有无伴随关节肿胀和活动障碍，有无诱发因素；既往有无关节受伤史，是否使用特殊药物如糖皮质激素等；既往是否有疾病如痛风、类风湿关节炎等；老年人及家属对待该疾病的态度。

（二）身体状况

1. 主要症状 关节疼痛和僵硬是OA的主要症状。疼痛多出现在负重关节如膝、髋等；关节痛与活动有关，活动过多、劳累、外伤时疼痛会加剧，休息后疼痛就会逐渐缓解，但病情严重者即使在休息时都有关节疼痛。受累关节往往除压痛外还伴有骨性肥大、骨性摩擦音，严重时有畸形、活动障碍，以致生活不能自理。

2. 主要体征 患者关节活动受限、肿胀、骨摩擦音、关节腔积液、髋关节Thomas征阳性等。

（三）辅助检查

1. X线 可见受累关节间隙狭窄，软骨下骨反应增生及囊性变，关节边缘有骨赘形成，关节内出现游离骨片。

2. MRI 可以早期发现软骨病变，以及半月板和韧带等的结构变化。

(四) 心理-社会状况

骨性关节炎引起的疼痛、关节活动受限、畸形等会降低舒适度，影响老年人的日常生活质量；因关节活动受限，老年人会减少社交活动；因关节畸形，老年人会产生自卑心理。长此以往，老年人会失去治疗信心，悲观失望，从而出现心理疾病。

四、治疗要点

减少关节的负重和大幅度活动，对患病关节要保护，以延缓病变的进程。急性发作疼痛严重时应休息，可用皮肤牵引或石膏固定，以利炎症消退，减轻疼痛，防止关节挛缩畸形。理疗可减轻疼痛，缓解肌肉痉挛。药物治疗一般采用非甾体类消炎镇痛药。该药物具有消炎镇痛作用，但不能制止病理过程的发展。晚期伴有持续性疼痛，进行性畸形或严重功能障碍者，应考虑手术治疗。

五、主要护理问题

1. 疼痛　与关节退行性变引起的关节骨质的病理改变有关。
2. 肢体活动障碍　与关节疼痛、变形有关。
3. 自理能力降低　与关节活动受限、关节病理改变所致的疼痛等有关。

六、护理目标

治疗与护理的总目标：老年患者能叙述该病的预防保健知识；老年患者能正确认识该疾病；老年患者能采取减轻关节疼痛的应对措施；老年患者能进行自我康复锻炼，改善关节功能；老年患者能独立自理生活；老年患者及家属对本病的远期预后有心理准备，能积极面对生活。

七、护理措施

治疗与护理的原则是减轻或消除疼痛，控制症状，改善关节功能，延缓病情发展，减少致残。

(一) 一般护理

注意休息，适度活动和锻炼，防止受累关节过度负重和运动，减少对关节的伤害，必要时辅以拐杖、支具等以减缓对承重关节的磨损。减轻体重也是一种保护受累关节，减缓受累关节压迫的方法；季节性保暖，穿长裤也是对受累关节的保护；慢节奏的活动如散步、游泳等也是对关节的保护措施。高蛋白、高钙、富含维生素 C 和维生素 D 的食品可以促进蛋白质和钙质的吸收利用，预防骨质疏松，对关节有促进作用。

(二) 病情观察

1. 关节疼痛情况　有无间断性、持续性、伴随症状，活动后有无缓解。
2. 关节肿胀情况　肿胀程度，是否影响活动，有无局部皮肤发红，体温是否升高，是否判断为骨关节炎，关节腔有无积液等。
3. 关节僵硬程度　活动后有无缓解，是否影响日常生活；有无关节活动摩擦音，摩擦音对患者有无影响，声音大小及发生摩擦音时关节活动有无不适感；有无关节畸形，对自理能力有无影响。

（三）治疗配合

可分为非药物治疗配合、药物治疗配合和手术治疗配合等。

1. 非药物治疗配合 ①健康教育：指导患者正确认识骨性关节炎，进行适当的功能锻炼，并减轻关节的负荷，包括使用手杖，减轻体重。②关节功能训练：配合主动和被动的关节运动训练，可增强肌力，促进血液循环，增加关节活动度。膝关节骨性关节炎患者常出现股四头肌肌力减弱，膝关节的稳定性受到影响，正常肌肉所应有的缓冲能力降低，因此，加强股四头肌肌力的训练和有氧训练对骨关节炎患者是有益的。③下肢皮牵引：适用于下肢存在不同程度的屈曲挛缩及膝关节不能完全伸直者。一侧 1 次 5kg，2 次/天，30 分钟/次，一周后视病情改变调整方案。④辅助工具的使用：必要时可以选择拐杖或肢具辅助活动，以减轻对关节的压迫和纠正不良姿势对关节功能的影响。⑤其他：如关节保护，日常生活的辅助设施等。

欧美国家中多数患者通过以上治疗可以从很大程度上减轻症状，甚至恢复正常生活和工作。我国在这一领域的投入和医务人员的观念还比较薄弱，今后加强这项工作的力度是各级医疗卫生单位应该重视的。

关节功能训练的常用方法：

（1）主动功能锻炼：①仰卧位，绷腿（静力性收缩股四头肌 10~30 秒，然后放松 10~30 秒，15 次为一组）3~5 组/日。②仰卧位，直腿抬高动作（交替举高伸直的腿保持 10~30 秒，放松 10~30 秒，15 次为一组）3~5 组/日，足跟离床 15cm。③仰卧位，提臀（屈双膝约 45°，提起臀部保持 10~30 秒，放松 10~30 秒，15 次为一组）3~5 组/日。④侧卧，外展患腿保持 10~30 秒，放松 10~30 秒，重复 15 次；踝关节趾屈和背屈各 30 次，踝关节向外向内转各 3 次。各 10 组/日。⑤坐位，将枕头或球放在两腿之间，用力夹紧保持 10~30 秒，放松 10~30 秒，重复 15 次，3 组/日。⑥坐位，小腿胫前负重抬腿，负重物 1~5kg，抬高至可以承受高度，保持 5~10 秒以上，放松 10 秒，重复 10~15 次，2~3 次/日。老年人根据具体项目和自身实际情况从每日 3 组开始练习，逐渐增加至可耐受的频次。

（2）被动功能锻炼：①膝关节锻炼：不负重屈伸练习，可选择在膝关节功能训练器（CPM 器）上或骑自行车进行，每次 30 分钟，每日 2 次。做运动时根据不同情况增减运动量。②肩关节锻炼：每日练习外展、前屈、内旋等活动。③腕关节锻炼：主要锻炼腕关节的背伸、掌屈、桡偏屈、尺偏屈。

2. 药物治疗配合 用药期间应加强临床观察及指导，及时向医生反馈用药效果，同时配合关节活动度的观察及康复训练。

3. 手术治疗配合 注意手术前中后的护理，特别要注意防止因术后卧床引发的并发症（如下肢深静脉血栓形成、坠积性肺炎、压疮、肌肉挛缩等）的发生。

（四）心理护理

鼓励患有骨性关节炎的老年人在康复师的指导下加强自我锻炼，增强关节周围肌肉群的力量，减轻对关节面的压迫，必要时辅以理疗和药物治疗，减轻疼痛，增强舒适感。促进老年人保持乐观豁达的心态。鼓励老年人尽量参加一些力所能及的活动，增加交流机会，改善生活质量。帮助老年人正确认识骨关节的退行性改变和畸形，并调整心态，控制情绪，增强自信心。

八、健康教育

1. 疾病相关知识指导　用通俗易懂的语言讲解引起骨性关节炎的原因、临床表现、应对措施、自我锻炼的方法和注意事项。

2. 关节保护指导　注意关节保暖，预防受寒受凉，使用护膝、护腕、护颈。减轻体重，少负重，适当使用工具如把手、手杖、护膝、步行器、楔形鞋垫（膝内翻或外翻者）或其他辅助装置，减轻受累关节的负荷。注意活动时对关节的保护，体位转动及受力要符合节力和保护原则，如先活动大关节再活动小关节，需用大关节的绝不图方便用小关节，能蹲的不用弯腰代替。不宜高枕，枕头厚度尽量不超过 15cm。多做关节热疗，保暖又促进血液循环，改善关节营养。避免诱发疼痛的动作，如爬山，长时间站、坐、跪、蹲和剧烈跑步等。

3. 关节活动指导　教会患者进行各关节正确运动锻炼的方法。①颈部放松锻炼体操，如仰头、侧偏头、环绕转头等动作。活动要求：动作宜慢，尽量做到力所能及的位置，再做下一个动作，既放松又不伤害颈部。②肩部大关节抬高、内收、外展、环绕等锻炼肩部肌肉群和关节活动度。弯腰活动不可过度，防损伤腰肌和脊柱，对有椎间盘突出和重度骨质疏松的老年人应尽量少做弯腰动作。③髋、膝、踝、腕部的锻炼应根据个体情况有针对性地选择锻炼方式，不可过劳。选择适当的鞋，老年人最好穿松软带后跟的鞋，鞋后跟高度以高出鞋底前掌 2cm 左右为宜，老年人的鞋底还要稍大一些，必须有防滑波纹，以免摔倒。

4. 用药指导　为老年人制订特定的用药指导说明，告知服药注意事项和不良反应的观察，监测记录服药后的效果。药物标记明显，方便取用，防漏服药。对于痴呆老年人，务必教会照顾者安全照护老年人的方法和技巧，安全服药。

5. 饮食指导　为老年人推荐低脂、高蛋白、高钙、丰富维生素的食谱。延迟老年期退行性骨关节炎的发生，增强老年人的自理能力，提高生活质量。

6. 心理健康指导　指导患者保持乐观情绪，以积极的态度对待预后。通过案例引导的方法鼓励老年人增强关节功能锻炼，采取保护骨关节的措施，促进良好预后。

九、护理评价

患者能否正确叙述骨关节炎的防治措施，能否独立或辅助下进行骨关节功能锻炼，骨关节疼痛是否减轻，生活自理能力是否有所增强，能否主动进行社交活动。

十、特色中医治疗及护理

本病属于痹证范围中的"骨痹""肾痹""骨痿"。老年人肾精亏虚或气血不足，致络脉空虚，风寒湿气外袭，久则痰浊瘀血凝滞骨节则发病。其主要病机为肝肾阴虚、气血不足、劳损过度、跌仆损伤、外邪侵袭，以行气活血、扶正固本、标本兼顾为本病的主要治则。

（一）常用中成药

可根据证候选用独活寄生丸、小活络丸、尪痹颗粒等。

（二）针灸

1. 体针　以痛点及局部穴位为主。如下肢取环跳、秩边、髀关、犊鼻、膝阳关、梁丘、足三里、委中、膝眼、鹤顶、解溪、昆仑、丘墟、中封等，上肢取肩贞、天宗、巨骨、外关、肩井、曲池、手三里、小海、阳溪、阳池、阳谷、腕骨等。

2. 艾灸 局部取穴，直接将艾条套在针柄上点燃，或隔姜片灸，亦可在局部拔火罐。

3. 皮肤针 梅花针扣刺阿是穴、腘窝处，加火罐吸拔 5 分钟，拔出少量瘀血为佳。10次 1 疗程。主要适用于膝关节病变。

4. 药膳 如下所述。

（1）千金拔狗脊炖猪尾：千金拔 30g，狗脊 30g，猪尾 1 条，饮汤食肉。可强筋壮骨。

（2）狗骨薏米汤：狗胫骨 200g，杜仲 15g，薏米仁 200g，肉苁蓉 15g，炖烂喝汤。可壮骨除湿。

（张　芳）

第三节　功能性肠病

一、功能性消化不良

（一）概述

功能性消化不良（functional dyspepsia，FD）是指持续或间隙性上腹部中心部位的疼痛、不适、腹胀、反酸、嗳气、恶心、呕吐等症状且不能用器质性疾病或解剖结构的改变来解释的一系列症候群。流行病学调查显示，FD 占消化不良患者的 30%～50%，占消化专科门诊的 30%～40%。依据 FD 患者对症状的主诉将其分为溃疡样型、运动障碍样型、非特异型、反流样型等。老年患者中以运动障碍样型多见。FD 的发病机制至今尚未彻底阐明，可能包括多种发病机制，普遍认为 FD 的病因与发病机制与下列因素有关。

1. 胃肠动力异常 大量的临床研究表明，FD 的病理生理机制可能与胃动力障碍、胃感觉异常、胃电节律紊乱等胃源性因素关系密切。胃动力障碍的病理生理改变可能是 FD 发病的主要机制。老年患者中 50% 有胃排空障碍，亦多见结肠及小肠功能紊乱。

2. 胃肠感觉异常 50% 的 FD 患者较少的进餐量即可产生上腹部不适和疼痛，可能是内脏感觉的敏感性增高所致，普遍认为主要是中枢机制引起了内脏感觉的高敏感性。

3. 胃肠激素水平低 胃肠激素对消化道运动有显著影响，胃动素、促胃泌素等能引起胃电节律加快，从而增强胃窦的收缩，促进胃排空。大量资料显示，FD 患者空腹和餐后血浆胃动素低于正常人水平。

4. 幽门螺杆菌（HP）感染 HP 产生的尿素酶可水解胃内的尿素，在正常体温下每天可产生一定量的 CO_2，参与腹胀、嗳气的形成。

5. 其他因素 FD 的发病与年龄、心理障碍和神经异常、环境因素等也有一定的关系。

（二）护理评估

了解患者的起病时间、原因或诱因、病程长短；有无嗳气、恶心、呕吐等症状，伴或不伴腹胀、腹痛；腹痛的部位、性质、规律及持续时间；患者的全身营养状况、精神状况、神志、生命体征等状况。

（三）护理要点及措施

1. 一般护理 注意休息，规律作息，避免精神紧张，嘱患者按时足量用药。

2. 心理护理　功能性消化不良一般病程较长，尤其是老年人，随着年龄的日渐增高，除本病之外的其他疾病还会不断伴随而生，因此，他们的心理压力往往比年轻患者要大得多。护理人员应有针对性地向患者介绍有关本病的医学知识，使患者对本病有一个大概的了解，知道其治疗预后情况，从而消除思想顾虑，全身心地配合治疗和护理。

及时评估患者的生理、心理反应及心身防卫和应对能力，找出护理问题，制定相应的护理计划，通过心理护理使患者避免精神紧张，消除焦虑情绪，减少对自身病情的关注，促进患者康复。针对性地行心理治疗和护理，包括支持性心理治疗、个别心理治疗、患者互助治疗、社会与家庭支持性心理治疗、认知治疗、暗示疗法和放松训练等。

3. 饮食护理　功能性消化不良对饮食要求比较严格，其重要性有时甚至胜过药物治疗，特别是老年 FD 患者，合理的饮食调养，常可收到事半功倍之效。一般来说，本病应以清淡、易消化、富有营养的食物为主。劝导患者改变不良的饮食习惯，注意生活规律，饮食要合理，定时定量，少食刺激性强、生冷及油腻食物，戒除烟酒，不暴饮暴食。积极补充维生素和蔬菜、水果，坚持围绕疾病调整饮食，制定适宜的食谱。对于老年 FD 伴便秘患者，饮食中要有适量的纤维素，每天进食一定量的蔬菜与水果；适当食用些粗粮；配合腹部按摩，加强通便作用。

4. 用药护理　功能性消化不良属多病因的复杂性疾病，临床治疗方法多样，加之老年患者多伴有其他系统的疾病，用药往往非常繁杂，因此，务必告诫患者谨慎用药。胃肠动力药及胃黏膜保护药应餐前服用；对胃肠功能有损害但又必须使用的药物，应饭后服用，以减少对胃黏膜的不良刺激。用中药治疗时可在煎剂中加入姜、枣等物，以暖胃护脾，并应浓煎少量多次服用，以减轻胃肠负担。服药期间，严禁进食辛辣、海腥、油炸之物。另要做好长期服药的准备，按时足量用药。

（四）健康教育

1. 健康教育　对患者进行与疾病相关的健康知识宣讲，对病程长、经多次住院或门诊治疗效果不佳者，讲解功能性消化不良的发病原因。

2. 疾病指导　让患者在充分知情并认可各项检查结果均正常的前提下，加强理解沟通，启发患者对疾病的主动认知及积极配合，解除其对疾病的顾虑、恐惧等不良心理应激。

3. 加强腹式呼吸　对于因生理因素引起的消化功能不良患者，指导患者进行腹式呼吸，每天锻炼3~4次，每次 10~15 分钟。加强腹式呼吸可增加肺通气量，促进肺循环，使血液中的含氧量明显增加，改善全身各系统的功能。同时，膈肌和腹肌起落运动增强，对五脏六腑起到按摩和被动牵拉运动的作用，从而促进了胃肠蠕动和消化腺的分泌，对促进食物的消化和吸收，改善功能性消化不良的各种症状具有一定的治疗作用。

4. 锻炼腹肌　对于各年龄段不同生活、饮食习惯导致的功能性消化不良，可指导患者做增加腹肌张力的运动（禁忌证除外），即每天收缩腹肌数次；或使脚后跟着地，膝部轻度弯曲，保持半坐位的姿势；仰卧时举起下肢，但要保持膝部伸直。

5. 调节饮食　由于饮食不合理而致的功能性消化不良，最关键的是调节饮食，如腹胀时不食产气食物如豆类、洋葱、红薯等，便秘时尽可能进食高纤维食物，如蔬菜、水果等。

6. 改变生活方式，创造良好的生活环境　指导患者适当参加活动，缓解抑郁、焦虑情绪，保持乐观及稳定的情绪。对卧床休息的患者，对其床上的饮食起居要提供便利条件。

二、肠易激综合征

(一) 概述

肠易激综合征 (irritable bowel syndrome, IBS) 指的是一组包括腹痛、腹胀、排便习惯改变和大便性状异常、黏液便等表现的临床综合征，持续存在或反复发作，经检查排除可以引起这些症状的器质性疾病，常与其他功能性肠病的症状重叠。根据临床特点可分为腹泻型、便秘型、腹泻便秘交替型以及胀气型。老年肠易激综合征患者通常有长期的肠功能紊乱史，某些人始于儿童期或青春期。肠易激综合征的确切病因不清，但公认与以下因素有关。

1. 精神、神经因素　研究认为，本病症状发作或加重均与情绪紧张有关，焦虑、抑郁、激动、恐惧等情绪不安因素刺激机体，影响了自主神经功能，从而引起结肠和小肠的运动功能改变及分泌功能失调。老年人常见的精神刺激有家庭不和、恐癌、配偶病故等。

2. 遗传因素　肠易激综合征有明显的家族聚集倾向。国外 33% 的患者有家族史，国内与此接近，而且同一家族中肠易激综合征患者的临床表现雷同。

3. 感染因素　约 1/4 肠易激综合征患者的症状起自胃肠炎、痢疾或其他直接影响胃肠功能的疾病。研究认为各种细菌、病毒感染可引起肠黏膜下巨细胞或者其他炎性细胞释放细胞因子，引起肠道功能紊乱而发生肠易激综合征。

4. 饮食因素　多数肠易激综合征患者症状的出现与进食的种类、性状有关，如富含纤维素的食物、生冷食物、高脂高蛋白食物、海鲜类食物、酒类饮品等，肠易激综合征患者对这些食物的不耐受可能是发病机制之一。

5. 药物因素　已知一些抗生素、麻醉药、抗酸药等有诱发肠易激综合征的作用。研究发现，这些药物通过影响胃肠道平滑肌的兴奋性和肠道的内分泌引发症状。

(二) 护理评估

了解患者的起病时间、原因或诱因、病程长短；粪便的性状、次数和量；有无腹痛、里急后重、恶心、呕吐或发热等伴随症状；患者的全身营养状况、精神状况、神志、生命体征、尿量、皮肤弹性等；肛周皮肤情况。

(三) 护理要点及措施

1. 一般护理　注意休息和腹部保暖，嘱患者定时按量服药，但药物主要是对症处理，对治疗疾病无作用，因此，如无必要，可不使用药物治疗。

2. 心理护理　多数患者由于工作、家庭、生活等因素引起长期而过度的精神紧张，因此对他们应该给予更多的关怀，自入院始尽可能提供方便，使他们对新的环境产生信任感和归属感。在明确诊断后更要耐心细致地给患者讲解病情，使其对所患疾病有深刻的认识，避免对疾病产生恐惧，消除紧张情绪，耐心细致地讲解，也会使患者产生信任感和依赖感，有利于病情缓解。

3. 饮食护理　肠易激综合征不论哪种类型都或多或少与饮食有关。腹泻型患者应避免进食冷、辛辣等刺激性食物，减少煎、炸食物；避免含有大量不易吸收的碳水化合物的食物，包括脂肪、小麦及含麸质食物如面包、面条及其他面粉制品、苹果、梨子、李子、玉米、燕麦、马铃薯等；避免饮碳酸饮料；控制海鲜、甜牛奶等有可能导致腹泻的食物摄入，少量多餐。在急性腹泻期间，有时需要短暂禁食，以使肠道得以休息，但必须补大量的水分。对于便秘型患者，饮食中必须有适量的纤维素，每天要进食一定量的蔬菜与水果；主食不要过于精细，要适当进食粗粮；晨起空腹饮一杯淡盐水或蜂蜜水，配合腹部按摩或转腰，让水在肠胃振动，加强通便作用。

4. 腹泻护理　观察腹泻患者大便的次数、性状、量、气味、有无黏液及脓血。必要时按医嘱予止泻的药物抑制肠蠕动，延长肠内容物停留时间，促进小肠对胆盐、水分吸收。腹泻患者要注意卧床休息，以减少体力消耗和肠蠕动次数。另外要注意患者的腹部保温，受凉会使病情加重。做好肛周皮肤的护理，每次便后嘱患者用软纸轻拭并用温水清洗，条件允许可坐浴。行缩肛运动，促进肛周血供。肛周局部涂以无菌凡士林或其他无菌油膏，以保护皮肤。

5. 便秘护理　嘱便秘患者每天锻炼腹肌，引发便意。养成定时排便的习惯，防止粪便堆积，每次排便时间不宜过长，不可过于用力。必要时予缓泻药，如开塞露等。

6. 中药保留灌肠　灌肠用中药药方为柴胡、白芍、炙甘草；腹痛者加延胡索；腹泻者加五倍子；黏液便者加黄连；便秘者加大黄。先做好解释工作，使患者了解中药灌肠具有清热解毒、软坚散结、解痉镇痛等作用，另外灌肠可促进排出大便、细菌和毒素，能清洁肠道，减少肠内容物非正常分解与发酵，减少气体产生，有效减轻腹胀。灌肠时，协助患者取左侧卧位，药液温度调至38～40℃，药液量100～200ml，抬高臀部10cm，插入肛管15～20cm，灌入时液面距肛门不超过30cm，在15～20分钟缓慢灌入，灌入后嘱患者先屈膝仰卧，抬高臀部10～15分钟后取出臀下小枕，再嘱其静卧休息1小时以上。

（四）健康教育

1. 指导患者适当参加文体活动，缓解精神紧张和疲劳，积极锻炼身体，增强体质，预防疾病，选择既能长期坚持又有益于身体的有氧运动，例如：快走、慢跑、游泳等，每周运动3~5次，运动量因人而异，以不出现疲劳为宜。

2. 告知患者应保证足够的睡眠，规律的作息时间，睡前温水泡脚，不饮咖啡、浓茶等兴奋性饮料，避免从事令人兴奋的活动。

3. 告知患者对可疑不耐受的食物，如虾、蟹、牛奶、花生等尽量不食，辛辣、冰冻、油腻、生冷食物及烟酒要禁忌。同时避免泻药及理化因素对肠道的刺激。饮食定量，不过饥、过饱，养成良好的生活习惯。

4. 嘱患者避免精神刺激，解除紧张情绪，经常保持乐观豁达及稳定的情绪，以应对各种应激情况。

5. 指导患者经常做腹部按摩，以增强肠道运动功能和免疫功能。

（张　芳）

第四节　老年胃肠道肿瘤

一、胃癌

（一）概述

胃癌是指来源于胃黏膜的恶性肿瘤其发病在不同年龄、各国家地区和种族间有较大差异。男性胃癌发病率和死亡率均高于女性，男女之比为 2：1，发病年龄以中老年居多，55~70 岁高发年龄段。早期胃癌多无症状或仅有轻微症状。当临床症状明显时，病变已属晚期。其发病与遗传因素、性别因素、年龄因素、幽门螺旋杆菌感染、食物、血型、癌前期变化有关。

（二）护理评估

评估患者有无生命体征异常；有无食欲下降、体重减轻、乏力、便血、呕血等症状；有无恶病质；患者腹部疼痛的时间、部位、性质、节律性、与进食的关系，腹部是否扪及包块，包块的大小、部位、活动度等。

（三）护理要点及措施

1. 病情和体力允许时可适量活动，以增加机体抵抗力　有疼痛或出血时卧床休息，保持病房安静，温湿度适宜。

2. 口腔护理　呕血时加强口腔护理，及时清理口腔，保持口腔清洁。

3. 饮食护理　①让患者了解充足的营养支持对机体恢复有重要作用，对能进食者鼓励其尽可能进食易消化、高热量、高蛋白、营养丰富的流质或半流质饮食。②静脉营养支持：对有吞咽困难者，中、晚期患者应按医嘱静脉输注高营养物质，以维持机体代谢需要。③营养监测：每周测量体重，监测血清白蛋白和血红蛋白等营养指标。

4. 病情观察　严密观察患者生命体征变化，包括体温、脉搏、呼吸、血压，观察并记录生命体征每小时 1 次。观察腹痛的部位、性质、持续的时间、节律性。观察大便颜色、性状、量，监测便常规结果。

5. 幽门梗阻时　行胃肠减压，观察胃液颜色、性状、量、气味。

6. 疼痛的护理　①观察患者腹痛的部位、持续时间、性质、有无节律性，是否伴有严重的恶心和呕吐、吞咽困难、呕血及黑粪等症状。保持舒适安静的环境，减少不良刺激，保证休息。②观察止痛药物治疗效果，用药后疼痛缓解时间，疼痛间隔时间，止痛药物的不良反应。③疼痛发作时及时到患者床旁安慰鼓励患者。

7. 化疗期间的护理　①如果实施静脉输入化疗药，应通过中心静脉化疗，并及时巡视，防止化疗药物外渗。②观察化疗的反应，及时报告医生，给予对症处理。经常与患者交谈，提供一个安全、舒适、单独的环境。③在做检查、治疗和护理前，要依据患者的了解程度给予说明，并注意保护性医疗。④鼓励患者或家属参与治疗和护理计划的决策过程。⑤寻找合适的支持系统，如建议单位领导或同事给予关心，鼓励家庭成员进行安慰，必要时陪伴患者。

8. 心理护理　根据患者的社会背景、个性及对疾病的认知程度，对每个患者提供个体化心理支持。患者在知晓自己的诊断后，预感疾病的预后不佳，加之躯体的痛苦，会出现愤怒、抑郁、焦虑，甚至绝望等负性心理反应，而这些又会加重其躯体不适。因此应做到以下几点：①护理人员应运用倾听、解释、安慰等技巧与患者沟通，关心与体贴患者。②耐心听取患者自身感受的表白，给予患者表达情绪的机会和时间，并给予支持和鼓励。当患者表现悲哀等情绪时，应表示理解。③向患者介绍有关胃癌治疗进展的信息，提高患者治疗的信心。④指导患者保持乐观的生活态度，用积极的心态面对疾病，树立战胜疾病、延长生存期的信心，并给以心理疏导和安慰。

（四）健康教育

1. 向患者及家属详细讲解胃癌的相关知识，介绍出院后有关事项，并将有关资料交给患者或家属，告知患者每隔 2~3 个月复查 1 次，以监测病情变化和及时调整治疗方案。

2. 教会患者及家属如何早期识别并发症，发现异常及时就诊。

3. 嘱患者遵医嘱继续免疫治疗。

4. 指导患者合理使用止痛药，慎服对胃黏膜刺激性药物。

5. 嘱患者养成定时定量、细嚼慢咽的进食习惯，少食过冷、过烫、过辛辣的煎炸食物，且忌吸烟酗酒。胃大部切除术后胃容积减少，宜少量多餐进高营养饮食。

6. 嘱患者劳逸结合，形成规律的健康生活方式，加强自我情绪调整，保持乐观进取的心态。

二、结肠癌

（一）概述

结肠癌是常见的恶性肿瘤之一，可能与饮食、结肠息肉、慢性结肠炎、遗传等因素有关。70~80 岁人群发病率最高，是我国老年人常见恶性肿瘤。腺瘤癌变是一个长期的过程，一般认为至少 5 年，平均 10~15 年。腺瘤体积大、数目多、绒毛成分多，严重非典型增生者易发生癌变。一般而言，≤1cm 腺瘤的癌变率为 1%，1~2cm 为 10%，>2cm 则高达 50%，管状腺瘤癌变率为 5%~9%，管状绒毛状腺瘤为 20%~30%，绒毛状为 40%~50%。

（二）护理评估

了解患者意识是否清楚，生命体征有无异常；有无食欲下降、体重减轻、乏力、便血等症状，有无恶病质；有无黑粪；腹部疼痛的时间、部位、性质；腹部是否扪及包块，包块的大小、部位、活动度、是否有压痛等。

（三）护理要点及措施

1. **生活指导** 保持病房整洁、安静，环境适宜，定时通风。晚期患者情况较差者需绝对卧床休息。

2. **口腔护理** 每日 2 次，观察口腔黏膜和牙龈是否有出血。

3. **饮食的护理** 可进高热量、高营养、高维生素、易消化、低脂食物，少食多餐，细嚼慢咽。少进食乳制品，以免肠道气体产生过多。为避免术后排便困难影响伤口愈合，可给予粗纤维饮食及收敛药物。对于进食少或不能进食者通过静脉补充营养。

4. **病情观察** 监测患者神志及生命体征变化，尤其是心率、血压变化，并每小时记录生命体征 1 次。观察大便次数、颜色、性状、量，是否混有血液或黏液。观察腹部体征变化，监测体重及腹围变化。观察有无肝大、黄疸、腹水、锁骨上淋巴结肿大等。

5. **疼痛的护理** ①根据患者的表情、体位、脉快、血压高或低、呼吸浅快等，判断患者疼痛的部位、强度和性质。用 1~10 级疼痛量表评估患者的疼痛等级并记录，及时报告医生。②评估切口处有无红肿，评估尿管和引流管是否通畅。③观察患者有无腹胀、腹痛，了解肠鸣音情况。④在患者活动前给予镇痛药，以增加活动量。用药后半小时评估镇痛药物的效果。⑤指导非药物缓解疼痛的方法，如变换体位、分散注意力、减少周围环境刺激、放松疗法。⑥指导患者咳嗽和深呼吸时按压切口的方法。⑦会阴部伤口疼痛的护理，需要更多的护理与指导。指导患者用 38 ~ 42℃ 的温水坐浴 10 ~ 20 分钟，每天 3~4 次，促进局部血液循环。

6. 结肠造口的护理 ①评估造口所在的肠段位置，使用合适的造口袋。使用透明的、末端可以打开的造口袋，以利于观察和倾倒排泄物。②经常观察造口外观和周围皮肤情况，造口黏膜应是粉红色的。保护造口及其周围皮肤，在造口周围皮肤上涂抹皮肤保护剂。③及时更换造口袋，造口袋内容物达到 1/3 时，应倾倒或更换造口袋。④必要时行结肠造口灌洗。⑤进行必要的心理疏导，帮助患者从心理上适应身体上的变化。

7. 生物靶向治疗的护理 及时了解患者的心理状态，提前告知治疗的过程，使患者对靶向治疗有充分认识。生物靶向治疗过程应在心电监护下完成。生物靶向治疗药物禁止冷冻，开启后立即使用，静脉输入前后应用生理盐水冲洗输液管，并用过滤输液器。开始时 15 分钟应减慢速度，如无异常速度可以加快。如出现轻中度反应时，减慢输液速度或服用抗组胺药物。若反应严重立即停止输液，更换输液器，静推肾上腺素、糖皮质激素、抗组胺药，并给予支气管扩张药及吸氧。密切观察生命体征。

8. 放射治疗的护理 如下所述。

（1）心理干预：护理人员应及时了解患者的心理状态，主动帮助患者解决细小的需求，使患者对护理人员信任有加，是心理干预得以实施的关键。心理干预须因人而异，根据患者的不同情况，不同患者的不同心理区别对待。

（2）饮食护理：放疗后的肿瘤患者，应多服健脾和胃、养血补气之品，如薏米粥、山楂、鸡蛋、猪肝、鲜鱼等，出现放射性肠炎时，宜食用少渣、低脂及产气少食物。

（3）皮肤的护理：放疗后，放射野（即照射的范围）的标记应在医生的指导下拭去，禁用肥皂擦洗。放疗后皮肤干燥和瘙痒，可用滑石粉、痱子粉、皮炎平霜等涂擦。避免阳光直接照射皮肤，避免接触强风、过热或过冷以及盐水等有明显刺激作用的物质。出现放射性肠炎时，保持肛门及会阴部清洁，症状明显者给予止血、止泻治疗。

9. 化学治疗的护理 如下所述。

（1）心理护理：患者对化疗均存有恐惧及焦虑心理，害怕毒副作用。化疗前向患者及家属讲解药物作用、目的、效果及用药过程中可能出现的毒副作用，给予充分安慰和鼓励，消除患者的顾虑。请同病患者现身说法，帮助患者树立信心，在最佳的心理状态下积极配合治疗。

（2）静脉的护理：化疗周期通常较长，保护患者的静脉血管至关重要。通常采用中心静脉插管。

（3）饮食护理：应给予高蛋白、高维生素、营养丰富、易消化的食物，鼓励患者多饮水，以少食多餐为宜，指导患者和家属调节可口的饮食，保证患者的食量，满足机体的需求，以增强机体对化疗的耐受力。

（4）胃肠道反应的护理：对出现恶心呕吐、食欲缺乏者，对症处理的同时注意配合心理护理，对患者多询问、多关心，采取分散注意力的方法减轻患者心理压力和焦虑情绪，饮食以清淡、易消化半流食为主，且要少食多餐，使患者顺利完成化疗。

（5）骨髓抑制的护理：采用保护性隔离，加强防止感染的措施，减少探视及人员流动，严格遵守各项无菌操作，并用紫外线照射病室，每日 2 次，每次 30 分钟，尽量避免侵入性操作。

（6）脱发的护理：向患者解释脱发的原因和性质，给予开导和安慰，鼓励患者表达感受，使其认识脱发是暂时现象，化疗停止后可逐渐恢复正常，鼓励患者通过戴帽子或假发改变现有的现象，树立生活的勇气和信心。

10. 心理护理　评估患者的心理状态，有无焦虑、恐惧等不良情绪。疾病是否影响患者日常生活和睡眠。对于病情危重者，医护人员应陪在患者身边安慰患者，使其保持情绪稳定，增强战胜疾病的信心。主动倾听患者和家属的主诉，鼓励他们表达有关情绪反应。鼓励患者观察和触摸造口。如果患者身体状况允许，护理人员可鼓励患者参与结肠造口的护理。尊重患者的文化和宗教习惯，鼓励他们使用这些资源来加强应对。鼓励患者和家属讨论目前状况对家庭成员、结构、功能的潜力影响。如果可能，向患者提供癌症支持组织、社会服务机构信息。

（四）健康教育

1. 嘱患者注意饮食卫生，多食含纤维、营养丰富的食物，少食高脂肪、高蛋白质食物。保持正常体重。

2. 指导患者进行适当体育活动，如散步、太极拳等，增加机体的免疫功能。保持乐观豁达的心理状态，对生活充满信心，利于疾病康复。

3. 给患者讲解造瘘的必要性，使其能正确地对待术后生活的改变。

4. 指导并教会患者正确护理结肠造瘘口，教给患者有关人造肛门袋的排空和更换知识，如食物的选择、肛门袋的处理等，并保护好周围皮肤。

5. 告知患者为防止造瘘口狭窄，经常用示指扩张造瘘口。

6. 告知患者每日坚持多饮水，养成定时排便的好习惯。如有便秘，可经造瘘口灌肠。

7. 让患者了解进一步治疗的必要性，如放疗、化疗、生物靶向治疗等，使其恢复自信心，且能正常与人交往。

8. 嘱患者观察病情变化，定期复查，如有腹痛、便血等症状及时就诊，以保证生活质量。

（张　芳）

第五节　急性胰腺炎

一、概述

急性胰腺炎是指各种原因导致胰酶在胰腺内被激活后引起胰腺组织自身消化、水肿、出血甚至坏死的炎症反应，是临床上常见的消化系统疾病。老年人胰腺分泌的消化酶被激活后对自身器官及周围组织产生自我消化作用所引起的急性炎症反应，是老年人急腹症的一个重要原因。老年急性胰腺炎发病较年轻患者少，一旦发病往往因应激功能差且并发症多，致使病情发展较快，可早期出现休克及多器官衰竭。

分型：急性胰腺炎的基本病理变化为水肿、炎性细胞浸润、出血、坏死，其程度取决于急性胰腺炎的严重程度及持续的时间。可分为急性水肿型（间质性）、急性坏死型。

1. 急性水肿型　此型最常见，占80%~90%。间质水肿、充血和炎性细胞浸润，实质细胞变化不大，可能有轻度脂肪坏死和腹水。

2. 急性出血坏死型 胰腺实质和腺体、周围脂肪组织大面积坏死，严重时可波及静脉和动脉，引起血栓、血管坏死、破裂。此种变化可波及周围组织，易发生继发性感染。治疗后形成胰腺假性囊肿、纤维组织增生、钙化等。

二、护理评估

了解患者的发病过程，腹痛的部位、性质、程度，有无放射痛及持续时间；有无恶心、呕吐、腹胀、发热；呕吐物及胃肠减压引流液的颜色、性状、量、气味；神志；有无血压下降、呼吸加快、心率增快、休克等周围循环、呼吸、肾功能不全的临床表现。

三、护理要点及措施

1. 观察病情 如下所述。

（1）密切观察神志、生命体征和腹部体征的变化，特别要注意有无高热不退、腹肌强直、肠麻痹等重症表现，及时发现坏死性胰腺炎的发生。

（2）观察呼吸：抽血做血气分析，及早发现呼吸衰竭，及时给予高浓度氧气吸入，必要时给予呼吸机辅助呼吸。

（3）观察尿量、尿比重，监测肾功能，及时发现肾衰。

（4）观察有无出血现象，监测凝血功能的变化。

（5）观察有无手足抽搐，定时测定血钙。

（6）化验值的监测：包括血电解质、酸碱平衡和肝功能。

2. 心理护理 为患者提供安静舒适的环境，多与患者沟通，解释禁食水的意义，帮助患者树立战胜疾病的信心。

3. 疼痛的护理 绝对卧床休息，以降低机体代谢率，增加脏器血流量，促进组织修复和体力恢复。遵医嘱给予抗胰酶药物、解痉药和抑制胰酶分泌的药物，明确诊断后适当应用镇痛药。协助患者弯腰、屈膝侧卧位，以减轻疼痛。

4. 防治休克，维持水、电解质平衡 密切观察患者的生命体征，神志，皮肤黏膜的颜色变化，准确记录出入量，严格控制补液的速度及量。若患者有休克表现立即通知医生，积极配合抢救。有条件可放置中心静脉导管，监测血流动力学变化。

5. 维持有效呼吸功能 观察患者呼吸形态，监测血气分析结果；若无休克，协助患者取半卧位，利于患者肺扩张和通气；给予低流量吸氧，保持呼吸道通畅，定时给患者翻身、叩背，鼓励患者深呼吸、咳嗽、咳痰；痰多不易咳出者可给予雾化吸入；若患者出现严重呼吸困难及缺氧症状，应及时配合医师行气管插管或切开，呼吸机辅助呼吸。

6. 有效营养支持治疗 早期禁食、胃肠减压。有深静脉营养导管者，按中心静脉常规护理。禁食期间有口渴时可含漱或湿润口唇，通常不能饮水。病情稳定及血、尿淀粉酶恢复正常，肠道功能恢复后，可在肠外营养的同时给予肠内营养，要注意三度（温度、浓度、速度）。若患者无不良反应可经口进食，逐渐增加营养素量，但应限制高脂肪饮食，可由少量低脂、低糖流食开始，逐步恢复到普食，但忌油腻食物和饮酒。

7. 控制感染 根据医嘱使用抗生素。协助患者做深呼吸、有效咳嗽及排痰；加强基础护理，预防口腔、肺部和尿路的感染。

8. 引流管的护理 患者术后放置引流管较多，包括胃肠减压管、腹腔引流管、T型管等。应分别标明导管的名称、放置部位，妥善固定导管，保持引流通畅。更换引流袋时注意无菌操作，观察引流液的色、质、量，及时准确记录。

9. 口腔护理　禁食期间，需清洁口腔。呕吐时应随时做好口腔护理，保持口腔清洁无味。

10. 皮肤护理　保持皮肤清洁、干燥，以防发生湿疹和压疮。

11. 休克的护理　如下所述。

（1）病情监测：①生命体征，有无心率增快、脉搏细速、血压下降、脉压变小等，必须进行心电监护。②精神和意识状态，有无表情淡漠、烦躁不安、神志模糊等。③皮肤、黏膜有无湿冷。④出入量，呕吐量、胃液量、尿量、输入液体总量。⑤实验室检查，重症胰腺炎时血淀粉酶水平不能反映胰腺炎的严重程度，C-反应蛋白（CRP）、IL-6、胰蛋白酶激活肽（TAP）在重症胰腺炎发生后 12 小时内均升高，故是预测重症胰腺炎严重程度比较及时的指标。

（2）休克的抢救配合：立即通知医生，并备好物品，积极配合抢救。①体位：取平卧位并将下肢略抬高，注意保暖。②补充血容量：迅速建立静脉通道，遵医嘱静脉输入右旋糖酐或平衡液等以维持有效血容量。老年患者应根据中心静脉压调整输液速度和量，输液时应避免过急、过多，防止因输液过多而引起肺水肿。③用药护理：遵医嘱泵控输入生长抑素，根据病情应用解痉、止痛药物。④胃管护理：持续胃肠减压，并准确记录胃液引流量、性状。

四、健康教育

1. 向患者讲解本病的主要病因及诱因，指导既往有胆管疾病、十二指肠疾病的患者积极治疗原发病。

2. 教育患者改变现有饮食习惯、禁酒。避免高脂肪饮食，平时食用低脂、无刺激性的食物。饮食要定量、定时，有一定的规律性，每日 4~5 餐，甚至 6 餐。不食或少食含糖量较高的水果，过量摄取果糖或白糖也可能导致肥胖，促使胆固醇的合成，容易并发糖尿病。应以富含维生素、矿物质及食物纤维的粮食和薯类为主要糖源。

3. 根据病因和具体情况指导患者正确用药指导，介绍药物的不良反应，如有异常或不适感，及时就诊。

4. 向患者介绍发病时的主要症状，如有腹胀、腹痛、恶心等表现，立即停止进食、水，来院就诊。

5. 指导患者注意适度锻炼，注意劳逸结合，避免受凉。

（张俊红）

第六节　甲状腺功能减退症

一、概述

甲状腺功能减退症（hypothyroidism）简称甲减，是由各种原因导致的低甲状腺激素血症或甲状腺激素抵抗而引起的全身性低代谢综合征，其病理特征是黏多糖在组织和皮肤堆积，表现为黏液性水肿。本病多见于中年女性，男女之比为1:（5~10）。

甲减绝大多数是原发性甲减，其次为继发性甲减。其发病机制可概括为两大类：甲状腺破坏性损害和甲状腺激素合成障碍。自身免疫性甲状腺疾病、甲状腺部分切除术、因甲亢而服抗甲状腺药物等情况都会增加亚临床甲减患病的可能性。过量碘摄入、某些药物（锂剂、硫脲类、磺胺类、对氨基水杨酸钠等）都可以导致甲状腺激素合成障碍。

二、护理评估

1. 健康史及相关因素 包括老年患者甲状腺功能减退病因，初步诊断的时间，治疗的过程，有无对生活质量的影响，以及发病特点。

2. 发病特点 老年患者是否有怕冷、易疲劳、体重增加、记忆力减退等症状，是否影响生活质量。

3. 相关因素 老年患者是否有肿瘤、手术、放疗等继发甲状腺功能减退的诱因，有无自身免疫损伤等。

三、护理要点及措施

1. 全面评估患者 包括健康史及其相关因素、身体状况、生命体征，以及神志、精神状态、反应情况及生活自理能力等。

2. 密切观察患者病情，监测生命体征的变化，观察患者有无寒战、皮肤苍白等体温过低表现及心律不齐、心动过缓等现象，观察全身性黏液性水肿的情况。

3. 饮食护理 给予高蛋白、高维生素、低钠、低脂肪饮食，细嚼慢咽，少量多餐。进食粗纤维食物，如蔬菜、水果或全麦制品，促进胃肠蠕动。每天摄入足量的水分，2 000~3 000ml，以保证大便通畅，桥本甲状腺炎所致甲状腺功能减退症者应避免摄取含碘食物和药物，以免诱发严重黏液性水肿。

4. 密切观察老年患者大便的次数、性状、量的改变，观察有无腹胀、腹痛等麻痹性肠梗阻的表现。

5. 指导老年患者每天定时排便，养成规律排便的习惯，并为卧床患者创造良好的排便环境。指导患者促进便意的技巧，如顺时针按摩腹部，或用手指进行肛周按摩，以促进胃肠蠕动和引起便意。鼓励患者每天进行适度的运动，如散步、慢跑、打太极拳等。

6. 冬季注意患者的保暖，调节室温22~23℃，夜间入睡时加盖被褥，外出时戴手套、穿棉鞋，预防四肢暴露在冷空气中，避免患者受凉。

7. 密切观察甲减性危象的症状 观察黏液水肿的严重程度、低血压情况、有无脉搏减慢，呼吸减弱。体温是否过低（<35℃）。是否有电解质紊乱、低血钠以及痉挛、昏迷等。如发现黏液性水肿昏迷的患者，应立即建立静脉通道，吸氧，保持呼吸道通畅，同时监测生命体征及动脉血气，记录24小时出入量及体重，按医嘱急救处理。

8. 指导患者尽量避免过多的刺激，如寒冷、感染、创伤，同时给予心理疏导及支持；多与患者交心、谈心，交流患者感兴趣的话题；鼓励患者参加娱乐活动，调动参加活动的积极性，缓解患者紧张、焦虑的情绪。

四、健康教育

1. 向老年患者详细介绍发病原因及注意事项，如地方性缺碘者可采取碘化盐，药物引起者应遵医嘱调整剂量或停药。

2. 指导老年患者注意个人卫生，冬季注意保暖，减少出入公共场所，以有效预防感染和创伤。

3. 向老年患者解释终身坚持服药的重要性和必要性。不可随意停药或变更剂量，否则可能导致心血管疾病如心肌缺血、梗死或充血性心力衰竭。

4. 指导患者自我监测甲状腺激素服用过量的症状，如出现多食消瘦、脉搏>100/min、心律失常、体重减轻、发汗、情绪激动等情况时，及时就诊。

5. 给老年患者及家属讲解黏液性水肿昏迷发生的原因及表现，教会患者及家属观察，若出现低血压、心动过缓、体温<35℃时，应及时就诊。

6. 定期复诊，替代治疗效果最佳的指标为血 TSH 恒定在正常范围内，长期替代者宜每6~12 个月检测 1 次。对有心脏病、高血压、肾炎的患者，不可随意减量和超量。如同时服用利尿药时，需记录 24 小时出入量。

（张俊红）

第十四章

妇科疾病护理

第一节　概述

生殖系统炎症是女性常见病，可发生于生殖器官任何部位。主要包括下生殖道的外阴炎、阴道炎、宫颈炎和上生殖道的子宫内膜炎、输卵管炎、输卵管卵巢炎、盆腔腹膜炎及盆腔结缔组织炎。

女性生殖器外口直接与外界相通，并邻近尿道和肛门，病原体易于侵入。健康女性的生殖系统具备较完善的自然防御功能，当机体内外环境发生变化干扰了正常的防御功能时，就会发生炎症。护理人员应能帮助患者应用正确的治疗方法，在最短的时间内恢复健康，并指导患者积极预防，养成良好的卫生习惯避免复发，同时进行心理护理解除患者心理负担。

一、健康妇女生殖道的自然防御功能

1. 两侧大阴唇自然合拢，遮掩尿道口、阴道口，防止外界微生物污染。

2. 在盆底肌的作用下阴道口闭合，阴道前、后壁紧贴，可以防止外界的污染。经产妇阴道松弛，此种防御功能相对较差。

3. 阴道具有自净作用　阴道上皮在雌激素的作用下增生变厚，增加了对病原体的抵抗力；阴道上皮内含有丰富的糖原，在阴道杆菌的作用下糖原分解为乳酸，维持正常的阴道酸性环境使 $pH \leqslant 4.5$（pH 值 3.8~4.4），使适应弱碱环境中繁殖的病原体受到抑制。

4. 宫颈黏膜为柱状上皮细胞，黏膜层中的腺体分泌的碱性黏液形成黏液栓，将宫颈管与外界隔开。

5. 宫颈阴道表面覆以复层鳞状上皮，具有较强的抗感染能力。

6. 输卵管的蠕动以及输卵管黏膜上皮细胞的纤毛向子宫腔方向摆动，对阻止病原体的侵入有一定的作用。

7. 育龄期妇女子宫内膜周期性脱落，可及时消除子宫腔内的感染。此外，子宫内膜分泌液也含有乳铁蛋白、溶菌酶，可抑制细菌侵入子宫内膜。

二、生殖系统菌群

（一）阴道正常菌群

正常阴道内有多种病原体寄居形成阴道正常菌群，如乳酸杆菌、棒状杆菌、非溶血

性链球菌、肠球菌及表面葡萄球菌、加德纳菌、大肠杆菌、摩根菌及消化球菌等。此外，还有支原体及假丝酵母菌。

（二）引起生殖系统炎症的病原体

虽然正常阴道内有多种细菌存在，但正常情况下，阴道与这些菌群之间形成生态平衡并不致病。但当某些因素一旦打破了此种平衡或外源性病原体侵入，即可导致炎症发生。引起外阴阴道炎症的病原体主要有以下几种。

1. 需氧菌　大肠杆菌、金黄色葡萄球菌、乙型溶血性链球菌、淋病奈瑟菌（简称淋菌）、阴道加德纳菌等。

2. 厌氧菌　脆弱类杆菌、消化链球菌、消化球菌、放线菌属等。

3. 原虫　主要是阴道毛滴虫最多见，其次为阿米巴原虫。

4. 真菌　主要是假丝酵母菌。

5. 病毒　以疱疹病毒、人乳头瘤病毒为多见。

6. 螺旋体　主要是苍白密螺旋体。

7. 衣原体　常见为沙眼衣原体，感染症状不明显，但常导致严重的输卵管黏膜结构及功能破坏，并可引起盆腔广泛粘连。

8. 支原体　为条件致病菌，是阴道正常菌群的一种。

三、传播途径

1. 上行蔓延　病原体侵入外阴阴道后，沿黏膜上行经宫颈、子宫内膜、输卵管至卵巢及腹腔。淋病奈瑟菌、沙眼衣原体及葡萄球菌沿此途径扩散。

2. 血液循环蔓延　病原体先侵入人体其他系统，再经血液循环感染生殖器。生殖器结核杆菌主要以此种方式感染。

3. 经淋巴系统蔓延　细菌经外阴阴道、宫颈及宫体创伤处的淋巴管进入盆腔结缔组织及内生殖器其他部位。常见的有产褥感染、人工流产术后感染、放置宫内节育器后感染。感染的细菌主要有链球菌、大肠杆菌及厌氧菌等。

4. 直接蔓延　腹腔其他脏器感染后，直接蔓延到内生殖器。如阑尾炎可引起右侧输卵管炎。

四、阴道分泌物检查

正常妇女的阴道分泌物为清亮、透明、无味，量适中，不引起外阴刺激症状。当阴道分泌物增多，呈脓性并有异味时，多可能出现外阴阴道炎症。此时应对阴道分泌物进行检查及全面的妇科检查。

外阴阴道炎症的共同特点是阴道分泌物增加及外阴瘙痒，但由于病因不同，引起感染的病原体不同，其分泌物的特点、性质及瘙痒程度也不尽相同。在进行妇科检查时，应认真观察阴道分泌物的颜色、气味，并进行分泌物 pH 值测定及病原体检查。

五、炎症的发展与转归

1. 痊愈　绝大部分生殖系统炎症经治疗后均能痊愈。痊愈后组织结构、功能都可恢复正常。但如果坏死组织、炎性渗出物机化形成瘢痕或粘连，则组织结构和功能不能完全恢复，只能是炎症消失。

2. 转为慢性炎症　炎症治疗不及时、不彻底或病原体对抗生素不敏感，患者身体防御功能与病原体的破坏作用处于相持状态，使炎症长期存在。当机体抵抗力强时，炎症可以暂时被控制并逐渐好转，但当机体抵抗力下降时，慢性炎症可急性发作。

3. 扩散与蔓延　当病原体作用强大，而患者的抵抗力低下时，炎症可经血液、淋巴或直接蔓延到邻近器官。严重时可形成败血症，危及患者生命。由于医疗水平不断提高，此种情况在临床极为少见，只有当患者全身状况极差或伴有其他疾病（如肿瘤等）才可能出现。

（沈　丹）

第二节　外阴炎

一、外阴炎

（一）概述

外阴部皮肤或前庭部黏膜发炎，称为外阴炎。由于外阴部位暴露于外，又与尿道、肛门、阴道邻近，因此外阴较易发生炎症。外阴炎可发生于任何年龄的女性，多发生于大、小阴唇。外阴炎以非特异性外阴炎多见。

（二）病因

1. 外阴与尿道、肛门临近，经常受到经血、阴道分泌物、尿液、粪便的刺激，若不注意皮肤清洁易引起外阴炎。

2. 糖尿病患者糖尿的刺激、粪瘘患者粪便的刺激以及尿瘘患者尿液的长期浸渍等。

3. 穿紧身化纤内裤，导致局部通透性差，局部潮湿以及经期使用卫生巾的刺激，均可引起非特异性外阴炎。

4. 营养不良可使皮肤抵抗力低下，易受细菌的侵袭，也可发生本病。

（三）护理评估

1. 健康史　重点评估患者年龄；平时卫生习惯；内裤材质及松紧度；是否应用抗生素及雌激素治疗；是否患有糖尿病、老年性疾病或慢性病等；育龄妇女应了解其采用的避孕措施及此次疾病症状等。

2. 临床表现　外阴皮肤瘙痒、疼痛、烧灼感，于活动、性交、排尿、排便时加重。检查见局部充血、肿胀、糜烂，常有抓痕，严重者形成溃疡或湿疹。慢性炎症可使皮肤增厚、粗糙、皲裂，甚至苔藓样变。严重时腹股沟淋巴结肿大且有压痛，体温升高，白细胞数量增多。糖尿病性外阴炎常表现为皮肤变厚，色红或呈棕色，有抓痕，因为尿糖是良好的培养基而常并发假丝酵母菌感染。幼儿性外阴炎还可发生两侧小阴唇粘连，覆盖阴道口甚至尿道口。

3. 辅助检查　取外阴处分泌物做细菌培养，寻找致病菌。

4. 心理-社会评估　评估出现外阴瘙痒症状后对患者生活有无影响，以及影响程度；患者就医的情况及是否为此产生心理负担。

5. 治疗原则

（1）病因治疗：积极寻找病因，若发现糖尿病应积极治疗糖尿病，若有尿瘘、粪瘘，应及时行修补术。

（2）局部治疗：可用 1：5 000 高锰酸钾液坐浴，每日 2 次，每次 15~20 分钟。若有破溃涂抗生素软膏或局部涂擦 40% 紫草油。此外，可选用中药苦参、蛇床子、白癣皮、土茯苓、黄柏各 15g，川椒 6g，水煎熏洗外阴部，每日 1~2 次。急性期可选用微波或红外线局部物理治疗。

（四）护理诊断和医护合作性问题

1. 皮肤黏膜完整性受损　与炎症引起的外阴皮肤黏膜充血，破损有关。

2. 舒适的改变　与皮肤瘙痒、烧灼感有关。

3. 知识缺乏　缺乏疾病及其防护知识。

（五）计划与实施

1. 预期目标　①患者能正确使用药物，避免皮肤抓伤，皮损范围不增大。②患者症状在最短时间内解除或减轻，舒适感增强。③患者了解疾病有关的知识及防护措施。

2. 护理措施　①告知患者坐浴的方法：取高锰酸钾放入清洁容器内加温开水配成 1：5 000 的溶液，配制好的溶液呈淡玫瑰红色。每次坐浴 20 分钟，每日 2 次。坐浴时，整个会阴部应全部浸入溶液中，月经期间停止坐浴。②应积极协助医生寻找病因，进行外阴处分泌物检查，必要时进行血糖或尿糖检查。③指导患者遵医嘱正确使用药物，将剂量、使用方法向患者解释清楚。④告知患者按医生要求进行复诊，治疗期间如出现新的症状或症状加重应及时就诊。

3. 健康指导　①保持外阴部清洁干燥，严禁穿化纤及过紧内裤，穿纯棉内裤并每日更换。②做好经期、孕期、分娩期及产褥期卫生护理。发现过敏性用物后立即停止使用。③饮食注意勿饮酒或辛辣食物，增加新鲜蔬菜和水果的摄入。④严禁搔抓局部，勿热水烫洗和用刺激性药物或肥皂擦洗外阴。⑤配制高锰酸钾溶液时，浓度不可过高，防止灼伤局部皮肤。

（六）护理评价

患者在治疗期间能够按医嘱使用药物，症状减轻。患者了解与外阴炎相关知识及防护措施。

二、前庭大腺炎

（一）概述

前庭大腺炎是病原体侵入前庭大腺引起的炎症。包括前庭大腺脓肿和前庭大腺囊肿。前庭大腺位于两侧大阴唇后 1/3 深部，腺管开口于处女膜与小阴唇之间。因解剖部位的特点，在性交、分娩等其他情况污染外阴部时，病原体容易侵入而引起前庭大腺炎。此病多见于育龄妇女，幼女及绝经后妇女较少见。

（二）病因

主要病原体为内源性及性传播疾病的病原体。内源性病原体有葡萄球菌、大肠杆菌、链球菌、肠球菌等。性传播疾病的病原体常见的是淋病奈瑟菌及沙眼衣原体。

急性炎症发作时，病原体首先侵犯腺管，腺管呈急性化脓性炎症，腺管开口往往因肿胀或渗出物凝聚而阻塞，脓液不能外流、积存而形成脓肿，称前庭大腺脓肿。在急性炎症消退后腺管堵塞，分泌物不能排出，脓液逐渐转为清液而形成囊肿，或由于慢性炎症使腺管堵塞或狭窄，分泌物不能排出或排出不畅，也可形成囊肿。

（三）护理评估

1. 健康史　重点评估患者年龄，平时卫生习惯，近期是否有流产、分娩等特殊情况，育龄妇女应了解其性生活情况，有无不洁性生活史。

2. 临床表现　炎症多发生于一侧，初起时局部肿胀、疼痛、灼热感，行走不便，有时会致大小便困难。检查见局部皮肤红肿、发热、压痛明显。若为淋病奈瑟菌感染，挤压局部可流出稀薄、淡黄色脓汁。当脓肿形成时，可触及波动感，脓肿直径可达 $5\sim6cm$，患者出现发热等全身症状。当脓肿内压力增大时，表面皮肤变薄，脓肿自行破溃，若破孔大，可自行引流，炎症较快消退而痊愈，若破孔小，引流不畅，则炎症持续不消退，并可反复急性发作。慢性期囊肿形成时，患者有外阴部坠胀感，偶有性交不适，检查时局部可触及囊性肿物，常为单侧，大小不等，无压痛。囊肿可存在数年而无症状，有时可反复急性发作。

3. 辅助检查　可取前庭大腺开口处分泌物作细菌培养，确定病原体。

4. 心理-社会评估　评估症状出现后对患者生活影响的程度；评估患者就医的情况及有无因害怕疼痛和害羞的心理而使自己的疾病未能得到及时治疗及对疾病的治愈是否有信心等。对性传播疾病的病原体感染的患者，应通过与其交谈、接触了解其心理状态，帮助患者积极就医并采取正确的治疗措施。

5. 治疗原则　根据病原体选用口服或肌内注射抗生素。在获得培养结果前应使用广谱抗生素治疗。此外，可选用清热、解毒的中药，如蒲公英、紫花地丁、金银花、连翘等，局部热敷或坐浴。脓肿形成后可切开引流并作造口术。单纯切开引流只能暂时缓解症状，切口闭合后，仍可形成囊肿或反复感染，故应行造口术。

（四）护理诊断和医护合作性问题

1. 舒适的改变　与局部皮肤肿胀、疼痛有关。
2. 焦虑　与疾病反复发作有关。
3. 体温升高　与脓肿形成有关。
4. 知识缺乏　缺乏前庭大腺炎的相关知识及预防措施。

（五）计划与实施

1. 预期目标　①患者在最短时间内解除或减轻症状，舒适感增强。②患者紧张焦虑的心情恢复平静。③患者及时接受治疗，体温恢复正常。④患者了解前庭大腺炎的相关知识并掌握预防措施。

2. 护理措施　①急性炎症发作时，患者需卧床休息，保持外阴部清洁。②局部热敷或用 1:5 000 高锰酸钾溶液坐浴，每日 2 次。③遵医嘱正确使用抗生素。④引流造口的护理：术前护理人员应备好引流条。术后应局部保持清洁，患者最好取半卧位，以利于引流。每日用 1:40 络合碘棉球擦洗外阴 2 次，并更换引流条，直至伤口愈合。以后继续用 1:5 000 高锰酸钾溶液坐浴，每日 2 次。

3. 健康指导　注意个人卫生，尤其是经期卫生；勤洗澡勤换内裤，外阴处出现局部红、肿、热、痛时及时就诊，以免延误病情。

（六）护理评价

患者接受治疗后，舒适感增加，症状减轻。患者能够了解前庭大腺炎的相关知识并掌握了预防措施，焦虑感减轻，并能保持良好的卫生习惯，主动实施促进健康的行为。

（沈　丹）

第三节　阴道炎

一、滴虫阴道炎

（一）概述

滴虫阴道炎是由阴道毛滴虫感染而引起的阴道炎症，是临床上常见的阴道炎。

（二）病因

阴道毛滴虫适宜在温度为 25~40℃、pH 值为 5.2~6.6 的潮湿环境中生长，在 pH 5 以下或 7.5 以上的环境中不能生长。滴虫的生活史简单，只有滋养体而无包囊期，滋养体活力较强，能在 3~5℃的环境中生存 21 日；在 46℃时生存 20~60 分钟；在半干燥环境中约生存 10 小时；在普通肥皂水中也能生存 45~120 分钟。阴道毛滴虫呈梨形，后端尖，大小为多核白细胞的 2~3 倍。虫体顶端有 4 根鞭毛，体部有波动膜，后端有轴柱凸出。活的滴虫透明无色，呈水滴状，诸鞭毛随波动膜的波动而摆动。

滴虫有嗜血及耐碱的特性。隐藏在腺体及阴道皱襞中的滴虫，在月经前、后，阴道 pH 发生变化时得以繁殖，引起炎症的发作。阴道毛滴虫能消耗或吞噬阴道上皮细胞内的糖原，阻碍乳酸生成，使阴道内 pH 值升高。滴虫不仅寄生于阴道，还常侵入尿道或尿道旁腺，甚至膀胱、肾盂以及男性的包皮皱褶、尿道或前列腺中。

临床上，滴虫阴道炎往往与其他阴道炎并存，多合并细菌性阴道病。

（三）发病机制与传染方式

1. 发病机制　滴虫主要是通过其表面的凝集素及半胱氨酸蛋白酶黏附于阴道上皮细胞，进而经阿米巴样运动的机械损伤以及分泌物的蛋白水解酶、蛋白溶解酶的细胞毒作用，共同损伤上皮细胞，并诱导炎症介质的产生，最后导致上皮细胞溶解、脱落，局部炎症发生。

2. 传染方式　①经性交直接传播：与女性患者有一次非保护性交后，约 70%男性发生感染，通过性交男性传给女性的概率更高。由于男性感染后常无症状，因此易成为感染源。②经公共浴池、浴盆、浴巾、游泳池、坐式便器、衣物等间接传播。③医源性传播：通过污染的器械及敷料传播。

（四）护理评估

1. 健康史　询问患者的年龄，可能的发病原因。了解患者个人卫生及月经期卫生保健情况，以及症状与月经的关系。了解其性伙伴有无滴虫感染，发病前是否到公共浴池或游泳池等。

2. 临床表现

（1）潜伏期：4~28日。

（2）症状：有25%~50%患者在感染初期无症状，其中1/3在感染6个月内出现症状，症状的轻重取决于局部免疫因素、滴虫数量多少及毒力强弱。滴虫阴道炎的主要症状是阴道分泌物增加及外阴瘙痒，分泌物为稀薄的泡沫状，黄绿色有臭味。瘙痒部位主要为阴道口及外阴，间或有灼热、疼痛、性交痛等。若尿道口有感染，可有尿频、尿痛，有时可见血尿。阴道毛滴虫能吞噬精子，并能阻碍乳酸生成，影响精子在阴道内存活，可致不孕。

（3）体征：检查时见阴道黏膜充血，严重者有散在出血斑点，甚至宫颈有出血点，形成"草莓样"宫颈。后穹隆有大量白带，呈灰黄色、黄白色稀薄液体或黄绿色脓性分泌物，常呈泡沫状。带虫者阴道黏膜常无异常改变。

3. 辅助检查　在阴道分泌物中找到滴虫即可确诊。生理盐水悬滴法是进行阴道毛滴虫检查最简便的方法。具体方法是：在载玻片上加温生理盐水1小滴，于阴道后穹隆处取少许分泌物混于生理盐水中，立即在低倍光镜下寻找滴虫。显微镜下可见到波状运动的滴虫及增多的白细胞被推移。此方法敏感性为60%~70%。对可疑但多次未能发现滴虫的患者，可取阴道分泌物进行培养，其准确率可达98%。取阴道分泌物送检时应注意及时和保暖，并且在取分泌物前24~48小时避免性交、阴道灌洗及局部用药，取分泌物时应注意不要使用润滑剂等。

目前，检查阴道毛滴虫还可用聚合酶链反应，其敏感性为90%，特异性为99.8%。

4. 社会-心理评估　评估患者的心理状况，了解患者是否会因害羞不愿到医院就诊。同时评估影响治疗效果的心理压力和反复发作造成的苦恼，以及家属对患者的理解和配合。

5. 治疗原则　由于阴道毛滴虫可同时感染尿道、尿道旁腺、前庭大腺，因此，滴虫阴道炎患者需要全身用药，主要治疗的药物为甲硝唑和替硝唑。

（1）全身用药方法：初次治疗可单次口服甲硝唑2g或替硝唑2g。也可选用甲硝唑400mg，每日2次，7日为一个疗程；或用替硝唑500mg，每日2次，7日为一个疗程。女性患者口服药物治疗治愈率为82%~89%，若性伴侣同时治疗，治愈率可达95%。患者服药后偶见胃肠道反应，如食欲减退、恶心、呕吐。此外，偶见头痛、皮疹、白细胞数量减少等，一旦发现应停药。

（2）局部用药：不能耐受口服药物治疗的患者可以选用阴道局部用药。但单独阴道用药的效果不如全身用药好。局部可选用甲硝唑阴道泡腾片200mg，每晚1次，连用7日。局部用药的有效率低于50%。局部用药前，可先用1%乳酸液或0.1%~0.5%醋酸液冲洗阴道，改善阴道内环境，以提高疗效。

（五）护理诊断和医护合作性问题

1. 舒适的改变　与阴部瘙痒及白带增多有关。

2. 自我形象紊乱　与阴道分泌物异味有关。

3. 排尿异常　与尿道口感染有关。

4. 性生活形态改变　与炎症引起性交痛，治疗期间禁性生活有关。

（六）计划与实施

1. 预期目标

（1）患者在最短时间内解除或减轻症状，舒适感增强。

（2）经过积极治疗和护理，患者阴道分泌物增多及有异味的症状减轻。

（3）患者能积极配合治疗，相应症状得到缓解。

（4）患者了解治疗期间禁性生活的重要性。

2. 护理措施

（1）指导患者注意个人卫生，保持外阴部清洁、干燥，尽量避免搔抓外阴部，以免局部皮肤损伤加重症状。

（2）向患者讲解易感因素和传播途径，特别是要到正规的浴池和游泳池等场所活动。

（3）治疗期间禁止性生活：服用甲硝唑或替硝唑期间及停药 24 小时内要禁酒，因药物与乙醇结合可出现皮肤潮红、呕吐、腹痛、腹泻等反应。甲硝唑能通过乳汁排泄，因此，哺乳期妇女用药期间及用药后 24 小时内不能哺乳。

（4）性伴侣治疗：滴虫阴道炎主要是由性交传播，性伴侣应同时治疗，治疗期间禁止性生活。

（5）观察用药反应：患者口服甲硝唑后如出现食欲减退、恶心、呕吐，以及头痛、皮疹、白细胞数量减少等，应及时告知医生并停药。

（6）留取阴道分泌物送检时，应注意及时和保暖。告知患者在取分泌物前 24～48 小时避免性交、阴道灌洗及局部用药，取分泌物时应注意不要使用润滑剂等。

3. 健康指导

（1）预防措施：作好卫生宣传，积极开展普查普治工作，消灭传染源。严格管理制度，应禁止滴虫患者或带虫者进入游泳池。浴盆、浴巾等用具应消毒。医疗单位必须作好消毒隔离，防止交叉感染。

（2）治疗中注意事项：患病期间应每日更换内裤，内裤及洗涤用毛巾应用开水煮沸消毒 5～10 分钟，以消灭病原体。洗浴用具应注意专人使用，以免交叉感染。

（3）随访：部分滴虫阴道炎治疗后可发生再次感染或与月经后复发，治疗后应随访到症状消失。告知患者如治疗 7 日后症状仍持续存在应及时复诊。

（4）治愈标准：滴虫阴道炎常于月经后复发，应向患者解释检查治疗的重要性，防止复发。复查阴道分泌物时，应选择在月经干净后来院复诊。若经 3 次检查阴道分泌物为阴性时，为治愈。

（七）护理评价

患者了解滴虫阴道炎的相关知识及预防措施。治疗期间能够按医生的方案坚持用药，并按时复诊，使疾病得到彻底治愈。

二、外阴阴道假丝酵母菌病

（一）概述

外阴阴道假丝酵母菌病（VVC）由假丝酵母菌引起的一种常见的外阴阴道炎，曾被称为外阴阴道念珠菌病。外阴阴道假丝酵母菌病发病率较高，据资料显示，约75%的妇女一生中至少患过一次 VVC，其中 40%～50% 的妇女经历过一次复发。

（二）病因

引起外阴阴道假丝酵母菌病的病原体 80%～90% 为白假丝酵母菌，10%～20% 为光滑假丝酵母菌、近平滑假丝酵母菌及热带假丝酵母菌等。该菌对热的抵抗力不强，加热至 60℃ 1 小时即可死亡，但对干燥、日光、紫外线及化学制剂有较强的抵抗力。酸性环境适宜假丝酵母菌的生长，有假丝酵母菌感染的阴道 pH 值多在 4.0～4.7 之间，通常 <4.5。

白假丝酵母菌为条件致病菌，约 10%～20% 的非孕妇女及 30% 孕妇阴道中有此菌寄生，但菌量很少，并不引起症状。但当全身及阴道局部免疫力下降，尤其是局部免疫力下降时，病原体大量繁殖而引发阴道炎。常见的诱发因素有妊娠、糖尿病、大量应用免疫抑制剂及广谱抗生素。妊娠时机体免疫力下降，雌激素水平高，阴道组织内糖原增加，酸度增高，有利于假丝酵母菌生长。此外，雌激素可与假丝酵母菌表面的激素受体结合，促进阴道黏附及假菌丝形成。糖尿病患者机体免疫力下降，阴道内糖原增加，适合假丝酵母菌繁殖。大量应用免疫抑制剂使机体抵抗力降低。长期应用广谱抗生素，改变了阴道内病原体的平衡，尤其是抑制了乳杆菌的生长。其他诱因有胃肠道假丝酵母菌、含高剂量雌激素的避孕药，另外，穿紧身化纤内裤及肥胖会使会阴局部温度及湿度增加，假丝酵母菌易于繁殖而引起感染发生。

（三）发病机制与传染方式

1. 发病机制 假丝酵母菌在阴道内寄居以致形成炎症，要经过黏附、形成菌丝、释放侵袭性酶类等过程。假丝酵母菌通过菌体表面的糖蛋白与阴道宿主细胞的糖蛋白受体结合，黏附宿主细胞，然后菌体出芽形成芽管和假菌丝，菌丝可穿透阴道鳞状上皮吸收营养，假丝酵母菌进而大量繁殖。假丝酵母菌生长过程中，分泌多种蛋白水解酶并可激活补体旁路途径，产生补体趋化因子和过敏毒素，导致局部血管扩张、通透性增强和炎性反应。

2. 传染方式 ①内源性传染：假丝酵母菌除寄生阴道外，还可寄生于人的口腔、肠道，这三个部位的念珠菌可互相传染，当局部环境条件适合时易发病。②性交传染：少部分患者可通过性交直接传染。③间接传染：极少数患者是接触感染的衣物间接传染。

（四）护理评估

1. 健康史 评估患者有无诱发因素存在，如妊娠、糖尿病、长期应用激素或抗生素或免疫抑制剂等情况，以及发病后的治疗情况，是否为初次发病。

2. 临床表现 主要表现为外阴瘙痒、灼痛，严重时坐卧不宁，异常痛苦，还可伴有尿频、尿痛及性交痛。急性期白带增多，白带特征是白色稠厚呈凝乳或豆渣样。检查见外阴抓痕，小阴唇内侧及阴道黏膜附有白色膜状物，擦除后露出红肿黏膜面，急性期还可能见到糜烂及浅表溃疡。

由于患者的流行情况、临床表现轻重不一，感染的假丝酵母菌菌株、宿主情况不同，对治疗的反应有差别。为利于治疗及比较治疗效果，目前将外阴阴道假丝酵母菌病根据宿主情况、发生频率、临床表现及真菌种类不同分为单纯性外阴阴道假丝酵母菌病和复杂性外阴阴道假丝酵母菌病。具体分类方法如表 14-1。

表 14-1　外阴阴道假丝酵母菌病的临床分类

	单纯性 VVC	复杂性 VVC
发生频率	散发或非经常发生	复发性
临床表现	轻到中度	重度
真菌种类	白假丝酵母菌	非白假丝酵母菌
宿主情况	免疫功能正常	免疫力低下或应用免疫抑制剂或糖尿病、妊娠

3. 辅助检查　包括以下几种。

(1) 悬滴法检查：将 10%氢氧化钾或生理盐水 1 滴滴于玻片上，取少许阴道分泌物混于其中，混匀后在显微镜下寻找孢子和假菌丝。由于 10%氢氧化钾可溶解其他细胞成分，假丝酵母菌检出率高于生理盐水，阳性率为 70%~80%。

(2) 培养法检查：若有症状而多次悬滴法检查均为阴性，可用培养法。将阴道分泌物少许放入培养管内培养，结果（+）确诊。

(3) pH 值测定：若 pH<4.5，可能为单纯性假丝酵母菌感染，若 pH>4.5，并且涂片中有大量白细胞，可能存在混合感染。

4. 心理-社会评估　外阴阴道假丝酵母菌病患者由于自觉症状较重，严重影响其日常生活和学习，特别是影响患者入睡，多会出现焦虑和烦躁情绪，因此，护理人员应着重评估患者的心理反应，了解其对于疾病和治疗有无顾虑，特别是需停用激素和抗生素的患者要做好解释工作，以便积极配合治疗。

5. 治疗原则　包括以下几点。

(1) 消除诱因：若有糖尿病应积极治疗；及时停用广谱抗生素、雌激素、类固醇激素。

(2) 局部用药：单纯性 VVC 可选用以下药物进行局部治疗：①咪康唑栓剂，每晚 1 粒（200mg），连用 7 日，或每晚 1 粒（400mg），连用 3 日。②克霉唑栓剂或片剂，每晚 1 粒（150mg）或 1 片（250mg），连用 7 日或每日早晚各 1 粒（150mg），连用 3 日，或 1 粒（500mg），单次用药。③制霉菌素栓剂，每晚 1 粒（10 万 U），连用 10~14 日。复杂性 VVC 局部用药选择与单纯性 VVC 基本相同，均可适当延长治疗时间。

(3) 全身用药：单纯性 VVC 也可选用口服药物：①伊曲康唑每次 200mg，每日 1 次口服，连用 3~5 日，或用 1 日疗法，口服 400mg，分两次服用。②氟康唑 150mg，顿服。复杂性 VVC 全身用药选择与单纯性 VVC 基本相同，均可适当延长治疗时间。

(4) 复发性 VVC 的治疗：外阴阴道假丝酵母菌病治疗后容易在月经前复发，故治疗后应在月经前复查白带。VVC 治疗后约 5%~10%复发。对复发病例应检查原因，如是否有糖尿病、应用抗生素、雌激素或类固醇激素、穿紧身化纤内裤、局部药物的刺激等，消除诱因。性伴侣应进行假丝酵母菌的检查及治疗。由于肠道及阴道深层假丝酵母菌是重复感染的重要来源，抗真菌剂以全身用药为主，可适当加大抗真菌剂的剂量及延长用药时间。

（五）护理诊断及医护合作性问题

1. 睡眠型态改变　与阴部奇痒、烧灼痛有关。

2. 焦虑　与疾病反复发作有关。

3. 知识缺乏　缺乏疾病及防护知识。

4. 皮肤黏膜完整性受损　与炎症引起的阴道黏膜充血、破损有关。

（六）计划与实施

1. 护理目标

（1）患者在最短时间内解除或减轻症状，睡眠恢复正常。

（2）患者紧张焦虑的心情恢复平静。

（3）患者能够掌握有关外阴阴道假丝酵母菌病的防护措施。

（4）患者能正确使用药物，皮肤破损范围不增大。

2. 护理措施

（1）心理护理：VVC患者多数有焦虑及烦躁心理，护理人员应耐心倾听其主诉，并安慰患者，向其讲清该病的治疗效果及效果显现时间，使其焦虑、烦躁情绪得到缓解和释放。还应告知患者按医生的用药和方案坚持治疗和按时复诊，不要随意中断，以免影响疗效。

（2）局部用药指导：局部用药前可用2%~4%碳酸氢钠液冲洗阴道，改变阴道酸碱度，不利于假丝酵母菌生长，可提高疗效。阴道上药时要尽量将药物放入阴道深处。

（3）保持外阴清洁和干燥，分泌物多时应勤换内裤，用过的内裤、盆及毛巾应用开水烫洗或煮沸消毒5~10分钟。

3. 健康指导

（1）注意个人卫生，勤换内裤，用过的内裤、盆及毛巾均应用开水烫洗，尽量不穿紧身及化纤材质内衣裤。

（2）讲解外阴阴道假丝酵母菌病的易感因素，强调外阴清洁的重要性，洗浴卫生用品专人使用，避免交叉感染，特别注意妊娠期和月经期卫生，出现外阴瘙痒等症状及时就医。

（3）尽量避免长时间应用广谱抗生素，如有糖尿病应及时、积极治疗。

（4）患病及治疗期间应注意休息，避免过度劳累。饮食上增加新鲜蔬菜和水果的摄入，禁食辛辣食物及饮酒。

（七）护理评价

患者了解外阴阴道假丝酵母菌病的相关知识及预防措施。治疗期间能够遵医嘱坚持用药，并按时复诊，使疾病得到彻底治愈。随着病情的恢复，患者焦虑及烦躁心理得到缓解。

三、细菌性阴道病

（一）概述

细菌性阴道病是阴道内正常菌群失调所致的一种混合感染。曾被命名为嗜血杆菌阴道炎、加德纳菌阴道炎、非特异性阴道炎、棒状杆菌阴道炎，目前被命名为细菌性阴道病。细菌性阴道病是临床及病理特征无炎症改变的阴道炎。

（二）病因

细菌性阴道病非单一致病菌所引起，而是多种致病菌共同作用的结果。

（三）病理生理

生理情况下，阴道内有各种厌氧菌及需氧菌，其中以产生过氧化氢的乳杆菌占优势。细菌性阴道病时，阴道内乳杆菌减少而其他细菌大量繁殖，主要有加德纳尔菌、动弯杆菌、类杆菌、消化链球菌等及其他厌氧菌，部分患者合并人型支原体，其中以厌氧菌居多。厌氧菌的浓度可以是正常妇女的 100~1 000 倍。厌氧菌繁殖的代谢产物使阴道分泌物的生化成分发生相应改变，pH 值升高，胺类物质、有机酸和一些酶类增加。胺类物质可使阴道分泌物增多并有臭味。酶和有机酸可破坏宿主的防御机制而引起炎症。

（四）护理评估

1. 健康史　了解患者阴道分泌物的形状，分泌物量是否增多和有臭味。

2. 临床表现　细菌性阴道病多发生在性活跃期妇女。10%~40% 患者无临床症状，有症状者主要表现为阴道分泌物增多，有鱼腥臭味，于性交后加重。可伴有轻度外阴瘙痒或烧灼感。分泌物呈灰白色、均匀一致、稀薄，常黏附在阴道壁，其黏稠度低，容易将分泌物从阴道壁拭去。阴道黏膜无充血等炎症表现。

3. 辅助检查　细菌性阴道病临床诊断标准为下列检查中有 3 项阳性即可明确诊断。

（1）阴道分泌物为匀质、稀薄白色。

（2）阴道 pH>4.5 阴道分泌物 pH 值通常在 4.7~5.7 之间，多为 5.0~5.5。

（3）胺臭味试验阳性：取阴道分泌物少许放在玻片上，加入 10% 氢氧化钾 1~2 滴，产生一种烂鱼肉样腥臭气味即为阳性。

（4）线索细胞阳性：取少许分泌物放在玻片上，加一滴生理盐水混合，置于高倍显微镜下寻找线索细胞。线索细胞即阴道脱落的表层细胞，于细胞边缘黏附大量颗粒状物即各种厌氧菌，尤其是加德纳菌，细胞边缘不清。严重病例，线索细胞可达 20% 以上，但几乎无白细胞。

（5）可参考革兰染色的诊断标准，其标准为每个高倍光镜下，形态典型的乳杆菌≤5，两种或两种以上其他形态细菌（小的革兰阴性杆菌、弧形杆菌或阳性球菌）≥6。

4. 心理-社会评估　了解患者对自身疾病的心理反应。一般情况下，患者会因为阴道分泌物的异味而难为情，有一定的心理负担。

5. 治疗原则　细菌性阴道病多选用抗厌氧菌药物，主要有甲硝唑、克林霉素。甲硝唑抑制厌氧菌生长，而不影响乳杆菌生长，是较理想的治疗药物，但对支原体效果差。

（1）全身用药：口服甲硝唑 400mg，每日 2~3 次，共 7 日或单次口服甲硝唑 2g，必要时 24~48 小时重复给药 1 次。甲硝唑单次口服效果不如连服 7 日效果好。也可选用口服克林霉素 300mg，每日 2 次，连服 7 日。

（2）局部用药：阴道用甲硝唑泡腾片 200mg，每晚 1 次，连用 7~14 日。2% 克林霉素软膏涂阴道，每晚 1 次，每次 5g，连用 7 日。局部用药与全身用药效果相似，治愈率可达 80%。

（五）护理诊断和医护合作性问题

1. 自我形象紊乱　与阴道分泌物异味有关。

2. 知识缺乏　缺乏疾病及防护知识。

（六）计划与实施

1. 护理目标

（1）帮助患者建立治疗信心，积极接受治疗，使症状及早缓解。

（2）患者能够掌握有关生殖系统炎症的防护措施。

2. 护理措施

(1) 心理护理：向患者解释异味产生的原因，告知患者坚持用药和治疗，症状会缓解，使患者心理负担减轻。

(2) 用药指导：向患者讲清口服药的用法、用量，阴道用药的方法及注意事项。

(3) 协助医生进行阴道分泌物取材，注意取材时应取阴道侧壁的分泌物，不应取宫颈管或后穹隆处分泌物。

(4) 阴道局部可用 1% 乳酸溶液或 0.5% 醋酸溶液冲洗阴道，改善阴道内环境以提高疗效。

3. 健康指导

(1) 注意个人卫生，勤换内裤。平时尽量不穿紧身及化纤材质内衣裤。清洁会阴部用品要专人专用，避免交叉感染。

(2) 阴道用药方法：阴道用药最好选在晚上睡前，先清洗会阴部，然后按医嘱放置药物，药物最好放置在阴道深部，可保证疗效。

（七）护理评价

患者阴道分泌物减少，异味消除，并了解细菌性阴道病的相关知识，掌握全身及局部用药方法。

四、萎缩性阴道炎

（一）概述

萎缩性阴道炎常见于自然绝经及卵巢去势后妇女，也可见于产后闭经或药物假绝经治疗的妇女。因卵巢功能衰退，雌激素水平降低，阴道壁萎缩，黏膜变薄，上皮细胞内糖原含量减少，阴道内 pH 值增高，局部抵抗力降低，致病菌容易入侵繁殖引起炎症。

（二）病因

由于卵巢功能衰退、雌激素水平降低、阴道壁萎缩、黏膜变薄，上皮细胞内糖原含量减少、阴道内 pH 值增高、局部抵抗力下降，致病菌容易侵入并繁殖，而引起炎症。

（三）护理评估

1. 健康史　了解患者的年龄、是否已经绝经、是否有卵巢手术史、盆腔放射治疗史或药物性闭经史、近期身体状况、有无其他慢性疾病等。

2. 临床表现　主要症状为阴道分泌物增多及外阴瘙痒、灼热感。阴道分泌物稀薄，呈淡黄色，严重者呈血样脓性白带，患者有性交痛。

阴道检查见阴道呈萎缩性改变，上皮萎缩、菲薄、皱襞消失，阴道黏膜充血，有小出血点，有时见浅表溃疡。若溃疡面与对侧粘连，阴道检查时粘连可被分开而引起出血，粘连严重时可造成阴道狭窄甚至闭锁，炎症分泌物引流不畅可形成阴道积脓或宫腔积脓。

3. 辅助检查　包括以下几种。

(1) 阴道分泌物检查：取阴道分泌物在显微镜下可见大量基底层细胞及白细胞而无滴虫及假丝酵母菌。

(2) 宫颈细胞学检查：有血性白带的患者应行宫颈细胞学检查，首先应排除子宫颈癌的可能。

（3）分段诊刮：有血性分泌物的患者，应根据其情况进行分段诊刮，以排除子宫恶性肿瘤。

4. 心理-社会评估　萎缩性阴道炎患者多数为绝经期妇女，由于绝经期症状已经给患者带来严重的心理负担，患者多表现出严重的负性心理情绪，如烦躁、焦虑、紧张等。护理人员应对患者各种情绪反应做出准确评估，同时了解家属是否存在不耐烦等不良情绪。

5. 治疗原则　萎缩性阴道炎的治疗原则是抑制细菌生长及增加阴道抵抗力，常用药物有以下几种。

（1）抑制细菌生长：用1%乳酸液或0.5%醋酸液冲洗阴道，每日1次，可增加阴道酸度，抑制细菌生长繁殖。阴道冲洗后，用甲硝唑200mg或氧氟沙星100mg，放于阴道深部，每日1次，7~10日为1疗程。

（2）增加阴道抵抗力：针对病因给雌激素治疗，可局部用药，也可全身用药。己烯雌酚0.125~0.25mg，每晚放入阴道深部1次，7日为一疗程或用0.5%己烯雌酚软膏涂局部涂抹。全身用药，可口服尼尔雌醇，首次4mg，以后每2~4周服1次，每次2mg，维持2~3个月。尼尔雌醇是雌三醇的衍生物，剂量小、作用时间长、对子宫内膜影响小，较安全。对应用性激素替代治疗的患者，可口服结合雌激素0.625mg或戊酸雌二醇1mg和甲羟孕酮2mg，每日1次。乳癌或子宫内膜癌患者慎用雌激素制剂。

（四）护理诊断和医护合作性问题

1. 皮肤黏膜完整性受损　与炎症引起的阴道黏膜充血、破损有关。
2. 舒适的改变　与皮肤瘙痒、烧灼感有关。
3. 知识缺乏　缺乏疾病及其防护知识。
4. 焦虑　与外阴瘙痒等症状有关。

（五）计划与实施

1. 预期目标
（1）患者能正确使用药物，避免皮肤抓伤，皮损范围不增大。
（2）患者在最短时间内解除或减轻症状，舒适感增强。
（3）患者了解疾病有关的知识及防护措施。
（4）患者焦虑感减轻，能够积极主动配合治疗。

2. 护理措施
（1）心理护理：认真倾听患者对疾病的主诉及其内心感受；耐心向患者讲解有关萎缩性阴道炎的相关知识、治疗方法及效果，帮助其树立治疗信心。同时，与其家属沟通，了解家属的态度与反应，积极做好家属工作，使其能够劝导患者，减轻焦虑及烦躁情绪。
（2）用药指导：嘱患者遵医嘱用药，年龄较大的患者，应教会家属用药，使家属能够监督或协助使用。

3. 健康指导
（1）注意个人卫生，勤换内裤。平时尽量不穿紧身及化纤材质内衣裤。
（2）阴道用药方法：阴道用药最好选在晚上睡前，先清洗会阴部，然后按医嘱放置药物，药物最好放置在阴道深部，以保证疗效。

（六）护理评价

患者阴道分泌物减少，外阴瘙痒症状减轻或消失。患者焦虑紧张情绪好转，其家属能够理解并帮助患者缓解情绪及治疗疾病。

（沈　丹）

第四节　子宫颈炎

宫颈炎症是妇科最常见的疾病之一，包括宫颈阴道部炎症及宫颈管黏膜炎症。临床上多见的宫颈炎是宫颈管黏膜炎。子宫颈炎又分为急性子宫颈炎和慢性子宫颈炎，临床上以慢性子宫颈炎多见。

一、急性子宫颈炎

（一）概述

急性子宫颈炎是病原体感染宫颈引起的急性炎症，其常与急性子宫内膜炎或急性阴道炎同时发生。

（二）病因

急性宫颈炎主要见于感染性流产、产褥期感染、宫颈损伤或阴道异物并发感染。常见的病原体为葡萄球菌、链球菌、肠球菌等。近年来随着性传播疾病的增加，急性宫颈炎病例也不断增多。病原体主要是淋病奈瑟菌、沙眼衣原体。淋病奈瑟菌及沙眼衣原体均感染宫颈管柱状上皮，沿黏膜面扩散引起浅层感染，病变以宫颈管明显，引起黏液脓性宫颈黏膜炎。除宫颈管柱状上皮外，淋病奈瑟菌还常侵袭尿道移行上皮、尿道旁腺及前庭大腺。沙眼衣原体感染只发生在宫颈管柱状上皮，不感染鳞状上皮，故不引起阴道炎，仅形成急性宫颈炎症。葡萄球菌、链球菌更易累及宫颈淋巴管，侵入宫颈间质深部。

（三）病理

肉眼见宫颈红肿，宫颈管黏膜充血、水肿，脓性分泌物可经宫颈外口流出。镜下见血管充血，宫颈黏膜及黏膜下组织、腺体周围大量中性粒细胞浸润，腺体内口可见脓性分泌物。

（四）护理评估

1. 健康史　了解患者近期有无妇科手术史、孕产史及性生活情况，评估患者的身体状况。

2. 临床表现　主要症状为阴道分泌物增多，呈黏液脓性，阴道分泌物的刺激可引起外阴瘙痒和灼热感，伴有腰酸及下腹部坠痛。此外，常有下泌尿道症状，如尿急、尿频、尿痛。沙眼衣原体感染还可出现经量增多、经间期出血、性交后出血等症状。

妇科检查见宫颈充血、水肿、黏膜外翻，有黏液脓性分泌物从宫颈管流出。衣原体宫颈炎可见宫颈红肿、黏膜外翻、宫颈触痛，且常有接触性出血。淋病奈瑟菌感染还可见到尿道口、阴道口黏膜充血、水肿以及多量脓性分泌物。

3. 辅助检查　宫颈分泌物涂片作革兰染色：先擦去宫颈表面分泌物后，用小棉拭子插入宫颈管内取出，肉眼看到拭子上有黄色或黄绿色黏液脓性分泌物，然后作革兰染色，若光镜下平均每个油镜视野有 10 个以上或每个高倍视野有 30 个以上中性粒细胞为阳性。

急性宫颈炎患者还应进行衣原体及淋病奈瑟菌的检查，包括宫颈分泌物涂片作革兰染色、分泌物培养、酶联免疫吸附试验及核酸检测。

4. 心理-社会评估　急性宫颈炎一般起病急，症状重，患者多会表现出紧张及焦虑的情绪，特别是有不洁性生活史的患者，担心自己患有性传播疾病，严重者可出现恐惧心理。护理人员应仔细评估患者患病后的内心感受，发现其不良情绪并进行合理的心理疏导。

5. 治疗原则　主要针对病原体治疗，应做到及时、足量、规范、彻底治疗，如急性淋病奈瑟菌性宫颈炎，性伴侣需同时治疗。

（1）单纯急性淋菌性宫颈炎应大剂量、单次给药，常用第三代头孢菌素及大观霉素。

（2）衣原体性宫颈炎治疗常用的药物有四环素类、红霉素类及喹诺酮类。

（五）护理诊断和医护合作性问题

1. 舒适的改变　与阴道分泌物增多、腰骶部疼痛及下腹部坠痛有关。

2. 焦虑　与对疾病诊断的担心有关。

3. 排尿形态改变　与炎症刺激产生尿频、尿急、尿痛症状有关。

4. 知识缺乏　缺乏急性宫颈炎病因、治疗及预防等相关知识。

（六）计划与实施

1. 预期目标

（1）经治疗后患者在最短时间内解除或减轻症状，舒适感增强。

（2）患者紧张焦虑的心情得到缓解。

（3）患者治疗后排尿形态恢复正常。

（4）患者了解急性宫颈炎的病因及治疗方法，掌握了预防措施。

2. 护理措施

（1）患者出现症状后及时到医院急诊，使疾病能够得到及时诊断、正确治疗，并指导患者按医嘱使用抗生素。

（2）对症处理：急性期应卧床休息。出现高热患者在遵医嘱用药的同时可给予物理降温、酒精或温水擦浴，也可用冰袋降温，并定时监测体温、脉搏、血压。有严重腰骶部疼痛的患者可遵医嘱服用镇痛药。有尿道刺激症状者应多饮水，以减轻症状。

（3）心理护理：耐心倾听患者的主诉，了解和评估患者的心理状态。向患者介绍急性宫颈炎的发病原因及引起感染的病原菌，特别是要强调急性宫颈炎的治疗效果和意义，增强患者治疗疾病的信心，鼓励其坚持并严格按医嘱服药。

3. 健康指导

（1）指导患者做好经期、孕期及产褥期的卫生；指导患者保持性生活卫生，以减少和避免性传播疾病。

（2）指导患者定期进行妇科检查，发现宫颈炎症积极予以治疗。

（七）护理评价

患者症状减轻或消失，焦虑紧张的情绪有所缓解，并随着症状的消失进一步好转并恢复正常。患者了解急性宫颈炎的相关知识，并掌握了预防措施。

二、慢性宫颈炎

（一）概述

慢性宫颈炎多由急性宫颈炎转变而来，常因急性宫颈炎未治疗或治疗不彻底，病原体隐藏于宫颈黏膜内形成慢性炎症。

（二）病因

慢性宫颈炎多由于分娩、流产或手术损伤宫颈后，病原体侵入而引起感染。也有的患者无急性宫颈炎症状，直接发生慢性宫颈炎。慢性宫颈炎的病原体主要为葡萄球菌、链球菌、大肠杆菌及厌氧菌，其次为性传播疾病的病原体，如淋病奈瑟菌及沙眼衣原体。

目前沙眼衣原体及淋病奈瑟菌感染引起的慢性宫颈炎亦日益增多。此外，单纯疱疹病毒也可能与慢性宫颈炎有关。病原体侵入宫颈黏膜，并在此处潜藏，由于宫颈黏膜皱襞多，感染不易彻底清除，往往形成慢性宫颈炎。

（三）病理

慢性宫颈炎根据病理组织形态临床上分为以下几种。

1. 宫颈糜烂样改变　以往称为"宫颈糜烂"，并认为是慢性宫颈炎常见的一种病理改变。随着阴道镜的发展以及对宫颈病理生理认识的提高，"宫颈糜烂"这一术语在西方国家的妇产科教材中已被废弃。宫颈外口处的宫颈阴道部外观呈细颗粒状的红色区，称宫颈糜烂样改变。糜烂面边界与正常宫颈上皮界限清楚、糜烂面为完整的单层宫颈管柱状上皮所覆盖，由于宫颈管柱状上皮抵抗力低，病原体易侵入发生炎症。在炎症初期，糜烂面仅为单层柱状上皮所覆盖，表面平坦，称单纯性糜烂，随后由于腺上皮过度增生并伴有间质增生，糜烂面凹凸不平呈颗粒状，称颗粒型糜烂。当间质增生显著，表面不平现象更加明显呈乳突状，称乳突型糜烂。幼女或未婚妇女，有时见宫颈呈红色，细颗粒状，形似糜烂，但事实上并无明显炎症，是宫颈管柱状上皮外移所致，不属于病理性宫颈糜烂。

2. 宫颈肥大　由于慢性炎症的长期刺激，宫颈组织充血、水肿，腺体和间质增生，还可能在腺体深部有黏液潴留形成囊肿，使宫颈呈不同程度的肥大，但表面多光滑，有时可见到宫颈腺囊肿突起。由于纤维结缔组织增生，使宫颈硬度增加。

3. 宫颈息肉　宫颈管黏膜增生，局部形成突起病灶称为宫颈息肉。慢性炎症长期刺激使宫颈管局部黏膜增生，子宫有排除异物的倾向，使增生的黏膜逐渐自基底部向宫颈外口突出而形成息肉（图14-1），一个或多个不等，直径一般约1cm，色红、呈舌形、质软而脆，易出血，蒂细长，根部多附着于宫颈管外口，少数在宫颈管壁。光镜下见息肉中心为结缔组织伴有充血、水肿及炎性细胞浸润，表面覆盖单层高柱状上皮，与宫颈管上皮相同。宫颈息肉极少恶变，恶变率<1%，但临床上应注意子宫恶性肿瘤可呈息肉样突出于宫颈口，应予以鉴别。

4. 宫颈腺囊肿　在宫颈转化区中，鳞状上皮取代柱状上皮过程中，新生的鳞状上皮覆盖宫颈腺管口或伸入腺管，将腺管口阻塞。腺管周围的结缔组织增生或瘢痕形成，压迫腺管，使腺管变窄甚至阻塞，腺体分泌物引流受阻，潴留形成囊肿（图14-2）。检查时见宫颈表面突出多个青白色小囊泡，内含无色黏液。若囊肿感染，则外观呈白色或无组织，宫颈阴道部外观很光滑，仅见宫颈外口有脓性分泌物堵塞，有时宫颈管黏膜增生向外口突出，可见宫颈口充血发红。

5. 宫颈黏膜炎 病变局限于宫颈管黏膜及黏膜下组织，宫颈阴道部外观光滑，宫颈外口可见有脓性分泌物，有时宫颈管黏膜增生向外突出，可见宫颈口充血、发红。由于宫颈管黏膜及黏膜下组织充血、水肿、炎性细胞浸润和结缔组织增生，可使宫颈肥大。

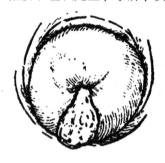

图 14-1　宫颈息肉

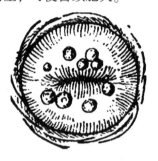

图 14-2　宫颈腺囊肿

（四）护理评估

1. 健康史　了解和评估患者的一般情况、现身体状况、婚姻状况及孕产史。

2. 临床表现

（1）症状及体征：慢性宫颈炎的主要症状是阴道分泌物增多。由于病原体、炎症的范围及程度不同，分泌物的量、性质、颜色及气味也不同。阴道分泌物多呈乳白色黏液状，有时呈淡黄色脓性，伴有息肉形成时易有血性白带或性交后出血。当炎症沿宫骶韧带扩散到盆腔时，可有腰骶部疼痛、盆腔部下坠痛等。当炎症涉及膀胱下结缔组织时，可出现尿急、尿频等症状。宫颈黏稠脓性分泌物不利于精子穿过，可造成不孕。

妇科检查时可见宫颈有不同程度糜烂、肥大，有时质较硬，有时可见息肉、裂伤、外翻及宫颈腺囊肿。

（2）宫颈糜烂的分度：根据糜烂面积大小将宫颈糜烂分为 3 度（图 14-3）。轻度指糜烂面小于整个宫颈面积的 1/3；中度指糜烂面占整个宫颈面积的 1/3~2/3；重度指糜烂面占整个宫颈面积的 2/3 以上。根据糜烂的深浅程度可分为单纯型、颗粒型和乳突型 3 型。诊断宫颈糜烂应同时表示糜烂的面积和深浅。

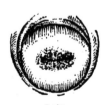　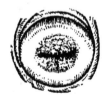　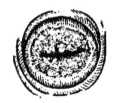

Ⅰ度　　　　　　　Ⅱ度　　　　　　　Ⅲ度

图 14-3　宫颈糜烂分度

3. 辅助检查　包括以下几种。

（1）淋病奈瑟菌及衣原体检查：用于有性传播疾病的高危患者。

（2）宫颈刮片、宫颈管吸片检查：主要用于鉴别宫颈糜烂与宫颈上皮内瘤样病变或早期宫颈癌。

（3）阴道镜检查及活体组织检查：当高度怀疑宫颈上皮内瘤样病变或早期宫颈癌时，

进行该项检查以明确诊断。

4. 心理-社会评估 慢性宫颈炎一般药物治疗效果欠佳，且临床症状出现时间较长，症状虽不重但影响其日常生活和工作，另外慢性宫颈炎还有可能癌变，上述因素使患者思想压力大，易产生烦躁和不安。家属也会因为患者的情绪及病情而产生焦虑和紧张的负性情绪。

5. 治疗原则 慢性宫颈炎以局部治疗为主，可采用物理治疗、药物治疗及手术治疗，其中以物理治疗最常用。

（1）宫颈糜烂的治疗

①物理治疗：物理治疗是最常用的有效治疗方法，其原理是以各种物理方法将宫颈糜烂面单层柱状上皮破坏，使其坏死脱落后，为新生的复层鳞状上皮覆盖。创面愈合需 3~4 周，病变较深者需 6~8 周。常用方法有激光治疗、冷冻治疗、红外线凝结疗法及微波法等。宫颈物理治疗有出血、宫颈管狭窄、不孕、感染的可能。

②药物治疗：局部药物治疗适用于糜烂面积小和炎症浸润较浅的病例，过去局部涂硝酸银或铬酸腐蚀，现已少用。中药有许多验方、配方，临床应用有一定疗效。如子宫颈粉，内含黄矾、金银花各 9 克，五倍子 30 克，甘草 6 克。将药粉洒在棉球上，敷塞于子宫颈，24 小时后取出。月经后上药，每周 2 次，4 次为一疗程。已知宫颈糜烂与若干病毒及沙眼衣原体感染有关，也是诱发宫颈癌因素。干扰素是细胞受病毒感染后释放出的免疫物质，为病毒诱导白细胞产生的干扰素。重组人 α2a 干扰素具有抗病毒、抗肿瘤及免疫调节活性，睡前 1 粒塞入阴道深部，贴近宫颈部位，隔日 1 次，7 次为一疗程，可以重复应用。若为宫颈管炎，其宫颈外观光滑，宫颈管内有脓性排液，此处炎症局部用药疗效差，需行全身治疗。取宫颈管分泌物作培养及药敏试验，同时查找淋病奈瑟菌及沙眼衣原体，根据检测结果采用相应的抗感染药物。

（2）宫颈息肉治疗：宫颈息肉一般行息肉摘除术，术后将切除的组织送病理组织学检查。

（3）宫颈管黏膜炎治疗：宫颈管黏膜炎需进行全身治疗，局部治疗效果差。根据宫颈管分泌物培养及药敏试验结果，选用相应的抗生素进行全身抗感染治疗。

（4）宫颈腺囊肿：对小的宫颈腺囊肿，无任何临床症状的可不进行处理，若囊肿较大或合并感染者，可选用微波治疗或用激光治疗。

（五）护理诊断和医护合作性问题

1. 舒适的改变 与阴道分泌物增多、腰骶部疼痛及下腹部坠痛有关。
2. 焦虑 与接触性出血、不孕及该病有癌变可能有关。
3. 有感染的可能 与物理治疗创面有关。
4. 知识缺乏 缺乏慢性宫颈炎治疗、治疗前后注意事项及预防措施等相关知识。

（六）计划与实施

1. 预期目标

（1）患者在最短时间内解除或减轻症状，舒适感增强。

（2）患者紧张焦虑的心情恢复平静。

（3）物理治疗期间未发生感染。

（4）患者能够了解治疗方法并掌握慢性宫颈炎治疗前后注意事项及预防措施。

2. 护理措施

（1）心理护理：了解患者的心理状态及负性情绪表现程度，并进行心理疏导。帮助患者建立治疗的信心，并能够坚持治疗。同时应与家属沟通，评估家属对患者疾病的态度及看法，帮助其了解该病相关知识，使其能够主动关心和照顾患者。

（2）物理治疗的护理

①治疗前护理：治疗前应配合医生做好宫颈刮片检查，有急性生殖器炎症的患者应暂缓此项检查先进行急性炎症的治疗，物理治疗应选择在月经干净后3~7日内进行。

②治疗后护理：宫颈物理治疗后均有阴道分泌物增加，甚至有大量水样排液，此时患者应保持外阴部清洁，必要时垫会阴垫并及时更换，以防感染发生。一般术后1~2周脱痂时有少许出血属正常现象，如患者阴道流血量多于月经量应及时到医院就诊。在创面尚未完全愈合期间（4~8周）禁盆浴、性交和阴道冲洗，以免发生大出血和感染。治疗后须定期检查，第一次检查时间是术后2个月月经干净后，复查内容有观察创面愈合情况及有无颈管狭窄等。

（3）用药指导：向患者解释药物的用法及使用注意事项。

3. 健康指导

（1）预防措施：积极治疗急性宫颈炎；定期作妇科检查，发现宫颈炎症予积极治疗；避免分娩时或器械损伤宫颈；产后发现宫颈裂伤应及时缝合。

（2）物理治疗后，患者应禁性生活和盆浴2个月。保持外阴的清洁和干燥，每日用温开水清洗会阴并更换内裤及会阴垫。

（3）患者应遵医嘱定期进行随诊。

（七）护理评价

患者接受护理人员的指导后焦虑紧张的情绪有所缓解，其家属能够主动关心和帮助患者治疗疾病。物理治疗期间未发生感染，了解了慢性宫颈炎的相关知识，并掌握了物理治疗的注意事项及预防措施。

（沈　丹）

第五节　盆腔炎性疾病

一、盆腔炎性疾病

（一）概述

盆腔炎性疾病是指女性上生殖道的一组感染性疾病，主要包括子宫内膜炎、输卵管炎、输卵管卵巢脓肿、盆腔腹膜炎。炎症可局限于一个部位，也可同时累及几个部位，最常见的是输卵管炎及输卵管卵巢炎，单纯的子宫内膜炎或卵巢炎较少见。盆腔炎性疾病大多发生在性活跃期有月经的妇女。初潮前、绝经后或未婚者很少发生盆腔炎性疾病，若发生盆腔炎性疾病也往往是由于邻近器官炎症的扩散。

（二）病因

引起盆腔炎性疾病的病原体有两个来源，即内源性和外源性，两种病原体可单独存在，也可混合感染，临床上通常为混合感染。

1. **内源性病原体** 来自原寄居于阴道内的菌群，包括厌氧菌和需氧菌。厌氧菌及需氧菌都可单独感染，但通常是混合感染。常见的为大肠杆菌、溶血性链球菌、金黄色葡萄球菌、脆弱类杆菌、消化球菌、消化链球菌。

2. **外源性病原体** 主要为性传播疾病的病原体，如沙眼衣原体、淋病奈瑟菌、支原体等。

（三）感染途径

1. **经淋巴系统蔓延** 细菌经外阴、阴道、宫颈及宫体创伤处的淋巴管侵入盆腔结缔组织及内生殖器其他部分，是产褥感染、流产后感染及放置宫内节育器后感染的主要传播途径，多见于链球菌、大肠杆菌、厌氧菌引起的感染。

2. **沿生殖器黏膜上行蔓延** 病原体侵入外阴、阴道后或阴道内的菌群沿黏膜面经宫颈、子宫内膜、输卵管黏膜蔓延至卵巢及腹腔，是非妊娠期、非产褥期盆腔炎性疾病的主要感染途径。淋病奈瑟菌、沙眼衣原体及葡萄球菌等常沿此途径扩散。

3. **经血循环传播** 病原体先侵入人体的其他系统，再经血循环感染生殖器，为结核菌感染的主要途径。

4. **直接蔓延** 腹腔其他脏器感染后，直接蔓延到内生殖器，如阑尾炎可引起右侧输卵管炎。

（四）病理

1. **急性子宫内膜炎及子宫肌炎** 子宫内膜充血、水肿，有炎性渗出物，严重者内膜坏死、脱落形成溃疡。镜下见大量白细胞浸润，炎症向深部侵入形成子宫肌炎。

2. **急性输卵管炎、输卵管积脓、输卵管卵巢脓肿** 急性输卵管炎主要由化脓菌引起，根据不同的传播途径而有不同的病变特点。病变以输卵管间质炎为主。轻者输卵管仅有轻度充血、肿胀、略增粗；重者输卵管明显增粗、弯曲，纤维素性脓性渗出物多或与周围组织粘连。

若炎症经子宫内膜向上蔓延，首先引起输卵管黏膜炎，输卵管黏膜肿胀、间质水肿、充血及大量中性粒细胞浸润，引起输卵管黏膜粘连，导致输卵管管腔及伞端闭锁，若有脓液积聚于管腔内则形成输卵管积脓。

卵巢很少单独发生炎症，白膜是良好的防御屏障。卵巢常与发生炎症的输卵管伞粘连而发生卵巢周围炎，称输卵管卵巢炎，习称附件炎。炎症可通过卵巢排卵的破孔侵入卵巢实质形成卵巢脓肿，脓肿壁与输卵管积脓粘连并穿通，形成输卵管卵巢脓肿。脓肿多位于子宫后方或子宫、阔韧带后叶及肠管间粘连处，可破入直肠或阴道，若破入腹腔则引起弥漫性腹膜炎。

3. **急性盆腔结缔组织炎** 内生殖器急性炎症时或阴道、宫颈有创伤时，病原体经淋巴管进入盆腔结缔组织而引起结缔组织充血、水肿及中性粒细胞浸润，以宫旁结缔组织炎最常见，首先表现为局部增厚、质地较软、边界不清，然后向两侧盆壁呈扇形浸润，若组织化脓则形成盆腔腹膜外脓肿，可自发破入直肠或阴道。

4. **急性盆腔腹膜炎** 盆腔内器官发生严重感染时，往往蔓延到盆腔腹膜，发生炎症的腹膜充血、水肿，并有少量含纤维素的渗出液，形成盆腔脏器粘连。当有大量脓性渗出液积聚于粘连的间隙内，可形成散在小脓肿；积聚于直肠子宫陷凹处则形成盆腔脓肿，较多见。脓肿的前方为子宫，后方为直肠，顶部为粘连的肠管及大网膜，脓肿可破入直肠而使症状突然减轻，也可破入腹腔引起弥漫性腹膜炎。

5. 败血症及脓毒血症　当病原体毒性强，数量多，患者抵抗力降低时，常发生败血症。多见于严重的产褥感染、感染流产，近年也有报道放置宫内节育器、输卵管结扎手术损伤器官引起的败血症，若不及时控制，往往很快出现感染性休克，甚至死亡。发生感染后，若身体其他部位发现多处炎症病灶或脓肿，应考虑有脓毒血症存在，但需经血培养证实。

6. Fitz-Hugh-Curtis 综合征　指肝包膜炎症而无肝实质损害的肝周围炎，淋病奈瑟菌及衣原体感染均可引起，5%~10%输卵管炎可出现此综合征。

（五）护理评估

1. 健康史　评估和了解患者的年龄、职业、近期身体状况等，特别要了解患者有无不洁性生活史，及目前表现出的各种症状。

2. 临床表现　可因炎症轻重及范围大小而有不同的临床表现，轻者无症状或症状轻微。

（1）症状

A. 常见症状：盆腔炎性疾病常见症状包括下腹痛、发热、阴道分泌物增加。月经期发病可出现月经量增加，经期延长。

B. 下腹痛：腹痛为持续性，活动后或性交后加重。

C. 重症症状：病情严重的可有寒战、高热、头痛、食欲缺乏。

D. 其他：若出现腹膜炎，可有消化系统症状如恶心、呕吐、腹胀、腹泻等。若有脓肿形成，可有下腹包块及局部压迫刺激症状；包块位于子宫前方可出现膀胱刺激症状；包块位于子宫后方可有直肠刺激症状；若在腹膜外可致腹泻、里急后重感和排便困难。

（2）体征

A. 盆腔炎性疾病的患者体征差异较大，轻者无明显异常表现或妇科检查仅发现宫颈举痛或宫体压痛或附件区压痛。

B. 严重患者全身检查时，表现为急性病容，体温升高、心率加快，下腹部有压痛、反跳痛及肌紧张，叩诊鼓音明显，肠鸣音减弱或消失。

C. 盆腔检查：①阴道可见大量脓性分泌物，并有臭味。②宫颈充血、水肿、宫颈举痛，当宫颈管黏膜或宫腔有急性炎症时，将宫颈表面分泌物拭净，可见脓性分泌物从宫颈口流出。③宫体稍大，有压痛，活动受限。④子宫两侧压痛明显，若为单纯输卵管炎，可触及增粗的输卵管，有压痛。⑤若为输卵管积脓或输卵管卵巢脓肿，可触及包块且压痛明显，不活动。⑥宫旁结缔组织炎时，可扪到宫旁一侧或两侧有片状增厚或两侧宫骶韧带高度水肿、增粗，压痛明显。⑦若有盆腔脓肿形成且位置较低时，可扪及后穹隆或侧穹隆有肿块且有波动感，三合诊常能协助进一步了解盆腔情况。

3. 辅助检查　临床诊断盆腔炎性疾病需同时具备下列 3 项：①下腹压痛伴或不伴反跳痛。②宫颈或宫体举痛或摇摆痛。③附件区压痛。以下标准可增加诊断的特异性。

（1）宫颈分泌物培养或革兰染色涂片：淋病奈瑟菌阳性或沙眼衣原体阳性。

（2）血常规检查：WBC 计数$>10\times10^9$/L。

（3）后穹隆穿刺：抽出脓性液体。

（4）双合诊、B 超或腹腔镜检查检查：发现盆腔脓肿或炎性包块。腹腔镜检查能提高确诊率。其肉眼诊断标准有：①输卵管表面明显充血。②输卵管壁水肿。③输卵管伞端或浆膜面有脓性渗出物。

（5）分泌物做细菌培养及药物敏感试验：在做出急性盆腔炎的诊断后，要明确感染的病原体，通过剖腹探查或腹腔镜直接采取感染部位的分泌物做细菌培养及药物敏感试验结果最准确，但临床应用有一定的局限性。宫颈管分泌物及后穹隆穿刺液的涂片、培养及免疫荧光检测虽不如直接采取感染部位的分泌物做培养及药物敏感试验准确，但对明确病原体有帮助，涂片可作革兰染色，若找到淋病奈瑟菌可确诊，除查找淋病奈瑟菌外，可以根据细菌形态及革兰染色，为选用抗生素及时提供线索，培养阳性率高，可明确病原体。

（6）免疫荧光：主要用于衣原体检查。

4. 心理-社会评估　盆腔炎性疾病症状明显且较严重，特别是治疗不及时或未能使用恰当的抗生素时，患者往往会出现焦虑、甚至是恐惧心理。此时护理人员应重点了解患者的心理状态，评估因症状而造成的焦虑、恐惧的程度。同时，了解家属的态度。

5. 治疗原则　主要为抗生素药物治疗，必要时手术治疗。

（1）药物治疗：应用抗生素的原则：经验性、广谱、及时及个体化。根据细菌培养及药物敏感试验合理选用抗生素治疗。盆腔炎性疾病经抗生素积极治疗，绝大多数能彻底治愈。

由于急性盆腔炎的病原体多为需氧菌、厌氧菌及衣原体的，混合感染，需氧菌及厌氧菌又有革兰阴性及革兰阳性之分，因此，在抗生素的选择上多采用联合用药。常用的抗生素有第二代头孢菌素、第三代头孢菌素、氨基糖苷类、喹诺酮类及甲硝唑等。

（2）手术治疗：可根据情况选择开腹手术或腹腔镜手术。手术范围原则上以切除病灶为主，下列情况为手术指征。

A. 药物治疗无效：盆腔脓肿形成，经药物治疗48~72小时，体温持续不降，患者中毒症状加重或包块增大者，应及时手术，以免发生脓肿破裂。

B. 输卵管积脓或输卵管卵巢脓肿：经药物治疗病情有好转，继续控制炎症数日，肿块仍未消失但已局限化，应行手术切除，以免日后再次急性发作。

C. 脓肿破裂：突然腹痛加剧、寒战、高热、恶心、呕吐、腹胀，检查腹部拒按或有中毒性休克表现，均应怀疑为脓肿破裂，需立即剖腹探查。

（3）支持疗法：患者应卧床休息。取半卧位，此卧位利用脓液积聚于直肠子宫陷凹而使炎症局限。高热量、高蛋白、高维生素流食或半流食饮食，注意补充水分，保持水电解质平衡，高热时可给予物理降温。

（4）中药治疗：主要为活血化瘀、清热解毒药物，如银翘解毒汤、安宫牛黄丸及紫血丹等。

（六）护理诊断和医护合作性问题

1. 高热　与盆腔感染引起体温升高有关。

2. 下腹痛　与盆腔感染引起生殖器脓肿形成有关。

3. 营养失调：低于机体需要量　与高热、食欲缺乏、恶心、呕吐等症状有关。

4. 潜在的并发症：感染性休克　与未能及时应用有效抗生素致病情加重有关。

5. 知识缺乏　缺乏盆腔炎性疾病的相关知识及预防措施。

6. 恐惧　与盆腔炎性疾病症状重、持续时间长有关。

（七）计划与实施

1. 预期目标

（1）患者体温升高时得到及时处理。

（2）经治疗患者下腹痛症状减轻甚至消失。

（3）患者体液平衡，未发生水、电解质紊乱。

（4）经积极抗感染治疗，患者未出现感染性休克等并发症。

（5）患者了解盆腔炎性疾病的相关知识，并掌握该病的预防措施。

（6）患者恐惧感消失，能够积极配合治疗。

2. 护理措施

（1）一般护理：卧床休息，半卧位有利于脓液积聚于直肠子宫陷凹而使炎症局限。给予高热量、高蛋白、高维生素流食或半流食，补充液体，注意纠正电解质紊乱及酸碱失衡，必要时少量输血，以增加身体抵抗力。尽量避免不必要的妇科检查，禁用阴道灌洗，以免引起炎症扩散，若有腹胀应行胃肠减压或肛管排气。腹痛时遵医嘱使用镇痛药。

（2）高热的护理：应每 4 小时测体温、脉搏、呼吸 1 次，体温超过 39℃时应首先采用物理降温。根据患者全身状况，给予酒精或温水擦浴，也可用冰袋降温，若体温下降不明显，可按医嘱给药降温，如吲哚美辛（消炎痛）等。在降温过程中，患者大量出汗，可出现血压下降、脉快、四肢厥冷等虚脱症状，故应密切观察体温、脉搏、呼吸、血压，每 0.5~1 小时监测 1 次，同时应及时配合医生给予静脉输液或加快液体速度，必要时吸氧。应及时为患者更换被褥及衣物，鼓励其多饮水。

（3）使用抗生素期间，注意观察患者有无过敏反应或药物毒性反应，严格执行药物输入时间，以确保体内的药物浓度，维持药效。

（4）严格掌握产科、妇科手术指征，做好术前准备。进行妇科手术时严格无菌操作，术后做好护理，预防感染。

3. 健康宣教

（1）治疗盆腔炎性疾病时，患者应积极配合医生，按时按量应用抗生素药物，并注意用药后的反应，观察症状是否有减轻。

（2）治疗期间应停止工作和学习，卧床休息，并取半坐卧位，这样有利于健康的恢复。

（3）饮食上应高热量、高蛋白、高维生素流食或半流食，注意多喝水，特别是高热的患者应用退热药后，需及时补充水分和盐分，可口服淡盐水，以保持水电解质平衡。

（4）教会患者或家属进行物理降温的方法和注意事项。

（5）平时注意性生活卫生，减少性传播疾病，经期禁止性交。做好经期、孕期及产褥期的卫生。

（6）保持良好的心态，树立战胜疾病的信心，以积极的态度坚持治疗。

（八）护理评价

患者全身、局部症状及阳性体征消失，身体康复，并了解盆腔炎性疾病的相关知识，并掌握防护措施，有良好的卫生习惯。在治疗期间，患者能够按时按量服用药物，未发生水电解质平衡紊乱及感染性休克等并发症。患者的心情恢复平静，能积极配合治疗，其家属在精神上能主动关心患者，生活上仔细照顾患者。

二、盆腔炎性疾病后遗症

（一）概述

盆腔炎性后遗症是指盆腔炎性疾病的遗留病变，主要改变为组织破坏、广泛粘连、增生及瘢痕形成。

（二）病理

输卵管卵巢炎及输卵管炎的遗留改变可造成输卵管阻塞及增粗；输卵管卵巢粘连形成输卵管卵巢肿块；输卵管伞端闭锁、浆液性渗出物聚集形成输卵管积水；输卵管积脓或输卵管卵巢脓肿的脓液吸收，被浆液性渗出物代替形成输卵管积水或输卵管卵巢囊肿。积水输卵管表面光滑，管壁甚薄，由于输卵管系膜不能随积水输卵管囊壁的增长扩大而相应延长，故积水输卵管向系膜侧弯曲，形似腊肠或呈曲颈的蒸馏瓶状，卷曲向后，可游离或与周围组织有膜样粘连。

盆腔结缔组织炎的改变为主韧带、骶韧带增生、变厚，若病变广泛，可使子宫固定。

（三）护理评估

1. 健康史 了解患者患盆腔炎性疾病的时间、过程、治疗情况，以及近期的身体状况。

2. 临床表现

（1）慢性盆腔痛：盆腔炎性疾病后慢性炎症形成的粘连、瘢痕以及盆腔充血，常引起下腹部坠胀、疼痛及腰骶部酸痛，常在疲劳、性交后及月经前后加重。

（2）盆腔炎反复发作：由于盆腔炎性疾病后遗症造成的输卵管组织结构的破坏，局部防御功能减退，若患者仍有高危因素，可造成盆腔炎性疾病再次感染导致反复发作。

（3）不孕输卵管粘连阻塞可致患者不孕。盆腔炎性疾病后出现不孕发生率为 20% ~ 30%。不孕的发生率与发作的次数有关，随着发作次数的增加，不孕的可能性增大。

（4）异位妊娠：盆腔炎后异位妊娠的发生率是正常女性的 8~10 倍，发生率随盆腔炎发作次数的增加而增大。

（5）体征：若为盆腔结缔组织病变，子宫常呈后倾后屈，活动受限或粘连固定，子宫一侧或两侧有片状增厚、压痛，宫骶韧带常增粗、变硬，有触痛。若为输卵管炎，则在子宫一侧或两侧触到呈索条状的增粗输卵管，并有轻度压痛。若为输卵管积水或输卵管卵巢囊肿，则在盆腔一侧或两侧触及囊性肿物，活动多受限。

3. 辅助检查 盆腔炎性疾病后遗症可进行腹腔镜及 B 超检查协助诊断。

4. 心理-社会评估 盆腔炎性疾病后遗症的患者往往精神负担较重，护理人员应重点关注患者对疾病的认识及态度，是否有消极情绪，特别是有无悲观失望的表现。还应了解家属和亲友对患者的态度，以帮助患者寻求支持。

5. 治疗原则 对盆腔炎性疾病后遗症尚无有效的治疗方法，重在预防。一般采用综合治疗，可缓解症状，增加受孕机会。

（1）物理疗法：温热能促进盆腔局部血液循环，改善组织营养状态，提高新陈代谢，以利炎症吸收和消退。常用的有短波、超短波、微波、激光、离子透入（可加入各种药物如青霉素、链霉素）等。

（2）中药治疗：慢性盆腔炎以湿热型居多，治疗以清热利湿，活血化瘀为主，方剂为丹参 18g、赤芍 15g、木香 12g、桃仁 9g、金银花 30g、蒲公英 30g、茯苓 12g、丹皮 9g、生地 9g，剧痛时加延胡索 9g。有些患者为寒凝气滞型，治则为温经散寒、行气活血，常用桂枝茯苓汤加减，气虚者加党参 15g，白术 9g，黄芪 15g，中药可口服或灌肠。

（3）其他药物治疗：应用抗炎药物的同时，也可采用糜蛋白酶 5mg 或透明质酸酶 1 500U 肌内注射，隔日 1 次，7~10 次为一疗程，以利粘连分解和炎症的吸收。个别患者局部或全身出现过敏反应时应停药。在某些情况下，抗生素与地塞米松同时应用，口服地塞米松 0.75mg，每日 3 次，停药前注意地塞米松应逐渐减量。

（4）手术治疗：有肿块如输卵管积水或输卵管卵巢囊肿应行手术治疗；存在小感染灶，反复引起炎症急性发作者也应手术治疗。手术以彻底治愈为原则，避免遗留病灶有再复发的机会，行单侧附件切除术或全子宫切除术加双侧附件切除术。对年轻妇女应尽量保留卵巢功能。

（四）护理诊断和医护合作性问题

1. 舒适的改变　与腰骶部疼痛及下坠感有关。
2. 焦虑　与病程长，治疗效果不明显有关。
3. 知识缺乏　缺乏盆腔炎性疾病后遗症的相关知识。

（五）计划与实施

1. 预期目标
（1）经治疗护理患者症状解除或减轻，舒适感增强。
（2）患者紧张焦虑的情绪得到缓解，树立了治疗疾病的信心。
（3）患者能够掌握有关治疗及防护措施。

2. 护理措施
（1）心理护理：对患者的心理问题进行疏导，解除患者思想顾虑，增强治疗的信心。
（2）指导患者适当加强锻炼，注意劳逸结合，提高机体抗病能力。
（3）指导患者按医嘱正确服药。

3. 健康指导　注意加强营养及饮食搭配，增加蛋白质及维生素的摄入，增加体力。其他见盆腔炎性疾病的相关章节。

（六）护理评价

见盆腔炎性疾病的相关章节。

（沈　丹）

第六节　生殖器结核

一、概述

由结核杆菌引起的女性生殖器炎症称为生殖器结核，又称结核性盆腔炎，是由结核杆菌侵入人体引起的输卵管、子宫内膜、卵巢、盆腔腹膜及子宫颈等女性生殖器官的炎性病变。多发现于 20~40 岁妇女，也可见于绝经后的老年妇女。在生殖器结核中以输卵管结核最常见，约占女性生殖结核的 90% 以上，其次为子宫内膜结核，其他类型发病较少。绝大多数生殖器结核为继发感染，常继发于肺结核、肠结核、腹膜结核、肠系膜淋巴结的结核病灶也可继发于骨结核或泌尿系统结核。原发女性生殖系统结核罕见。近年由于耐药结核、艾滋病的增加以及对结核病控制的松懈，生殖器结核的发病率有升高的趋势。

二、传染方式

生殖器结核是全身结核的一个表现，常继发于身体其他部位结核如肺结核、肠结核、腹膜结核、肠系膜淋巴结的结核病灶，亦可继发于淋巴结核、骨结核或泌尿系统结核。生殖器结核常见的传播途径有以下几种。

1. 血行传播　为最主要的传播途径。青春期正值生殖器官发育，血供丰富，结核分枝杆菌易借血行传播。结核分枝杆菌感染肺部后，大约 1 年内可感染内生殖器官，由于输卵管黏膜有利于结核分枝杆菌的潜伏感染，因此，其首先侵犯输卵管，然后依次扩散到子宫内膜及卵巢，侵犯宫颈、阴道或外阴者较少见。

2. 直接蔓延　腹膜结核、肠结核可直接蔓延到内生殖器官，引起生殖器结核。

3. 淋巴传播　较少见。消化道结核可通过淋巴管逆行传播感染内生殖器官。

4. 性交　极罕见。男性患泌尿道结核，通过性交传播，上行感染。

三、病理

1. 输卵管结核　约占女性生殖器结核的 90% 以上，多为双侧性，但双侧的病变程度有可能不同。输卵管增粗肥大，其伞端外翻如烟斗嘴状是输卵管结核的特有表现，也可表现为伞端封闭，管腔内充满干酪样物质，有的输卵管增粗，管壁内有结核结节，有的输卵管僵直变粗，峡部有多个结节隆起。输卵管管腔内发现干酪样物质，有助于与非结核性炎症鉴别。输卵管浆膜面可见粟粒结节，盆腔腹膜、肠管表面及卵巢表面也布满类似结节或并发腹水型结核性腹膜炎，输卵管常与其邻近器官如卵巢、子宫、肠管粘连。

2. 子宫内膜结核　常由输卵管结核蔓延而来，占生殖器结核的 50%~80%。半数输卵管结核患者同时有子宫内膜结核。早期结核病变出现在宫腔两侧角，子宫大小、形状无明显变化，随着病情进展，子宫内膜受到不同程度的破坏，最后代以瘢痕组织，可使宫腔粘连、变形、缩小。

3. 宫颈结核　较少见，常由子宫内膜结核蔓延而来或经淋巴或血循环传播，占生殖器结核的10%~20%。病变可表现为乳头状增生或溃疡，这时外观不易与宫颈癌区别。

4. 卵巢结核　亦由输卵管结核蔓延而来，占生殖器结核的 20%~30%。由于卵巢有白膜包围，通常仅有卵巢周围炎，侵犯卵巢深层组织较少。但少部分卵巢结核由血循环传播的感染，可在卵巢深部形成结节及干酪样坏死性脓肿。

5. 盆腔腹膜结核　盆腔腹膜结核多合并输卵管结核。根据病变特征不同分为两型渗出型和粘连型。渗出型腹膜炎以渗出为主，特点为腹膜及盆腔脏器浆膜面布满无数大小不等的散在的灰黄色结节，渗出物为浆液性草黄色澄清液体，积聚于盆腔，有时因粘连可形成多个包裹性囊肿；粘连型腹膜炎以粘连为主，特点为腹膜增厚，与邻近脏器之间发生紧密粘连，粘连间的组织常发生干酪样坏死，易形成瘘管。

四、护理评估

（一）健康史

了解患者既往有无肺结核病史，有无腹痛、腹泻等肠结核病史，有无低热、盗汗、乏力等结核病症状。同时应详细了解患者婚育情况，是否有月经稀少或闭经。

（二）临床表现

生殖器结核的临床表现很不一致，不少患者可无症状，有的患者则症状较重。

1. 月经失调　早期因子宫内膜充血及溃疡，可有月经过多，晚期因子宫内膜因遭受不同程度破坏，可表现为月经稀少或闭经，多数患者就诊时已是晚期。

2. 下腹坠痛　由于盆腔炎症和粘连，可有不同程度的下腹坠痛，经期加重。

3. 全身症状　若为活动期，可有结核病的一般症状，如发热、盗汗、乏力、食欲缺乏、体重减轻等，有时仅有经期发热。但症状较重的患者，可表现为高热等全身中毒症状。

4. 不孕　由于输卵管黏膜破坏与粘连，常使管腔阻塞或由于输卵管周围粘连，有时管腔尚保持部分通畅，但黏膜纤毛被破坏，输卵管僵硬、蠕动受限，丧失其运输功能，也不能受孕，故临床上多数患者因不孕就诊。在原发性不孕患者中生殖器结核常为主要原因之一。

5. 全身及妇科检查　由于病变程度与范围不同而有较大差异，较多患者因不孕行诊断性刮宫、腹腔镜等检查时才发现患有生殖器结核，而无明显体征和其他自觉症状。较严重患者若有腹膜结核，检查时腹部有柔韧感或腹水征，形成包裹性积液时，可触及囊性肿块，边界不清，不活动，表面因有肠管粘连，叩诊空响。子宫一般发育较差，往往因周围有粘连使活动受限。若附件受累，在子宫两侧可触及大小不等及形状不规则的肿块，质硬、表面不平、呈结节或乳头状突起或可触及钙化结节。

（三）辅助检查

1. 子宫内膜病理检查　子宫内膜病理检查是诊断子宫内膜结核最可靠的依据。由于月经前子宫内膜较厚，此时适于进行内膜病理检查。应于经前 1 周或月经来潮 6 小时内做刮宫术。在行刮宫术前 3 日及术后 4 日应每日肌内注射链霉素 0.75g 及口服异烟肼 0.3g，以预防刮宫引起结核病灶扩散。由于子宫内膜结核多由输卵管蔓延而来，故刮宫时应注意刮取子宫角部内膜，并将全部刮出物送病理检查，在病理切片上找到典型结核结节，诊断即可成立，但阴性结果并不能排除结核的可能。如有条件时，可将刮出的组织或分泌物作结核菌培养。遇有子宫腔小而坚硬，无组织物刮出，结合临床病史及症状，也应考虑子宫内膜结核，并作进一步检查。若宫颈有结核可疑，做活组织检查，可明确诊断。

2. X 线检查

（1）胸部 X 线拍片：必要时作消化道或泌尿系统 X 线检查，以便发现原发病灶。

（2）盆腔 X 线平片：发现孤立的钙化点，提示曾有盆腔淋巴结核病灶。

（3）子宫输卵管碘油造影：可出现下列特征：①子宫腔呈不同形态和不同程度狭窄或畸形，边缘呈锯齿状。②输卵管腔有多个狭窄部分，呈典型串珠状或显示管腔细小而僵直。③在相当于盆腔淋巴结、输卵管、卵巢的部位有钙化灶。④若碘油进入子宫一侧或两侧的静脉丛，应考虑有子宫内膜结核的可能。子宫输卵管碘油造影对生殖器结核的诊断帮助较大，但也有可能将输卵管腔中的干酪样物质及结核菌带到腹腔，故造影前、后应使用链霉素及异烟肼等抗结核药物。

3. 腹腔镜检查 腹腔镜能直接观察盆腔情况，并可取腹腔液作结核菌培养或在病变处作活检。

4. 结核菌检查 若有条件，将月经血、刮出的子宫内膜或腹腔液作结核菌检查。可进行结核菌培养、抗酸染色找结核菌、动物接种或分子生物学方法，以确诊。

5. 结核菌试验 结核菌素试验阳性说明体内曾有结核分枝杆菌感染，若为强阳性说明目前仍有活动性病灶，但不能确定病灶部位，若为阴性一般情况下表示未有过结核分枝杆菌感染。

6. 其他 白细胞计数不高，分类中淋巴细胞可能增多，不同于一般化脓性盆腔炎，活动期血沉增快，但血沉正常不能除外结核病变。旧结核菌素试验若为阳性说明体内曾有结核感染；若为强阳性说明目前仍有活动性病灶，但不能说明病灶部位；若为阴性表示未有过结核感染。这些化验检查均非特异性，只能作为诊断的参考。

（四）心理-社会评估

生殖器结核患者多无自觉症状，常因不孕来医院进行检查，最终发现患生殖器结核。因此，护理人员应特别要注意了解患者有无因不孕引起的悲观情绪。孕育新的生命对一个家庭来说是至关重要的事情，因此对生殖器结核患者来说，护理人员特别要评估和关注其家庭成员的情绪表现及态度。

（五）治疗原则

采用抗结核药物治疗为主，休息营养为辅的治疗原则。

1. 抗结核药物治疗 抗结核治疗对女性生殖器结核的有效率达90%。药物治疗应遵循早期、联合、规律、适量、全程的原则。既往将链霉素、异烟肼、对氨基水杨酸钠作为一线基本药物，疗程长，需要1.5~2年。有的患者症状好转或消失即不愿再坚持而使治疗中断，复发时再行治疗往往产生耐药而影响疗效，近年采用利福平、异烟肼、乙胺丁醇、链霉素等抗结核药物联合治疗，可将疗程缩短为6~9个月，取得良好疗效。常用的抗结核药物有：利福平、异烟肼、链霉素、乙胺丁醇、吡嗪酰胺等。

2. 支持疗法 急性患者至少要休息3个月，慢性患者可从事学习和工作，但要注意劳逸结合，避免劳累，加强营养，适当参加锻炼，增强体质。

3. 手术治疗 生殖器结核也可用手术治疗。但为避免手术时感染扩散，手术前后应进行抗结核药物治疗。手术方法应根据患者病情、年龄、是否需要保留生育功能等因素决定。可考虑手术治疗的情况有：

（1）盆腔包块经药物治疗后缩小，但不能完全消退时，可手术治疗。

（2）抗结核药物治疗无效或治疗后反复复发的患者。

（3）盆腔结核形成较大的包块或较大的包裹性积液者。

（4）子宫内膜结核严重，内膜破坏广泛，药物治疗无效者。

五、护理诊断和医护合作性问题

1. 舒适的改变 与下腹坠痛及盗汗、乏力、发热等症状有关。

2. 焦虑 与不孕有关。

3. 知识缺乏　缺乏生殖器结核检查、预后、治疗方法及注意事项等相关知识。

六、计划与实施

(一) 预期目标

1. 经抗结核治疗患者下腹坠痛及结核感染相关症状减轻症状，舒适感增强。

2. 患者紧张焦虑的心情减轻。

3. 患者了解生殖器结核相关检查项目及治疗方法，并能够掌握用药方法及注意事项。

(二) 护理措施

1. 心理护理　生殖器结核的治疗是一个相对漫长的过程，尤其是合并不孕的患者，其同时需要进行多方面的检查，在这过程中患者往往表现出烦躁、失望、焦虑等多种负面情绪交织在一起的情况，特别是由于不孕而失去爱人关心和支持的女性，会出现重度的消极悲观情绪，此时护理人员一方面要鼓励患者倾诉自己的不良情绪，另一方面要积极向患者讲解与疾病及治疗相关的知识，帮助其树立治疗信心。同时作家属的工作，指导其关心和帮助患者的方法，共同争取早日痊愈。

2. 药物治疗的护理　抗结核药物治疗虽已缩短了疗程，但仍需要 6~9 个月的治疗，同时其应用的药物种类多，方法也各异。护理人员应根据患者用药的种类，讲清用药的名称、服用方法及时间、服药期间的注意事项。告知患者应严格按医嘱服药，不能擅自停药，同时注意药物不良反应，如应用链霉素的患者应注意有无眩晕、口麻、四肢麻木感、耳鸣等症状出现，如有应及时到医院就诊。

3. 日常护理　生殖器结核患者急性期至少应卧床休息 3 个月，每日保证 8~12 小时睡眠。慢性患者可以从事较轻的工作和学习任务，但要注意劳逸结合，适当参加体育锻炼，增强体质。

(三) 健康指导

1. 用药指导　认真仔细向患者讲解其所用药物的服药方法、时间、剂量及注意事项。

2. 饮食指导　宜食用营养丰富的高蛋白、高热量、含维生素饮食。结核患者膳食中还应特别注意钙和铁的补充。应多吃瘦肉、鱼、虾、蛋类及豆制品等。新鲜的蔬菜、水果、鱼虾、动物内脏和蛋类含有丰富的维生素，应搭配食用。总之，提倡食物多样，荤素搭配，做到色、香、味俱全，营养全面。

3. 预防措施　平时应注意锻炼身体，增强体质。按要求做好卡介苗的接种，积极防治肺结核、淋巴结结核和肠结核等。

七、护理评价

患者完成了各项检查并经正规的药物治疗后症状逐渐减轻。患者了解了生殖器结核的检查和治疗方法及预防措施，并掌握自己所用药物的名称、服药方法及时间，特别是掌握了服药的注意事项。

(王　泽)

第七节　子宫颈癌

子宫颈癌是最常见的妇科恶性肿瘤之一，在女性恶性肿瘤中其发病率仅次于乳腺癌。该病的发生率有明显的地域差异，我国主要集中在中部地区，山区多于平原。近40年来，普遍开展的宫颈脱落细胞学筛查使宫颈癌及癌前病变被早期发现、早期诊断和早期治疗，从而大大降低了宫颈癌的发病率和死亡率。

一、病因

子宫颈癌的病因尚未完全清楚，可能与下列因素相关。

1. 初次性生活时间及性伴侣数目　初次性交在16岁以前者，下生殖道发育未成熟，对致癌因素较敏感，其发病风险是20岁以上者的2倍；性伴侣越多，妇女患宫颈癌的危险性越大。

2. 性卫生及分娩次数　性卫生不良及阴道分娩次数过多使宫颈癌发病危险性增加。

3. 病毒感染　近年发现通过性交途径感染某些病毒，如单纯疱疹病毒Ⅱ型、人乳头瘤病毒、人巨细胞病毒与宫颈癌的发病有关。

4. 其他　妇女与患有阴茎癌、前列腺癌或其前妻曾患宫颈癌的高危男子有性接触，则易患宫颈癌。另外，经济状况低下、种族和地理环境也与宫颈癌的发病有关。

二、转移途径

直接蔓延和淋巴转移为主，血行转移极少见。

1. 直接蔓延　最常见。癌组织直接侵犯邻近组织和器官，向下蔓延至阴道，向上累及子宫，向两侧扩散至主韧带及阴道旁组织，向前、后蔓延可侵犯膀胱、直肠、盆壁等。

2. 淋巴转移　癌组织侵入淋巴管后，随淋巴液向子宫旁、宫颈旁或输尿管旁、腹股沟、腹主动脉旁淋巴结蔓延。晚期可出现锁骨旁淋巴结转移。

3. 血行转移　常发生于晚期，癌组织破坏小静脉后经体循环转移。一般转移至肺、肾或脊柱等。

三、临床分期

采用国际妇产科联盟（FIGO 2000年）的宫颈癌临床分期，大体分为五期。

0期：原位癌（浸润前癌）。

Ⅰ期：癌灶局限在宫颈。

Ⅱ期：癌灶超出宫颈，阴道浸润未达下1/3，宫旁浸润未达盆壁。

Ⅲ期：癌灶扩散至盆壁和（或）累及阴道下1/3，致肾盂积水或肾无功能。

Ⅳ期：癌灶播散超出真骨盆，或癌浸润膀胱黏膜及直肠黏膜。

四、临床表现

（一）生理方面

1. 症状　早期无明显症状。患者一旦出现症状，主要表现为以下几个方面。

（1）阴道流血：由癌灶浸润间质内血管所致，出血量根据病灶大小，受累间质内血管的情况而定。年轻患者常表现为性生活后或妇科检查后的阴道流血，也可表现为经期延长，周期缩短，经量增多等。年老患者常主诉绝经后不规则阴道出血。一般外生型出血早，量多；浸润型出血晚，量少。

（2）阴道排液：常出现在流血后。多为白色或血性，稀薄如水样，有腥臭；晚期因癌组织坏死、破溃，继发感染则呈大量脓性或米汤样恶臭白带。

（3）晚期症状：根据病灶侵犯范围，可出现不同的继发症状。癌肿侵犯邻近器官神经及淋巴时，可出现尿频、尿急、尿痛、尿血、便秘、便血、疼痛、下肢肿胀等症状。压迫输尿管，可导致输尿管梗阻引起肾盂积水，严重致尿毒症。长期患病出现消瘦、贫血等恶病质。

2. 体征　早期局部可无明显变化，宫颈光滑或呈一般宫颈炎表现。随着疾病的进展，不同类型的子宫颈癌表现出特异性的局部体征。外生型可见宫颈息肉状或乳头状突起的赘生物外向生长，可向阴道突出形成菜花状赘生物，表面不规则，继发感染时见灰白色渗出物，触之易出血。内生型可见子宫颈肥大、质硬，宫颈管如桶状；晚期由于癌组织坏死、脱落，形成凹陷性溃疡，有恶臭。妇科检查可扪及两侧盆腔组织增厚，结节状，有时癌组织浸润达盆壁，形成冰冻盆腔。

3. 辅助检查

（1）宫颈刮片细胞学检查：普遍用于早期筛检宫颈癌。

（2）碘试验：将碘溶液涂子宫颈和阴道壁，观察其着色情况，正常宫颈阴道部可呈棕色或深褐色。

（3）阴道镜检查：凡宫颈刮片细胞学检查巴氏Ⅲ级或以上的疑似者都应进行阴道镜检查，观察宫颈表面有无异型上皮或早期癌变，以协助定位，确定活检部位。

（4）宫颈及颈管活体组织检查：子宫颈癌及癌前病变的确诊方法。

（5）氮激光肿瘤固有荧光诊断法：荧光素与肿瘤具有亲和作用，比较病灶组织与正常组织的激光颜色则可判断肿瘤性质，紫色或紫红色提示有病变。

（二）心理-社会方面

宫颈癌早期无明显症状，随着病程进展，恶臭的阴道排液使患者难以忍受，癌肿穿破邻近器官形成瘘管给患者带来巨大的心理应激。当诊断明确时，患者一般会经历否认、愤怒、妥协、忧郁、接受的心理反应阶段。另外，宫颈癌患者手术切除范围大、留置尿管时间长，使患者长期不能正常地生活、工作，不能胜任原有的各种角色，导致患者出现自我形象紊乱及角色功能缺陷。

五、处理原则

以手术治疗为主，配合放疗和化疗。

1. 手术治疗　适用于Ⅰ期和Ⅱ期无手术禁忌证患者。根据病情选择不同手术方式，一般行子宫根治术加盆腔淋巴结清扫术。年轻患者可保留卵巢及阴道。

2. 放射治疗　适用于各期患者，主要是年老、严重并发症、或Ⅲ、Ⅳ期以上不能手术的患者。包括腔内及体外照射两种。腔内照射用于控制局部病灶，体外照射用于治疗盆腔淋巴结及宫旁组织等处的病灶。腔内照射多用后装治疗机，放射源为^{137}铯（^{137}Cs）等，体外照射多用直线加速器、^{60}钴（^{60}Co）等。早期以腔内放射为主，体外照射为辅。晚期则以体外照射为主，腔内放疗为辅。

3. 手术加放射综合治疗　适用于癌灶较大，先行放疗局限病灶后再行手术；或手术后证实有淋巴或宫旁组织转移者，放疗作为手术的补充治疗。

4. 化疗　主要用于晚期或复发转移的患者。

六、护理评估

（一）病史

应仔细了解患者的婚姻史、性生活史、慢性宫颈炎的病史、高危男性接触史等；重点关注年轻患者有无接触性出血及月经情况，对年老患者注意询问绝经后的阴道不规则流血情况。

（二）身体评估

1. 症状　应详细了解患者阴道流血的时间、量、质、色等，有无妇科检查或性交后的接触性出血；阴道排液的性状、气味，有无脱落组织。有无邻近器官受累的症状，有无疼痛、疼痛的部位、性质、持续时间等。全身有无贫血、消瘦、乏力等恶病质表现。

2. 体征　了解宫颈有无糜烂或赘生物，是否触之出血，是否有宫颈肥大、质硬、宫颈管外形呈桶状等。

（三）心理-社会评估

认真评估个体心理-社会问题的表现、性质及严重程度，分析具体原因。

七、护理诊断

1. 恐惧　与子宫颈癌的确诊及可能的不良预后有关。

2. 营养失调　与阴道流血、癌症消耗有关。

3. 排尿异常　与子宫颈癌根治术后影响膀胱功能有关。

4. 自我形象紊乱　与疾病及术后长期留置尿管有关。

八、护理目标

1. 患者接受诊断，配合各种检查、治疗。

2. 患者营养状况改善。

3. 患者排尿功能恢复良好。

4. 患者能正确面对疾病，接受现实。

九、护理措施

1. 提供预防保健知识　宣传宫颈癌发病的高危因素以及早发现、早诊断、早治疗的重要性。一般妇女应每1~2年普查1次。已婚妇女，尤其是围绝经期及绝经后的妇女若有异常阴道流血或接触性出血应及时就诊。

2. 增强治疗信心　在评估患者身心状况基础上，了解不同患者所处不同时期的心理特点，与患者共同讨论问题，寻找引起不良心理反应的原因，告知患者宫颈癌相应的诊疗过程，可能出现的不适及有效应对措施。与患者家属沟通，获取其支持与配合。同时教会患者用积极的应对方法缓解心理应激，如向家属、朋友倾诉内心感受，寻求别人的支持和帮助等。

3. 术前准备　术前3天需每日行阴道冲洗两次。菜花型癌患者应行阴道低压冲洗，冲洗时动作应轻柔，以免损伤子宫颈脆性癌组织引起大出血。肠道按清洁灌肠准备。另外，术前教会患者进行肛门、阴道肌肉的缩紧与舒张练习，掌握锻炼盆底肌肉的方法。

4. 协助膀胱功能恢复　子宫颈癌根治术涉及范围广，有可能损伤支配膀胱的神经组织，使膀胱功能恢复缓慢。所以尿管一般保留7~14天，甚至21天。期间应进行康复锻炼。

（1）盆底肌肉的锻炼：术后第2天鼓励患者开始按术前所练习的锻炼盆底肌肉的方法进行锻炼。

（2）膀胱肌肉的锻炼：在拔尿管的前三日开始夹尿管，每2小时开放1次，以锻炼膀胱肌肉，促使排尿功能恢复。

（3）导残余尿：拔尿管后，嘱患者1~2小时排尿1次。若不能自解小便，则应及时处理，甚至重安尿管。排尿后导残余尿，若残余尿连续3次少于100ml，说明膀胱功能恢复，不需再留置尿管；若残余尿超过100ml，及时给患者再置尿管，保留3~5天后，再行拔管导残余尿，直至残余尿量少于100ml。

5. 术后观察　除按一般术后观察外，应注意观察双侧腹股沟有无淋巴囊肿。若扪及质软的包块，应及时报告医生，予局部热敷及相应治疗。保持腹腔及阴道引流管通畅，注意观察引流液的量、质、色，一般术后48~72小时后拔除引流管。

6. 饮食与营养　根据患者的身体状况、饮食习惯等，鼓励进食高能量、高维生素及营养素全面的食物。必要时与营养师联系，制定合理食谱，满足患者的需要。

7. 出院指导　护士应鼓励患者、家属参与制订切实可行的院外康复计划，说明认真随访的重要性。出院第1年内，患者一般每个月随访一次，连续三次后改每3个月1次；第2年则3个月1次；第3~5年，每6个月1次。期间出现症状的患者应及时到医院检查。另外，对出院时未拔除尿管的少数患者，应教会患者保留尿管的护理，例如多饮水、清洁外阴、勿将尿袋高于膀胱口、避免尿液倒流等；继续进行盆底、膀胱功能锻炼，遵医嘱到医院拔尿管，导残余尿。鼓励患者康复后逐步增加活动强度，适当参加社交活动，逐步恢复正常工作等。

8. 放疗及化疗　按放疗、化疗患者护理。

十、护理评价

1. 患者心情平和，以积极态度配合诊治全过程。
2. 患者合理膳食，维持体重，使其不继续下降。
3. 患者无尿路感染症状，拔管后能恢复排尿功能。
4. 患者正常与人交往，树立正确自我形象。

（王　泽）

第十五章

产科疾病护理

第一节　自然流产

妊娠不足 28 周，胎儿体重不足 1 000g 而终止者称为流产。妊娠 12 周末前终止者称为早期流产，妊娠 13 周至不足 28 周终止者称为晚期流产。流产分为自然流产和人工流产。自然因素所致的流产称为自然流产，应用药物或手术等人为因素终止妊娠者称为人工流产。自然流产的发生率占全部妊娠的 31%，其中早期流产占 80% 以上。本节仅阐述自然流产。

一、病因

导致流产的原因很多，主要有以下几个方面。

1. 胚胎因素　胚胎染色体异常是自然流产的最常见原因。在早期自然流产中有 50%~60% 的妊娠产物存在染色体异常。夫妇任何一方有染色体异常均可传至子代，导致流产或反复流产。染色体异常包括数目异常和结构异常。

（1）染色体数目异常：如三体、X 单体、三倍体、四倍体等，其中以三体最常见，其次是 X 单体。

（2）染色体结构异常：如染色体易位、断裂、缺失等。染色体异常的胚胎多发生流产，很少继续发育成胎儿。若发生流产，排出物多为空囊或为已经退化的胚胎。即使少数存活，生后可能为畸形胎儿或有代谢及功能缺陷。

2. 母体因素

（1）全身性疾病：严重感染、高热可刺激子宫收缩引发流产；某些细菌和病毒毒素经胎盘进入胎儿血液循环，导致胎儿感染、死亡而发生流产；孕妇患心衰、严重贫血、高血压、慢性肾炎等疾病，均可影响胎盘循环而致胎儿缺氧，发生流产。

（2）生殖器官异常：先天性子宫畸形如双子宫、单角子宫、子宫纵隔等，子宫黏膜下肌瘤、较大的壁间肌瘤及宫腔粘连均可影响胚胎组织着床发育而导致流产。宫颈裂伤、宫颈内口松弛等机能不全也可导致胎膜破裂发生晚期自然流产。

（3）免疫功能异常：母体对胚胎的免疫耐受是胎儿在母体内生存的基础。母体妊娠后母儿双方免疫不适应，可胚胎或胎儿受到排斥而发生流产。此外，母儿血型不合、胎儿抗原、母体抗磷脂抗体过多、抗精子抗体等因素，也常导致早期流产。

（4）创伤刺激与不良习惯：妊娠期腹部或子宫受到撞击、挤压或尖锐物刺伤，以及过度的恐惧、忧伤、焦虑等情感创伤均可导致流产；过量吸烟、酗酒等不健康生活方式也与流产相关。

3. 胎盘因素　滋养细胞发育和功能异常是胚胎早期死亡的重要原因，此外，前置胎盘、胎盘早剥等可致胎盘血液循环障碍、胎儿死亡，从而发生流产。

4. 环境因素　砷、铅、甲醛、苯、氧化乙烯等化学物质的过多接触，高温、噪音以及放射线的过量暴露，均可直接或间接对胚胎或胎儿造成损害，导致流产。

二、病理

流产过程是妊娠产物逐渐与子宫壁剥离，直至排出子宫的过程。早期妊娠时，胎盘绒毛发育尚不成熟，与子宫蜕膜联系还不牢固，故妊娠8周前的流产，妊娠产物多数可以完全从子宫壁剥离而排出，出血不多。妊娠8~12周时，胎盘绒毛发育茂盛，与底蜕膜联系较牢固，若此时发生流产，妊娠产物往往不易完全剥离排出，常有部分组织残留宫腔内影响子宫收缩，出血较多。妊娠12周后，胎盘已完全形成，流产时往往先有腹痛，然后排出胎儿、胎盘。有时由于底蜕膜反复出血，凝固血块包绕胎块，形成血样胎块稽留于宫腔内，血红蛋白因逐渐被吸收，形成肉样胎块，或纤维化与子宫壁粘连。偶有胎儿被挤压，形成纸样胎儿，或钙化形成石胎。

三、临床表现

主要表现为停经及停经后阴道流血和腹痛。

1. 停经　大部分自然流产患者都有明显的停经史、早孕反应。但是，早期流产时发生的阴道流血有时候难以与月经异常鉴别，因此常无明显的停经史，要结合其他病史及 hCG、超声等做出明确诊断。

2. 阴道流血和腹痛　早期流产时常先出现阴道流血，后又腹痛，而且全程均有阴道流血。晚期流产的临床过程与早产及足月产相似，表现为先出现腹痛，经过阵发性子宫收缩，排出胎儿及胎盘，后出现阴道流血。

四、临床类型及治疗原则

自然流产的临床过程简示如下（图15-1）。

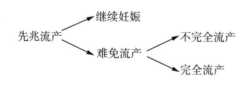

图15-1　自然流产的临床过程

1. 先兆流产

（1）临床表现：停经后先出现少量阴道流血，少于月经量，继之常出现阵发性下腹痛或腰坠痛。妇科检查：宫颈口未开，胎膜未破，妊娠产物未排出，子宫大小与停经周数相符。经休息及治疗后，若阴道流血停止或腹痛消失，可继续妊娠；若阴道流血量增多或下腹痛加剧，则可发展为难免流产。

（2）治疗原则：卧床休息，禁忌性生活。对精神紧张者，可给予少量对胎儿无害的镇静剂。对黄体功能不足的患者，可遵医嘱给予黄体酮保胎治疗。甲状腺功能低下者可口服小剂量甲状腺片。治疗期间，需要观察患者症状及检验结果变化，必要时进行超声检查明确胎儿发育情况，避免盲目保胎。

2. 难免流产

（1）临床表现：由先兆流产发展而来，指流产已不可避免。表现为阴道流血量增多，阵发性下腹痛加重或出现阴道流液（胎膜破裂）。妇科检查：宫颈口已扩张，有时可见胚胎组织或胎囊堵塞于宫颈口内，子宫大小与停经周数相符或略小。此时宫缩逐渐加剧，继续进展妊娠组织可能部分或完全排出，发展为不完全或完全流产。

（2）治疗原则：一旦确诊，应尽早使胚胎及胎盘组织完全排出，以防止出血和感染。阴道流血过多者，完善化验检查，必要时输血、输液、抗休克治疗，出血时间较长者，应给予抗生素预防感染。

3. 不全流产

（1）临床表现：由难免流产发展而来，指妊娠产物已部分排出体外，尚有部分残留于宫腔内。由于宫腔内残留部分妊娠产物，影响子宫收缩，致使子宫出血持续不止，甚至因流血过多而发生失血性休克。妇科检查：宫颈口已扩张，不断有血液自宫颈口流出，有时尚可见胎盘组织堵塞于宫颈口或部分妊娠产物已排出于阴道内，部分仍留在宫腔内，子宫小于停经周数。

（2）治疗原则：一经确诊，应在输液、输血条件下尽快行刮宫术或钳刮术，使宫腔内残留的胚胎或胎盘组织完全排出。

4. 完全流产

（1）临床表现：指妊娠产物已全部排出，阴道流血逐渐停止，腹痛逐渐消失。妇科检查：宫颈口已经关闭，子宫接近正常大小。

（2）治疗原则：如没有感染征象，一般不需要处理。可行超声检查，明确宫腔内有无残留。

5. 稽留流产

（1）指胚胎或胎儿已死亡滞留在宫腔内尚未自然排出者，又称过期流产，胚胎或胎儿死亡后子宫不再增大反而缩小，早孕反应消失。若已至中期妊娠，孕妇腹部不见增大，胎动消失。妇科检查：宫颈口未开，子宫较停经周数小，质地不软，未闻及胎心。

（2）治疗原则：及时促使胎儿及胎盘排出，以防止死亡的胎儿及胎盘组织在宫腔内稽留过久，而导致严重凝血功能障碍及 DIC，引发严重出血。处理前应检查血常规、出凝血时间、血小板计数等，并做好输血准备。

6. 复发性流产（RSA）

（1）指同一性伴侣连续发生 3 次及 3 次以上的自然流产。近年来有学者认为连续 2 次自然流产称为复发性自然流产。患者每次流产多发生在同一妊娠月份，临床经过与一般流产相同。早期流产的常见原因为胚胎染色体异常、黄体功能不足、甲状腺功能低下等。晚期流的常见原因为子宫肌瘤、子宫畸形、宫腔粘连、宫颈内口松弛等。

（2）治疗原则：以预防为主，男女双方在受孕前应进行详细检查。

7. 感染性流产　流产过程中，若阴道流血时间过长、有组织残留于宫腔内或非法堕胎等，有可能引起宫腔内感染，严重时感染可扩展到盆腔、腹腔乃至全身，并发盆腔炎、腹膜炎、败血症及感染性休克等，常为厌氧菌及需氧菌混合感染。

五、护理评估

1. 健康史　停经、阴道流血和腹痛是自然流产孕妇的主要症状。护士需要详细询问孕妇的停经史以及早孕反应情况；阴道流血的持续时间与阴道流血量；有无腹痛及腹痛的部位、性质和程度。此外，还需要了解有无阴道水样排液，排液的量、色、有无臭味，以及有无妊娠产物排出等。对于既往史，需要全面了解孕妇在妊娠期间有无全身性疾病、生殖器官疾病、内分泌功能失调以及有无接触有害物质等，以识别发生自然流产的诱因。

2. 身心状况　流产孕妇可因出血过多而出现失血性休克，或因出血时间过长、宫腔内有组织残留而发生感染，因此，护士需要全面评估孕妇的各项生命体征，以判断流产的不同类型，尤其注意与贫血和感染相关的征象。

流产孕妇的心理状况常表现为焦虑和恐惧。孕妇对阴道流血常常会不知所措，甚至将其过度严重化。同时胚胎和胎儿的健康也直接影响孕妇的情绪，孕妇可能表现为伤心、郁闷、烦躁不安等。

3. 相关检查

（1）妇科检查：需要在消毒条件下进行妇科检查，以进一步了解宫颈口是否扩张，羊膜是否破裂，有无妊娠产物堵塞于宫颈口；子宫大小与停经周数是否相符，有无压痛等，同时需要检查双侧附件有无肿块、增厚以及压痛等。

（2）实验室检查：连续动态检测血 β-hCG、孕激素以及 hPL 的变化，以利于妊娠诊断和预后判断。

（3）B 型超声检查：超声显像可显示有无胎囊、胎动、胎心音等，利于诊断和鉴别流产及其类型，指导正确处理。

六、护理诊断/合作性问题

1. 焦虑　与担心胎儿健康等因素相关。
2. 有感染的危险　与阴道流血时间过长、宫腔内有组织残留等因素相关。

七、护理目标

1. 先兆流产的孕妇能积极配合保胎措施，继续妊娠。
2. 出院时，护理对象无感染征象。

八、护理措施

对于不同类型的流产孕妇，治疗原则不同，其护理措施亦有差异。护士在全面评估孕妇身心状况的基础上，综合孕妇的病史、检查及诊断，明确治疗原则，认真执行医嘱，积极配合医师为流产孕妇进行诊治，并提供相应的护理措施。

1. 先兆流产孕妇的护理　先兆流产的孕妇需要卧床休息、禁止性生活、禁忌灌肠等，以减少各种刺激。护士除了为其提供生活护理外，常需要遵医嘱给予孕妇适量的镇静剂、孕激素等，随时评估孕妇的病情变化，如是否腹痛加重、阴道流血量增多等。同时，孕妇的情绪状态常会影响保胎效果，护士要注意观察孕妇的情绪变化，加强心理护理，稳定孕妇情绪，增强保胎信心。此外，护士需要向孕妇及家属讲明上述保胎措施的必要性，以取得孕妇及家属的理解和配合。

2. 妊娠不能再继续者的护理 护士要积极采取措施，及时做好终止妊娠的准备，积极协助医师完成手术过程，使妊娠产物完全排出子宫，同时要打开静脉通路，做好输液、输血准备。并严密监测孕妇的血压、脉搏、体温，观察面色、腹痛、阴道流血以及与休克有关的征象。有凝血功能异常者应予以及时纠正，然后再行引产或手术。

3. 预防感染 护士需监测患者的体温、血象以及阴道流血，阴道分泌物的性质、颜色、气味等，严格执行无菌操作，加强会阴部护理。指导孕妇使用消毒会阴垫，保持会阴清洁，维持良好的卫生习惯。当护士发现感染征象后应及时报告医师，并按医嘱进行抗感染处理。此外，护士还应嘱患者流产后1个月返院复查，确定无禁忌证后，方可开始性生活。

4. 健康指导 患者常因失去胎儿，表现出伤心、悲哀等情绪反应。护士应给予同情和理解，帮助患者和家属接受现实，顺利度过悲伤期。同时，护士还应与孕妇及家属共同讨论此次流产的原因，并向他们讲解流产的相关知识，帮助他们为再次妊娠做好准备。有复发性流产史的孕妇在下一次妊娠确诊后应卧床休息，加强营养，禁止性生活，补充维生素C、B、E等，治疗期必须超过以往发生流产的妊娠月份。病因明确者，应积极接受对因治疗，如黄体功能不足者，按医嘱正确使用黄体酮治疗以预防流产；子宫畸形者需在妊娠前先行矫治手术，例如，宫颈内口松弛者应在未妊娠前做宫颈内口松弛修补术，如已妊娠，可在妊娠14~16周时行子宫内口缝扎术。

九、护理评价

1. 先兆流产孕妇配合保胎治疗，可继续妊娠。
2. 出院时，护理对象体温正常，血红蛋白及白细胞数正常，无出血、感染征象。

（王 赛）

第二节 异位妊娠

正常妊娠时，受精卵着床于子宫体腔内膜。受精卵在子宫体腔以外着床发育称为异位妊娠（ectopic pregnancy），习称宫外孕（extrauterine pregnancy），异位妊娠和宫外孕的含义稍有不同，异位妊娠包括输卵管妊娠、卵巢妊娠、宫颈妊娠、腹腔妊娠、阔韧带妊娠等；宫外孕则仅指子宫以外的妊娠，不包括宫颈妊娠。因此，异位妊娠的含义更为确切而科学。异位妊娠中最常见的是输卵管妊娠（占90%~95%）。本节主要阐述输卵管妊娠。

输卵管妊娠是妇产科常见的急腹症之一，当输卵管妊娠流产或破裂时，可出现严重的腹腔内出血，若不及时诊断和积极抢救，可危及患者生命。输卵管妊娠按其发生部位不同，分为间质部、峡部、壶腹部和伞部妊娠（图15-2）。其中，以壶腹部妊娠最常见，约占75%~80%，其次为峡部，伞部及间部妊娠较少见。

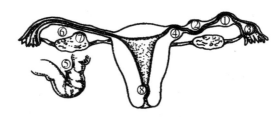

图 15-2　异位妊娠的发生部位

①输卵管壶腹部妊娠。②输卵管峡部妊娠。③输卵管伞部妊娠。④输卵管
间质部妊娠。⑤腹腔妊娠。⑥阔韧带妊娠。⑦卵巢妊娠。⑧宫颈妊娠

一、病因

1. 输卵管异常

（1）输卵管炎症：是输卵管妊娠的主要病因。包括输卵管黏膜炎和输卵管周围炎。慢性炎症可使输卵管腔黏膜皱襞粘连，管腔变窄；或输卵管与周围组织粘连，输卵管扭曲，管腔狭窄，管壁蠕动减弱，从而妨碍受精卵的顺利通过和运行。

（2）输卵管发育不良或功能异常：输卵管过长、肌层发育差、黏膜纤毛缺乏、双输卵管、憩室或有副伞等发育不良，可成为输卵管妊娠的原因。输卵管功能包括蠕动、纤毛活动以及上皮细胞的分泌，受女性雌、孕激素的调节，若调节失败，可干扰受精卵的正常运行。此外，精神因素可引起输卵管痉挛、蠕动异常，影响受精卵的正常运送。

（3）输卵管手术：曾患过输卵管妊娠的妇女，再次发生输卵管妊娠的可能性较大。由于原有的输卵管病变或手术操作的影响，不论何种手术（输卵管切除或保守性手术）后再次输卵管妊娠的发生率约为 10%~20%。

2. 受精卵游走　卵子在一侧输卵管受精，受精卵经宫腔（内游走）或腹腔（外游走）进入对侧输卵管，称为受精卵游走。受精卵由于移行时间过长，发育增大，即可在对侧输卵管内着床发育形成输卵管妊娠。

3. 辅助生殖技术　近年来，由于辅助生殖技术的应用，在使大多数的不孕女性受益的同时，输卵管妊娠的发生率也相应增加，如宫颈妊娠、卵巢妊娠以及腹腔妊娠的发生率增加。

4. 放置宫内节育器（IUD）　放置宫内节育器与输卵管妊娠发生的关系已引起国内外重视。随着 IUD 的广泛应用，输卵管妊娠的发生率增高，其原因可能是由于使用 IUD 后的输卵管炎症所致。但最近研究表明：IUD 本身并不增加输卵管妊娠的发生率，但若 IUD 避孕失败而受孕时，则发生输卵管妊娠的机会较大。

5. 其他　子宫内膜异位症、内分泌失调、神经精神功能紊乱以及吸烟等可增加受精卵着床于输卵管的可能性。

二、病理

1. 输卵管妊娠结局　受精卵着床于输卵管时，由于输卵管管腔狭窄，管壁薄，蜕膜形成差，受精卵植入后，输卵管不能适应胚胎或胎儿的生长发育，因此，当输卵管妊娠发展到一定程度，即可发生以下结局。

（1）输卵管妊娠流产（tubal abortion）：多见于妊娠8～12周的输卵管壶腹部妊娠。受精卵着床、种植在输卵管黏膜皱襞内，由于输卵管妊娠时管壁蜕膜形成不完整，发育中的囊胚常向管腔突出，终于突破包膜而出血，囊胚与管壁分离（图15-3），若整个囊胚剥离掉入管腔并经输卵管逆蠕动经伞端排出到腹腔，形成输卵管完全流产，出血一般不多。若囊胚剥离不完整，妊娠产物部分排出到腹腔，部分尚附着于输卵管壁，则形成输卵管不全流产，滋养细胞继续生长侵蚀输卵管壁，导致反复出血，形成输卵管血肿或输卵管周围血肿。由于输卵管肌壁薄，收缩力差，不易止血，血液不断流出，积聚在直肠子宫陷窝形成盆腔血肿，量多时甚至流入腹腔，出现腹膜刺激症状，甚至引起休克。

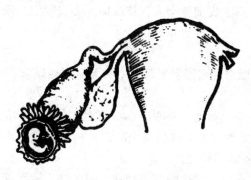

图15-3 输卵管妊娠流产

（2）输卵管妊娠破裂（rupture of tubal pregnancy）：多见于妊娠6周左右的输卵管峡部妊娠。受精卵着床于输卵管黏膜皱襞间，随着囊胚生长发育，绒毛向管壁方向侵蚀肌层及浆膜，最后穿透浆膜，形成输卵管妊娠破裂（图15-4）。由于输卵管肌层血管丰富，输卵管妊娠破裂所致的出血较输卵管妊娠流产严重，短期内可出现大量腹腔内出血，也可表现为反复出血，在盆腔或腹腔内形成血肿甚至发生休克，处理不及时可危及生命。

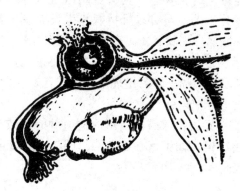

图15-4 输卵管妊娠破裂

输卵管间质部是自子宫角部延续而来，肌层较厚，血供丰富。输卵管间质部妊娠时，受精卵在此着床并发育，妊娠往往可持续至3～4个月破裂，一旦破裂，出血凶猛，症状极为严重。

（3）陈旧性异位妊娠：输卵管妊娠流产或破裂后，未及时治疗，或者出血逐渐停止，病情稳定，时间过久，胚胎死亡或被吸收。长期反复出血形成的盆腔血肿机化变硬，并与周围组织粘连，临床上称为"陈旧性宫外孕"。

（4）继发性腹腔妊娠：输卵管妊娠流产或破裂后，胚胎从输卵管排到腹腔或阔韧带内，由于失去营养，多数死亡，偶尔存活者，绒毛组织重新种植而获得营养，胚胎继续发育形成继发性腹腔妊娠。若破口在阔韧带内，可发展为阔韧带妊娠。

2. 子宫的变化　输卵管妊娠和正常妊娠一样，由滋养细胞产生 hCG 维持黄体生长，月经停止来潮，子宫血供增加，增大变软，但子宫增大与停经月份不相符。子宫内膜亦受滋养细胞产生的 hCG 影响而发生蜕膜反应，但蜕膜下海绵层及血管系统发育较差，当胚胎受损或死亡，滋养细胞活力下降或消失，蜕膜自宫壁剥离，组织学检查未见绒毛、无滋养细胞，此时 hCG 下降。输卵管妊娠时，子宫内膜有时可见高度分泌反应或 Arias Stella（A-S）反应。镜下可见 A-S 反应：腺上皮细胞增大，核深染，突入腺腔，胞质富含空泡。

三、临床表现

输卵管妊娠的临床表现与受精卵着床部位、有无流产或破裂、出血量多少以及出血时间长短等有关。

1. 停经　月经周期规律的女性，一般有 6~8 周的停经史，间质部妊娠停经时间可更长。部分患者月经延迟几日即出现阴道不规则流血时，常被误认为月经来潮，而无停经史主诉。约有 20%~25% 的患者无明显停经史。

2. 腹痛　是输卵管妊娠患者就诊的主要症状，95% 以上输卵管妊娠患者以腹痛为主诉。输卵管妊娠流产或破裂前，患者多表现为一侧下腹部隐痛或酸胀感。当发生流产或破裂时，患者突感一侧下腹部撕裂样疼痛，常伴有恶心、呕吐。若血液积聚在直肠子宫陷凹，可出现肛门坠胀感（里急后重）；出血多时可流向全腹而引起全腹疼痛，刺激膈肌可引起肩胛放射性疼痛。腹痛可出现于阴道流血前或后，也可与阴道流血同时发生。

3. 阴道流血　胚胎死亡后，常有不规则阴道流血，暗红色，量少或淋漓不尽。部分患者阴道流血量较多，似月经量，约 50% 患者为大量阴道流血。阴道流血提示胚胎受损或已死亡，hCG 下降，卵巢黄体分泌的激素难以维持蜕膜生长而发生剥离出血，并伴有蜕膜碎片或管型排出。当输卵管妊娠病灶去除后，阴道流血方能停止。

4. 晕厥与休克　其严重程度与腹腔内出血速度及出血量成正比，与阴道出血量不成正比。由于腹腔内急性出血及剧烈腹痛，轻者出现晕厥，重者发生失血性休克。间质部妊娠一旦破裂，常因出血量多而发生严重休克。

5. 腹部包块　当输卵管妊娠流产或破裂所形成的血肿时间较久者，因血液凝固，逐渐机化变硬，并与周围组织或器官（如子宫、输卵管、卵巢、肠管或大网膜等）发生粘连形成包块，包块较大或位置较高者，可于腹部扪及。

四、治疗原则

治疗原则以手术治疗为主，其次为药物治疗。

1. 手术治疗　可行腹腔镜手术或开腹手术。根据患者情况，行患侧输卵管切除术或者保留患侧输卵管功能的保守性手术。严重内出血并发休克者，应在积极纠正休克、补充血容量的同时，迅速手术抢救。

2. 药物治疗　近年来用化疗药物甲氨蝶呤等方法治疗输卵管妊娠，已有成功的报道。治疗机制是抑制滋养细胞增生、破坏绒毛，使胚胎组织坏死、脱落、吸收。但在治疗中若有严重内出血征象，或疑有输卵管间质部妊娠，或胚胎继续生长时应及时进行手术治疗。根据中医辨证论治方法，合理运用中药，或用中西医结合的方法，对输卵管妊娠进行保守治疗也已取得显著成果。

五、护理评估

1. 健康史　仔细询问月经史，准确推断停经时间。注意不要因为月经仅过期几天而误认为不是停经；不要将不规则阴道流血而误认为末次月经。此外，对于不孕、盆腔炎、放置宫内节育器、绝育术、输卵管复通术等与发病相关的高危因素应予以高度重视。

2. 身心状况　输卵管妊娠流产或破裂前，症状和体征不明显。当患者腹腔内出血较多时可表现为贫血貌，重者可出现面色苍白，四肢湿冷，脉快、弱、细，血压下降等休克症状。下腹有明显压痛、反跳痛，尤以患侧为重，肌紧张不明显，叩诊有移动性浊音。血凝后下腹部可触及包块。体温多正常，出现休克时体温略低，腹腔内血液吸收时体温略升高，但一般不超过38℃。

输卵管妊娠流产或破裂后，腹腔内急性大量出血、剧烈腹痛以及妊娠终止的现实都将使孕妇出现较为激烈的情绪反应，表现出哭泣、自责、无助、抑郁以及恐惧等行为。

3. 相关检查　包括以下几种。

（1）腹部检查：输卵管妊娠流产或破裂者，下腹部有明显压痛和反跳痛，尤以患侧为重，轻度肌紧张；出血多时，叩诊有移动性浊音；出血时间较长时，形成凝血块，可在下腹部触及软性肿块。

（2）盆腔检查：输卵管妊娠流产或破裂者，除子宫略大较软外，仔细检查仅可能触及增粗的输卵管伴轻度压痛。输卵管妊娠流产或破裂者，阴道后穹隆饱满，明显触痛。将宫颈轻轻上抬或者左右摇动时引起下腹剧烈疼痛，称为宫颈举摆痛，是输卵管妊娠的重要体征之一。腹腔内出血多时检查子宫呈漂浮感。

（3）阴道后穹隆穿刺：是一种简单可靠的诊断方法，适用于疑有腹腔内出血的患者。由于腹腔内血液最易积聚于子宫直肠陷凹，即使血量不多，也能经阴道后穹隆穿刺抽出。用长针头自阴道后穹隆刺入子宫直肠陷凹，抽出暗红色不凝血为阳性，如抽出血液较红，放置10分钟内凝固，表明误入血管。若无内出血、内出血量少、血肿位置较高或者子宫直肠陷凹有粘连时，可能抽不出血液，因此，后穹隆穿刺阴性不能排除输卵管妊娠存在。如有移动性浊音，可做腹腔穿刺。

（4）妊娠试验：放射免疫法检测血中 β-hCG，尤其是动态观察血 β-hCG 的变化对异位妊娠的诊断极为重要。此方法灵敏度高，测出异位妊娠的阳性率一般可达80%~90%，但 β-hCG 阴性者仍不能完全排除异位妊娠。

（5）超声检查：B 型超声显像有助于异位妊娠的诊断。阴道 B 型超声检查较腹部 B 型超声检查准确性高。早期输卵管妊娠的诊断，仅凭 B 型超声显像有时可能误诊。若能结合临床表现和 β-hCG 测定等，对诊断的帮助很大。

（6）腹腔镜检查：适用于输卵管妊娠尚未流产或破裂的早期患者及诊断困难的患者。腹腔内大量出血或伴有休克者，禁做腹腔镜检查。早期异位妊娠患者，腹腔镜可见一侧输卵管肿大，表面紫蓝色，腹腔内无出血或仅有少量出血。

（7）子宫内膜病理检查：目前此方法的临床应用明显减少，主要适用于阴道流血量较多的患者，目的在于排除同时合并宫内妊娠流产。将宫腔排出物或刮出物送检病理检查，切片中见到绒毛，可诊断为宫内妊娠，仅见蜕膜未见绒毛者有助于异位妊娠诊断。

六、护理诊断/合作性问题

1. 恐惧　与担心手术失败有关。
2. 潜在并发症　出血性休克。

七、护理目标

1. 患者休克症状得以及时发现并缓解。
2. 患者能以正常心态接受此次妊娠失败的现实。

八、护理措施

1. 接受手术治疗患者的护理　对于接受手术治疗的患者要做到以下几点。

（1）积极做好术前准备：腹腔镜手术是近年来治疗输卵管妊娠的主要方法，多数输卵管妊娠可在腹腔镜直视下，穿刺输卵管的妊娠囊吸出部分囊液或者切开输卵管吸出胚胎，并注入药物；也可以行输卵管切除术。护士在严密监测患者生命体征的同时，积极配合医师纠正患者休克症状，做好术前准备。对于严重内出血并出现休克的患者，护士应立即开放静脉，交叉配血，做好输血、输液准备，以便配合医师积极纠正休克、补充血容量，并按急诊手术要求迅速做好术前准备。

（2）提供心理支持：术前，护士需简洁明了地向患者和家属讲明手术的必要性，并以亲切的态度和切实的行动获得患者及家属的信任，同时，保持周围环境安静、有序，减少和消除患者的紧张、恐惧心理，协助患者接受手术治疗方案。术后，护士应帮助患者以正常的心态接受此次妊娠失败的现实，并向患者讲述输卵管妊娠的相关知识，既可以减少因害怕输卵管妊娠再次发生而抵触妊娠的不良情绪，也可以增加和提高患者的自我保健意识。

2. 接受非手术治疗患者的护理　对于接受非手术治疗方案的患者，护士应从以下几个方面加强护理。

（1）严密观察病情：护士应密切观察患者的一般情况、生命体征，重视患者的主诉，尤应注意阴道流血量与腹腔内出血量不成比例，当阴道流血量少时，不要误认为腹腔内出血量亦很少。护士应告诉患者病情发展的一些指征，如出血增多、腹痛加剧、肛门坠胀感明显等，以便当患者病情发展时，医患均能及时发现，并给予相应的处理。

（2）加强化学药物治疗的护理：化疗一般采用全身用药，也可采用局部用药。用药期间，需要 β-hCG 测定和 B 型超声进行严密监护，并注意观察患者的病情变化及药物的毒副反应。常用药物有甲氨蝶呤。其治疗机制是抑制滋养细胞增生、破坏绒毛，从而使胚胎组织坏死、脱落、吸收。不良反应小，可表现为消化道反应，骨髓抑制以白细胞下降为主，有时可出现轻微肝功能异常、药物性皮疹、脱发等，但大部分反应是可逆的。

（3）指导患者休息与饮食：患者需卧床休息，避免增加腹压，从而减少输卵管妊娠破裂的机会。在患者卧床期间，护士需要提供相应的生活护理。此外，护士还需要指导患者摄取足够的营养物质，尤其是富含铁蛋白的食物，如鱼肉、动物肝脏、豆类、绿叶蔬菜及黑木耳等，可促进血红蛋白的增加，增强患者的抵抗力。

（4）监测治疗效果：护士应协助患者正确留取血液标本，以监测治疗效果。

3. 出院指导 输卵管妊娠的预后在于防止输卵管的损伤和感染，因此护士需做好妇女的健康指导工作，以防止盆腔感染的发生。教育患者保持良好的卫生习惯，勤洗浴、勤换衣，稳定性伴侣。发生盆腔炎后须立即彻底治疗，以免延误病情。此外，由于输卵管妊娠约有 10% 的再发生率和 50%~60% 的不孕率。因此，护士需要告诫患者下次妊娠时要及时就医，同时不要轻易终止妊娠。

九、护理评价

1. 患者的休克症状得以及时发现并纠正。
2. 患者消除了恐惧心理，愿意接受手术治疗。

（王 赛）

第三节 早产

早产（preterm labor，PTL）是指妊娠满 28 周至不足 37 周（196~258 日）间分娩者。此时娩出的新生儿叫早产儿，体重多小于 2 500g，各器官发育尚不成熟。据统计，约 70% 的围产儿死亡是由于早产，而且，早产儿中约有 15% 于新生儿期死亡。因此，防止早产是降低围生儿死亡率的重要措施之一。

一、病因

1. 孕妇因素 包括以下几点。

（1）孕妇合并急性或慢性疾病：如病毒性肝炎、急性肾盂肾炎、急性阑尾炎、严重贫血、慢性肾炎、妊娠高血压综合征、心脏病、性传播疾病等。

（2）子宫畸形：包括双子宫、双角子宫及纵隔子宫等；宫颈内口松弛与子宫肌瘤也易发生早产。

（3）其他：孕妇吸烟、酗酒或者精神受到刺激以及承受巨大压力时可引发早产。

2. 胎儿、胎盘因素 双胎妊娠、羊水过多、胎膜早破、宫内感染、胎盘功能不全、母儿血型不合、前置胎盘及胎盘早剥等均可致早产。其中，胎膜早破、绒毛膜羊膜炎最常见，约占早产的 30%~40%。

二、临床表现

早产的临床表现主要是妊娠 28 周后 37 周前出现子宫收缩。最初为不规律宫缩，并常伴有少许阴道血性分泌物或阴道流血，以后逐渐发展为规律宫缩，与足月临产相似，宫颈管消失，宫口扩张。

三、治疗原则

若胎儿存活，无胎儿窘迫、胎膜未破，应设法通过休息和药物治疗，抑制宫缩，尽可能使妊娠继续维持至足月。若胎膜已破，早产已不可避免时，应尽可能地预防新生儿并发症，以尽力提高早产儿的存活率。

四、护理评估

1. 健康史　详细评估可致早产的高危因素，如孕妇既往有流产、早产史或者本次妊娠有阴道流血，则发生早产的可能性大。同时，应详细询问并记录患者既往出现的症状以及接受治疗的情况。

2. 身心状况　妊娠满 28 周后至不足 37 周前，出现明显的规律宫缩（至少每 10 分钟一次），且伴有宫颈管缩短，即可诊断为先兆早产。如果妊娠 28~37 周间，出现 20 分钟 ≥4 次且每次持续 ≥30 秒的规律宫缩，且伴随宫颈管缩短 ≥75%，宫颈进行性扩张 2cm 以上者，即可诊断为早产临产。

早产已不可避免时，孕妇常会不自觉地把一些相关的事情与早产联系起来而产生自责感；同时，由于怀孕结果的不可预知，恐惧、焦虑、猜疑也是早产孕妇常见的情绪反应。

3. 相关检查　通过全身检查及产科检查，结合阴道分泌物检测，核实孕周，评估胎儿成熟度和胎方位等；密切观察产程进展，确定早产进程。

五、护理诊断/合作性问题

1. 有新生儿受伤的危险　与产儿发育不成熟有关。
2. 焦虑　与担心早产儿预后有关。

六、护理目标

1. 患者能平静地面对事实，接受治疗及护理。
2. 新生儿不存在因护理不当而发生的并发症。

七、护理措施

1. 预防早产　孕妇良好的身心状况可降低早产的发生，突然的精神创伤也可引发早产，因此，需做好孕期保健工作、指导孕妇增加营养，保持平静的心情。避免诱发宫缩的活动，如性生活、抬举重物等。高危孕妇需多卧床休息，以左侧卧位为宜，以增加子宫血液循环，改善胎儿供氧，且慎做肛查和阴道检查等。同时，积极治疗并发症，宫颈内口松弛者应于孕 14~16 周作子宫内口缝合术，以防止早产的发生。

2. 药物治疗的护理　先兆早产的主要治疗措施是抑制宫缩，与此同时，还需要积极控制感染、治疗合并症和并发症。护理人员应能明确具体药物的作用和用法，并且能够识别药物的不良反应，以避免毒性作用的发生，同时，还应对患者做相应的健康教育。

常用抑制宫缩的药物有以下几类。

（1）β-肾上腺素受体激动剂：其作用为激动子宫平滑肌中的 β 受体，从而抑制子宫收缩，减少子宫活动而延长孕期。不良反应为母儿双方心率加快、孕妇血压下降、血糖升高、血钾降低、恶心、出汗、头痛等。目前常用药物有：利托君（ritodrine）、沙丁胺醇（salbutamol）等。

（2）硫酸镁：其作用为镁离子直接作用于子宫肌细胞，拮抗钙离子对子宫收缩的活性，从而抑制子宫收缩。常用方法：首次剂量为 5g，加入 25% 葡萄糖液 20ml 中，在 5~10 分钟内缓慢注入静脉（或稀释后半小时内静脉滴入），以后以每小时 2g 的速度静脉滴注，宫缩抑制后继续维持 4~6 小时后改为每小时 1g，直到宫缩停止后 12 小时。使用硫酸镁时，应密切观察患者有无中毒迹象。

（3）钙通道阻滞剂：其作用为阻滞钙离子进入肌细胞，从而抑制子宫收缩。常用药物为硝苯地平 10mg，舌下含服，每 6~8 小时一次。也可以首次负荷量给予 30mg 口服，根据宫缩情况再以 10~20mg 口服。用药时必须密切观察孕妇心率和血压变化，对已用硫酸镁者需慎用，以防血压急剧下降。

（4）前列腺素合成酶抑制剂：前列腺素有刺激子宫收缩和软化宫颈的作用，其抑制剂可减少前列腺素合成，从而抑制子宫收缩。常用药物有：吲哚美辛、阿司匹林等。同时，此类药物可通过胎盘抑制胎儿前列腺素的合成与释放，使胎儿体内前列腺素减少，而前列腺素有维持胎儿动脉导管开放的作用，缺乏时导管可能过早关闭而导致胎儿血液循环障碍，因此，临床较少应用。必要时仅在孕 34 周前短期（1 周内）选用。

3. 预防新生儿并发症的发生 在保胎过程中，应每日行胎心监护，并教会患者自数胎动，有异常情况时及时采取应对措施。对妊娠 35 周前的早产者，应在分娩前按医嘱给予孕妇糖皮质激素，如地塞米松、倍他米松等，以促进胎肺成熟，明显降低新生儿呼吸窘迫综合征的发病率。

4. 为分娩做准备 如早产已不可避免，应尽早决定合理的分娩方式，如臀位、横位，估计胎儿成熟度低，且产程又需较长时间者，可选用剖宫产术结束分娩；经阴道分娩者，应考虑使用产钳和会阴切开术以缩短产程，从而减少分娩过程中对胎头的压迫。同时，要充分做好早产儿保暖和复苏的准备，临产后慎用镇静剂，避免发生新生儿呼吸抑制的情况；产程中应给予孕妇吸氧；新生儿出生后，须立即结扎脐带，以防止过多母血进入胎儿血液循环造成循环系统负荷过重。

5. 为孕妇提供心理支持 护士可安排时间与孕妇进行开放式的讨论，让患者充分了解早产的发生并非她的过错，有时甚至是无缘由的。同时，也要避免为减轻孕妇的负疚感而给予过于乐观的保证。由于早产是出乎意料的，孕妇多没有精神和物质准备，对产程中的孤独感、无助感尤为敏感，此时，丈夫、家人和护士在身旁提供支持较足月分娩更显重要，并能帮助孕妇重建自尊，以良好的心态承担早产儿母亲的角色。

八、护理评价

1. 患者能积极配合医护措施。
2. 母婴顺利经历全过程。

（王　赛）

第四节 过期妊娠

平时月经周期规律，妊娠达到或超过 42 周（≥294 日）尚未分娩者，称为过期妊娠（post term pregnancy）。其发生率约为 3%~15%。过期妊娠的胎儿围产病率和死亡率增高，并随妊娠过期时间的延长而增加。

一、病因

1. 雌孕激素比例失调　如内源性前列腺素和雌二醇分泌不足而黄体酮水平增高可抑制前列腺素和缩宫素，使子宫不收缩，延迟分娩发动。

2. 子宫收缩刺激反射减弱　头盆不称或胎位异常时，由于胎先露部对宫颈内口及子宫下段的刺激不强，反射性子宫收缩减少，易发生过期妊娠。

3. 胎儿畸形　无脑儿畸胎不合并羊水过多时，由于垂体缺如，不能产生足够促肾上腺皮质激素，使雌激素前身物质 16a-羟基硫酸脱氢表雄酮分泌不足，雌激素形成减少，致使过期妊娠发生。

4. 遗传因素　缺乏胎盘硫酸酯酶，是一种罕见的伴性隐性遗传病，均见于怀男胎病例，胎儿胎盘单位无法将活性较弱的脱氢表雄酮转变为雌二醇及雌三醇，使分娩难以启动。

二、病理和临床表现

1. 胎盘、胎儿变化

（1）胎盘功能正常型：胎儿继续发育，体重增加成为巨大儿，颅骨钙化明显，胎头不易变形，从而导致经阴道分娩困难。

（2）胎盘功能减退型：胎盘外观有钙化和梗死，镜下见胎盘老化现象，使胎盘的物质交换与转运能力均下降，供给胎儿营养以及氧气不足，胎儿不再继续生长发育，导致胎儿成熟障碍、胎儿窘迫。

2. 羊水变化　随着妊娠周数的延长，羊水会越来越少，羊水粪染率也明显增高。

过期妊娠常因胎盘病理改变而发生胎儿窘迫或者巨大儿造成难产，导致围生儿死亡率以及新生儿窒息发生率增高，同时手术产率也增高。

三、治疗原则

尽量避免过期妊娠的发生。一旦确诊过期妊娠，应根据胎儿大小、胎盘功能、胎儿宫内安危、宫颈成熟情况等综合判断，选择恰当的分娩方式。

四、护理评估

1. 健康史　仔细核实妊娠周数，确定胎盘功能是否正常是关键。

2. 身心状况　包括以下几点。

（1）身体评估：胎盘功能正常型多无特殊表现；胎盘功能减退型可表现为胎动频繁或者减少、消失，孕妇体重不再增加或者减轻，宫高和腹围与妊娠周数不相符，胎心率异常。

（2）心理-社会状况：当超过预产期数日后仍无分娩先兆，孕妇和家属都会焦急，担心过期妊娠对胎儿不利，而表现出紧张情绪。

3. 相关检查　包括以下几种。

（1）B超检查：监测胎儿双顶径、股骨长度估计妊娠周数；观察胎动、胎儿肌张力、胎儿呼吸运动以及羊水量等。羊水暗区直径小于3cm，提示胎盘功能减退，小于2cm则提示胎儿危险。

（2）胎盘功能测定：雌三醇（E_3）含量小于10mg/24h，E/C比值小于10或者下降

50%，血清游离雌三醇含量持续缓慢下降等，均应考虑为胎儿胎盘单位功能低下。

（3）胎儿电子监护仪检测：无刺激胎心率监护每周 2 次，多为无反应型；催产素激惹试验若出现晚期减速，提示胎儿缺氧。

五、护理诊断/合作性问题

1. 知识缺乏　缺乏过期妊娠危害性的相关知识。
2. 焦虑　与担心围生儿的安全有关。
3. 潜在并发症　胎儿窘迫、胎儿生长受限、巨大儿。

六、护理目标

1. 孕妇和家属了解过期妊娠对胎儿的影响。
2. 住院期间不发生胎儿和新生儿损伤。
3. 孕妇的焦虑程度减轻。

七、护理措施

1. 一般护理　包括以下几点。

（1）休息：嘱孕妇取左侧卧位，吸氧。

（2）帮助复核孕周：仔细询问孕妇末次月经时间，引导其回忆本次妊娠的有关情况，协助医生重新认真复核孕周。

2. 加强监护胎儿情况　勤听胎心音，教会孕妇自测胎动，注意观察羊水的颜色、性状，必要时行胎儿电子监护，以便及时发现胎儿窘迫。

3. 检查的护理　告知孕妇及家属行各种胎盘功能检查的目的、方法、结果，协助孕妇完成各项胎盘功能检查，如按时抽血或留尿，护送患者做 B 超检查等。

4. 终止妊娠的护理

（1）剖宫产：引产失败者，胎盘功能减退，胎儿有宫内窘迫，羊水过少或者有产科指征，均应行剖宫产。

1）做好剖宫产的术前准备、术中配合及术后护理。

2）做好新生儿窒息的抢救准备。

（2）阴道分娩：胎盘功能及胎儿情况良好，无其他产科指征者，可在严密监护下经阴道分娩。

①宫颈条件未成熟者，需遵医嘱给予促宫颈成熟的措施。如乳头按摩、宫缩剂静滴、前列腺素制剂宫颈或者阴道给药等。

②宫颈条件成熟者，可行人工破膜或者静滴缩宫素引产。破膜后应立即听胎心音、观察羊水颜色、性状、记录破膜时间；嘱产妇卧床休息，保持外阴清洁，必要时遵医嘱用抗生素预防感染。

③产程中的护理：常规吸氧；严密观察胎心及产程进展，适时行胎心监护；如出现胎儿窘迫情况，若宫口已开全，行阴道手术助产；若宫口未开全，短时间内不能从阴道分娩者，需立即改行剖宫产；产后常规应用宫缩剂，预防产后出血；在新生儿出现第一次呼吸前及时彻底清除呼吸道分泌物及羊水，特别是粪染的羊水应尽力清除；新生儿按高危儿加强护理，

密切观察，遵医嘱给予药物治疗。

5. 心理护理 妊娠过期后，孕妇或者家属有的担心胎儿安危，急于要求人工终止妊娠；有的认为"瓜熟才蒂落"而不愿接受人工终止妊娠。护士应仔细倾听她们的诉说，了解孕妇的心理活动，耐心向患者及家属介绍过期妊娠对母儿的不良影响，详细说明终止妊娠的必要性和方法，对她们提出的问题给予积极、明确、有效的答复，解除其思想顾虑，鼓励患者积极配合治疗，适时终止妊娠，加强过期儿（高危儿）的护理。

八、护理评价

1. 患者能积极配合医护措施。
2. 母婴顺利经历全过程。
3. 产妇产后未出现焦虑。

（王　赛）

第五节　双胎妊娠

一、概述

一次妊娠有两个胎儿时称为双胎妊娠。其发生率具有国家、地域以及种族差异性。我国统计双胎与单胎比为 1∶890。近年来，随着促排卵药物的应用和辅助生育技术的开展，双胎妊娠的发生率有增高趋势。双胎妊娠有家族史，胎次多、年龄大者发生的概率高，近年来有医源性原因，应用氯米酚与尿促性素（HMG）诱发排卵，双胎与多胎妊娠可高达 20%～40%。另有学者报道在停止服用避孕药后 1 个月妊娠时，双胎比例增高，是由于此月人体分泌 FSH 增高的原因。

二、病因

1. 遗传　孕妇或其丈夫家族中有多胎妊娠史者，多胎的发生率增加。
2. 年龄和胎次　双胎发生率随着孕妇年龄增大而增加，尤其是 35～39 岁者最多。孕妇胎次越多，发生双胎妊娠的机会越多。
3. 药物　因不孕症而使用了促排卵药物，导致双胎妊娠的发生率增加。

三、病理生理

双胎胎盘中，脐带帆状附着发生率较普通胎盘高 9 倍，并并发前置血管，单脐动脉在双胎胎盘中发生率也较高，多发于单卵双胎的胎儿之一。另外，双胎胎盘之一可变成水泡状胎块。在胎盘变化上是供血胎儿胎盘体积大，苍白，镜下可见绒毛粗大、水肿，绒毛毛细血管小而不明显；但受血胎儿胎盘呈暗红色，多血，质较韧，镜下则见绒毛毛细血管普遍扩张充血。

四、护理评估

（一）健康史

询问家族中有无多胎史，孕妇的年龄、胎次，孕前是否使用促排卵药。

（二）临床表现及分型

1. 症状　妊娠早孕反应较重，子宫大于妊娠孕周，尤其是 24 周后尤为明显。因子宫增大明显，使横膈抬高，引起呼吸困难；胃部受压，孕妇自觉胀满、食欲缺乏，孕妇会感到极度疲劳和腰背部疼痛。孕妇自觉多处胎动，而非固定于某一处。

2. 体征　有下列情况应考虑双胎妊娠：①子宫比孕周大，羊水量也较多。②孕晚期触及多个小肢体，两胎头。③胎头较小，与子宫大小不成比例。④在不同部位听到两个频率不同的胎心，同时计数 1 分钟，胎心率相差 10 次以上，或两胎心音之间隔有无音区。⑤孕中晚期体重增加过快，不能用水肿及肥胖解释者。过度增大的子宫压迫下腔静脉，常引起下肢水肿、静脉曲张等。

3. 分型　包括以下几型。

（1）二卵双胎：二卵双胎可以是同一卵巢也可是两个卵巢同时排卵，此时的排卵可以是单卵泡排出两个成熟卵子，或者两个卵泡同时排出两个卵子，即由两个卵子分别同时受精而形成的双胎妊娠，约占双胎妊娠的 2/3。由于二卵双胎的基因不同，故胎儿的性别、血型、容貌等可以相同也可不同，两个受精卵可以形成各自独立的胎盘、胎囊，它们的发育可以紧靠与融合在一起，但两者间的血液循环并不相通，胎囊之间的中隔由两层羊膜及两层绒毛膜组成，有时两层绒毛膜可融合成一层。

（2）单卵双胎：单卵双胎即由一个卵子受精后经过细胞分裂而形成的双胎妊娠，约占双胎妊娠的 1/3。该方式所形成的受精卵其基因相同，胎儿性别、血型一致，且容貌相似。单卵双胎的每个胎儿均有 1 根脐带，其胎盘和胎囊则根据受精卵分裂时间不同而有所差异；两个胎儿常常共用同一胎盘，两个胎囊的间隔有两层羊膜，两者血液循环相通。约有 1/3 的单卵双胎的胎盘胎膜与双卵双胎相同，但血液循环仍相通。由于单卵双胎的胎盘循环是两个胎儿共用，故有时会出现一个胎儿发育良好，而另外一个发育欠佳，两者差异很大。

（三）辅助检查

1. B 超检查　可以早期诊断双胎、畸胎，能提高双胎妊娠的孕期监护质量。B 超在孕 7~8 周时见到两个妊娠囊，孕 13 周后清楚显示两个胎头光环及各自拥有的脊柱、躯干、肢体等，B 超对中晚期的双胎诊断率几乎达 100%。

2. 多普勒胎心仪　孕 12 周后听到两个频率不同的胎心音。

（四）心理-社会评估

双胎妊娠的孕妇在孕期必须适应两次角色转变，首先是接受妊娠，其次当被告知是双胎妊娠时，必须适应第二次角色转变，即成为两个孩子的母亲。双胎妊娠属于高危妊娠，孕妇既兴奋又常常担心母儿的安危，尤其是担心胎儿的存活率。

（五）治疗原则

1. 妊娠期　及早对双胎妊娠做出诊断，并增加其产前评估次数，加强营养，注意休息，补充足够的营养物质以预防贫血和妊娠期高血压，防止早产、羊水过多等并发症的发生。必要时行引产术结束妊娠。

双胎妊娠引产指征：并发急性羊水过多，有压迫症状，孕妇腹部过度膨胀，呼吸困难，严重不适者；胎儿畸形，母亲有严重并发症，如子痫前期或子痫，不允许继续妊娠者；预产期已到尚未临产，胎盘功能减退者。

2. 分娩期　多数能经阴道分娩。产妇需有良好的体力，才能成功分娩，故保证产妇足够的食物摄入量及充足的睡眠十分重要。分娩过程中严密观察产程和胎心变化，如有宫缩乏力或产程延长时，应及时处理。当第一胎娩出后，立即断脐，助手扶正第二胎的胎位，使其保持纵产式，通常在 15~20 分钟完成第二胎的分娩。如第一胎娩出后 15 分钟仍无宫缩，则可行人工破膜加缩宫素静脉滴注以促进宫缩。若发现有脐带脱垂或怀疑胎盘早剥时，及时手术助产。如第一胎为臀位，第二胎为头位，要注意防止胎头交锁导致难产。

剖宫产指征：①异常胎先露，如第一胎儿为肩先露、臀先露或易发生胎头交锁和碰撞的胎位及单羊膜囊双胎、联体儿等。②脐带脱垂、胎盘早剥、前置胎盘、先兆子痫、子痫、胎膜早破、继发性宫缩乏力，经处理无效者。③第一个胎儿娩出后发现先兆子宫破裂，或宫颈痉挛，为抢救母婴生命。④胎儿窘迫，短时间内不能经阴道结束分娩者。

3. 产褥期　为防止产后出血，在第二胎娩出前肩时静脉推注麦角新碱及缩宫素 10U，同时腹部压沙袋，防止由于腹压骤减所致休克。

五、护理诊断和医护合作性问题

1. 舒适改变　与双胎或多胎引起的食欲下降、下肢水肿、静脉曲张、腰背痛有关。
2. 有受伤的危险　与双胎妊娠引起的早产有关。
3. 焦虑　与担心母儿的安危有关。
4. 潜在并发症　早产、脐带脱垂或胎盘早剥。

六、计划与实施

（一）预期目标

1. 孕妇摄入足够的营养，保证母婴需要。
2. 孕妇及胎儿、新生儿的并发症被及时发现，保证母婴安全。

（二）护理措施

1. 一般护理

（1）增加产前检查次数，每次监测宫高、腹围和体重。

（2）注意多休息，尤其是妊娠最后 2~3 个月，要求卧床休息，防止跌伤意外。最好采取左侧卧位，增加子宫、胎盘的血供，减少早产的机会。

（3）加强营养，尤其是注意补充铁、钙、叶酸等，以满足妊娠的需要。

2. 心理护理　帮助双胎妊娠孕妇完成两次角色转变，接受成为两个孩子母亲的事实。告之双胎妊娠虽属于高危妊娠，但孕妇不必过分担心母儿的安危，请孕妇保持心情愉快，积极配合治疗。指导家属准备双份新生儿用物。

3. 病情观察　双胎妊娠孕妇易并发妊娠期高血压、羊水过多、前置胎盘、贫血等并发症，因此，应加强病情观察，及时发现并处理。

4. 症状护理 双胎妊娠孕妇胃区受压致食欲缺乏，因此应鼓励孕妇少食多餐，满足孕期需要，必要时给予饮食指导，如增加铁、叶酸、维生素的供给。双胎妊娠孕妇腰背部疼痛比较明显，应注意休息，指导孕妇做骨盆倾斜运动，局部热敷等。采取措施预防静脉曲张的发生。

5. 治疗配合

（1）严密观察产程和胎心率变化，发现宫缩乏力或产程延长应及时处理。

（2）第一个胎儿娩出后立即断脐，协助扶正第二个胎儿的胎位，使保持纵式式，等待通常在 20 分钟左右，第二个胎儿自然娩出。如等待 15 分钟仍无宫缩，则可协助人工破膜或遵医嘱静脉滴注缩宫素促进宫缩。严密观察，及时发现脐带脱垂或胎盘早剥等并发症。

（3）为预防产后出血的发生，临产时应备血；胎儿娩出前需建立静脉通路；第二个胎儿娩出后应立即肌内注射或静脉滴注缩宫素；腹部放置沙袋，并以腹带裹紧腹部，防止腹压骤降引起休克。

（4）如系早产，产后应加强对早产儿的观察和护理。

（三）健康指导

护士应指导孕妇注意休息，加强营养，注意阴道流血量和子宫复旧情况，防止产后出血。并指导产妇正确进行母乳喂养，选择有效的避孕措施。

七、护理评价

孕妇能主动与他人讨论两个孩子的将来并做好分娩的准备。孕产妇、胎儿或新生儿安全。

（王　赛）

第六节　前置胎盘

正常妊娠时，胎盘附着于子宫体部的后壁、前壁或侧壁。胎盘低位着床的三种结局：早期流产；向子宫底迁移；留在原位发展成前置胎盘。妊娠 28 周后，胎盘附着于子宫下段，甚至胎盘下缘达到或覆盖宫颈内口，其位置低于胎先露部，称为前置胎盘（placenta previa）。前置胎盘是妊娠晚期出血的主要原因之一，是妊娠期的严重并发症。其发生率国外报道为 0.5%，国内报道为 0.24%～1.57%。

一、病因

目前尚不清楚，可能与下述原因有关。

1. 子宫内膜病变与损伤 产褥感染、多产、上环、多次刮宫、剖宫产等，可引起子宫内膜炎，使子宫内膜缺损，血液供应不足，为了摄取足够营养，胎盘代偿性扩大面积，伸展到子宫下段，形成前置胎盘。

2. 胎盘异常 胎盘面积过大时，如多胎妊娠、巨大儿，常延伸至子宫下段甚至达到宫颈内口；有些患者存在副胎盘，多附着于子宫下段；膜状胎盘大且薄，经常扩展到子宫下段。

3. 受精卵滋养层发育迟缓　当受精卵抵达子宫腔时，其滋养层发育迟缓，尚未发育到能着床的阶段而继续下移着床于子宫下段，并在该处生长发育形成前置胎盘。

4. 宫腔形态异常　子宫肌瘤、子宫畸形，可改变宫腔形态，导致胎盘附着于子宫下段。

5. 其他　有学者提出吸烟、吸毒可影响子宫胎盘血供，胎盘为获取更多的氧供而扩大面积，增加了前置胎盘的危险性。

二、分类

根据胎盘下缘与子宫颈内口的关系，前置胎盘可以分为三类（图 15-5）。

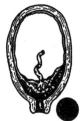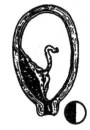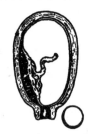

A.完全性前置胎盘　　B.部分性前置胎盘　　C.边缘性前置胎盘

图 15-5　前置胎盘的类型

1. 完全性前置胎盘　子宫颈内口完全被胎盘组织覆盖，又称中央性前置胎盘。

2. 部分性前置胎盘　子宫颈内口部分被胎盘组织覆盖。

3. 边缘性前置胎盘　胎盘附着于子宫下段，甚至胎盘边缘达到子宫颈内口，但未超越子宫颈内口。

前置胎盘类型可因诊断时间不同而各异，胎盘下缘与子宫颈内口的关系可随宫颈管消失，宫颈内口扩张而发生改变。尤其是接近临产期，如临产前部分性前置胎盘，临产后成为边缘性前置胎盘。因此，需按处理前的最后一次检查结果确定类型。

三、临床表现

1. 无痛性反复性阴道流血　前置胎盘的典型症状为妊娠晚期或临产时，发生无诱因、无痛性的反复性阴道流血。其出血原因是妊娠晚期子宫下段逐渐伸展拉长，颈管缩短，附着于子宫下段及宫颈部位的胎盘不能相应伸展而发生错位分离导致出血。初次流血量一般不多，偶尔亦有第一次就发生致命性大出血者。随着子宫下段不断伸展，出血往往反复发生，且出血量亦越来越多。

阴道流血发生时间的早晚、次数、出血量的多少与前置胎盘的类型有关。

（1）完全性前置胎盘：初次出血时间早，约在妊娠 28 周左右，反复出血的次数频繁，量较多，甚至一次大量出血即可使患者陷入休克状态。

（2）部分性前置胎盘：出血介于完全性和边缘性前置胎盘之间。

（3）边缘性前置胎盘：初次出血发生较晚，多在妊娠 37~40 周或临产后，量较少。

2. 贫血、休克　反复多次或大量阴道流血，患者可出现贫血，贫血程度与阴道流血量成正比，出血严重者可发生休克，并导致胎儿缺氧、窘迫，甚至死亡。

3. 胎位异常　因胎盘附着于子宫下段，患者可表现为胎头高浮和胎位异常，约 1/3 为臀先露。

4. 其他 由于子宫下段肌组织菲薄，收缩力差，附着于该处的胎盘剥离后血窦不易闭合，故可诱发产后出血。此外，前置胎盘的胎盘剥离面接近宫颈外口，而且产妇多体质虚弱，细菌容易从阴道侵入胎盘剥离面，而引发感染。

四、治疗原则

前置胎盘的治疗原则是：抑制宫缩、制止出血、纠正贫血、预防感染。根据孕妇的阴道流血量、有无休克、妊娠周数、产次、胎位、胎儿是否存活，是否临产等综合分析，正确选择结束分娩的时间和方法。

1. 期待疗法 目的是在保证孕妇安全的前提下尽可能延长孕周，接近或达到足月，减少早产，提高围生儿存活率。适用于妊娠<34 周、估计胎儿体重<2 000g、胎儿存活、阴道流血不多、一般情况良好的孕妇。患者需绝对卧床休息，禁忌性生活及阴道检查，血止后方可适量活动。一旦出现阴道流血，应住院治疗，密切监测阴道流血量及胎儿在宫内的情况。

2. 终止妊娠

（1）指征：孕妇反复多量出血甚至休克者，无论胎儿是否成熟，为了孕妇安全，需终止妊娠；胎龄达 36 周以上，胎儿成熟度检查提示胎儿肺成熟者；胎龄未达 36 周，出现胎儿窘迫；胎儿已死亡或发现难以存活的畸形。

（2）分娩方式：剖宫产是前置胎盘终止妊娠的主要方式，其优点是可短时间内结束分娩，对母儿相对安全。适用于完全性前置胎盘持续大量流血；部分性和边缘性前置胎盘出血多，胎龄达 36 周以上短时间内不能结束分娩者。阴道分娩适用于边缘性前置胎盘，枕先露，阴道流血不多，短时间能结束分娩者。护理目标在于保证孕妇能以最佳身心状态接受手术及分娩过程。

五、护理评估

1. 健康史 仔细询问个人健康史，尤其注意孕产史中有无剖宫产术、人工流产术及子宫内膜炎等前置胎盘的易发因素；妊娠过程中特别是孕 28 周后，是否出现无痛性、无诱因、反复阴道流血，详细记录具体经过及治疗情况。

2. 身心状况 患者的一般状况与阴道出血量的多少密切相关。大量出血时可表现为面色苍白、脉搏细速、血压下降等休克症状。

孕妇及其家属可因突然阴道流血而感到恐惧或焦虑，担心孕妇的健康和胎儿的安危，显得恐慌、紧张、手足无措等。

3. 相关检查 包括以下几种。

（1）产科检查：子宫大小与停经月份相符，胎方位清楚，胎先露高浮，胎心多正常，也可因孕妇失血过多导致胎心异常或消失。前置胎盘位于子宫下段前壁时，可于耻骨联合上方听到胎盘血管杂音。临产后检查，宫缩为阵发性，间歇期子宫肌完全放松。

（2）超声波检查：B 型超声可清楚显示胎盘与子宫颈的位置，并确定前置胎盘的类型，且可反复检查，准确性达 95%以上，是目前诊断前置胎盘最安全、有效的首选方法。

（3）阴道检查：一般不主张应用。仅适用于终止妊娠前为明确诊断并决定分娩方式。必须在有输液、输血及手术的条件下方可进行。若诊断已明确或流血过多不应再作阴道检查。怀疑前置胎盘的个案，切忌肛查。

（4）产后检查胎盘及胎膜：前置部位胎盘可见陈旧性血块附着，呈黑紫色或暗红色，若其位于胎盘边缘，且胎膜破口距离胎盘边缘小于 7cm，则为部分性前置胎盘。如行剖宫产术，术中可直接了解胎盘附着部位，明确诊断类型。

六、护理诊断/合作性问题

1. 有感染的危险　前置胎盘剥离面靠近子宫颈口，细菌易经阴道上行感染。
2. 潜在并发症　出血性休克。

七、护理目标

1. 接受期待疗法的孕妇，血红蛋白不再继续下降，胎龄达到或接近足月。
2. 产妇产后未发生产后出血和产褥感染。

八、护理措施

根据病情需要立即终止妊娠的孕妇，即应采取去枕侧卧位，开放静脉，交叉配血，做好输血、输液准备。在抢救休克的同时，按腹部手术患者的护理进行术前准备，做好母儿生命体征监护以及抢救准备工作。接受期待疗法的孕妇的护理如下。

1. 保证休息，减少刺激　孕妇需住院观察，绝对卧床休息，尤以左侧卧位为佳，每日定时间断吸氧，每日 3 次，每次 20～30 分钟，以提高胎儿血氧供应。此外，还应避免各种刺激，以减少出血机会。医护人员进行腹部检查时动作要轻柔，禁做阴道检查和肛查。

2. 纠正贫血　加强饮食营养指导，建议孕妇高蛋白饮食及食用富含铁的食物，如动物肝脏、绿叶蔬菜和豆类等，必要时给予口服硫酸亚铁、输血等措施，以纠正贫血，增强孕妇机体抵抗力，促进胎儿发育。

3. 监测生命体征，及时发现病情变化　密切观察并记录孕妇的生命体征及一般状况，阴道流血的量、色及流血时间，严密监测胎儿宫内状态，按医嘱及时完成相关的实验室检查，进行交叉配血备用，发现异常及时报告医师并积极配合处理。

4. 预防产后出血和感染

（1）产妇返回病房休息后，密切观察产妇的生命体征和阴道流血情况，发现异常及时报告医师处理，以防止或减少产后出血的发生。

（2）胎儿娩出后，及早使用宫缩剂，以预防产后大出血；对新生儿严格按照高危儿护理。

（3）及时更换会阴垫，以保持会阴部清洁、干燥。

5. 健康教育　护士需加强对孕妇的管理和宣教。指导围孕期女性避免吸烟、酗酒等不良行为，避免多次刮宫、引产或宫内感染，防止多产，减少子宫内膜损伤或子宫内膜炎。对于妊娠期出血，无论阴道流血量多少均应及时就医，做到及时诊断，正确处理。

九、护理评价

1. 接受期待疗法的孕妇，胎龄接近（或达到）足月时终止妊娠。

2. 产妇产后未出现产后出血和产褥感染。

（王 赛）

第七节 胎盘早剥

妊娠 20 周后或分娩期，正常位置的胎盘在胎儿娩出前，部分或全部从子宫壁剥离，称为胎盘早剥。胎盘早剥是妊娠晚期的一种严重并发症，起病急、进展迅速，若处理不及时，可危及母儿生命。国内发生率 0.46%~2.1%，国外发生率 1%~2%。

一、病因

胎盘早剥的发病机制尚未完全阐明，其发病可能与以下因素有关。

1. 孕妇血管病变 胎盘早剥孕妇多并发妊娠期高血压疾病、慢性高血压、慢性肾脏疾病以及全身血管病变等。上述疾病可致底蜕膜螺旋小动脉痉挛或硬化，引起远端毛细血管缺血坏死以致破裂出血，形成血肿，导致该处胎盘与子宫壁剥离。

2. 机械性因素 外伤（特别是腹部直接受撞击）、行外倒转术矫正胎位时，可因血管破裂诱发胎盘早剥。脐带过短或绕颈、绕体等，在分娩过程中由于胎先露部下降牵拉脐带，导致胎盘早剥。

3. 子宫内压力突然下降 双胎妊娠的第一胎儿娩出过快或羊水过多破膜时羊水流出过快，可使宫腔内压力骤然降低，子宫突然收缩，导致胎盘自子宫壁剥离。

4. 子宫静脉压突然升高 见于妊娠晚期或临产后，孕妇长时间仰卧位时，巨大的子宫压迫下腔静脉，回心血量减少，血压下降，而子宫静脉压升高，导致蜕膜静脉淤血或破裂，诱发部分或全部胎盘自子宫壁剥离。

5. 其他 如吸烟、吸毒、营养不良、子宫肌瘤（尤其是胎盘附着部位肌瘤）、胎膜早破、孕妇有血栓形成倾向等与胎盘早剥具有相关性。此外，有胎盘早剥史的患者再次妊娠发生胎盘早剥的可能性增加。

二、类型及病理生理

胎盘早剥的主要病理变化是底蜕膜出血，形成血肿，使胎盘自附着处剥离。可分为三种病理类型：显性、隐性、混合性剥离（图 15-6）。

1. 显性剥离或外出血 若底蜕膜出血少，剥离面小，血液很快凝固，临床多无症状；若底蜕膜出血增加，形成胎盘后血肿，使胎盘的剥离部分不断扩大，当血液冲开胎盘边缘，沿胎膜与子宫壁之间经宫颈管向外流出，即为显性剥离或外出血，大部分胎盘早剥属于这种类型。

2. 隐性剥离或内出血 血液在胎盘后形成血肿使剥离面逐渐增大，当血肿不断增大，胎盘边缘仍附着于子宫壁上，或胎头已固定于骨盆入口，使血液积存于胎盘与子宫壁之间不能外流，即为隐性剥离或内出血。

3. 混合性出血 当内出血过多时，胎盘后血肿内压力增加，血液可冲开胎盘边缘与胎膜，经宫颈管外流，形成混合性出血。偶有出血穿破羊膜而溢入羊水中，使羊水成为血性羊水。

胎盘早剥内出血严重时，可发生子宫胎盘卒中。积聚于胎盘与子宫壁之间的血液，随血肿压力增大，血液浸入子宫肌层，引起肌纤维分离，甚至断裂、变性，当血液侵及子宫浆膜层时，子宫表面呈蓝紫色瘀斑，尤其在胎盘附着处更明显，称为子宫胎盘卒中。此时，由于肌纤维受血液浸渍，收缩力减弱，可出现宫缩乏力性产后出血。

严重的胎盘早剥可发生弥漫性血管内凝血（DIC）。从剥离处的胎盘绒毛和蜕膜中释放大量的组织凝血活酶，进入母体循环，激活凝血系统，发生弥漫性血管内凝血。

子宫胎盘卒中可致产后出血，合并 DIC 时，更易出现难以纠正的产后出血和急性肾衰。

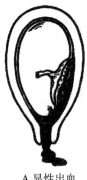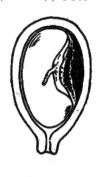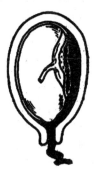

A.显性出血　　　　　　B.隐性出血　　　　　　C.混合性出血

图 15-6　胎盘早剥的分类

三、临床表现

国内外对胎盘早剥的分类不同，目前多采用 Sher（1985）分法，根据病情严重程度，分为 3 度：

Ⅰ度：胎盘剥离面通常不超过胎盘的 1/3，以外出血为主，多见于分娩期。主要症状为阴道流血，多无腹痛或轻微腹痛，贫血体征不显著。腹部检查：子宫软，宫缩有间歇，腹部压痛不明显或仅局部轻压痛，子宫大小与妊娠周数相符，胎位清楚，胎心率多正常，有时症状与体征均不明显，只在产后检查胎盘时，见胎盘母体面有凝血块及压迹，发现胎盘早剥。

Ⅱ度：胎盘剥离面约为胎盘的 1/3，常为内出血或混合性出血，有较大的胎盘后血肿，多见于重度妊娠期高血压疾病。主要症状为突然发生的持续性腹痛和（或）腰酸、腰痛，其程度与胎盘后积血多少有关，积血越多疼痛越剧烈。可无阴道流血或仅有少量阴道流血，贫血程度与外出血量不相符。腹部检查：触诊子宫压痛明显，尤以胎盘附着处最明显。子宫比妊娠周数大，且随着胎盘后血肿的不断增大，宫底随之升高，压痛也更明显。宫缩有间歇，胎位可扪及，胎心清楚。

Ⅲ度：胎盘剥离面超过胎盘的 1/2，临床上常呈现休克状态，且休克程度与母体失血量相关。腹部检查：子宫处于高张状态，硬如板状，间歇期不能放松，因此胎位触不清楚。胎儿多因严重缺氧缺血而死亡。

四、治疗原则

胎盘早剥的治疗原则为积极抢救休克，及时终止妊娠，积极防治并发症。终止妊娠的方法需根据孕妇胎次、早剥的严重程度、胎儿宫内状况以及宫口开大等情况而定。积极处理并发症，如凝血功能障碍、产后出血以及急性肾衰等。

五、护理评估

1. 健康史　孕妇在妊娠晚期或临产时突然发生剧烈腹痛，并有急性贫血或休克表现，需高度重视。护士需结合有无妊娠期高血压疾病或高血压病史、慢性肾炎史、胎盘早剥史、仰卧位低血压综合征史及外伤史等，进行仔细全面评估。

2. 身心状况　Ⅰ度胎盘早剥患者症状多不明显。Ⅲ度患者可出现恶心呕吐，面色苍白、出汗、脉弱以及血压下降等休克征象；患者可无阴道流血或少量阴道流血及血性羊水，贫血程度与外出血量不相符。腹部检查：子宫硬如板状，压痛，以胎盘附着处最显著，若胎盘附着于子宫后壁，子宫压痛不明显，但子宫大于妊娠周数，宫底随胎盘后血肿增大而增高。子宫多处于高张状态，偶见宫缩，宫缩间歇期不放松，胎位触不清楚。Ⅲ度胎盘早剥，胎儿多因缺氧死亡，故胎心多消失。

胎盘早剥孕妇除进行阴道流血的量颜色评估外，应还需重点评估腹痛程度、性质，密切监测孕妇的生命体征和一般情况，以及时、正确地了解孕妇的身体状况。胎盘早剥孕妇入院时情况多危急，孕妇和家属常感到高度紧张和恐惧。

3. 相关检查　包括以下几种。

（1）产科检查：可通过四步触诊法判定胎方位、胎心情况、宫高变化以及腹部压痛范围和程度等。

（2）B型超声检查：可协助了解胎盘部位及胎盘早剥的类型，明确胎儿大小及存活情况。B型超声图像显示正常位置的胎盘应紧贴子宫体部后壁、前壁或侧壁，若胎盘与子宫壁之间有血肿时，在胎盘后方出现一个或多个液性暗区，并见胎盘增厚。若胎盘后血肿较大时能见到胎盘胎儿面凸向羊膜腔，甚至使子宫内的胎儿偏向对侧。若血液渗入羊水中，见羊水回声增强、增多，系羊水混浊所致。当胎盘边缘已与子宫壁分离时，未形成胎盘后血肿时，则见不到上述图像，故B型超声诊断胎盘早剥具有一定的局限性。重型胎盘早剥常伴有胎心、胎动消失。

（3）实验室检查：主要了解患者贫血程度、凝血功能及肾功能。若并发DIC时，需进行筛选试验（血小板计数、凝血酶原时间、纤维蛋白原测定），结果可疑者可做纤溶确诊试验（凝血酶时间、优球蛋白溶解时间、血浆鱼精蛋白副凝试验）。

六、护理诊断/合作性问题

1. 恐惧　与胎盘早剥起病急、进展快，危及母儿生命有关。
2. 预感性悲哀　与死产、切除子宫有关。
3. 潜在并发症　凝血功能障碍、产后出血和急性肾衰竭。

七、护理目标

1. 入院后，孕妇出血性休克症状得到控制。
2. 患者未出现凝血功能障碍、产后出血和急性肾衰竭等并发症。

八、护理措施

胎盘早剥是一种严重的妊娠晚期并发症，危及母儿生命。积极预防非常重要。健全孕产妇三级保健制度，加强产前检查，积极预防与及时治疗妊娠期高血压疾病，对合并有慢性肾炎、慢性高血压等高危妊娠的孕妇应加强管理；妊娠晚期避免长时间仰卧位及腹部外伤；胎位异常行外倒转术纠正胎位时，操作必须轻柔，处理羊水过多或双胎分娩时，避免宫腔内压骤然降低等。对于已诊断为胎盘早剥的患者，护理措施如下。

1. 纠正休克，改善患者一般情况　护士需迅速开放静脉，积极补充血容量，及时输入新鲜血，既可补充血容量，又能补充凝血因子。同时，密切监测胎儿状态。

2. 严密观察病情变化，及时发现并发症　凝血功能障碍者表现为子宫出血不凝，皮下、黏膜或注射部位出血，有时有尿血、咯血及呕血等现象；急性肾衰竭者可表现为尿少或无尿。护士需高度重视上述症状，一旦发现，立即报告医师并积极配合处理。

3. 为终止妊娠做好准备　一经确诊，为抢救母儿生命需及时终止妊娠，减少并发症的发生。分娩方式需依据孕妇病情轻重、胎儿宫内状况、产程进展、胎产式等具体情况而定，护士应积极做好相应的配合与准备。

4. 预防产后出血　胎盘早剥的产妇胎儿娩出后易发生产后出血，因此分娩前需配血备用，分娩时开放静脉，分娩后应及时给予宫缩剂，配合按摩子宫，必要时按医嘱做好切除子宫的术前准备。未发生出血者，产后仍需加强生命体征的观察，预防晚期产后出血的发生。

5. 产褥期护理　患者在产褥期需加强营养，纠正贫血。更换消毒会阴垫，保持会阴清洁，防止感染。根据孕妇身体状况给予母乳喂养指导。死产者及时给予退乳措施，可在分娩后 24 小时内尽早服用大剂量雌激素，同时紧束双乳，少进汤类；水煎生麦芽当茶饮；针刺足临泣、悬钟等穴位等。

九、护理评价

1. 母亲顺利分娩，婴儿平安出生。
2. 患者未出现并发症。

（王　赛）

第十六章

儿科疾病护理

第一节　儿科基础护理

一、患儿膳食护理

小儿根据病情选择适当的饮食有助于治疗和康复；不当的饮食可使病情加重，甚至危及生命。根据患儿的年龄、疾病种类、病情轻重及既往饮食习惯给患儿安排合适的饮食，既要考虑患儿的营养需要，又要适合患儿的食欲和对食物的消化耐受能力。

（一）常用膳食

疾病期间的膳食可分为如下。

1. 一般膳食

（1）普食：与正常儿童的饮食性质、形状基本相同，采用易消化、营养丰富、热量充足的食物。适合于恢复期，一般情况良好，无发热及咀嚼困难或消化道疾病的患儿。每日三餐，下午加一次点心。

（2）软食：将食物烹调得细、软、烂，介于普通饭和半流质饮食之间的一种饮食，如稠粥、烂饭、面条、馒头、肉末、鱼羹等。适合于渐至恢复期，尚有轻度低热、消化不良、咀嚼不便以及2~3岁幼儿和换牙时期儿童采用。

（3）半流质饮食：食物必须细软、呈半流质状态，易于吞咽和消化。适合于发热、咀嚼或吞咽困难如口炎、咽喉炎等，或消化道疾病，以及体弱、手术后患儿。少食多餐，一日进食5~6次为宜。选用营养价值高的食品，可含极少量纤维素。如：粥、面条、馄饨、蒸鸡蛋、肉末、豆腐、菜末等。

（4）流质饮食：是一种液体，适合于高热、体弱、吞咽困难、有消化道疾病或外科手术者。每日进食6~7次，每次1~2种。选用营养价值较高的各种流质食品，如牛乳、豆浆、米汤、各种果汁菜汁等。因营养素及热量均不足，不宜长期采用。

（5）乳品：属于流质饮食，除纯牛奶外还可有①稀释乳，供新生儿、早产儿食用。②脱脂乳，半脱脂或全脱脂乳，脂肪含量低，只供腹泻消化功能差者短期食用。③酸乳，牛乳加酸或经乳酸杆菌发酵成酸乳，其蛋白凝块小、易消化，供腹泻及消化力弱的患儿食用。④蛋白乳，牛乳中加入脂肪、蛋白质或糖以提高热量，适用于营养不良、食量小的病儿。⑤豆奶，适用于乳糖吸收不良病儿。

2. 治疗膳食　指根据患儿疾病治疗及护理要求选择的膳食，如高蛋白膳食、低蛋白膳食、低脂肪膳食及低盐、无盐膳食等。

（1）高蛋白膳食：适用于长期消耗性疾病（如结核病）、严重贫血等。可在普通饭中每餐增加荤菜1份，也可在两餐间加牛乳、蛋羹等。

（2）低蛋白饮食：适用于急性肾炎早期或肾衰竭患儿。限制蛋白，原则上以素菜为主。

（3）低脂肪膳食：膳食中不用或禁用油脂或肥肉等，适用于肝病等的患儿。

（4）低盐、无盐膳食：适用于肾炎、肾病综合征、心力衰竭等水肿患儿。无盐膳食，每日供钠0.5g。低盐膳食，每日给盐1g，早餐无盐。忌食含盐高的食品，如腐乳、酱菜等。

（5）少渣膳食：适用于肠炎、腹泻等患儿，膳食纤维量少且少油，如蛋类、嫩豆腐等。

（6）代谢病专用膳食：如低苯丙氨酸乳用于苯丙酮尿症的小儿、糖尿病膳食等。

3. 检查前膳食　指因各种化验检查的需要提出的膳食要求，如①潜血膳食：连续3天食用不含肉类、动物肝脏、血和绿叶蔬菜等，用于消化道出血的检查。②胆囊造影膳食：用高蛋白、高脂肪膳食如油煎荷包蛋等，使胆囊排空，以检查胆囊和胆管功能。③干膳食：食用米饭、馒头、鱼、肉等含水分少的食物，以利于尿浓缩功能试验和Addis计数等检查。

（二）膳食护理

膳食护理是临床护理的重要内容。儿科护士必须及时了解患儿的饮食情况，做到定时、保质、保量。正在断奶的婴儿在住院期间应暂时停止断奶，继续喂哺母乳，待恢复健康后再断奶。能下地活动的患儿在护士的协助下可集体就餐，以促进食欲。食具要清洁美观，饮食的温度要适宜，并注意进餐环境的清洁、安静。奶头、奶瓶及餐具每次用后消毒。护士还应及时与营养师联系，以便协助营养师不断调整配餐。应避免在进餐前、后进行治疗操作，并鼓励患儿完成食量，以保证营养的需要。

二、皮肤护理

皮肤的清洁护理可促进皮肤的血液循环，增强皮肤的排泄功能，预防皮肤感染和压疮等并发症的发生，同时可满足小儿身体舒适和清洁的需要。

新生儿皮肤薄嫩，易擦伤，护理时动作应轻柔、敏捷，指甲要剪短，以免损伤小儿皮肤。应注意保持小儿皮肤清洁，尤其注意头颈、腋窝、会阴等皮肤皱褶处。根据病情及季节定期为患儿擦浴或沐浴。冬季每周至少一次，夏日每日至少一次。每日晨、晚间护理时可擦洗。浴后用婴儿爽身粉，保持皮肤干爽。为了减少对皮肤的刺激，应使用中性肥皂。小儿头部要经常清洗，最好留短发，头发亦应经常梳理。内衣、内裤要经常换洗，对因呕吐而浸湿衣服者，应及时更换衣服。勤换尿布，大便后用温开水清洗臀部，并吸干，以防臀红的发生。床铺必须平整、干洁。饭前便后洗手。每日检查婴幼儿的皮肤，以便及时发现有无皮疹、出血、皮肤损伤或其他异常情况，还应及时变换体位，减少局部皮肤受压，改善血液循环。

三、心理护理

小儿正处于生长发育的过程中，患病和住院可对小儿的心理和身体造成很大影响。患儿住院时，由于年龄不同、疾病和病情不同、住院时间的长短不同，对住院有不同的心理反应，因此在对患儿实施整体护理中，应认真做好心理护理。

（一）住院婴儿的心理反应与护理

1. 心理反应　婴儿期是小儿身心发育最快的时期，对住院的反应随月龄增加而有所不同。5个月以前的患儿，如生理需要获得满足，入院后较少哭闹，能够安静，即使与母亲分离，出现的困扰尚不明显，但容易因住院而缺乏外界有益的刺激，感知觉和动作方面的发育受到一定影响。此时是婴儿和母亲开始建立信任感的时期，若患儿住院，此过程就会被迫中断。6个月后婴儿一般能认识自己的母亲，开始懂得认生，对母亲或抚育者的依恋性越来越强，故6个月至1岁的患儿住院反应强烈，主要表现为分离性焦虑，以哭闹表现与亲人分离的痛苦，对陌生环境与人持拒绝态度。

2. 护理重点　护理人员应多与患儿接触，呼唤其乳名，使之对护士从逐渐熟悉到产生好感。尽量做到有固定的护士对患儿进行连续的护理，使患儿与护士能够建立起信任感，满足患儿的生理需要。向家长了解并在护理中尽量保持患儿住院前的生活习惯，可把患儿喜爱的玩具或物品放在床旁。通过耐心、细致的护理，使患儿感到护士像亲人一样爱自己，从而产生信任。对小婴儿特别要多给予抚摸、怀抱、微笑，提供适当的颜色、声音等感知觉的刺激，协助其进行全身或局部的动作训练，维持患儿正常的发育。

（二）住院幼儿的心理反应与护理

1. 心理反应　幼儿对父母及其他亲人的爱护与照顾有着亲身的体验，住院后产生的心理变化比婴儿更强烈。如为无陪伴医院或父母因故不能陪伴患儿，幼儿可认为住院是对自己的惩罚，担心遭到父母的抛弃，由此产生分离性焦虑。幼儿对医院环境、生活等各方面均不熟悉，担心自身安全受到威胁；同时受语言表达与理解能力的限制，在表达需要、与他人交往上出现困难，感到苦恼。幼儿末期开始发展其自主性，对住院限制自己的活动产生不满情绪、各种心理反应，使患儿拒绝接触医护人员。具体表现为三个阶段。

（1）反抗：表现为侵略性、攻击性行为。如：用语言攻击陌生人（"你讨厌""你走开!"），对陌生人进行身体攻击（脚踢、口咬、手打），企图逃跑找父母等等。这些反抗行为可持续几小时至几天，哭叫直至精疲力竭，拒绝他人的劝阻、照顾。

（2）失望：儿童感到没有找到父母的希望，停止哭泣，但表现出明显的抑郁、悲伤、无活力。儿童的活动明显减少，对周围一切事物不感兴趣。此阶段易出现患儿逃避压力常用的行为方式——退行性行为，如吸吮自己的拇指或咬指甲、尿床、拒绝用杯子或碗而用奶瓶等。这些行为持续的时间对不同儿童来说可有所不同，儿童的身体状况可由于拒绝进水、进食或不活动等行为而受到伤害。

（3）否认：住院时间长的患儿可进入此阶段，即把对父母的思念压抑下去，克制自己的情感，能与周围人交往，而且形成新的人际关系，表现得很愉快，以满不在乎的态度对待父母来院探望或离去。但是，值得注意的是，这种行为只是一种无可奈何接受或忍受与父母分离的结果，而不是获得满足的表现。儿童把对父母的感情全部压抑下来，以建立新的但很浅显的关系来应对失落和痛苦情绪。他们变得以自我为中心，而且将重要的情感依附于物质上，父母来探视时，表现得满不在乎，一旦达到否认阶段，将对儿童产生难以扭转的、极其不利、甚至永久性的影响。大多数情况下，因住院而导致的分离不会造成如此严重的结果。

2. 护理重点　以患儿能够理解的语言讲解医院的环境、生活安排，了解患儿表达需要和要求的特殊方式。鼓励家长陪伴及照顾患儿，尽量固定护士对患儿进行连续的、全面的护理。运用语言与非语言沟通技巧，多与患儿交谈，以促进患儿语言能力的发展，达到互相理解。对患儿入院后出现的反抗、哭闹等，应予以理解，允许其发泄不满。如发现患儿有退行性行为时，切不可当众指责，而是在病情允许时努力帮助其恢复。为患儿创造表现其自主性的机会，如自己洗手、吃饭等，尽量满足其独立行动的愿望。

（三）住院学龄前患儿的心理反应与护理

1. 心理反应　学龄前患儿如在住院后与父母分离，同幼儿一样会出现分离性焦虑，但因智能发展更趋完善，思维能力进一步发展，故表现较温和，如悄悄哭泣、难以入睡，能把情感和注意更多地转移到游戏、绘画等活动中，来控制和调节自己的行动。此阶段患儿可有恐惧心理，缘于对陌生环境的不习惯，对疾病与住院的不理解，尤其惧怕因疾病或治疗而破坏了身体的完整性。同时，怀疑被父母遗弃和受到惩罚。

2. 护理重点　护理人员要关心、爱护、尊重患儿，尽快熟悉患儿。介绍病房环境及其他患儿，以助其减轻陌生感。鼓励父母参与治疗和护理计划。根据患儿病情组织适当游戏，其目的有三：①通过治疗性游戏，以患儿容易理解的语言，讲解所患的疾病、治疗的必要性，使患儿清楚疾病和住院治疗不会对自己的身体构成威胁，使患儿确信住院不是惩罚。②以游戏表达患儿情感、发泄恐惧和焦虑情绪，在病情允许时，鼓励患儿适当的自我照顾，以帮助树立自信心。③游戏的同时可进行健康教育。

（四）住院学龄患儿的心理反应与护理

1. 心理反应　此阶段患儿已进入学校学习，学校生活在他们心目中占有相当的位置，住院与父母暂时分离并不是焦虑的原因，主要的反应是与学校及同学分离，耽误了学习，感到孤独，担心会落后。因对疾病缺乏了解，患儿忧虑自己会残疾或死亡；因怕羞而不愿配合体格检查、不愿意回答个人卫生方面的问题；也有的患儿唯恐因自己住院给家庭造成严重的经济负担而感到内疚。由于此阶段患儿自尊心较强、独立性增加，所以，尽管他们的心理活动很多，但表现比较隐匿，努力做出若无其事的样子来掩盖内心的恐慌。

2. 护理重点　护理人员要与患儿开诚布公地交谈，介绍有关病情、治疗和住院的目的，解除患儿的疑虑，取得患儿的信任，密切护患关系。协助他（她）们与同学保持联系，了解学校及学习情况。鼓励患儿与同伴和老师通讯，允许同伴来探望。与患儿共同计划一日生活安排，根据病情组织多种活动，鼓励患儿每日定时坚持学习，使其保持信心。进行体格检查及各项操作时，要采取必要的措施维护患儿的自尊。提供自我护理和个人卫生工作的机会，发挥他们独立能力，引导他们安心、情绪稳定地接受治疗。

（五）青春期患者的心理反应与护理

1. 心理反应　青春期患者独立意识较强，心理适应能力加强但情绪容易波动，住院后如果医护人员过多的干涉，容易出现逆反心理，也会因为出现日常生活被打乱而焦虑不安。

2. 护理重点　护理人员应注意运用沟通技巧与之建立良好的护患关系，增加患者的安全感，鼓励其表达情绪反应，以减轻焦虑情绪。与患者及其家长共同制定合理的作息时间表。尊重患者，在治疗护理过程中提供给患者部分选择权，使之更好地配合。

（六）住院临终患儿的心理反应与护理

1. 心理反应　临终患儿心理反应与其对死亡的认识有关。婴幼儿尚不能理解死亡；学龄前小儿对死亡的概念仍不清楚，常与睡眠相混淆，不知道死后不能复生。他们还会把死亡与自己的不良行为联系起来，认为死亡是一种惩罚。学龄前儿童最害怕与父母分别，因此，他们对死亡的恐惧是长眠不醒所带来的分离和孤独。只要父母能在身边，就感到安全。学龄小儿开始认识死亡，但7~10岁的小儿并不理解死亡的真正意义，仅仅认为死亡是非常可怕的大事，而不能将死亡与自己直接联系起来。因此，对10岁以下的小儿来说，难以忍受的是病痛的折磨及与亲人的分离，而不是死亡的威胁；能够减轻病痛，与亲人在一起，便能有安全感。随着心理的发展，10岁以后的小儿逐渐懂得死亡是生命的终结，普遍存在且不可逆，自己也不例外，对死亡有了和成人相似的概念，因此，惧怕死亡及死亡前的痛苦。

2. 护理重点　护理人员应采取措施尽量减少临终患儿的痛苦，如稳、准、轻、快的操作，及时满足其心理、生理需要等。护士应向患儿父母提供护理指导，允许其家长守护在身边，参与适当的照顾，临终前儿童常希望得到身体的接触，应鼓励父母搂抱、抚摸患儿。尽量做到有固定的护士对患儿进行连续的护理，使患儿与护士能够建立起信任感，同时，以耐心、细致的护理服务支持患儿。结合10岁以后患儿对死亡的理解程度，要认真面对患儿提出的死亡问题并给予回答，但避免给予预期死亡时间。随时观察患儿情绪的变化，提供必要的支持与鼓励。

患儿死后，要理解、同情、关心家长的痛苦，在劝解、安慰家长的同时，尽量满足他们的要求。如允许家长在患儿身边停留一些时间；提供家长发泄的场所等。

四、睡眠与游戏的需要

患儿比正常小儿需要更多的睡眠时间，故对住院患儿，在每日的活动中必须把护理、治疗等时间相对集中，空出较长时间以利于安排休息。

新生儿大脑皮层兴奋性低，睡眠时间长。每天只有2~3个小时的清醒时间：婴幼儿所需的睡眠时间个体差异较大，随年龄的增长睡眠时间逐渐减少，且两次睡眠的间隔时间延长。但如果睡眠不足，会烦躁、易怒、食欲减退、体重下降，造成恶性循环：所以上、下午均需安排睡眠时间。年长儿也应保持下午有两个小时的睡眠时间，并且保证患儿夜间睡眠达10~11小时。同时，在住院期间，护士应指导患儿及家长帮助患儿养成良好的睡眠习惯。一般1~2个月的小婴儿尚未建立昼夜生活节律，胃容量小，可以间歇哺乳1~2次，但不应含奶头入睡。3~4个月逐渐停止夜间哺乳，使其自然入睡。婴儿睡前应避免过度兴奋，保持身体清洁、干爽和舒适。幼儿睡前常需有人陪伴，或带一个喜欢的玩具上床，以使他（她）们有安全感。睡前不要给幼儿阅读紧张的故事书或做剧烈的游戏。夜间睡眠时，病房一般采用地灯或罩壁灯，使患儿易于入睡。

住院患儿应根据其身体状况安排适当的游戏活动。通过游戏活动，减轻患儿对陌生环境的恐惧，以尽快适应医院的环境。常用的方法包括讲故事、绘画、听音乐、有玩偶游戏以及进行具有情节、戏剧性的游戏。治疗性游戏可帮助护士接近患儿，并解释病因、治疗护理过程、自我保健知识等。

五、住院护理常规

（一）入院护理

1. 迎接新患儿　接到新患儿住院通知后，应立即安置好床位（温箱调节温度与湿度），对危重患儿应安置在抢救室以便于抢救。护士接待新入院患儿和家属时应仪表端庄、语言温和、态度亲切和蔼，尽量满足新入院患儿心理和生理的以及陪护的合理要求。同时，准备医疗病历和护理病历各1份，并填写入院病历有关各个项目和卡片。

2. 介绍病房情况　如病室环境、作息时间、探视制度，以及工作人员如主管医生、主管护士、护士长等。将患儿及家长带至病床边，并将其介绍给其他患儿和家长。对急、重症患儿，护士应根据病情先协助治疗，待病情稳定后，再按入院护理顺序进行工作。

3. 进行入院护理评估　按护理程序先给患儿作护理体检，测量体重、体温、脉搏、呼吸、血压等，然后向患儿及其家属进行健康史的采集，了解患儿生活情况如患儿睡眠、饮食、排泄等生活习惯，爱称或小名，是否去幼儿园，学龄期患儿所在年级、性格、爱好及学习情况等，患病后有何改变，还要问清与家长联系的方法。将获取的体检和病史资料进行分析、综合评估，作出护理诊断，制定相应的护理措施，并实施之。当班护士将入院护理评估详细记录于患儿的护理个案。

4. 清洁护理　给患儿做清洁护理，若病情允许在24小时内完成卫生处置工作，如洗头、更换衣服、剪指（趾）甲、沐浴或擦浴等。洗浴时，观察全身情况，特别应注意有无皮疹，以利及时发现传染性疾病。

（二）住院护理

护士每班对患儿做住院护理评估，并及时做好护理记录。认真进行儿科基础护理和专科护理的各项操作，同时，在患儿住院期间护士应十分重视并积极开展对患儿及其家属进行健康指导。

1. 清洁卫生护理　室内定时通风换气，每日3次，每次半小时，并根据患儿不同年龄保持室内适宜的温、湿度。保持皮肤、黏膜清洁，防止口腔炎、尿布皮炎发生。一般患儿每日晨、晚间护理各一次，每次给患儿换尿布后，应注意臀部清洁；饭前、便后为卧床患儿洗手，做到定期洗澡或擦浴，每周给患儿修剪指甲一次。

2. 饮食护理　按医嘱正确发放饮食，并记录进餐情况，一般患儿在护士协助下集体进餐，以促进食欲；同时护士应经常与营养师联系，反应患儿饮食情况，协助营养师不断改善患儿各种饮食的供应，提高其食欲。

3. 给药护理　按医嘱正确给药，严格查对制度，对静脉给药患儿要加强观察，发现问题及时处理。

4. 基础护理　给患儿测体温、脉搏、呼吸。新入院患儿，3日内每日测3次；一般患儿每日测2次；危重（心脏病、重症肺炎等）、发热、低体温者则每4小时测1次；给予退热处理后半小时重测体温1次。一般患儿每周称体重1次，早产儿每周称体重2次。床边交接班时除病情交班外，要注意清点病区患儿人数。病危及死亡者及时通知家属。

5. 病室消毒护理　一般病室采用循环风空气消毒，地面用含氯消毒剂拖地，台面、床边用含氯消毒剂擦拭，新生儿室、重症病室每日1次，治疗室则每日2次。按时用消毒水清洁台面、床栏杆及地面。对死亡患儿应进行终末消毒。

6. 休息和睡眠的护理　活泼好动是小儿的性格特点，故除病情严重外，勿过分限制其活动。可根据情况为患儿制定生活日程，保证患儿的休息与睡眠。

7. 特殊护理　长期住院的学龄期患儿，要注意使其与学校、同学保持联系，为其补习功课，如肾病综合征等慢性疾病患儿待其病情稳定后可在每日午休后安排一些时间读书、做作业等，以免患儿担心因病影响学习而引起不安。

8. 预防意外事故的护理　认真执行各种安全防范措施，保证患儿的安全。如新生儿注意防止包被蒙头过严、哺乳姿势不当、乳房堵塞新生儿口鼻造成新生儿窒息；婴幼儿和年长儿应防止坠床、异物吸入、中毒、跌伤、触电、烫伤等。

（三）出院护理

1. 通知患儿和家属　护士按出院医嘱，提前通知患儿和家属，做好出院的准备。

2. 办理出院手续　护士执行出院医嘱，填写出院通知单、结账、指导家属办理出院手续。同时，凭出院医嘱处方领取药物，交给家属，并指导用药常规。

3. 健康教育　按不同病种指导患儿，注意饮食健康、建立合理的生活制度、加强康复和锻炼，掌握药物服用知识和家庭护理知识及技能。对于患儿出院后仍需进行的特殊护理，如鹅口疮、注射胰岛素等，护士应向家长示教，并待其熟练掌握后，患儿方可出院。

4. 记录有关文件　如填写出院护理评估表，病历按出院病历顺序整理好。在出院登记本、日报表上登记出院患儿姓名，注销各种卡片，如住院患儿诊断卡、床头卡、服药卡等。

5. 病床单位消毒　整理用物，将污被服撤下送洗衣房清洗。垫、褥、被、枕芯放于日光下曝晒 6 小时，或用紫外线照射消毒；病床单位（床、桌、椅）用消毒溶液擦洗；食具、脸盆、便盆等应用蒸汽、煮沸消毒或用消毒溶液浸泡。病室应开门窗通风。

六、观察与记录

患儿不能准确地表达自己的病痛，护士的细致观察与记录，既可为诊疗提供依据，也为总结护理工作经验提供数据与资料。

（一）重点观察内容

1. 常规护理记录　按儿科护理常规测体温、脉搏、呼吸、血压，并予记录。

2. 身体重点部位的观察　特别要注意眼神、面色、对周围的反应。这些往往是反映病情轻重的重要标志。重点观察囟门是否凹陷或隆起；巩膜是否黄染，瞳孔是否等大；外耳道有无流脓；口腔有无鹅口疮、黏膜疹；皮肤有无黄染、红肿、皮疹及出血点；脐部有无红肿、渗液、溢脓；用尿布患儿应注意有无臀红发生。

3. 症状观察　当患儿啼哭不休时，应注意哭声有无异常改变，并认真查找原因，看是否饥饿、口渴、寒冷、过热、尿湿、腹痛、体位不适等原因引起。当新生儿不吃不哭、体温不升，切勿误认为安睡。患儿如果出现发绀、呼吸困难或窒息，则说明缺氧，应注意是否为肺炎或气管异物所引起。腹泻时应注意大便次数、性质和失水量，注意有无脱水和酸中毒表现。如排便次数增多，呈黄绿色蛋花汤样，并有酸臭味，常为消化不良。出现果酱样血便，而肛门周围及外阴无损伤，大哭，则应考虑有无肠套叠可能。为患儿输液应注意速度，补液过快、过多易引起肺水肿，此外对患儿的饮食以及精神状态等均应随时注意观察。

4. 药物应用的观察　观察各种药物疗效和毒副作用。对一些特殊药物如利尿剂、强心剂、抗心律失常药、血管扩张剂、胰岛素、抗凝剂等，在使用前应对患儿情况有全面了解并熟悉各有关药物的药理学知识。如心脏病患儿用洋地黄类药物治疗时，应观察有无头痛、黄视、心律失常等中毒反应；对用胰岛素治疗的患儿，应注意观察有无乏力、出汗、头昏、脉速、饥饿及神志不清等低血糖反应；用利尿药者，注意尿量，若尿量多，应警惕患儿体内水及电解质紊乱；使用易产生过敏反应的血清类及青霉素类等药物之前，应了解患儿有无过敏史，做过敏试验，用药时及用药后应严密观察病情，以防发生意外。用药时严格查对制度，准确掌握剂量，注意给药的浓度、速度和方法，用药过程中随时观察效果及反应，同时对患儿的血压、心律、尿量等变化及主诉和神志均应做细致观察和收集。

5. 心理状态的观察　护士可从患儿的语言、表情、情绪、睡眠、饮食等方面的变化来了解和掌握患儿的心理活动，根据患儿的具体情况和特点，做耐心细致的工作，消除影响患儿及家属心理的不良因素，使之以最佳的心理状态配合治疗，尽快康复。

6. 特殊检查患儿的观察　为了进一步明确疾病的诊断，常常要做各种特殊检查。护士不仅是许多诊疗操作的执行者，而且应该对可能出现的结果、不良反应等进行严密的观察。如胸腔穿刺的患儿，应注意有无呼吸困难、面色苍白、皮下气肿等情况。肝穿刺的患儿，应注意有无内出血的现象，密切观察其脉搏及血压的变化。

（二）记录要求

护理记录应及时、准确、完整，全面扼要，医学术语要准确，不可用不恰当的简称，避免主观臆断，不能用含糊其词的语句。书写清楚、整齐、文句通顺，不能随意涂改，应采用国家法定的计量单位，数字一律用阿拉伯数字书写。眉栏、页码填写要完整，各项记录必须有完整日期及时间，记录者签全名，以明确职责。实习及进修人员书写的各项记录，上级医护人员应及时审查修改并签名。护理记录除特殊规定外，须分别使用红、蓝钢笔书写。

常见的日常护理记录内容有：体温单、特别护理记录单、病室交班报告、患儿入院护理评估单、护理计划单、护理记录单、患儿出院护理评估。护理记录是护士交接班核对工作的依据，记录时必须注意力集中，认真细致、准确无误。

（何　雨）

第二节　口炎

口炎是指口腔黏膜的炎症，若病变仅局限于舌、齿龈、口角亦可称为舌炎、齿龈炎或口角炎，多由病毒、真菌、细菌引起。全年可发病，多见于婴幼儿。本病可单独发生，亦可继发于全身性疾病如急性感染、腹泻、营养不良、久病体弱和维生素 B、C 缺乏等。食具消毒不严、口腔卫生不良或各种疾病导致机体抵抗力下降均有利于口炎发生。目前细菌感染性口炎已经很少见，但病毒及真菌感染引起的口炎仍较常见。

一、鹅口疮

鹅口疮又名雪口病，为白色念珠菌感染所致，多见于新生儿、营养不良、腹泻、长期应用广谱抗生素或激素的患儿，新生儿多由产道感染，或因哺乳时乳头不洁及使用污染的奶具而感染。

（一）临床表现

本病特征是在口腔黏膜表面出现白色或灰白色乳凝块样小点或小片状物，可逐渐融合成大片，不易拭去，若强行擦拭剥离后，局部黏膜潮红、粗糙、可有溢血。患处不痛、不流涎，不影响吃奶，一般无全身症状。以颊黏膜最常见，其次是舌、齿龈及上腭，重者整个口腔均被白色斑膜覆盖，甚至可蔓延至咽、喉、食管、气管肺等处，而出现呕吐、吞咽困难、声音嘶哑或呼吸困难。

（二）治疗

1. 保持口腔清洁　可用2%碳酸氢钠溶液于哺乳前后清洁口腔。
2. 局部用药　局部涂抹10万～20万U/ml制霉菌素鱼油肝混悬溶液，每日2～3次。

二、疱疹性口炎

疱疹性口炎由单纯疱疹病毒Ⅰ型感染所致，多见于婴幼儿，无明显季节性，传染性强，可在集体托幼机构引起小流行。

（一）临床表现

起病时发热，体温达38～40℃，齿龈红肿，触之易出血，继而在口腔黏膜上出现单个或成簇的小疱疹，直径约2mm，周围有红晕，迅速破溃后形成浅表溃疡，有黄白色纤维素性分泌物覆盖，多个小溃疡可融合成不规则的大溃疡。疱疹常见于齿龈、口唇、舌和颊黏膜，有时累及上腭及咽部。由于疼痛明显，患儿可表现拒食、流涎、烦躁，常有颌下淋巴结肿大。体温在3～5天后恢复正常，病程约1～2周，淋巴结肿大可持续2～3周。

本病须与疱疹性咽峡炎鉴别，后者由柯萨奇病毒引起，多发生于夏秋季，疱疹主要在咽部和软腭，有时可见于舌，但不累及齿龈和颊黏膜，颌下淋巴结常无肿大。

（二）治疗

1. 保持口腔清洁　多饮水，可用3%过氧化氢溶液清洗口腔，避免刺激性食物。
2. 局部用药　局部可涂碘苷抑制病毒，亦可喷西瓜霜、锡类散等。为预防继发感染可涂2.5%～5%金霉素鱼肝油。疼痛严重者可在进食前用2%利多卡因涂局部。
3. 对症处理　发热者给予物理或药物降温，补充足够的营养和水分；有继发感染时按医嘱使用抗生素治疗。

三、溃疡性口炎

溃疡性口炎主要由链球菌、金黄色葡萄球菌、肺炎链球菌、铜绿假单胞菌或大肠埃希菌等引起，多见于婴幼儿，常发生于感染、长期腹泻等机体抵抗力下降时，口腔不洁更有利于细菌繁殖而致病。

（一）临床表现

口腔各部位均可发生，常见于舌、唇内及颊黏膜处，可蔓延到唇及咽喉部。开始时口腔黏膜充血水肿，随后形成大小不等的糜烂或溃疡，上有纤维素性炎性分泌物形成的假膜，呈灰白色或黄色，边界清楚，易拭去，露出溢血的创面，但不久又被假膜覆盖，涂片染色可见大量细菌。局部疼痛、流涎、拒食、烦躁，常有发热，体温可达39～40℃，局部淋巴结肿大，全身症状轻者约1周左右体温恢复正常，溃疡逐渐愈合；严重者可出现脱水和酸中毒。

血常规：白细胞总数和中性粒细胞增多。

（二）治疗

1. 控制感染，选用有效抗生素。

2. 保持口腔清洁　可用3%过氧化氢溶液或0.1%依沙吖啶（利凡诺）溶液清洁口腔。

3. 局部用药　溃疡面涂5%金霉素鱼肝油、锡类散等。

4. 补充水分和营养。

四、口炎护理

（一）常见护理诊断/问题

1. 口腔黏膜受损　与口腔感染有关。

2. 体温过高　与口腔炎症有关。

3. 疼痛　与口腔黏膜糜烂、溃疡有关。

4. 营养失调：低于机体需要量　与疼痛引起拒食有关。

5. 知识缺乏　患儿及家长缺乏本病的预防及护理知识。

（二）护理措施

1. 口腔护理　根据不同病因选择不同溶液清洁口腔后涂药，年长儿可用含漱剂。鼓励患儿多饮水，进食后漱口，以保持口腔黏膜湿润和清洁。对流涎者，及时清除分泌物，保持皮肤干燥、清洁，避免引起皮肤湿疹及糜烂。

2. 正确涂药　为确保局部用药达到目的，涂药前应先将纱布或干棉球放在颊黏膜腮腺管口处或舌系带两侧，以隔断唾液，防止药物被冲掉；然后再用于棉球将病变部位表面吸干后再涂药；涂药后嘱患儿闭口10分钟后取出纱布或棉球，并嘱患儿不可立即漱口、饮水或进食。

3. 发热护理　密切监测体温变化，根据患儿的具体情况选择物理降温或药物降温。

4. 饮食护理　供给高热量、富含维生素的温凉流质或半流质食物，食物宜甜、不宜咸，避免摄入酸辣或粗硬食物。对因口腔黏膜糜烂、溃疡引起疼痛影响进食者，可在进食前局部涂2%利多卡因；对不能进食者，可管饲喂养或肠外营养，以确保能量与液体的供给。

5. 健康教育　教育患儿养成良好的卫生习惯，纠正吮指、不刷牙等不良习惯；年长儿应教导其进食后漱口，避免用力或粗暴擦伤口腔黏膜。宣传均衡饮食对提高机体抵抗力的重要性，避免偏食、挑食，培养良好的饮食习惯。指导家长食具专用，患儿使用过的食具应煮沸消毒或压力灭菌消毒。

（何　雨）

第三节　急性上呼吸道感染

急性上呼吸道感染（AURI）指鼻腔、咽或喉部急性炎症的总称，简称上感，俗称"感冒"。本病是儿童时期最常见的急性感染性疾病，常诊断为"急性鼻炎""急性咽炎""急性扁桃体炎"等。该病一年四季均可发生，在北方寒冷多变的冬春季节，南方湿度较大的夏秋雨季更容易造成流行。主要是空气飞沫传播。一次患病后产生的免疫力不足，故可反复患病。

一、病因

各种病毒和细菌均可引起，但90%以上为病毒所致，主要有鼻病毒、呼吸道合胞病毒、流感病毒、副流感病毒、腺病毒、柯萨奇病毒、埃可病毒、冠状病毒、单纯疱疹病毒、EB病毒等。病毒感染后可继发细菌感染，最常见的是溶血性链球菌，其次为肺炎球菌、流感嗜血杆菌等。肺炎支原体也可引起感染。

由于上呼吸道的解剖生理和免疫特点，婴幼儿易患上呼吸道感染。营养不良、缺乏锻炼或过度疲劳以及有过敏体质的儿童，由于身体抵抗能力下降，易患上呼吸道感染。上呼吸道感染的发生发展不仅取决于入侵病原体的种类、毒性和数量，与宿主的防御功能和环境因素密切相关。因此加强儿童身体锻炼，改善营养状况，提高环境卫生对预防上感十分重要。

二、临床表现

临床症状轻重不一，与年龄、病原体及机体抵抗力不同有关。年长儿症状较轻，以局部症状为主，无全身症状或全身症状较轻；婴儿病情大多较重，常有明显的全身症状。

（一）一般类型上感

1. 潜伏期　常于受凉后 1~3 天出现症状。

2. 轻症　患儿只有局部症状和体征，主要表现为鼻咽部症状，如鼻塞、流涕、喷嚏、干咳、咽痒、咽痛等，多于 3~4 天自然痊愈。新生儿和小婴儿可因鼻塞而出现张口呼吸或拒乳。体检可见咽部充血、淋巴滤泡，扁桃体可肿大、充血并有渗出物，颌下淋巴结肿大、触痛。肠道病毒引起者可出现不同形态的皮疹。肺部听诊一般正常。

3. 重症　表现为全身症状，尤其婴幼儿起病急，多有高热，体温可高达 39~40℃，常持续 2~3 天至 1 周左右，常伴有呕吐、腹泻、烦躁不安，甚至高热惊厥。年长儿也表现为发热、头痛、全身不适、乏力等。部分患儿发病早期，可有阵发性脐周疼痛，有的类似急腹症，与发热所致肠痉挛或肠系膜淋巴结炎有关。

（二）流行性感冒

由流感病毒、副流感病毒引起，简称流感，有明显的流行病学史，潜伏期一般 1~3 天，起病初期传染性最强。典型流感，呼吸道症状可不明显，而全身症状重，如发热、头痛、咽痛、肌肉酸痛、全身乏力等，有的可引起支气管炎、中耳炎、肺炎等并发症及恶心、呕吐等呼吸道外的各种病症。体检可见眼结膜外眦充血、咽部充血、软腭上滤泡。

（三）两种特殊类型上感

1. 疱疹性咽峡炎　主要由柯萨奇 A 组病毒引起，好发于夏秋季。起病急，高热、咽痛、流涎、拒食、呕吐等。体检可见咽部充血，咽腭弓、悬雍垂、软腭等处有直径 2~4mm 的疱疹，周围有红晕，疱疹破溃后形成小溃疡。病程 1 周左右。

2. 咽–结合膜热　由腺病毒引起，常发生于春夏季，散发或发生小流行。以发热、咽炎、结合膜炎为特征。临床主要表现为发热、咽痛、眼部刺痛、咽部充血，一侧或双侧滤泡性眼结合膜炎，颈部、耳后淋巴结肿大，有的伴胃肠道症状。病程 1~2 周。

上呼吸道感染可并发鼻窦炎、中耳炎、喉炎、咽后壁脓肿、颈淋巴结炎、支气管炎、支气管肺炎等，其中肺炎是婴幼儿时期最严重的并发症。年长儿若链球菌性上感可引起急性肾小球肾炎、风湿热。

三、辅助检查

病毒感染时白细胞计数偏低或正常，中性粒细胞减少，淋巴细胞计数相对增高。病毒分离和血清学检查可明确病原菌。细菌感染时白细胞计数和中性粒细胞增高，咽拭子培养可发现致病菌。C-反应蛋白升高。

四、治疗

1. 一般治疗　病毒性上呼吸道感染为自限性疾病，无须特殊治疗。注意休息、多饮水、居室通风，做好呼吸道隔离，预防并发症的发生。

2. 病因治疗

（1）病毒感染者主张早期应用抗病毒药物，可用利巴韦林（病毒唑，virazole），有广谱抗病毒作用，剂量 10~15mg/（kg·d），疗程 3~5 天，口服或静脉滴注。若为流行性感冒病毒感染，可在病初应用磷酸奥司他韦口服，为神经氨酸酶抑制剂，对甲、乙型流感病毒均有效，每次 2mg/kg，每日两次，口服，疗程 5 天。病毒性结合膜炎可用 0.1%阿昔洛韦滴眼，每 1~2 小时一次。

（2）细菌感染者，可加用抗菌药物，常用青霉素类、头孢菌素类及大环内酯类，疗程 3~5 天。如为链球菌感染或既往有肾炎或风湿热病史者，青霉素疗程应为 10~14 天。

3. 对症治疗　高热者给予物理降温或药物降温，高热惊厥者给予镇静、止惊处理；咽痛者可含服咽喉片。

五、常见护理诊断/问题

1. 舒适度减弱：咽痛、鼻塞　与上呼吸道炎症有关。
2. 体温过高　与上呼吸道感染有关。
3. 潜在并发症　热性惊厥。

六、护理措施

1. 一般护理　注意休息，减少活动。采取分室居住和佩戴口罩等方式进行呼吸道隔离。保持室内空气清新，但应避免空气对流。

2. 促进舒适　保持室温 18~22℃，湿度 50%~60%，以减少空气对呼吸道黏膜的刺激。保持口腔清洁，婴幼儿饭后喂少量的温开水以清洗口腔，年长儿饭后漱口，口唇涂油类以免干燥。及时清除鼻腔及咽喉部分泌物和干痂，保持鼻孔周围的清洁，并用凡士林、液状石蜡等涂抹鼻翼部的黏膜及鼻下皮肤，以减轻分泌物的刺激。嘱患儿不要用力擤鼻，以免炎症经咽鼓管向中耳发展引起中耳炎。如婴儿因鼻塞而妨碍吸吮，可在哺乳前 15 分钟用 0.5%麻黄碱液滴鼻，使鼻腔通畅，保证吸吮。咽部不适时可给予润喉含片或雾化吸入。

3. 发热的护理　卧床休息，保持室内安静、温度适中、通风良好。衣被不可过厚，以免影响机体散热。保持皮肤清洁，及时更换被汗液浸湿的衣被。加强口腔护理。每 4 小时测量体温一次，并准确记录，如为超高热或有热性惊厥史者须 1~2 小时测量一次。退热处置 1 小时后复测体温，并随时注意有无新的症状或体征出现，以防惊厥发生或体温骤降。如有虚脱表现，应予保暖，饮热水，严重者给予静脉补液。体温超过 38.5℃时给予药物降温。若婴幼儿虽有发热甚至高热，但精神较好，玩耍如常，在严密观察下可暂不处置。若有高热惊厥病史者则应及早给予处置。

4. 保证充足的营养和水分　给予富含营养、易消化的饮食。有呼吸困难者，应少食多餐。婴儿哺乳时取头高位或抱起喂，呛咳重者用滴管或小勺慢慢喂，以免进食用力或呛咳加重病情。因发热、呼吸增快而增加水分消耗，所以要注意常喂水，入量不足者进行静脉补液。

5. 病情观察　密切观察病情变化，注意咳嗽的性质、神经系统症状、口腔黏膜改变及皮肤有无皮疹等，以便早期发现麻疹、猩红热、百日咳、流行性脑脊髓膜炎等急性传染病。注意观察咽部充血、水肿、化脓情况，疑有咽后壁脓肿时，应及时报告医师，同时要注意防止脓肿破溃后脓液流入气管引起窒息。有可能发生惊厥的患儿应加强巡视，密切观察体温变化，床边设置床挡，以防患儿坠床，备好急救物品和药品。

6. 用药护理　使用解热剂后应注意多饮水，以免大量出汗引起虚脱；高热惊厥的患儿使用镇静剂时，应注意观察止惊的效果及药物的不良反应；使用青霉素等抗生素时，应注意观察有无过敏反应的发生。

7. 健康教育

（1）儿童居室应宽敞、整洁、采光好。室内应采取湿式清扫，经常开窗通气，成人应避免在儿童居室内吸烟，保持室内的空气新鲜。

（2）合理喂养儿童，婴儿提倡母乳喂养，及时添加换乳期食物，保证摄入足量的蛋白质及维生素；要营养平衡，纠正偏食。

（3）多进行户外活动，多晒太阳，预防佝偻病的发生。加强体格锻炼，增强体质，加强呼吸肌的肌力与耐力，提高呼吸系统的抵抗力与适应环境的能力。

（4）在气候骤变时，应及时增减衣服，既要注意保暖、避免着凉，又要避免过多地出汗，出汗后及时更换衣物。

（5）在上呼吸道感染的高发季节，避免带儿童去人多拥挤空气不流的公共场所。幼儿及年长儿童建议佩戴口罩，体弱儿童建议注射流感疫苗增加对感染的防御能力。

（何　雨）

第四节　急性支气管炎

急性支气管炎是指各种病原体引起的支气管黏膜感染，因气管常同时受累，故又称为急性气管支气管炎。本病是儿童时期常见的呼吸道疾病，婴幼儿多见，常并发或继发于呼吸道其他部位感染，或为麻疹、百日咳等急性传染病的一种临床表现。

一、病因

病原体为各种病毒、肺炎支原体、细菌或混合感染。凡能引起上呼吸道感染的病原体皆可引起支气管炎，而以病毒为主要病因。免疫功能失调、营养不良、佝偻病及支气管局部的结构异常等均为本病的危险因素。

二、临床表现

起病可急可缓，大多先有上呼吸道感染的症状，之后以咳嗽为主要表现。初为刺激性干咳，1~2 天后有痰液咳出。婴幼儿症状较重，常有发热，体温高低不一，多在 38.5℃ 左右，可伴有呕吐、腹泻等消化道症状。一般全身症状不明显。肺部听诊呼吸音粗糙，或有少许散在干、湿啰音。啰音的特点是易变，常在体位改变或咳嗽后减少甚至消失。一般无气促和发绀。

三、辅助检查

1. 胸部 X 线检查　无异常改变或有肺纹理增粗。
2. 血常规检查　白细胞正常或稍高，并发细菌感染时，可明显增高。

四、治疗

主要是对症治疗和控制感染。

1. 一般治疗　同上呼吸道感染。经常变化体位，多饮水，适当气道湿化，利于呼吸道分泌物咳出。
2. 对症治疗　除频繁咳嗽影响患儿休息外，一般不用镇咳剂或镇静剂，以免抑制其自然排痰。痰液黏稠时可用 N-乙酰半胱氨酸、氨溴索和一些中药制剂。喘憋严重者可用支气管扩张剂，如沙丁胺醇雾化吸入；喘息严重时可加用泼尼松口服。
3. 控制感染　怀疑细菌感染时，可适当选用抗生素，如青霉素类、大环内酯类等。

五、常见护理诊断/问题

1. 体温过高　与病毒或细菌感染有关。
2. 清理呼吸道无效　与痰液黏稠不易咳出有关。
3. 舒适度减弱：咳嗽、胸痛　与支气管炎症有关。

六、护理措施

1. 一般护理　保持室内空气新鲜，温湿度适宜（温度 20℃ 左右，湿度 60% 左右）。患儿应注意休息，避免剧烈的活动及游戏，以防咳嗽加重。卧床时须经常更换体位，使呼吸道分泌物易于排除。鼓励患儿多饮水，使痰液稀释易于咳出。给营养丰富、易消化的饮食，鼓励患儿进食，但应少量多餐，以免因咳嗽引起呕吐。由于患儿发热、咳嗽、痰多且黏稠，咳嗽剧烈时常引起呕吐等，故要保持口腔卫生，以增加舒适感。婴幼儿可在进食后喂适量开水，以清洁口腔。年长儿在晨起、餐后、睡前漱口。
2. 发热的护理　见本章急性上呼吸道感染。
3. 保持呼吸道通畅　观察咳嗽、咳痰的性质，指导并鼓励患儿有效咳嗽；对咳嗽无力的患儿，经常更换体位，拍背，促使呼吸道分泌物的排出及炎症消散；痰液黏稠可适当提高室内湿度，以湿化空气，湿润呼吸道，也可采用超声雾化吸入；如果分泌物多，影响呼吸时，可用吸引器吸痰，以及时清除痰液，保持呼吸道通畅。
4. 病情观察　注意观察呼吸变化，若有呼吸困难、发绀，应给予吸氧，并协助医生积极处理。

5. 用药护理 注意观察药物的疗效及不良反应。口服止咳糖浆后不要立即喝水，以使药物更好地发挥疗效。

6. 健康教育 加强营养，增强体质。积极开展户外活动，进行体格锻炼，增强机体对气温变化的适应能力。积极预防营养不良、佝偻病、贫血和各种传染病，按时预防接种，增强机体免疫力。

（何 雨）

第五节 肺炎

肺炎是指不同病原体及其他因素（如吸入羊水、过敏等）所引起的肺部炎症。临床上以发热、咳嗽、气促、呼吸困难和肺部固定湿啰音为主要表现。严重者可出现循环、神经、消化系统的相应症状。

肺炎是婴幼儿时期的常见病，一年四季均可发生，以冬春寒冷季节及气候骤变时多见，多由急性上呼吸道感染或支气管炎向下蔓延所致。根据 WHO 和联合国儿童基金会（UNICEF）发布的"2014 年儿童死亡率的水平和趋势"报告，2013 年全球 5 岁以下儿童死亡人数约为 630 万人，其中排在死亡原因前三位的是早产（17%）、肺炎（15%）、妊娠及分娩期并发症（11%）。每年由于肺炎导致死亡的 5 岁以下儿童接近 100 万。

肺炎的临床诊断分类主要依据病理形态、病原体和病程等，目前常用分类法如下。

1. 病理分类 支气管肺炎、大叶性肺炎和间质性肺炎等。儿童以支气管肺炎最常见。

2. 病原体分类 感染性肺炎，如病毒性肺炎、细菌性肺炎、支原体肺炎、衣原体肺炎、原虫性肺炎、真菌性肺炎等；非感染因素引起的肺炎如吸入性肺炎、坠积性肺炎、嗜酸性粒细胞肺炎等。

3. 病程分类 大部分肺炎为急性过程，发病时间在 1 个月以内称为急性肺炎。有营养不良，佝偻病等并发症及免疫缺陷的患儿，病情容易迁延，病程在 1~3 个月者，称为迁延性肺炎；超过 3 个月者称为慢性肺炎。

4. 病情分类 轻症肺炎（以呼吸系统症状为主，无全身中毒症状）、重症肺炎（除呼吸系统严重受累外，其他系统也受累，全身中毒症状明显）。

5. 临床表现典型与否分类 典型肺炎（肺炎链球菌、金黄色葡萄球菌、肺炎杆菌、流感嗜血杆菌、大肠埃希菌等引起的肺炎）；非典型肺炎（常见病原体为肺炎支原体、衣原体、军团菌、病毒等）。2002 年冬季至 2003 年春季我国发生的一种传染性非典型性肺炎，经认定是新型冠状病毒引起，WHO 将其命名为严重急性呼吸道综合征（SARS）。近年也有高致病性禽流感病毒所致的肺炎。

6. 肺炎发生的地区分类 社区获得性肺炎（CAP），指无明显免疫抑制的患儿在院外或住院 48 小时内发生的肺炎；院内获得性肺炎（HAP），指住院 48 小时后发生的肺炎，又称医院内肺炎（NP）。

本节重点讨论支气管肺炎。

一、支气管肺炎

支气管肺炎为儿童时期最常见的肺炎。以 2 岁以下儿童最多见。起病急，四季均可发病，以冬、春寒冷季节及气候骤变时多见。居室拥挤、通风不良、空气污浊等均可使机体的抵抗力降低，易患肺炎。低出生体重儿以及并发营养不良、维生素 D 缺乏性佝偻病、先天性心脏病的患儿病情严重，常迁延不愈，病死率较高。

（一）病因

常见的病原体为病毒和细菌。病毒以呼吸道合胞病毒最多见，其次是人鼻病毒、副流感病毒等；细菌以肺炎链球菌多见，其他有流感嗜血杆菌、金黄色葡萄球菌、表皮葡萄球菌等。近年来，肺炎支原体、衣原体及流感嗜血杆菌肺炎日见增多。肺炎链球菌、金黄色葡萄球菌和流感嗜血杆菌是重症肺炎的主要病因。目前发达国家儿童肺炎以病毒感染为主，发展中国家以细菌为主。

（二）病理生理

病原体常由呼吸道入侵，少数由血行入肺。婴幼儿机体的免疫功能不健全，加上呼吸系统解剖生理特点，使得婴幼儿不仅容易发生肺炎，且一旦发生大多病情严重。

病原体侵入肺部后，引起支气管黏膜水肿，管腔狭窄；肺泡壁充血、水肿，肺泡腔内充满炎性渗出物，从而影响肺通气和肺换气。通气不足引起 PaO_2 和 SaO_2 降低（低氧血症）及 $PaCO_2$ 增高（高碳酸血症）；换气功能障碍则主要引起低氧血症。为代偿缺氧，患儿出现呼吸与心率增快；为增加呼吸深度，呼吸辅助肌也参与活动，出现鼻翼扇动和三凹征。重症者可产生呼吸衰竭。缺氧、二氧化碳潴留及病原体毒素和炎症产物吸收产生的毒血症，可导致循环系统、消化系统、神经系统的一系列改变以及酸碱平衡失调和电解质紊乱。

1. 循环系统　病原体和毒素作用于心肌可引起中毒性心肌炎。低氧血症和 CO_2 潴留，可引起肺小动脉反射性收缩，使肺循环的阻力增高，形成肺动脉高压，右心的负担加重。肺动脉高压和中毒性心肌炎是诱发心力衰竭的主要原因。重症患儿可出现微循环障碍、休克、弥散性血管内凝血。

2. 神经系统　缺氧和 CO_2 潴留可使脑毛细血管扩张，血流减慢，血管壁的通透性增加而致脑水肿。严重缺氧使脑细胞无氧代谢增强，乳酸堆积，ATP 生成减少，Na^+-K^+-ATP 酶的活性降低，引起脑细胞内钠、水潴留，形成脑细胞水肿。

3. 消化系统　低氧血症和病原体毒素的作用，使胃肠道黏膜出现糜烂、出血、上皮细胞坏死脱落等，导致黏膜屏障功能破坏，胃肠功能紊乱，出现腹泻、呕吐，严重者出现中毒性肠麻痹和消化道出血。

4. 酸碱平衡失调和水、电解质紊乱　重症肺炎可出现混合性酸中毒，因为严重缺氧时体内需氧代谢障碍、酸性代谢产物增加，常可引起代谢性酸中毒；而 CO_2 潴留、H_2CO_3 增加又可导致呼吸性酸中毒。缺氧和 CO_2 潴留还可导致肾小动脉痉挛而引起水钠潴留，重症者可造成稀释性低钠血症。

（三）临床表现

本病 2 岁以下的婴幼儿多见。起病大多较急，发病前数日多数患儿有上呼吸道感染。

1. 呼吸系统症状和体征 主要表现为发热、咳嗽、气促，肺部固定的中、细湿啰音。

（1）发热：热型不一，多数为不规则热，亦可为弛张热或稽留热，新生儿、重度营养不良儿可不发热或体温不升。

（2）咳嗽：较频，初为刺激性干咳，以后有痰，新生儿、早产儿可仅表现为口吐白沫。

（3）呼吸增快：多在发热、咳嗽之后出现。呼吸 40~80 次/分，重者可有鼻翼扇动、点头呼吸、三凹征、唇周发绀。

（4）肺部啰音：胸部体征早期不明显或仅呼吸音粗糙，以后可听到较固定的中、细湿啰音，以背部两肺下方及脊柱旁较多，深吸气末更为明显。新生儿、小婴儿常不易闻及湿啰音。

除上述症状外，患儿常有精神不振、食欲减退、烦躁不安、轻度腹泻或呕吐等全身症状。重症除全身症状及呼吸系统的症状加重外，常出现循环、神经、消化等系统的功能障碍，出现相应的临床表现。

2. 循环系统表现 轻度缺氧可致心率增快；重症肺炎可并发心肌炎、心力衰竭。心肌炎主要表现为：面色苍白、心动过速、心音低钝、心律不齐及心电图 ST 段下移、T 波平坦或倒置；心力衰竭主要表现为：①呼吸困难加重，呼吸突然加快超过 60 次/分。②心率突然增快超过 180 次/分，与体温升高和呼吸困难不相称。③心音低钝，奔马律。④骤发极度烦躁不安，面色苍白或发灰，指（趾）甲微血管充盈时间延长。⑤肝脏迅速增大。⑥尿少或无尿。重症革兰阴性杆菌肺炎还可发生微循环衰竭，出现面色灰白、四肢发凉、脉搏细弱等。

3. 神经系统表现 轻度缺氧表现为精神萎靡、烦躁不安或嗜睡；脑水肿时，出现意识障碍、惊厥、前囟膨隆，可有脑膜刺激征，呼吸不规则，瞳孔对光反射迟钝或消失。

4. 消化系统表现 轻者常有食欲减退、吐泻、腹胀等；重者可发生中毒性肠麻痹，因严重的腹胀，使膈肌抬高，呼吸困难加重。有消化道出血时，可吐咖啡渣样物，大便潜血试验阳性或柏油样便。

5. 弥散性血管内凝血 重症患儿可出现弥散性血管内凝血（DIC），表现为血压下降、四肢凉、脉细数、皮肤、黏膜及胃肠道出血。

若延误诊断或病原体致病力强者，可引起脓胸、脓气胸及肺大疱等并发症。

（四）预后

儿童肺炎的预后受多种因素影响。年长儿肺炎并发症较少，预后好，婴幼儿则病死率较高。在营养不良、佝偻病、先天性心脏病、结核病、麻疹、百日咳的基础上并发肺炎者，预后较差。病原体方面，肺炎双球菌肺炎预后良好；金葡菌肺炎并发症多，病程迁延，预后较差。腺病毒肺炎病情较重，病死率也较高。支原体肺炎病情轻重不一，自然病程虽较长，但多能自然痊愈。重症肺炎预后亦较差。

（五）辅助检查

1. 外周血检查 病毒性肺炎白细胞大多正常或降低；细菌性肺炎白细胞总数及中性粒细胞常增高，并有核左移，胞浆中可见中毒颗粒。细菌感染时血清 C-反应蛋白（CRP）浓度升高，非细菌感染时 CRP 上升不明显。

2. 病原学检查 采集痰液、血液、气管分泌物、胸腔穿刺液、肺穿刺液等作细菌培养和鉴定；鼻咽拭子或气管分泌物做病毒分离鉴定；免疫学方法进行病原特异性抗原检测；冷凝集试验、病原特异性抗体测定、聚合酶链反应或特异性的基因探针检测病原体的 DNA。

3. 胸部 X 线检查　早期可见肺纹理增粗，以后出现大小不等的斑片状阴影，可融合成片，以双肺下野、中内带多见。可有肺气肿及肺不张。

（六）治疗

采用综合的治疗措施，原则是控制炎症，改善通气功能，对症治疗，防止和治疗并发症。

1. 控制感染　明确为细菌感染或病毒感染继发细菌感染者，根据不同病原体选择抗生素。使用原则：①根据病原菌选用敏感药物。②早期治疗。③联合用药。④选用渗入下呼吸道浓度高的药物。⑤足量、足疗程。重症宜静脉给药。

肺炎链球菌肺炎：青霉素敏感者首选青霉素或阿莫西林；青霉素中介者首选大剂量青霉素或阿莫西林；耐药者首选头孢曲松、头孢噻肟、万古霉素；青霉素过敏者选用大环内酯类抗生素，如红霉素等。金黄色葡萄球菌肺炎：甲氧西林敏感者首选苯唑西林或氯唑西林，耐药者选用首选万古霉素或联合应用利福平。流感嗜血杆菌肺炎：首选阿莫西林加克拉维酸或氨苄西林加舒巴坦，备选第 2~3 代头孢菌素或新大环内酯类（罗红霉素、阿奇霉素、克拉霉素）。大肠埃希菌肺炎和肺炎克雷伯杆菌肺炎：不产超广谱 β 内酰胺酶（ESBLs）首选头孢他啶、头孢哌酮；产 ESBLs 菌首选亚胺培南、美罗培南。肺炎支原体或衣原体肺炎：首选大环内酯类，如红霉素、罗红霉素及阿奇霉素。

抗生素一般用至体温正常后的 5~7 天，临床症状、体征消失后 3 天。葡萄球菌性肺炎易复发及产生并发症，体温正常后继续用药 2~3 周，总疗程一般 ≥6 周。支原体肺炎至少用药 2~3 周。

病毒感染者，应选用利巴韦林口服或静脉点滴，或干扰素等抗病毒药物。

2. 对症治疗　有缺氧症状时应及时吸氧；发热、咳嗽、咳痰者，给予退热、祛痰、止咳，保持呼吸道通畅；喘憋严重者可用支气管解痉剂；腹胀伴低钾者及时补钾，中毒性肠麻痹者，应禁食和胃肠减压，也可使用酚妥拉明静脉注射等；纠正水、电解质、酸碱平衡紊乱。

3. 其他　中毒症状明显或严重喘憋、脑水肿、感染性休克、呼吸衰竭者，可短期应用糖皮质激素。防治心力衰竭、中毒性肠麻痹、中毒性脑病等，积极治疗脓胸、脓气胸等并发症。

（七）护理评估

1. 健康史　详细询问发病情况，了解有无反复呼吸道感染史，发病前是否有麻疹、百日咳等呼吸道传染病；询问出生时是否足月顺产，有无窒息史；生后是否按时接种疫苗，患儿生长发育是否正常，家庭成员是否有呼吸道疾病病史。

2. 身体状况　评估患儿有无发热、咳嗽、咳痰的情况，体温增高的程度、热型，咳嗽、咳痰的性质；有无呼吸增快、心率增快、肺部啰音；有无气促、端坐呼吸、鼻翼扇动、三凹症及唇周发绀等症状和体征；有无循环、神经、消化系统受累的临床表现。评估血常规、胸部 X 线、病原学等检查结果。

3. 心理-社会状况　了解患儿既往是否有住院的经历，家庭经济情况如何，父母的文化程度、对本病的认识程度等。评估患儿是否有因发热、缺氧等不适及环境陌生产生焦虑和恐惧，是否有哭闹、易激惹等表现。评估家长的心理状态，患儿家长是否有因患儿住院时间长、知识缺乏等产生的焦虑不安、抱怨的情绪。

（八）常见护理诊断/问题

1. 气体交换受损　与肺部炎症有关。
2. 清理呼吸道无效　与呼吸道分泌物过多、黏稠，患儿体弱、无力排痰有关。
3. 体温过高　与肺部感染有关。
4. 营养失调：低于机体的需要量　与摄入不足、消耗增加有关。
5. 潜在并发症　心力衰竭、中毒性脑病、中毒性肠麻痹。

（九）预期目标

1. 患儿气促、发绀症状逐渐改善以至消失，呼吸平稳。
2. 患儿能顺利有效地咳出痰液，呼吸道通畅。
3. 患儿体温恢复正常。
4. 患儿住院期间能得到充足的营养。
5. 患儿不发生并发症或发生时得到及时发现和处理。

（十）护理措施

1. 改善呼吸功能

（1）休息：保持室内空气清新，室温控制在 18~20℃、湿度 60%。嘱患儿卧床休息，减少活动。注意被褥要轻暖，穿衣不要过多，以免引起不安和出汗；内衣应宽松，以免影响呼吸；勤换尿布，保持皮肤清洁，使患儿感觉舒适，以利于休息。治疗护理应集中进行，尽量使患儿安静，以减少机体的耗氧量。

（2）氧疗：烦躁、口唇发绀等缺氧表现的患儿应及早给氧，以改善低氧血症。一般采用鼻前庭导管给氧，氧流量为 0.5~1L/min，氧浓度不超过 40%；缺氧明显者用面罩或头罩给氧，氧流量为 2~4L/min，氧浓度不超过 50%~60%。出现呼吸衰竭时，应使用人工呼吸器。吸氧过程中应经常检查导管是否通畅，患儿缺氧症状是否改善，发现异常及时处理。

（3）遵医嘱给予抗生素治疗，促进气体交换。

2. 保持呼吸道通畅　及时清除患儿口鼻分泌物；经常变换体位，以减少肺部淤血，促进炎症吸收。根据病情采用相应的体位，以利于肺的扩张及呼吸道分泌物的排除。指导患儿进行有效的咳嗽，排痰前协助转换体位，帮助清除呼吸道分泌物。必要时，可进行雾化吸入使痰液变稀薄利于咳出。用上述方法不能有效咳出痰液者，可用吸痰器吸出痰液。但吸痰不能过频，否则可刺激黏液产生过多。密切监测生命体征和呼吸窘迫程度以帮助了解疾病的发展情况。

3. 降低体温　密切监测体温变化，采取相应的护理措施。参见本章急性上呼吸道感染。

4. 补充营养及水分　给予足量的维生素和蛋白质，少量多餐。婴儿哺喂时应耐心，每次喂食须将头部抬高或抱起，以免呛入气管发生窒息。进食确有困难者，可按医嘱静脉补充营养。鼓励患儿多饮水使呼吸道黏膜湿润，以利于痰液的咳出，并助于黏膜病变的修复，同时防止发热导致的脱水。对重症患儿应准确记录 24 小时出入量。要严格控制静脉点滴速度，最好使用输液泵，保持液体均匀输入，以免发生心力衰竭。

5. 密切观察病情

（1）注意观察患儿神志、面色、呼吸、心音、心率等变化。当患儿出现烦躁不安、面色苍白、呼吸加快>60 次/分、心率>180 次/分、心音低钝、奔马律、肝在短时间内急剧增大时，是心力衰竭的表现，应及时报告医师，并减慢输液速度，准备强心剂、利尿剂，做好抢救的准备；若患儿咳粉红色泡沫样痰为肺水肿的表现，可给患儿吸入经 20%~30%乙醇湿化的氧气，但每次吸入不宜超过 20 分钟。

（2）密切观察意识、瞳孔、囟门及肌张力等变化，若有烦躁或嗜睡、惊厥、昏迷、呼吸不规则、肌张力增高等颅内高压表现时，应立即报告医师，并共同抢救。

（3）观察有无腹胀、肠鸣音是否减弱或消失、呕吐的性质、是否有便血等，以便及时发现中毒性肠麻痹及胃肠道出血。

（4）如患儿病情突然加重，出现剧烈咳嗽、呼吸困难、烦躁不安、面色青紫、胸痛及一侧呼吸运动受限等，提示出现了脓胸、脓气胸，应及时报告医师并配合胸穿或胸腔闭式引流。

6. 健康教育　指导家长加强患儿的营养，培养良好的饮食和卫生习惯。从小养成锻炼身体的好习惯，经常户外活动，增强体质，改善呼吸功能。婴幼儿应少去人多的公共场所，尽可能避免接触呼吸道感染患者。有营养不良、佝偻病、贫血及先天性心脏病的患儿应积极治疗，增强抵抗力，减少呼吸道感染的发生。教会家长处理呼吸道感染的方法，使患儿在疾病早期能得到及时控制。定期健康检查，按时预防接种。

（十一）护理评价

评价患儿是否能顺利有效地咳出痰液，呼吸道是否通畅；气促、发绀症状是否逐渐改善以至消失，呼吸平稳；住院期间体温及其他生命体征是否恢复正常；能否得到充足的营养。

二、几种不同病原体所致肺炎的特点

1. 呼吸道合胞病毒肺炎　呼吸道合胞病毒（RSV）感染所致，是造成 5 岁以下儿童急性下呼吸感染的最常见的病因。其发病机制一般认为是 RSV 直接侵害肺引起肺间质炎症。本病多见于 3 岁以下婴幼儿，尤以 1 岁以内的婴儿多见，重症患儿主要见于 6 个月以下。主要症状为咳嗽、喘息、气促。轻者发热及呼吸困难等症状不显著，中重症患儿有明显的呼吸困难、喘憋、口周发绀、鼻翼扇动、三凹征及不同程度的发热（低、中或高热）。肺部听诊多有细小或粗、中湿啰音，约 2/3 患儿有喘鸣音。叩诊一般无浊音。X 线表现为两肺可见小点片状、斑片状阴影，部分患儿有不同程度的肺气肿。白细胞总数大多正常。

2. 腺病毒肺炎　腺病毒（ADV）感染引起，多见于 6 个月~2 岁婴幼儿，冬、春季多发，病死率较高，是婴幼儿肺炎中最严重的类型之一。临床主要特点为急骤发热，高热持续时间长，中毒症状重。多呈稽留热，体温在 1~2 天之内即可达到 39℃ 以上，可持续 2~3 周。起病时即有咳嗽，咳嗽较剧，频咳或阵咳，第 3~6 日逐渐出现呼吸困难、发绀等表现。本病早期出现精神萎靡、嗜睡、烦躁、面色苍白等全身中毒症状。肺部啰音出现较晚，在发病 3~4 日后才开始出现，并经常有肺气肿征象。肺部 X 线改变较肺部体征早，可见大小不等的片状阴影或融合成大病灶。病灶吸收较缓慢，需数周至数月。

3. 金黄色葡萄球菌肺炎　多见于新生儿及婴幼儿，冬、春季多发，本病大多并发于葡萄球菌败血症，病原体可由呼吸道侵入或经血行播散入肺。新生儿免疫功能不全是金黄色葡萄球菌感染的重要易感因素。金葡菌能产生多种毒素与酶，使肺部发生广泛性出血、坏死和多发性小脓肿，并可引起迁徙化脓性病变。本病临床起病急，病情重，进展快，中毒症状明显。多呈弛张热。患儿烦躁不安，咳嗽、呻吟、呼吸困难，面色苍白，时有呕吐、腹胀，皮肤可见猩红热样皮疹或荨麻疹样皮疹，严重者出现惊厥甚至休克。肺部体征出现较早，早期呼吸音减低，双肺可闻及散在中、细湿啰音，在发展过程中迅速出现肺脓肿，脓胸和脓气胸是本病的特点。外周血白细胞数明显增高，一般超过（15~30）×10⁹/L，中性粒细胞增高，有核左移并有中毒颗粒。小婴儿及体弱儿白细胞数可正常或偏低，但中性粒细胞的比例仍高。胸部 X 线表现依病变不同，可出现小片浸润影、小脓肿、肺大疱或胸腔积液等。

4. **流感嗜血杆菌肺炎** 由流感嗜血杆菌引起，4 岁以下儿童多见，常并发于流感病毒或葡萄球菌感染时。近年，由于大量使用广谱抗生素、免疫抑制剂及院内感染等原因，发病有上升趋势。临床起病较缓慢，病程呈亚急性，但全身中毒症状明显，表现为发热、精神萎靡、面色苍白、痉挛性咳嗽、呼吸困难、发绀、鼻翼扇动和三凹症等。肺部有湿啰音或实变体征。易并发脓胸、脑膜炎、败血症、心包炎、化脓性关节炎、中耳炎等。外周血白细胞数明显增高。胸部 X 线表现多种多样，可为支气管肺炎征象或大叶性肺炎阴影，常伴胸腔积液。

5. **肺炎支原体肺炎** 又称原发性非典型肺炎，是学龄儿童和青少年常见的一种肺炎，由肺炎支原体（MP）感染所致。本病全年均可发生，各年龄段的儿童均可发病，占儿童肺炎的 20% 左右。起病缓慢，潜伏期约 2~3 周。大多起病不甚急，病初有全身不适、乏力、头痛等症状，2~3 天后出现发热，体温常达 39℃ 左右，可持续 1~3 周。常伴有咽痛和肌肉酸痛。初期刺激性干咳为突出表现，有的类似百日咳样咳嗽，咳出黏稠痰，甚至带血丝。一般无呼吸困难的表现。有些患儿有胸痛、食欲缺乏、恶心、呕吐、腹泻等症状。肺部体征常不明显，少数可听到干、湿啰音。婴幼儿起病急，病程长、病情重，以呼吸困难、喘憋和双肺哮鸣音较突出，可闻湿啰音。部分患儿可出现多系统的损害，如心肌炎、肝炎、脑膜炎、肾炎等。胸部 X 线改变大体分为 4 种：①肺门阴影增浓为突出表现。②支气管肺炎改变。③间质性肺炎改变。④均一的片状影。X 线阴影消失缓慢，比症状消失晚 2~3 周。体征轻微而胸片阴影显著是本病特征之一。支原体肺炎首选大环内酯类抗生素，目前临床上以阿奇霉素为首选药物，剂量 5~10mg/（kg·d），每日一次，疗程 10~14 天。

6. **衣原体肺炎** 衣原体引起。①沙眼衣原体肺炎：沙眼衣原体是引起 6 个月以下婴儿肺炎的重要病因，主要通过母婴垂直传播。起病缓慢，多不发热或仅有低热。开始可有鼻塞、流涕等上感症状，后出现气促和频繁咳嗽，有的类似百日咳样阵咳，但无回声。偶见呼吸暂停或呼气喘鸣。肺部有湿啰音。胸部 X 线可见弥漫性间质或小片状浸润，双肺过度充气。②肺炎衣原体肺炎：多见于 5 岁以上儿童，多为轻症，发病隐匿，无特异性临床表现。早期为上感症状，1~2 周后上感症状逐渐消退，而咳嗽逐渐加重，可持续 1~2 个月。两肺部可闻干湿啰音。胸部 X 线可见肺炎病灶，多为单侧肺下叶浸润，少数呈广泛单侧或双侧性病灶。衣原体肺炎首先大环内酯类抗生素。

（何 雨）

第六节　支气管哮喘

支气管哮喘简称哮喘，是由嗜酸性粒细胞、肥大细胞和 T 淋巴细胞等多种细胞参与的气道慢性炎症性疾病。这种慢性炎症导致易感个体气道高反应性，当接触物理、化学、生物等刺激因素时，发生广泛多变的可逆性气流受限，从而引起反复发作的喘息、咳嗽、气促、胸闷等症状，常在夜间和（或）清晨发作或加剧，多数患儿可经治疗缓解或自行缓解。GINA2014 版对哮喘的定义进行了重要更新，将哮喘定义为一种以慢性气道炎症为特征的异质性疾病；具有喘息、气促、胸闷和咳嗽的呼吸道症状病史，伴有可变的呼气气流受限，呼吸道症状和强度可随时间而变化。2010 年调查显示我国儿童哮喘平均累积患病率为 3.02%。学龄前及学龄儿童近年来患病率明显上升。

一、病因

尚未完全清楚。遗传过敏体质（特异反应性体质，atopy）与本病有密切的关系，多数患儿有婴儿湿疹、过敏性鼻炎或和食物（药物）过敏史，部分患儿伴有轻度免疫缺陷。本病为多基因遗传病，80%~90%患儿发病于 5 岁以前，25%~50%的患儿有家族史，同时哮喘的形成和反复发作又受环境因素的综合作用。常见的致病因子有以下几种。

1. 室内变应原　包括尘螨、动物变应原、蟑螂变应原和真菌。室内地毯、空调及或加湿器等成为变应原的理想栖息地。

2. 室外变应原　主要包括花粉和真菌。其中蒿草为我国强致敏花粉，可引起较重的季节性过敏性鼻炎和哮喘发作。

3. 食入过敏原　异体蛋白的摄入，如鱼、虾、蛋、奶和花生等。

4. 药物和食品添加剂　阿司匹林和其他非甾体消炎药物是引起哮喘的危险因素。

5. 呼吸道感染病原体　呼吸道病毒感染是诱发儿童反复哮喘的重要病因。其次肺炎支原体和肺炎衣原体感染也与哮喘发作密切相关。

6. 运动和过度通气　运动可引起哮喘儿童气流受限而有哮喘症状的短暂发作，是哮喘最常见的触发因素。

7. 过度情绪激动　大哭、大笑、生气或惊恐等极度情绪表达可引起过度通气，是哮喘发作的触发因素。

8. 其他　空气寒冷，干燥，强烈气味（被动吸烟），化学制剂、职业粉尘和气体，呼吸道疾病（鼻窦炎、鼻息肉）等，都与哮喘发作有关。

二、发病机制

哮喘的发病机制复杂，主要为慢性气道炎症、气流受限及气道高反应性。气道的慢性炎症是哮喘的本质，以肥大细胞的激活、嗜酸细胞与活化 T 淋巴细胞浸润、许多炎性介质产生为特点。哮喘发作时有 4 种原因致气流受限，即急性支气管痉挛、气道壁肿胀、慢性黏液栓形成、气道壁重塑。

有过敏体质的人接触抗原后，在 B 细胞介导下，浆细胞产生 IgE，后者附着在肥大细胞上。当再次接触抗原时，钙离子进入肥大细胞内，细胞释放组胺、嗜酸性粒细胞趋化因子

（ECF）等，使平滑肌立即发生痉挛，此为速发性哮喘反应。更常见的是不少患儿在接触抗原数小时乃至数 10 小时后方始发作哮喘，称为迟发性哮喘反应，是气道变应性炎症的结果。此时，支气管壁内（以及支气管肺泡灌洗液内）有大量炎性细胞（巨噬细胞、嗜酸性粒细胞、中性粒细胞等），释放出多种炎性介质，如白三烯、前列腺素、血栓素及血小板活化因子等，引起微小血管渗漏、支气管黏膜水肿、腺体分泌增加，以及渗出物阻塞气道，有的甚至形成黏液栓，导致通气障碍和气道高反应性。气道变应性炎症还表现在气道上皮损伤，神经末梢暴露，受炎性因子作用后，释放神经肽、P 物质等，进一步加重黏膜水肿、腺体分泌和支气管平滑肌痉挛。

气道高反应性是哮喘的基本特征之一，指气道对多种刺激因素，如过敏原、理化因素、运动和药物等呈现高度敏感状态，在一定程度上反映了气道炎症的严重性。气道炎症通过气道上皮损伤、细胞因子和炎症介质的作用引起气道高反应性。

三、临床表现

哮喘的典型症状是反复喘息、气促、胸闷或咳嗽，呈阵发性反复发作，以夜间和（或）晨起为重。婴幼儿起病较缓，发病前 1~2 天常有上呼吸道感染；年长儿大多起病较急，且多在夜间发作。发作前常有刺激性干咳、喷嚏、流泪、胸闷等先兆症状，随后出现咳嗽、喘息，接着咳大量白色黏痰，伴有呼气性呼吸困难和喘鸣声。重者烦躁不安，面色苍白，鼻翼扇动，口唇及指甲发绀，呼吸困难，甚至大汗淋漓，被迫采取端坐位。体检可见桶状胸、三凹征，同时颈静脉显著怒张。叩诊如呈鼓音，并有膈肌下移，心浊音界缩小，提示已发生肺气肿；听诊呼吸音减弱，全肺可闻哮鸣音及干性啰音。发作间歇期多数患儿可无任何症状和体征。

不典型症状可表现为运动或体力劳动时乏力、气促或胸闷。婴幼儿在哭闹或玩闹后出现喘息或喘鸣音，或仅有夜间和清晨的咳嗽。儿童慢性或反复咳嗽有时可能是支气管哮喘的唯一症状，即咳嗽变异性哮喘（CVA），常在夜间和清晨发作，运动可加重咳嗽。

哮喘发作一般可自行或用平喘药物后缓解。若哮喘严重发作，经合理应用缓解药物后仍有严重或进行性呼吸困难者，称作哮喘危重状态（哮喘持续状态）。此时，由于通气量减少，两肺几乎听不到呼吸音，称"闭锁肺"，是支气管哮喘最危险的体征。随着病情变化，患儿由呼吸严重困难的挣扎状态转为软弱无力，甚至死于急性呼吸衰竭。反复发作者，常伴营养障碍和生长发育落后。

四、预后

本病多数预后较好，到成年期后，约 70%~80% 病例症状体征完全消失，部分可留有轻度肺功能障碍。

五、辅助检查

1. 外周血　嗜酸性粒细胞可增高在 6% 以上，直接计数在（0.40~0.60）×10^9/L。
2. 肺功能测定　适用于 5 岁以上患儿。一秒用力呼气容积占用力肺活量（FEV$_1$/FVC）比值及呼气峰流速（PEF）值均降低。FEV$_1$/FVC 正常值：成人>75%，儿童>85%。FEV$_1$/FVC<70%~75% 提示气流受限，比值越低受限程度越重。若 FEV$_1$/FVC 测定有气流受限，吸

入支气管扩张剂 15~20 分钟后 FEV_1/FVC 增加 12% 或更多，表明可逆性气流受限，是诊断支气管哮喘的有利依据。

3. 胸部 X 线检查　无并发症的患儿 X 线大多无特殊表现。重症哮喘或婴幼儿哮喘急性发作时，可见两肺透亮度增加或肺气肿表现。

4. 特异性过敏原诊断　用变应原做皮肤试验有助于明确过敏原，是诊断变态反应的首要手段。血清特异性 IgE 测定可了解患儿过敏状态。痰或鼻分泌物查找嗜酸细胞可作为哮喘气道炎症指标。

六、诊断标准

1. 儿童哮喘诊断标准　中华医学会儿科分会呼吸学组 2008 年修订的儿童哮喘诊断标准。

（1）反复发作喘息、咳嗽、气促、胸闷，多与接触变应原、冷空气、物理、化学性刺激、呼吸道感染以及运动等有关，常在夜间和（或）清晨发作或加剧。

（2）发作时在双肺可闻及散在或弥漫性，以呼吸相为主的哮鸣音，呼气相延长。

（3）上述症状和体征经抗哮喘治疗有效或自行缓解。

（4）除外其他疾病所致的喘息、咳嗽、气促和胸闷。

（5）临床表现不典型者（如无明显喘息或哮鸣音），应至少具备以下 1 项

1）支气管激发试验或运动激发试验阳性。

2）证实存在可逆性气流受限：①支气管舒张试验阳性，吸入速效 β_2 受体激动剂［如沙丁胺醇（salbutamol）］后 15 分钟第一秒用力呼气量（FEV_1）增加 ≥12%。②抗哮喘治疗有效，使用支气管舒张剂和口服（或吸入）糖皮质激素治疗 1~2 周后，FEV_1 增加 ≥12%。③最大呼气流量（PEF），每日变异率（连续监测 1~2 周）≥20%。

符合第（1）~（4）条或第（4）、（5）条者，可以诊断为哮喘。

2. 咳嗽变异性哮喘诊断标准　咳嗽变异性哮喘（CVA）是儿童慢性咳嗽最常见原因之一，以咳嗽为唯一或主要表现，不伴有明显喘息。诊断依据为：

（1）咳嗽持续>4 周，常在夜间和（或）清晨发作或加重，以干咳为主。

（2）临床上无感染征象，或经较长时间抗生素治疗无效。

（3）抗哮喘药物诊断性治疗有效。

（4）除外其他原因引起的慢性咳嗽。

（5）支气管激发试验阳性和（或）PEF 每日变异率（连续监测 1~2 周）≥20%。

（6）个人或一、二级亲属特应性疾病史，或变应原检测阳性。

以上（1）~（4）项为诊断基本条件。

七、分期

哮喘可分为急性发作期、慢性持续期和临床缓解期三期。急性发作期是指突然发生喘息、咳嗽、气促、胸闷等症状，或原有症状急剧加重；慢性持续期是指近 3 个月内不同频度和（或）不同程度地出现过喘息、咳嗽、气促、胸闷等症状；临床缓解期系指经过治疗或未经治疗症状、体征消失，肺功能恢复到急性发作前水平，并维持 3 个月以上。

八、治疗

治疗原则：坚持长期、持续、规范、个体化的治疗原则。急性发作期：重点是抗炎、平喘，以便快速缓解症状；慢性持续期和临床缓解期：防止症状加重和预防复发，如避免触发因素、抗炎、降低气道高反应性、防止气道重塑，并做好自我管理。注重药物治疗和非药物治疗相结合，应重视哮喘防治教育、避免接触变应原、患儿心理问题的处理、生命质量的提高、药物经济学等方面在哮喘长期管理中的作用。

治疗目标：①达到并维持症状的控制。②维持正常活动，包括运动能力。③使肺功能水平尽量接近正常。④预防哮喘急性发作。⑤避免因哮喘药物治疗导致的不良反应。⑥预防哮喘导致的死亡。

（一）去除病因

避免接触过敏原，去除各种诱发因素，积极治疗和清除感染病灶。

（二）急性发作期治疗

主要是解痉和抗感染治疗。用药物缓解支气管痉挛，减轻气道黏膜水肿和炎症，减少黏痰分泌。

1. β_2 受体激动剂　β_2 受体激动剂是目前最有效、临床应用最广的支气管舒张剂。根据维持时间长短可分为短效和长效两大类。吸入型速效 β_2 受体激动剂可维持 4~6 小时，是缓解哮喘急性症状的首选药物。严重发作时可第 1 小时每 20 分钟吸入 1 次，以后每 2~4 小时重复吸入。常用药物有沙丁胺醇（salbutamol，舒喘灵）、特布他林（terbutaline，喘康速）等。

2. 糖皮质激素　病情较重的急性病例应给予口服泼尼松短程治疗 1~7 天。严重哮喘发作时，可静脉应用琥珀酸氢化可的松或氢化可的松，或甲泼尼龙。极严重病例需在短期内（3~5 天）使用较大剂量糖皮质激素，最好应用琥珀酸氢化可的松或甲泼尼龙。一般不主张长期口服糖皮质激素治疗儿童哮喘。

3. 茶碱类药物　可舒张支气管平滑肌，并可强心、利尿、扩张冠状动脉。静脉滴注氨茶碱可作为缓解药物用于哮喘急性发作的治疗，而不单独用于治疗哮喘。务须注意药物浓度不能过高，滴注速度不能太快，以免引起心律失常、血压下降等不良反应。

4. 抗胆碱药物　抑制迷走神经释放乙酰胆碱，使呼吸道平滑肌松弛。常用的吸入型抗胆碱药如溴化异丙托品，其不良反应少，长期使用不易产生耐药，但比 β_2 受体激动剂的作用弱，起效慢。可与 β_2 受体激动剂联合吸入。

（三）哮喘慢性持续期治疗

1. 吸入型糖皮质激素　局部吸入糖皮质激素是目前哮喘长期控制的首选药，也是最有效的抗炎药物。通过吸入，药物直接作用于气道黏膜，局部抗炎作用强，不良反应少。通常需长期规范吸入 1~3 年甚至更长的时间才能起到治疗作用。临床常用的有布地奈德、丙酸倍氯米松、丙酸氟替卡松。每 3 个月应评估病情对治疗方案进行调整。

2. 白三烯调节剂　具有舒张支气管平滑肌，预防和减轻黏膜炎性细胞浸润等作用。常用的有孟鲁司特和扎鲁司特。该药耐受性好，不良反应少，服用方便。

3. 缓释茶碱　主要是协助吸入型糖皮质激素抗炎。口服茶碱与糖皮质激素、抗胆碱药有协同作用，但须慎与口服 β_2 受体激动剂联合应用，因易诱发心律失常，如欲两药合用应减少剂量。

4. 长效 β_2 受体激动剂　常用的有福莫特罗、沙美特罗、班布特罗等。

5. 肥大细胞膜稳定剂　常用的药物是色甘酸钠，用于预防运动及其他刺激诱发的哮喘，不良反应少。

6. 全身性糖皮质激素　仅在哮喘慢性持续期分级为重度持续患儿、长期综合治疗效果不佳的情况下短期使用。

（四）哮喘持续状态的治疗

给氧、补液、纠正酸中毒。早期、较大剂量全身应用糖皮质激素可在 2~3 天内控制气道炎症。亦可静脉滴注氨茶碱、吸入 β_2 受体激动剂、肾上腺素皮下注射，以缓解支气管痉挛。严重的持续性呼吸困难者可给予机械呼吸。

（五）预防复发

应避免接触过敏原，积极治疗和清除感染灶，去除各种诱发因素。吸入维持量糖皮质激素，控制气道反应性炎症，是预防复发的关键。此外，特异性的免疫治疗，可使机体对过敏原产生耐受性。

九、常见护理诊断/问题

1. 低效性呼吸型态　与支气管痉挛、气道阻力增加有关。
2. 清理呼吸道无效　与呼吸道分泌物黏稠、体弱无力排痰有关。
3. 焦虑　与哮喘反复发作有关。
4. 知识缺乏　缺乏有关哮喘的防护知识。

十、护理措施

慢性持续期主要是教育患儿及家长掌握哮喘的基本防治知识，提高用药的依从性，避免各诱发因素，巩固治疗效果。急性期的护理措施如下。

1. 环境与休息　保持室内空气清新，温湿度适宜，避免有害气味及强光的刺激。给患儿提供一个安静、舒适的环境以利于休息，护理操作应尽可能集中进行。

2. 维持气道通畅，缓解呼吸困难

（1）使患儿采取坐位或半卧位，以利于呼吸；给予鼻导管或面罩吸氧，定时进行血气分析，及时调整氧流量，保持 PaO_2 在 70~90mmHg（9.3~12.0kPa）。

（2）遵医嘱给予支气管扩张剂和糖皮质激素，观察其效果和不良反应。

（3）给予雾化吸入，以促进分泌物的排出；对痰液多而无力咳出者，及时吸痰。

（4）保证患儿摄入足够的水分，以降低分泌物的黏稠度，防止痰栓形成。

（5）有感染者，遵医嘱给予抗生素。

（6）教会并鼓励患儿作深而慢的呼吸运动。

3. 密切观察病情变化　监测生命体征，注意呼吸困难的表现及病情变化。若出现意识障碍、呼吸衰竭等及时给予机械呼吸。若患儿出现发绀、大汗、心率增快、血压下降、呼吸音减弱等表现，应及时报告医生并共同抢救。

4. 做好心理护理 哮喘发作时，守护并安抚患儿，鼓励患儿将不适及时告诉医护人员，尽量满足患儿合理的要求。允许患儿及家长表达感情；向患儿家长解释哮喘的诱因、治疗过程及预后，指导他们以正确的态度对待患儿，并发挥患儿的主观能动性。采取措施缓解患儿的恐惧心理。

5. 健康教育

（1）指导呼吸运动，以加强呼吸肌的功能：在执行呼吸运动前，应先清除呼吸道分泌物。①腹部呼吸运动方法：平躺，双手平放在身体两侧，膝弯曲，脚平放；用鼻连续吸气并放松上腹部，但胸部不扩张；缩紧双唇，慢慢吐气直到吐完；重复以上动作10次。②向前弯曲运动方法：坐在椅上，背伸直，头向前向下低至膝部，使腹肌收缩；慢慢上升躯干并由鼻吸气，扩张上腹部；胸部保持直立不动，由口将气慢慢吹出。③胸部扩张运动：坐在椅上，将手掌放在左右两侧的最下肋骨上；吸气，扩张下肋骨，然后由口吐气，收缩上胸部和下胸部；用手掌下压肋骨，可将肺底部的空气排出；重复以上动作10次。

（2）介绍用药方法及预防知识：指导家长给患儿增加营养，多进行户外活动，多晒太阳，增强体质，预防呼吸道感染；指导患儿及家长确认哮喘发作的诱因，避免接触可能的过敏原，去除各种诱发因素（如避免寒冷刺激、避免食入鱼虾等易致过敏的蛋白质等）；教会患儿及家长对病情进行监测，辨认哮喘发作的早期征象、发作表现及掌握适当的处理方法；教会患儿及家长选用长期预防与快速缓解的药物，正确、安全用药（特别是吸入技术），掌握不良反应的预防和处理对策；在适当时候及时就医，以控制哮喘严重发作。

哮喘对患者、患者家庭及社会有很大的影响。但通过有效的哮喘防治教育与管理，建立医患之间的伙伴关系，可以实现哮喘临床控制。哮喘防治教育是达到哮喘良好控制目标最基本的环节。

（何 雨）

第七节 先天性心脏病

先天性心脏病简称"先心病"，是胎儿时期心脏血管发育异常而致的畸形，是小儿时期最常见的心脏病。根据左右心腔或大血管间有无直接分流和临床有无青紫，可将先心病分为三大类。

1. 左向右分流型（潜伏青紫型） 常见有室间隔缺损、房间隔缺损、动脉导管未闭。

2. 右向左分流型（青紫型） 常见有法洛四联症和大动脉错位。

3. 无分流型（无青紫型） 常见有主动脉缩窄和肺动脉狭窄。

小儿先天性心脏病中最常见的是室间隔缺损、房间隔缺损、动脉导管未闭、肺动脉狭窄、法洛四联症和大动脉错位。

一、临床特点

（一）室间隔缺损

室间隔缺损为小儿最常见的先天性心脏病，缺损可单独存在，亦可为其他畸形的一部分。按缺损部位可分为室上嵴上方、室上嵴下方、三尖瓣后方、室间隔肌部四种类型。临床症状与缺损大小及肺血管阻力有关。大型VSD（缺损1~3cm者）可继发肺动脉高压，当肺动脉压超过主动脉压时，造成右向左分流而产生发绀，称为艾森曼格综合征。

1. 症状 小型室间隔缺损可无症状；中型室间隔缺损易患呼吸道感染，或在剧烈运动时发生呼吸急促，生长发育多为正常，偶有心力衰竭；大型室间隔缺损在婴幼儿时期由于缺损较大，左向右分流量多超过肺循环量的 50%，使体循环内血量显著减少，而肺循环内明显充血，可于生后 1～3 个月即发生充血性心力衰竭，平时反复呼吸道感染、肺炎、哭声嘶哑、喂养困难、乏力、多汗等，并有生长发育迟缓。

2. 体征 心前区隆起；胸骨左缘 3～4 肋间可闻及 Ⅲ～Ⅳ/Ⅵ 级全收缩期杂音，在心前区广泛传导；肺动脉第二心音显著增强或亢进。

3. 辅助检查

（1）X 线检查：肺充血，心脏左室或左右室大；肺动脉段突出，主动脉结缩小。

（2）心电图：小型室间隔缺损，心电图多数正常；中等大小室间隔缺损示左心室增大或左右心室增大；大型室间隔缺损或有肺动脉高压时，心电图示左右心室增大。

（3）超声心动图：室间隔回声中断征象，左右心室增大。

（二）房间隔缺损

房间隔缺损按病理解剖分为继发孔（第二孔）缺损和原发孔（第一孔）缺损，以继发孔缺损为多见。继发孔缺损为较常见的先天性心脏病之一，以女性较多见，缺损位于房间隔中部卵圆窝处，血流动力学特点为右心室舒张期负荷过重。原发孔缺损位于房间隔下端，是心内膜垫发育障碍未能与第一房间隔融合，常并发二尖瓣裂缺。

1. 症状 在出生后及婴儿期大多无症状，偶有暂时性青紫。年龄稍大，症状渐渐明显，患儿发育迟缓，体格瘦小，易反复呼吸道感染，活动耐力减低，有劳累后气促、咳嗽等症状。左胸部常隆起，一般无青紫或杵状指（趾）。

2. 体征 胸骨左缘第 2～3 肋间闻及柔和的喷射性收缩期杂音，肺动脉瓣区第二心音可增强或亢进、固定分裂。

3. 辅助检查

（1）X 线检查：右心房、右心室扩大，主动脉结缩小，肺动脉段突出，肺血管纹理增多，肺门舞蹈。

（2）心电图：电轴右偏，完全性或不完全性右束支传导阻滞，右心房、右心室增大；原发孔 ASD 常见电轴左偏及心室肥大。

（3）超声心动图：右心房右心室增大，右心室流出道增宽，室间隔与左心室后壁呈同向运动。二维切面可显示房间隔缺损的位置及大小。

（三）动脉导管未闭

动脉导管未闭是临床较常见的先天性心脏病，女性多于男性。开放的动脉导管位于肺总动脉分叉与主动脉之间，有管型、漏斗型和窗型，以漏斗型为多见。

1. 症状 导管较细时，临床无症状。导管较粗时临床表现为反复呼吸道感染、肺炎，发育迟缓，早期即可发生心力衰竭。重症病例常有呼吸急促、心悸。临床无青紫，但若并发肺动脉高压，即出现青紫。

2. 体征 胸骨左缘第 2 肋间可闻及粗糙、响亮、机器样的连续性杂音，向心前区、颈部及左肩部传导，肺动脉第二音亢进。脉压增宽，出现股动脉枪击音、毛细血管搏动和水冲脉。

3. 辅助检查

（1）X线检查：分流量小者，心影正常；分流量大者，多见左心房、左心室增大，主动脉结增宽，可有漏斗征，肺动脉段突出，肺血增多，重症病例左右心室均肥大。

（2）心电图：左心房、左心室增大或双心室肥大。

（3）超声心动图：左心房、左心室大，肺动脉与降主动脉之间有交通。

（四）法洛四联症

法洛四联症是临床上最常见的发绀型先天性心脏病，病变包括肺动脉狭窄、室间隔缺损、主动脉骑跨及右心室肥大，其中肺动脉狭窄程度是决定病情严重程度的主要因素。主动脉骑跨及室间隔缺损存在使体循环血液中混有静脉血，临床上出现发绀与缺氧，并代偿性引起红细胞增多现象。

1. 症状　发绀是主要症状，它出现的时间早、晚和程度与肺动脉狭窄程度有关，多见于毛细血管丰富的浅表部位，如唇、指（趾）甲床、球结膜等。患儿活动后有气促、易疲劳、蹲踞等；并常有缺氧发作，表现为呼吸加快、加深，烦躁不安，发绀加重，持续数分钟至数小时，严重者可表现为神志不清，惊厥或偏瘫，死亡。发作多在清晨、哭闹、吸乳或用力后诱发，发绀严重者常有鼻出血和咯血。

2. 体征　生长发育落后，全身发绀，眼结膜充血，杵状指（趾）；多有行走不远自动蹲踞姿势或膝胸位。胸骨左缘第2~4肋间闻及粗糙收缩期杂音；肺动脉第二心音减弱。

3. 辅助检查

（1）X线检查：心影呈靴形，上纵隔增宽，肺动脉段凹陷，心尖上翘，肺纹理减少，右心房、右心室肥厚。

（2）心电图：电轴右偏，右心房、右心室肥大。

（3）超声心动图：显示主动脉骑跨及室间隔缺损，右心室流出道、肺动脉狭窄，右心室内径增大，左心室内径缩小。

（4）血常规：血红细胞增多，一般在（5.0~9.0）×10^{12}/L，血红蛋白170~200g/L，红细胞容积60%~80%。当有相对性贫血时，血红蛋白低于150g/L。

二、护理评估

1. 健康史　了解母亲妊娠史，在孕期最初3个月内有无病毒感染、放射线接触和服用过影响胎儿发育的药物，孕母是否有代谢性疾病。患儿出生有无缺氧、心脏杂音，出生后各阶段的生长发育状况。是否有下列常见表现：喂养困难，哭声嘶哑，易气促、咳嗽、青紫，蹲踞现象，突发性晕厥。

2. 症状、体征　评估患儿的一般情况，生长发育是否正常，皮肤发绀程度，有无气急、缺氧、杵状指（趾），有无哭声嘶哑，有无蹲踞现象，胸廓有无畸形。听诊心脏杂音位置、性质、程度，尤其要注意肺动脉第二心音的变化。评估有无肺部啰音及心力衰竭的表现。

3. 社会-心理状况　评估家长对疾病的认知程度和对治疗的信心。

4. 辅助检查　了解并分析X线、心电图、超声心动图、血液等检查结果。较复杂的畸形者还应了解心导管检查和心血管造影的结果。

三、常见护理问题

1. 活动无耐力　与氧的供需失调有关。
2. 有感染的危险　与机体免疫力低下有关。
3. 营养失调：低于机体需要量　与缺氧使胃肠功能障碍、喂养困难有关。
4. 焦虑　与疾病严重，花费大，预后难以估计有关。
5. 合作性问题　脑血栓、脑脓肿、心力衰竭、感染性心内膜炎、晕厥。

四、护理措施

1. 休息　制定适合患儿活动的生活制度，轻症无症状者与正常儿童一样生活，但要避免剧烈活动；有症状患儿应限制活动，避免情绪激动和剧烈哭闹；重症患儿应卧床休息，给予妥善的生活照顾。

2. 饮食护理　给予高蛋白、高热量、高维生素饮食，适当限制食盐摄入，并给予适量的蔬菜类粗纤维食品，以保证大便通畅。重症患儿喂养困难，应有耐心，少量多餐，以免导致呛咳、气促、呼吸困难等，必要时从静脉补充营养。

3. 预防感染　病室空气清新，穿着衣服冷热要适中，防止受凉，应避免与感染性疾病患儿接触。

4. 青紫型先天性心脏病患儿　由于血液黏稠度高，暑天、发热、吐泻时体液量减少，加重血液浓缩，易形成血栓，有造成重要器官栓塞的危险，因此应注意多饮水，必要时静脉输液。

5. 做好心理护理　关心患儿，建立良好护患关系，充分理解家长及患儿对检查、治疗、预后的期望心理，介绍疾病的有关知识、诊疗计划、检查过程、病室环境，消除恐惧心理。

6. 健康教育
(1) 向家长讲述疾病的相关护理知识和各种检查的必要性，以取得配合。
(2) 指导患儿及家长掌握活动种类和强度。
(3) 告知家长如何观察病情变化，一旦发现异常（婴儿哭声无力，呕吐，不肯进食，手脚发软，皮肤出现花纹，较大患儿自诉头晕等），应立即呼叫。
(4) 向患儿及家长讲述重要药物如地高辛的作用及注意事项。

五、出院指导

1. 饮食　宜高营养、易消化，少量多餐。人工喂养儿用柔软的奶头孔稍大的奶嘴，每次喂奶时间不宜过长。

2. 休息　根据耐受力确立适宜的活动，以不出现乏力、气短为度，重者应卧床休息。

3. 避免感染　居室空气新鲜，经常通风，不去公共场所、人群集中的地方。注意气候变化及时添减衣服，预防感冒。按时预防接种。

4. 补液　发热、出汗时要给足水分，呕吐、腹泻时应到医院就诊补液，以免血液黏稠而发生脑血栓。

5. 保证休息，避免哭闹　减少外界刺激以预防晕厥的发生。当患儿在吃奶、哭闹或活动后出现气急、青紫加重或年长儿诉头痛、头晕时应立即将患儿取胸膝卧位并送医院。

（何　雨）

第八节　急性心力衰竭

急性心力衰竭是指由于多种原因，心肌收缩力短期内明显降低和（或）心室负荷明显增加，导致心排血量急剧下降甚至丧失排血功能，体循环或肺循环压力急剧上升，临床出现血循环急性淤血的临床综合征。一般为原代偿阶段的心脏由某种诱发因素突然诱发形成，以左心力衰竭为主。

一、病因

1. 原发性心肌舒缩功能障碍

（1）心肌病变：主要见于心肌病、心肌炎、心内膜弹力纤维增生症等。

（2）心肌代谢障碍：见于高原病、休克、严重贫血，新生儿重度窒息和呼吸窘迫综合征等。

2. 心脏负荷过重

（1）压力负荷过重：又称后负荷过重，指心脏在收缩时承受的阻抗负荷增加。

造成左心室压力负荷过重的原因有：主动脉流出道梗阻、主动脉瓣狭窄、主动脉缩窄、左心发育不良综合征、高血压等。

造成右心室压力负荷过重的原因有：肺动脉瓣狭窄、肺动脉高压、新生儿持续性肺动脉高压等。

（2）容量负荷过重：又称前负荷过重。

左心室容量负荷过重见于：动脉导管未闭、室间隔缺损、主动脉瓣或二尖瓣关闭不全等。

右心室容量负荷过重见于：房间隔缺损、完全性肺静脉异位引流、三尖瓣或肺动脉瓣关闭不全等。严重贫血、甲状腺功能亢进、肾脏疾病等常引起双心室容量负荷过重。

3. 心脏舒张受限　常见于心室舒张期顺应性降低：肥厚型心肌病、限制型心肌病、心包疾病（缩窄或填塞）。二尖瓣狭窄和三尖瓣狭窄可使心室充盈受限，导致心房衰竭。

但新生儿和婴儿心力衰竭的病因与年长儿不同。

二、诱发因素

1. 感染　感染是诱发心力衰竭的常见诱因，其中以呼吸道感染占首位，其次为风湿热。

2. 心律失常　尤其是快速型心律失常，既可诱发心力衰竭又可加重心力衰竭。心动过缓虽然每搏量减少，但可使心排血量降低，也可诱发心力衰竭。

3. 输血或输液　输血或输液过多或过快。

4. 出血与贫血。

5. 活动过多。

6. 电解质紊乱和酸碱平衡失调　酸中毒是诱发心力衰竭的常见诱因。电解质紊乱诱发心力衰竭常见于低血钾、低血镁和低血钙。

— 439 —

三、发病机制

1. 心脏代偿机制　在心力衰竭发生前或发生过程中，心功能由心肌纤维伸长、心肌肥厚及心率增快等机制进行代偿。

（1）心肌纤维伸长：心肌纤维的收缩力和收缩速度在一定范围内随着心肌纤维的伸长而增强和变快，但超出此范围，心肌收缩反而减弱、减慢。

（2）心肌肥厚：心肌肥厚随心肌纤维伸长而发生，这需要较长时间。心肌纤维不能增殖，只能靠肥厚来增加其收缩力，但若心肌肥厚超过一定范围，即可出现心力衰竭。

（3）心率增快：心房张力增高产生交感神经反射使心率增快，以代偿性地增加每分钟排血量。但心率增快可增加心肌耗氧量，且当心率超过 160 次/分时，心脏舒张期缩短，心室充盈量减少，心排血量反而下降，从而加重心力衰竭。

2. 体循环的反应　心力衰竭时体循环的反应主要是由低心排血量所引起的一系列反应，主要表现为心排血量及心排血指数下降，动静脉血氧阶差增加，血液在脑、肾和肝等器官内的血流量减少，但冠状循环的流量变化不大。

3. 肺循环的反应　在心力衰竭时，随着心肌收缩力的减弱、心室容量的增加和心肌纤维伸长度的受限，左室舒张期末压升高，左房压肺静脉压力亦随之升高，导致肺充血。

4. 内分泌反应　主要有交感神经的应急反应，尿钠排泄系统的激活以及继发尿钠排泄因子的刺激反应。

四、临床表现

临床上根据病变的心腔和淤血部位，可分为左心、右心和全心力衰竭，其中以左心力衰竭开始较多见，以后再发展为右心力衰竭。

1. 左心力衰竭　主要表现为肺淤血。患儿在起初活动后才有气急，以后休息时也有气急。婴幼儿表现为呼吸浅速。其他症状有干咳、苍白多汗、四肢厥冷、喂养困难等。急性左心力衰竭最严重的表现为急性肺水肿，患儿出现极度呼吸困难、端坐呼吸、烦躁不安、皮肤湿冷，并有喘鸣音。年长儿可咳出粉红色泡沫痰，并可出现发绀。肺部可听到湿啰音和哮鸣音，心脏听诊可有舒张期奔马律。

2. 右心力衰竭　主要由体循环静脉回流障碍导致器官淤血、功能障碍引起。临床体征为肝肿大和颈静脉饱满。婴儿因颈静脉不易观察，故肝脏大成了右心力衰竭的首要表现，很少引起下肢凹陷性水肿。年长儿右心力衰竭的表现与成人相同，肝肿大和水肿为突出表现。水肿多见于下肢、面部等，随体位而定，颈静脉可见明显饱胀。

3. 全心力衰竭　患儿同时具有左、右心力衰竭的临床表现，或以某一侧心力衰竭表现为主。当左心力衰竭逐渐发展而导致右心也发生衰竭时，右心力衰竭的出现常使左心力衰竭的肺淤血表现得以减轻。

五、诊断

1. 心功能分级　为了评价患儿的心功能状况，美国纽约心脏病协会制定了心功能分级标准，它将心功能分为以下四级。

Ⅰ级：仅有心脏病体征（如杂音），但体力活动不受限。

Ⅱ级：一般体力活动无症状，但较重的劳动后可引起易疲劳、心悸及呼吸急促。

Ⅲ级：能耐受较轻的体力活动，仅能短程行走，当步行时间稍长、快步或登楼时有呼吸困难、心悸等。

Ⅳ级：体力活动能力完全丧失，休息时仍有心力衰竭的症状和体征，如呼吸困难、水肿及肝脏肿大等，活动时症状加剧。

婴儿的心功能分级，拟定如下。

Ⅰ级：无症状，吮乳和活动与正常儿无异。

Ⅱ级：婴幼儿吮乳时有轻度呼吸急促或多汗，年长儿活动时有气促，但生长发育正常。

Ⅲ级：吮乳和活动有明显呼吸急促，吃奶时间延长，生长发育落后。

Ⅳ级：休息时亦有症状，呼吸急促，有三凹征、呻吟和多汗。

2. 心力衰竭的诊断标准　具备以下 4 项考虑心力衰竭。

（1）呼吸急促：婴儿>60 次/分，幼儿>50 次/分，儿童>40 次/分。

（2）心动过速：婴儿>160 次/分，儿童>120 次/分。

（3）心脏扩大：体格检查、X 线检查和超声心动图检查证实心脏扩大。

（4）烦躁、喂养困难、体重增长过速、尿少、水肿、多汗、发绀、喘咳、阵发性呼吸困难。

上述四项加下列一项或上述两项可确诊：①肝脏肿大，婴幼儿肋下 ≥3cm，儿童>1cm，进行性肝大或伴触痛更有意义。②肺水肿。③奔马律。

六、辅助检查

1. X 线检查　心力衰竭患儿可出现左心、右心心影增大，左心力衰竭患儿有肺门阴影增大、肺纹理增粗的表现。

2. 实验室检查　①临床常用测量中心静脉压的升高来判断病情。②血清胆红素和谷丙转氨酶可略增高。③尿液检查发生改变。

3. 心电图检查　可提示左、右心室的肥厚、扩大。

4. 超声心动图检查　对心力衰竭的病因诊断及心力衰竭的严重程度的判断有重要价值。

5. 其他　有创血流动力学监测、放射性核素扫描和收缩时间间期测定等方法。

七、治疗和预后

1. 病因治疗　是解除心力衰竭原因的重要措施。

2. 一般治疗

（1）卧床休息，保持安静。

（2）吸氧：对气急和紫绀的患儿应及时给予吸氧，1~2L/min 低流量持续吸氧可增加血氧饱和度。

（3）镇静：烦躁、哭闹可增加新陈代谢和耗氧量，使心力衰竭加重，可适当给予镇静剂。

（4）纠正代谢紊乱：心力衰竭时易发生酸中毒、低血糖和电解质紊乱，必须及时纠正。

（5）限制钠盐和液体入量。

3. 药物治疗

（1）洋地黄制剂的应用：洋地黄能增加心肌的收缩力、减慢心率，从而增加心排血量，改善体、肺循环。小儿一般用地高辛，其作用时间与排泄速度均较快，口服1小时后浓度达最高水平，5~6小时后心肌组织和血清内地高辛浓度呈恒定比例关系。急性心力衰竭也可静注毛花苷C（西地兰），每次剂量0.01~0.015mg/kg，必要时隔3~4小时重复，一般应用1~2次后改用地高辛在24小时内洋地黄化。

小儿心力衰竭多急而重，故多采用首先达到洋地黄化的方法，然后根据病情需要继续用维持量。病情较重或不能口服者可选择地高辛静脉注射，首次给洋地黄化总量的1/2，余量分2~3次，每隔6~8小时静脉注射1次，多数患儿可于12~24小时内达到洋地黄化。能口服的患儿，开始给予口服地高辛，首次给洋地黄化总量的1/3或1/2，余量分为2次，每隔6~8小时给予。洋地黄化后12小时可开始给予维持量。维持量每天为洋地黄化总量的1/5，分2次给予。

（2）利尿剂的应用：利尿剂能使潴留的水、钠排出，减轻心脏负荷，以利心功能的改善。对心力衰竭急重病例或肺水肿患儿，可选用快速强力利尿剂，一般应用呋塞米（速尿）。

（3）其他药物治疗：小动脉和静脉的扩张可使心室前后负荷降低，从而增加心搏出量，使心室充盈量下降、肺部充血的症状得到缓解。常用药物有硝普钠等。

八、常见护理诊断及问题

1. 心排血量减少　与心肌收缩力降低有关。
2. 活动无耐力　与心排血量减少致组织缺氧有关。
3. 体液过多　与心功能下降、微循环淤血、肾灌注不足、排尿减少有关。
4. 气体交换受损　与肺循环淤血有关。
5. 潜在并发症　药物不良反应、肺水肿。
6. 知识缺乏　患儿家长缺乏有关急性心力衰竭的护理及预防知识。
7. 焦虑　与疾病的痛苦、危重程度及住院环境改变有关。

九、护理措施

1. 减轻心脏负担，增强心肌功能

（1）休息：患儿可取半卧位，各项护理操作应集中，减少刺激，避免引起婴幼儿哭闹，鼓励年长患儿保持情绪稳定。根据心力衰竭的不同程度安排不同的休息，心功能不全Ⅰ度，应增加休息时间，但可起床，并在室内做轻微体力活动；Ⅱ度心功能不全应限制活动，增加卧床时间；Ⅲ度心功能不全应绝对卧床休息。随着心功能的恢复，逐步增加活动量。

（2）保持大便通畅，避免排便用力。鼓励患儿食用纤维较多的蔬菜、水果等。必要时给予甘油栓或开塞露通便。

（3）控制水、盐摄入：心力衰竭伴水肿的患儿应限制钠盐和水分的摄入，饮食宜清淡，宜用低钠、低脂肪、富含维生素、易于消化的低热量饮食，以降低基础代谢率，减轻心脏负担。婴儿喂奶也要少量多次，所用奶头孔宜稍大，但需注意防止呛咳。吸吮困难者采用滴管，必要时可用鼻饲。水肿严重时应限制入量，静脉补液时滴速不可过快，以防加重心力衰竭。

2. 氧疗　患儿呼吸困难和有发绀时应给予氧气吸入，有急性肺水肿如咳粉红色泡沫痰时，可用 20%~30% 乙醇湿化氧气，以降低肺泡内泡沫的表面张力使之破裂，增加气体与肺泡壁的接触面积，改善气体交换。

3. 密切观察病情　注意观察生命体征，对患儿进行有效心电监护，详细记录出入量，定时测量体重，了解水肿增减情况。

4. 合理用药　观察药物作用。

（1）应用洋地黄制剂时要注意给药方法，仔细核对剂量、密切观察洋地黄的中毒症状。

1）每次注射前应测量脉搏，必要时听心率，须测 1 分钟。婴儿脉率<90 次/分，年长儿<70 次/分时或脉律不齐，应及时与医生联系决定是否继续用药。

2）注意按时按量服药。为了保证洋地黄剂量准确，应单独服用，勿与其他药物同时应用。如患儿服药后呕吐，要与医生联系，及时补服或从其他途径给药。

3）患儿如出现心率过慢、心律失常、恶心呕吐、食欲减退；色视、视力模糊、嗜睡、头晕等毒性反应，应先停服洋地黄，并与医生联系及时采取相应措施。

（2）应用利尿剂时注意用药时间和剂量、开始利尿的时间和尿量，以及患儿的反应等。用药期间须给患儿进食含钾丰富的食物，如牛奶、香蕉、橘子等，或按医嘱给氯化钾溶液，以免出现低血钾症和增加洋地黄的毒性反应，同时应观察低钾表现，如四肢无力、腹胀、心音低钝、心律失常等，一经发现，应及时处理。

（3）应用血管扩张剂时，应密切观察心率和血压的变化，避免血压过度下降，给药时避免药液外渗，以防局部组织坏死。硝普钠遇光可降解，故使用或保存时应避光，药要随时随配，防止溶液变色。

十、健康教育

1. 向患儿及家属介绍心力衰竭的病因、诱因、护理要点及防治措施，根据病情指导并制订合理的生活作息制度和饮食方案，避免不良刺激。

2. 示范日常生活护理操作，特别强调不能让患儿用力，如翻身、进食及大便时要给予及时的帮助，以免加重心脏负担。病情好转后酌情指导患儿逐渐增加活动量，不能过度劳累。

3. 教会年长儿自我检测脉搏的方法，教会家长掌握出院后的一般用药和家庭护理的方法。

（何　雨）

第九节　急性呼吸衰竭

急性呼吸衰竭（ARF）简称呼衰，是小儿时期常见急症之一。由于直接或间接原因导致的呼吸功能异常，使肺脏不能满足机体代谢的气体交换需要，造成动脉血氧下降和（或）二氧化碳潴留，并由此引起一系列生理功能和代谢紊乱的临床综合征。

一、病因和发病机制

急性呼吸衰竭是由多种疾病发展到一定阶段而出现的一种呼吸系统并发症。小儿急性呼吸衰竭以呼吸系统疾病为主，中枢神经系统疾病次之。小儿急性呼吸衰竭的常见病因有以下几种。

1. 气道病变引起的阻塞性通气功能障碍　重症支气管肺炎，哮喘发作，喉炎及气管异物。

2. 肺泡损害及肺泡面积下降引起的换气功能障碍　广泛肺泡炎症、ARDS、肺水肿、肺不张、气胸或胸腔积液、弥漫性肺间质纤维化等。

3. 胸廓活动减弱或呼吸衰竭引起的限制性通气功能障碍　胸廓严重畸形、严重脊柱后侧突、广泛胸膜增厚、大量胸腔积液或气胸等引起胸廓活动受限制；脊髓灰质炎、多发性神经根炎、重症肌无力、呼吸肌负荷加重等引起呼吸肌活动减弱，均可使肺扩张受到影响，导致肺通气量减少。

4. 脑部病变引起的呼吸中枢功能障碍　脑部炎症、血管病变、肿瘤、外伤、代谢性酸中毒和药物中毒等，均可直接或间接损害呼吸中枢，导致呼吸功能抑制、通气功能减弱。

急性呼吸衰竭分为中枢性和周围性两大类。中枢性呼吸衰竭因呼吸中枢的病变，呼吸运动发生障碍，通气量明显减少；周围性呼吸衰竭由呼吸器官或呼吸肌病变所致，可同时发生通气与换气功能障碍。

二、病理变化

急性呼吸衰竭时机体的基本改变为缺氧、二氧化碳潴留和呼吸性酸中毒，脑细胞渗透性发生改变，出现脑水肿。呼吸中枢受损，通气量减少，其结果又加重呼吸性酸中毒和缺氧，则形成恶性循环。严重的呼吸性酸中毒则影响心肌收缩力，心搏出量减少，血压下降，肾血流量减少，肾小球滤过率降低，导致肾功能不全，产生代谢性酸中毒，使呼吸性酸中毒难于代偿，酸中毒程度加重，血红蛋白与氧结合能力减低，血氧饱和度逐渐下降，形成又一个恶性循环。

三、临床表现

1. 呼吸系统的症状　呼吸困难是呼吸衰竭最早出现的症状。

（1）中枢性呼吸衰竭：主要表现为呼吸节律的改变，可呈各种异常呼吸，如潮式呼吸、叹息样呼吸、双吸气及下颌式呼吸等，严重者可有呼吸暂停。

（2）周围性呼吸衰竭：主要表现为呼吸节律不规则，早期呼吸加快加深，三凹征及鼻翼扇动明显，严重时呼吸变慢变浅，呈点头、张口呼吸。

2. 缺氧与二氧化碳潴留

（1）早期缺氧的重要表现：心率增快、缺氧开始时血压可升高，继而下降。此外可有面色发青或苍白。急性严重缺氧开始时烦躁不安，进一步发展可出现甚至昏迷、惊厥。当 $PaO_2 < 5.3kPa$（40mmHg），$SaO_2 < 0.75$ 时出现紫绀，脑、心、肾等重要脏器供氧不足，严重威胁生命。

（2）二氧化碳潴留的常见症状：有出汗、烦躁不安、意识障碍等。由于体表毛细血管扩张，可有皮肤潮红、嘴唇暗红、眼结膜充血。早期或轻症则心率快、血压升高，严重时血压下降，年长儿可伴有肌肉震颤等，但小婴儿并不多见。二氧化碳潴留的确切诊断要靠血液气体检查，一般认为 $PaCO_2$ 升高到 10.6kPa（80mmHg）左右，临床可有嗜睡或谵妄，重者出现昏迷，其影响意识的程度与 $PaCO_2$ 升高的速度有关。

3. 呼吸衰竭时其他系统的变化

（1）神经系统：烦躁不安是缺氧的早期表现，年长儿可有头痛。动脉 pH 值下降，CO_2 潴留和低氧血症严重者均可影响意识，甚至昏迷、抽搐，症状轻重与呼吸衰竭发生速度有关。因肺部疾患引起的呼吸衰竭可导致脑水肿，而发生中枢性呼吸衰竭。

（2）循环系统：早期表现为心率增快、血压升高。严重时常出现心律失常，并可致心力衰竭或心源性休克等。

（3）消化系统：常有腹胀、肠麻痹。少数发生消化道溃疡及出血。

（4）肾功能障碍：尿中可出现蛋白、红细胞、白细胞及管型等。尿少或无尿，严重缺氧可引起急性肾衰竭。

（5）水和电解质平衡：呼吸衰竭时血钾偏高，血钠改变不大，部分患儿有水、钠潴留倾向，有时发生水肿，呼吸衰竭持续数天者，为代偿性呼吸性酸中毒。

四、辅助检查

1. 血气分析　呼吸衰竭早期及轻症者，PaO_2 降低，$PaCO_2$ 正常（Ⅰ型呼吸衰竭，即低氧血症呼吸衰竭）；晚期及重症者，PaO_2 降低，$PaCO_2$ 增高（Ⅱ型呼吸衰竭，即高碳酸血症呼吸衰竭）。在海平面、休息状态、呼吸室内空气的情况下，$PaO_2 \leqslant 6.65kPa$（50mmHg），$PaCO_2 \geqslant 6.65kPa$（50mmHg），$SaO_2 \leqslant 0.85$，可诊断为呼吸衰竭。

2. 根据病因做相应的检查　如胸部 X 线片、头颅 CT 等。

五、治疗和预后

治疗原则是治疗原发病及防治感染；纠正酸碱失衡及水、电解质紊乱；改善呼吸功能；维持各系统的功能；及时进行辅助呼吸。

1. 病因治疗　根据病史、体检及实验室检查结果，及时处理。选用对患儿敏感的抗生素防治感染。

2. 保持呼吸道通畅　呼吸道通畅对改善通气功能有重要作用。由积痰引起的呼吸道梗阻常是造成或加重呼吸衰竭的重要原因，因此在采用其他治疗方法前要清除呼吸道分泌物及其他可能引起呼吸道梗阻的因素，以保持呼吸道通畅。

3. 给氧　发绀和呼吸困难都是给氧的临床指征。心率快和烦躁不安是早期缺氧的重要表现。在排除缺氧以外的其他原因后，可作为给氧的指征。应根据病情选用适当的给氧方式，以提高氧分压，缓解组织缺氧，减轻心肌负荷。常用的给氧方式有鼻导管吸氧、面罩给氧、氧气头罩和持续气道正压给氧（CPAP）。

4. 控制感染　呼吸道感染常是引起呼吸衰竭的原发病或诱因，也是呼吸衰竭治疗过程中的重要并发症。抗生素治疗目前仍是控制呼吸道感染的主要手段，同时应增加患儿机体的免疫力。此外，还要尽量减少患儿重复感染的机会，吸痰时应注意无菌操作，并在条件许可时尽早拔出气管插管。

5. 支持疗法　适当的营养支持有利于患儿肺组织的修复，可增加机体免疫能力，减轻呼吸肌疲劳。

6. 药物治疗

（1）呼吸兴奋剂：直接兴奋呼吸中枢，增加通气量和呼吸频率。适用于呼吸道通畅而呼吸表浅的早期呼吸衰竭患儿。常用药物有洛贝林和尼可刹米等。

（2）纠正酸中毒药物的应用：呼吸衰竭时以呼吸性酸中毒最常见，纠正呼吸性酸中毒应从改善通气功能入手，若同时伴有代谢性酸中毒，血液 pH 值<7.20 时，应在改善通气的同时适当补充碱性药物，常用 5%碳酸氢钠溶液，用量为每次 2~5ml/kg。

（3）强心剂及扩血管药物：并发心力衰竭时，及时使用洋地黄制剂如地高辛、毛花苷 C，以增强心肌收缩力，减慢心率，减少心肌耗氧。

（4）其他：肾上腺皮质激素的应用可减少炎症渗出，增加应激功能，缓解支气管痉挛，改善通气。有脑水肿时可加用脱水剂；急性心功能不全有肾功能不全或尿少时，可选用利尿剂。

7. 人工呼吸器的应用　由于各种原因引起的呼吸衰竭、呼吸减弱或消失、呼吸肌麻痹、中枢功能障碍，经加压给氧及对因治疗后，仍有明显缺氧和二氧化碳潴留，血气分析 $PaCO_2 \geq 8kPa$（60mmHg）时即用人工呼吸器。

六、常见护理诊断及问题

1. 气体交换受损　与肺通气或换气障碍及肺循环障碍有关。
2. 清理呼吸道无效　与呼吸系统疾病导致呼吸道分泌物增多或排痰困难有关。
3. 不能维持自主呼吸　与呼吸肌麻痹及呼吸中枢功能障碍有关。
4. 恐惧（家长）　与患儿病情危重、家长担心疾病预后有关。
5. 知识缺乏　家长缺乏对本病的相关知识及护理。

七、护理措施

1. 注意环境　保持环境安静，病室每天开窗通风换气 2~3 次，每次 15~20 分钟，注意保暖，室温保持 20~22℃，湿度 60%左右，以减少水分从呼吸道散失。

2. 充分休息　急性期患儿卧床休息，取半卧位或坐位休息，以利膈肌活动，使肺活量增加。保证患儿衣服宽松，被褥松软、轻、暖，以减轻对呼吸运动的限制，增加舒适感。

3. 保持呼吸道通畅　根据病情定时翻身、拍背，使痰液易于排出。遵医嘱给予超声雾化吸入，每天 3~4 次，湿化气道，同时可加用解痉、化痰、消炎等药物，有利于痰液排出。

4. 合理用氧　根据血氧饱和度调整给氧浓度，一般采用鼻导管、面罩、头罩给氧，通常应低流量（1~2L/min）、低浓度（25%~30%）持续给氧。病情严重时可适当提高氧浓度，但持续时间不超过4~6 小时。氧疗期间应定期做血气分析。

5. 密切观察病情　监测呼吸系统和循环系统，包括呼吸频率、节律与心率、心律、血压及血气分析。注意观察患儿的全身情况、神志、面色、指趾端末梢循环及应用呼吸兴奋剂后的反应。保证患儿足够的营养和液体供给，对昏迷患儿应给予鼻饲或静脉高营养，准确记录 24 小时出入量。

6. 器械护理　做好人工辅助呼吸器的护理。

八、健康教育

1. 针对患儿及家属的焦虑，热情接待家属，鼓励他们说出关心和需询问的问题，并耐心解答。

2. 关心体贴患儿，及时向家长介绍患儿病情变化，在治疗和护理前应做好充分的说明解释，减轻患儿及家长的恐惧心理。

3. 对病情危重患儿的家长给予同情和安慰，病情缓解后针对不同的原发病进行相应的健康指导。

（何　雨）

第十节　胃食管反流

胃食管反流（GER）是指胃内容物，包括从十二指肠流入胃的胆盐和胰酶等反流入食管甚至口咽部，分生理性和病理性两种。生理情况下，由于小婴儿食管下端括约肌（LES）发育不成熟或神经肌肉协调功能差，可出现反流，往往出现于日间餐时或餐后，又称"溢乳"。病理性反流即胃食管反流病（GERD），是由于 LES 的功能障碍和（或）与其功能有关的组织结构异常，以至 LES 压力低下而出现的反流，常常发生于睡眠、仰卧位及空腹时，引起一系列临床症状和并发症。随着直立体位时间和固体饮食的增多，约60%患儿到2岁时症状可自行缓解，部分患儿症状可持续到4岁以后。脑性瘫痪、21-三体综合征以及其他原因所致的发育迟缓患儿，GER 发生率较高。

一、病因和发病机制

1. 抗反流屏障功能低下　①LES 压力降低：是引起 GER 的主要原因。正常吞咽时 LES 反射性松弛，压力下降，通过食管蠕动推动食物进入胃内，然后压力又恢复到正常水平，并出现一个反应性的压力增高以防止食物反流。当胃内压和腹内压升高时，LES 会发生反应性主动收缩使其压力超过增高的胃内压，起到抗反流作用。如因某种因素使上述正常功能发生紊乱时，LES 短暂性松弛即可导致胃内容物反流入食管。②LES 周围组织薄弱或缺陷：例如缺少腹腔段食管，致使腹内压增高时不能将其传导至 LES 使之收缩达到抗反流的作用；小婴儿食管角（由食管和胃贲门形成的夹角，即 His 角，正常为30°~50°）较大；膈肌食管裂孔钳夹作用减弱；膈食管韧带和食管下端黏膜瓣解剖结构存在器质性或功能性病变；胃压低、腹内压增高等，均可破坏正常的抗反流作用。

2. 食管廓清能力降低　正常情况下，食管廓清能力是依靠食管的推动性蠕动、唾液的冲洗、对酸的中和作用、食丸的重力和食管黏膜细胞分泌的碳酸氢盐等多种因素完成对反流物的清除，以缩短反流物和食管黏膜的接触时间。当食管蠕动减弱、消失或出现病理性蠕动时，食管清除反流物的能力下降，这样就延长了有害的反流物质在食管内停留时间，增加了对黏膜的损伤。

3. 食管黏膜的屏障功能破坏　屏障作用是由黏液层、细胞内的缓冲液、细胞代谢及血液供应共同构成。反流物中的某些物质，如胃酸、胃蛋白酶以及从十二指肠反流入胃的胆盐和胰酶使食管黏膜的屏障功能受损，引起食管黏膜炎症。

4. 胃、十二指肠功能失常 胃排空能力低下，使胃内容物及其压力增加，当胃内压增高超过 LES 压力时可使 LES 开放。胃容量增加又导致胃扩张，致贲门食管段缩短，使其抗反流屏障功能降低。十二指肠病变时，幽门括约肌关闭不全则导致十二指肠胃反流。

二、临床表现

食管上皮细胞暴露于反流的胃内容物中，是产生症状和体征的主要原因。

1. 呕吐 新生儿和婴幼儿以呕吐为主要表现。约 85% 患儿于生后第 1 周即出现呕吐，而约 10% 患儿于生后 6 周内出现呕吐。呕吐程度轻重不一，多数发生在进食后，有时在夜间或空腹时，可表现为溢乳、反刍或吐泡沫，严重者呈喷射状。呕吐物为胃内容物，有时含少量胆汁。年长儿以反胃、反酸、嗳气等症状多见。

2. 反流性食管炎 常见症状有：①烧灼感，见于有表达能力的年长儿，位于胸骨下端，饮用酸性饮料可使症状加重，服用抗酸剂症状减轻。②吞咽疼痛，婴幼儿表现为喂奶困难、烦躁、拒食，年长儿诉吞咽时疼痛，如并发食管狭窄则出现严重呕吐和持续性咽下困难。③呕血和便血，食管炎严重者可发生糜烂或溃疡，出现呕血或黑便症状。严重的反流性食管炎可发生缺铁性贫血。

3. Barrett 食管 由于慢性 GER，食管下端的鳞状上皮被增生的杜状上皮所替代，抗酸能力增强，但更易发生食管溃疡、狭窄和腺癌。溃疡较深者可发生食管气管瘘。

4. 食管外症状

（1）呼吸系统症状：①呼吸道感染，反流物直接或间接引发反复呼吸道感染。②哮喘，反流物刺激食管黏膜感受器反射性地引起支气管痉挛而出现哮喘。部分病例发病早、抗哮喘治疗无效，无特异体质家族史者更可能由 GERD 引起。③窒息和呼吸暂停，多见于小婴儿和早产儿，表现为面色青紫或苍白、心动过缓，甚至发生婴儿猝死综合征。

（2）营养不良：见于约 80% 的患儿，主要表现为体重不增和生长发育迟缓。

（3）其他：如声音嘶哑、中耳炎、鼻窦炎、反复口腔溃疡、龋齿等。部分患儿可出现精神、神经症状，包括：①Sandifer 综合征，是指病理性 GER 患儿出现类似斜颈样一种特殊"公鸡头样"的姿势，此为一种保护性机制，以期保持气道通畅或减轻胃酸反流所致的疼痛，同时伴有杵状指、蛋白丢失性肠病及贫血。②婴儿哭吵综合征，表现为易激惹、夜惊、进食时哭闹等。

三、辅助检查

1. 食管钡剂造影 可对食管形态、运动状况、钡剂的反流、食管与胃连接部的组织结构做出判断，还可观察到是否存在食管裂孔疝等先天性疾病以及严重病例的食管黏膜炎症改变。

2. 食管 pH 动态监测 24 小时连续监测食管下端 pH，通过计算机软件进行分析，可区分生理性或病理性反流，是目前最可靠的诊断方法。

3. 其他检查 如食管胆汁反流动态监测、食管动力功能检查、食管内镜检查及黏膜活体组织检查等均有助于诊断。

四、治疗

包括体位治疗、饮食治疗、药物治疗和手术治疗，其中体位治疗和饮食治疗参见护理措施部分。

1. 药物治疗　主要作用是降低胃内容物酸度和促进上消化道动力。包括：

（1）促胃肠动力药：疗程4周，如多巴胺受体拮抗剂有多潘立酮（吗叮啉），每日3次，饭前半小时及睡前口服。

（2）抑酸和抗酸药：疗程8~12周。①抑酸药有H_2受体拮抗剂如西咪替丁和质子泵抑制剂如奥美拉唑（洛赛克）等。②中和胃酸药有氢氧化铝凝胶，多用于年长儿。

（3）黏膜保护剂：疗程4~8周，可选用硫糖铝、硅酸铝盐、磷酸铝等。

2. 手术治疗　手术指征：①经内科治疗6~8周无效，有严重并发症。②严重食管炎伴溃疡、狭窄或发现有食管裂孔疝者。③有严重的呼吸道并发症，如呼吸道梗阻、反复发作吸入性肺炎或窒息、伴支气管肺发育不良者。④并发严重神经系统疾病。

五、常见护理诊断/问题

1. 有窒息的危险　与溢奶和呕吐有关。
2. 营养失调：低于机体需要量　与反复呕吐致能量和各种营养素摄入不足有关。
3. 疼痛　与胃内容物反流致反流性食管炎有关。
4. 知识缺乏　患儿家长缺乏本病护理的相关知识。

六、护理措施

1. 保持适宜体位　将床头抬高30°，新生儿和小婴儿以前倾俯卧位为最佳，但为防止婴儿猝死综合征的发生，睡眠时宜采取仰卧位及左侧卧位；年长儿在清醒状态下以直立位和坐位为最佳，睡眠时宜采取左侧卧位，将床头抬高20~30cm，以促进胃排空，减少反流频率及反流物误吸，有研究显示左侧卧位能够显著降低短暂性的下食管括约肌松弛次数的发生，而右侧卧位增加松弛次数和液体反流。

2. 合理喂养　少量多餐，母乳喂养儿增加哺乳次数，人工喂养儿可在牛奶中加入糕干粉、米粉或进食谷类食品。严重反流以及生长发育迟缓者可管饲喂养，能减少呕吐和起到持续缓冲胃酸的作用。年长儿以高蛋白低脂肪饮食为主，睡前2小时不予进食，保持胃处于非充盈状态，避免食用降低LES张力和增加胃酸分泌的食物，如碳酸饮料、高脂饮食、巧克力和辛辣食品。

3. 用药护理　按医嘱给药并观察药物疗效和不良反应，注意用法剂量，不能吞服时应将药片研碎；多潘立酮应饭前半小时或睡前口服；服用西沙必利时，不能同时饮用橘子汁，同时加强观察心率和心律的变化，出现心率加快或心律不齐时应及时联系医生进行处理；西咪替丁应在进餐时或睡前服用效果好。

4. 手术护理　GER患儿术前术后护理与其他腹部手术相似。术前配合做好各项检查和支持疗法；术后根据手术方式做好术后护理，应保持胃肠减压，做好引流管护理，注意观察有无腹部切口裂开、穿孔、大出血等并发症。

5. 健康教育　对新生儿和小婴儿，告知家长体位及饮食护理的方法、重要性和长期性。

指导家长观察患儿有无发绀，判断患儿反应状况和喂养是否耐受，新生儿每日监测体重。带药出院时，详细说明用药方法和注意事项，尤其是用药剂量和不良反应。

（何　雨）

参考文献

[1] 王丽芹，张俊红，张燕，等．呼吸专科护士临床教学实践手册［M］．北京：科学技术文献出版社，2022．

[2] 田永明，陈弟洪，刘欢．重症呼吸治疗护理技术［M］．成都：四川科学技术出版社，2022．

[3] 张铭光，杨小莉，王瑞．消化系统疾病内科护理手册［M］．成都：四川大学出版社，2023．

[4] 乐革芬，范艳竹，任学芳．神经外科亚专科护理学［M］．武汉：华中科技大学出版社，2023．

[5] 刘杰．内科护理［M］．北京：人民卫生出版社，2023．

[6] 胡艺．内科护理学［M］．北京：科学出版社，2023．

[7] 岳丽青，陶子荣，李育，常红．神经内科专科护理［M］．北京：化学工业出版社，2021．

[8] 郑晓彦．实用护理学实践解析［M］．北京：中国纺织出版社，2023．

[9] 刘莉．心血管内科疾病护理与健康指导［M］．成都：四川科学技术出版社，2023．

[10] 王静，梁爱琼，李海燕．心血管疾病护理科普案例解析［M］．北京：科学技术文献出版社，2021．

[11] 陈红，李岩．手术室护理管理与实践［M］．武汉：华中科技大学出版社，2023．

[12] 李婷，胡修翠，张红方，等．外科疾病护理实践与手术护理［M］．上海：上海交通大学出版社，2023．

[13] 任洁娜．外科护理学实用技术［M］．上海：复旦大学出版社，2021．

[14] 冯岚，张雪梅，杨晓燕．脊柱外科护理学［M］．北京：科学出版社，2021．

[15] 王军．神经外科护理学与操作技术［M］．北京：人民卫生出版社，2020．

[16] 陈荣珠，朱荣荣．妇产科手术护理常规［M］．北京：中国科学技术大学出版社，2020．

[17] 吴燕．实用临床护理操作规程［M］．上海：复旦大学出版社，2023．

[18] 冯丽．急诊急救实用护理规范［M］．上海：复旦大学出版社，2021．

[19] 迟文肖，史丰萍，李婷婷．护理学理论指导与临床实践［M］．北京：化学工业出版社，2023．

[20] 尤黎明，吴瑛．内科护理学［M］．北京：人民卫生出版社，2022．

[21] 沈翠珍，高静．内科护理学［M］．北京：人民卫生出版社，2021．

[22] 李乐之，路潜．外科护理学［M］．北京：人民卫生出版社，2022．

[23] 李小寒，尚少梅．基础护理学［M］．北京：人民卫生出版社，2022．